“十四五”时期国家重点出版物出版专项规划项目

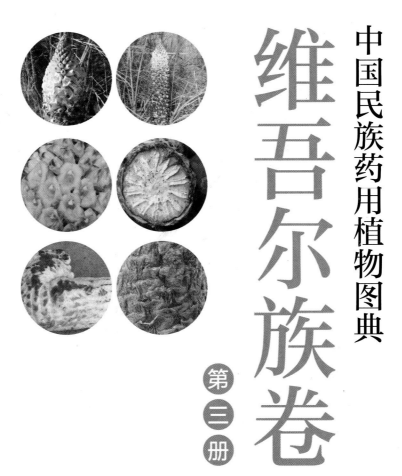

# 中国民族药用植物图典

# 维吾尔族卷

## 第三册




总 主 编：肖培根　诸国本

主　　编：马依拉·买买提明　谢　宇　李海霞

副 主 编：齐　菲　杨　芳　马　华　刘士勋　高楠楠　项　红　孙　玉　薛晓月

编　　委：马　楠　王　俊　王忆萍　王丽梅　王郁松　王梅红　卢　军　卢立东　田大虎　冯　倩　吕凤涛　刘　芳　刘　艳　刘士勋　刘卫华　刘立文　孙　宇　孙瑗琨　严　洁　李　惠　李远清　李俊勇　杨　帆　杨冬华　余海文　邹智峰　宋　伟　张　坤　张印辉　陈艳蕊　陈朝霞　罗建锋　郑小玲　赵白宇　赵卓君　段艳梅　饶　佳　秦　臻　耿赫兵　莫　愚　贾政芳　翁广云　郭春芳　黄　红　蒋思琪　程宜康　翟文慧　戴　峰　鞠玲霞　魏献波

图片摄影：周重建　谢　宇　裴　华　邬坤乾　袁井泉　孙骏威　谢　言　钟炯平　李　萍　夏云海



CNS K 湖南科学技术出版社 · 长沙

国家一级出版社　全国百佳图书出版单位

# 《中国民族药用植物图典》
# 丛书编委会

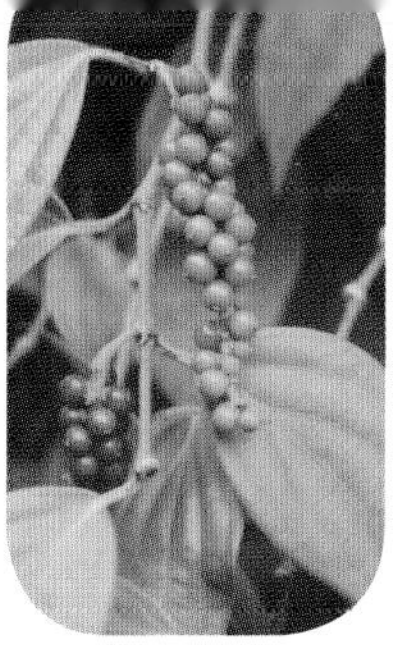

# 目录



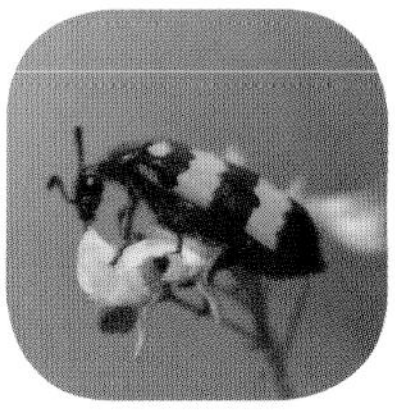

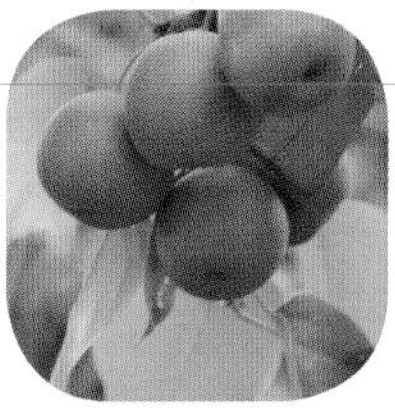

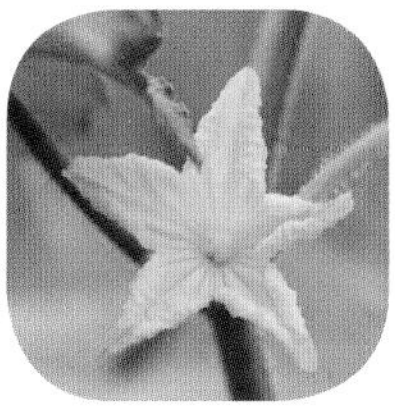

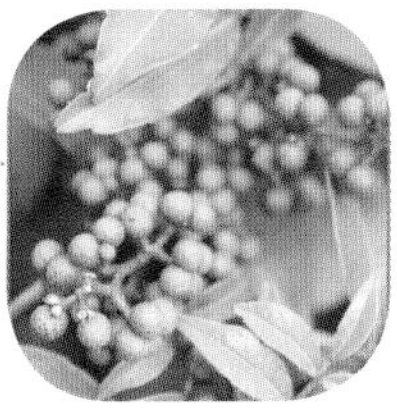

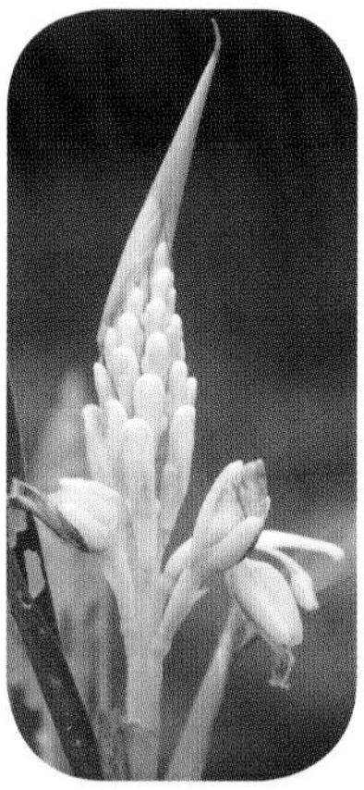

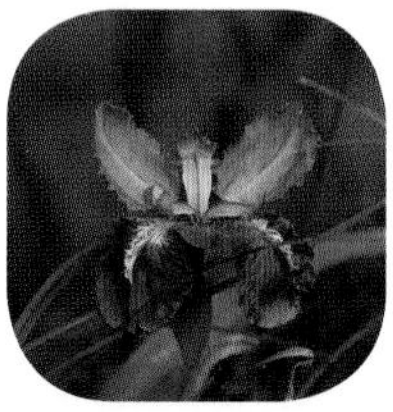

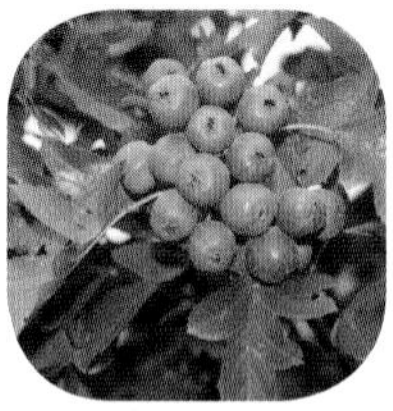

# 中国民族药用植物图典（第一辑）

# 维吾尔族卷（第三册）

中国民族药用植物图典·苗族卷
中国民族药用植物图典·壮族卷
中国民族药用植物图典·藏族卷
中国民族药用植物图典·蒙古族卷
中国民族药用植物图典·水族卷
中国民族药用植物图典·维吾尔族卷

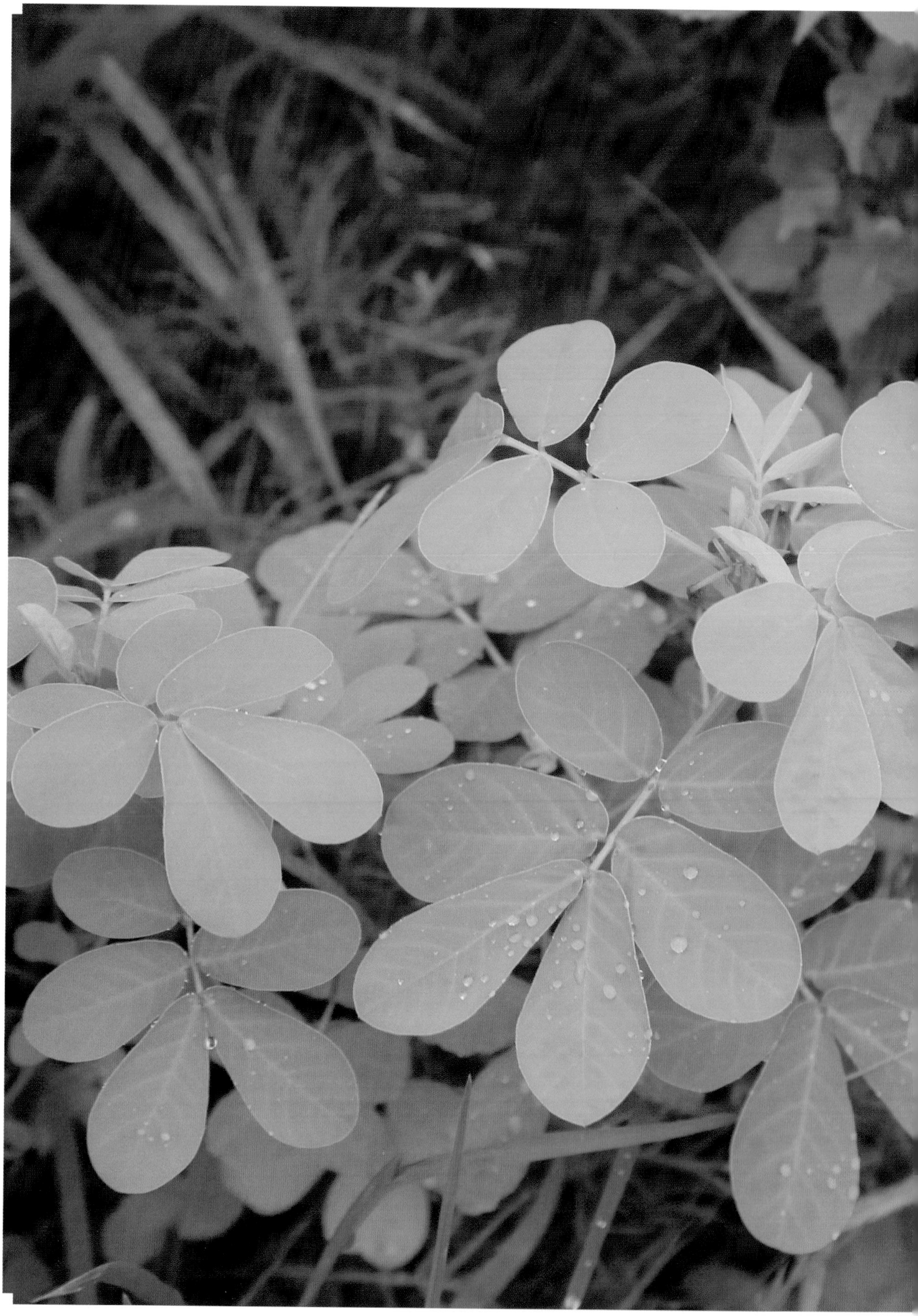

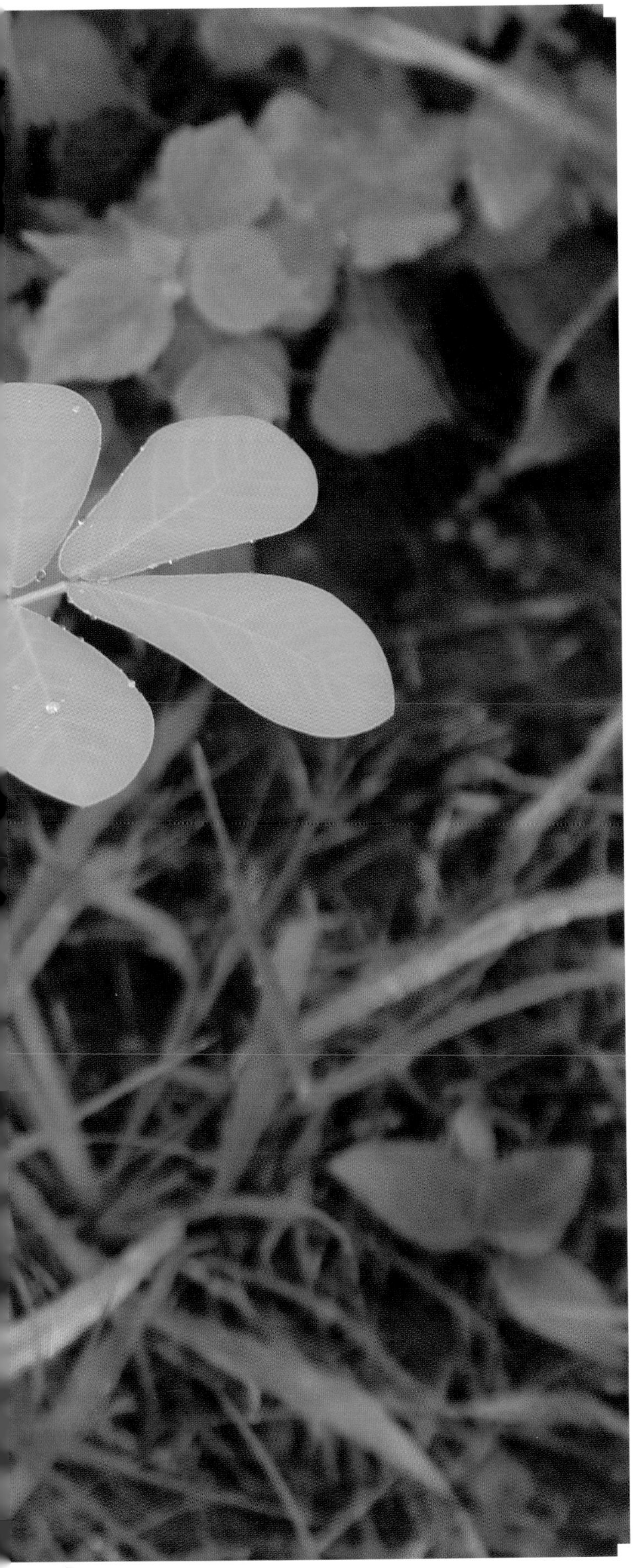

# 决明子

【维药名】普奴斯欧日格。

【别　名】草决明、生决明、炒决明。

【来　源】本品为豆科一年生草本植物决明 *Cassia obtusifolia* L. 的干燥成熟种子。

【性味归经】甘、苦、咸，微寒。归肝、肾、大肠经。

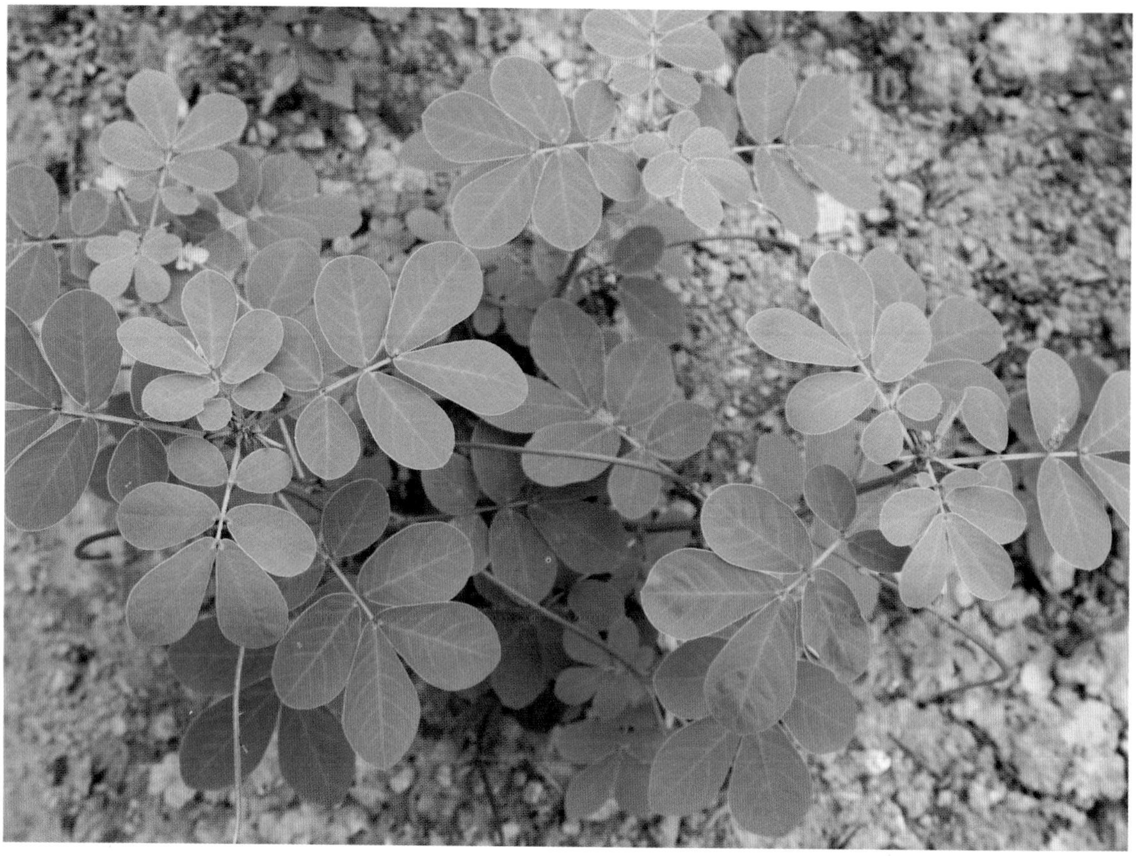

决明

## 识别特征

**1．决明** 一年生半灌木状草本，高 1 ~ 2 m，上部多分枝，全体被短柔毛。双数羽状复叶互生，有小叶 2 ~ 4 对，在下面两小叶之间的叶轴上有长形暗红色腺体；小叶片倒卵形或倒卵状短圆形，长 1.5 ~ 6.5 cm，宽 1 ~ 3 cm，先端圆形，有小突尖，基部楔形，两侧不对称，全缘。幼时两面疏生柔毛。花成对腋生，小花梗长 1.0 ~ 2.3 cm；萼片 5，分离；花瓣 5，黄色，倒卵形，长约 12 mm，具短爪，最上瓣先端有凹，基部渐窄；发育雄蕊 7，3 枚退化。子房细长弯曲，柱头头状。荚果四棱柱状，略扁，稍弯曲，长 15 ~ 24 cm，果柄长 2 ~ 4 cm。种子多数，菱状方形，淡褐色或绿棕色，有光泽，两侧面各有 1 条线形浅色斜凹纹。

**2．小决明** 与决明形态相似，但植株较小，通常不超过 130 cm。下面两对小叶间各有 1 个腺体；小花梗、果实及果柄均较短；种子较小，两侧各有 1 条宽 1.5 ~ 2.0 mm 的绿黄棕色带。具臭气。花期 6—8 月，果期 9—10 月。

## 生境分布

生长于村边、路旁和旷野等处。分布于安徽、广西、四川、浙江、广东等省区，南北各地均有栽培。

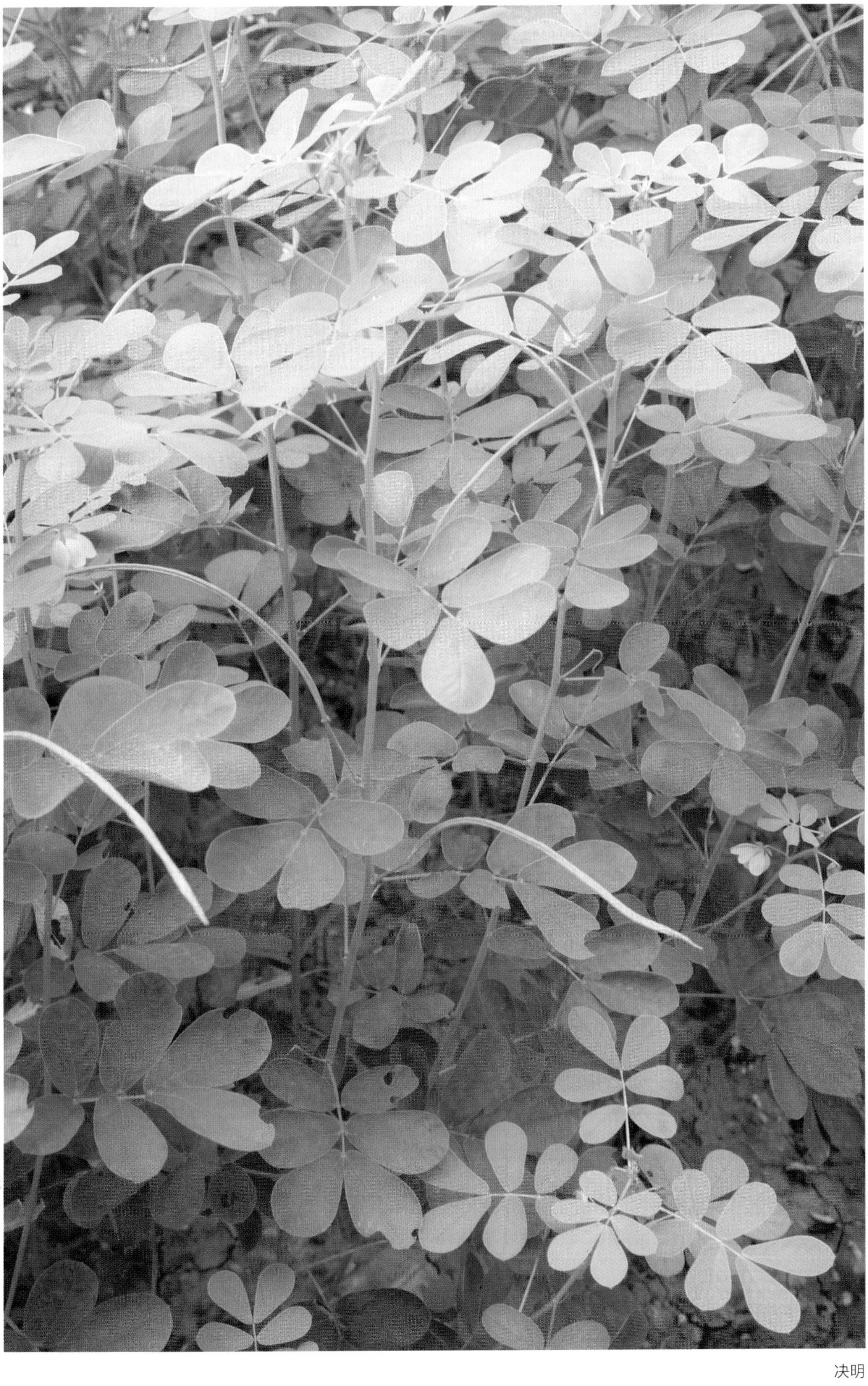

决明

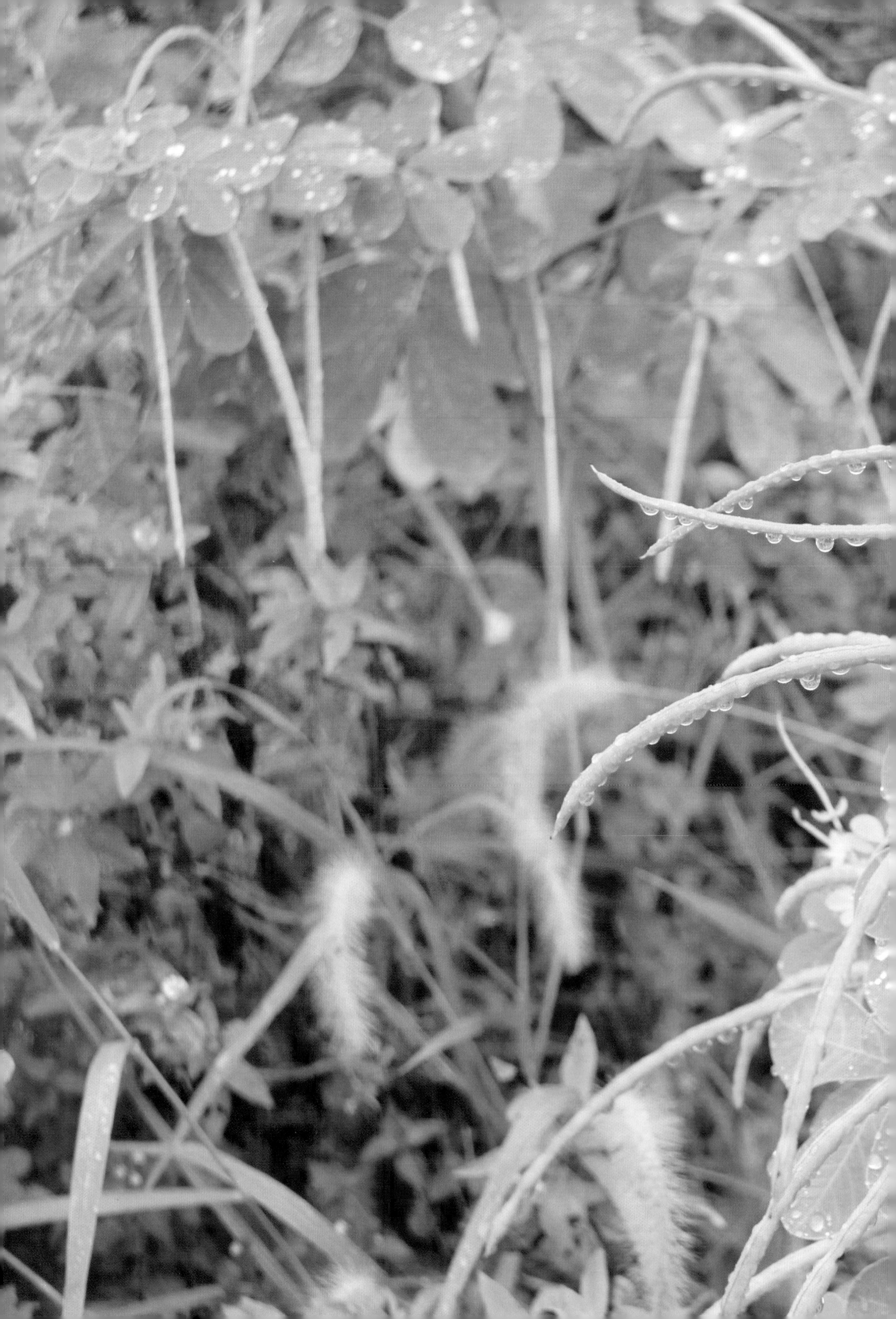

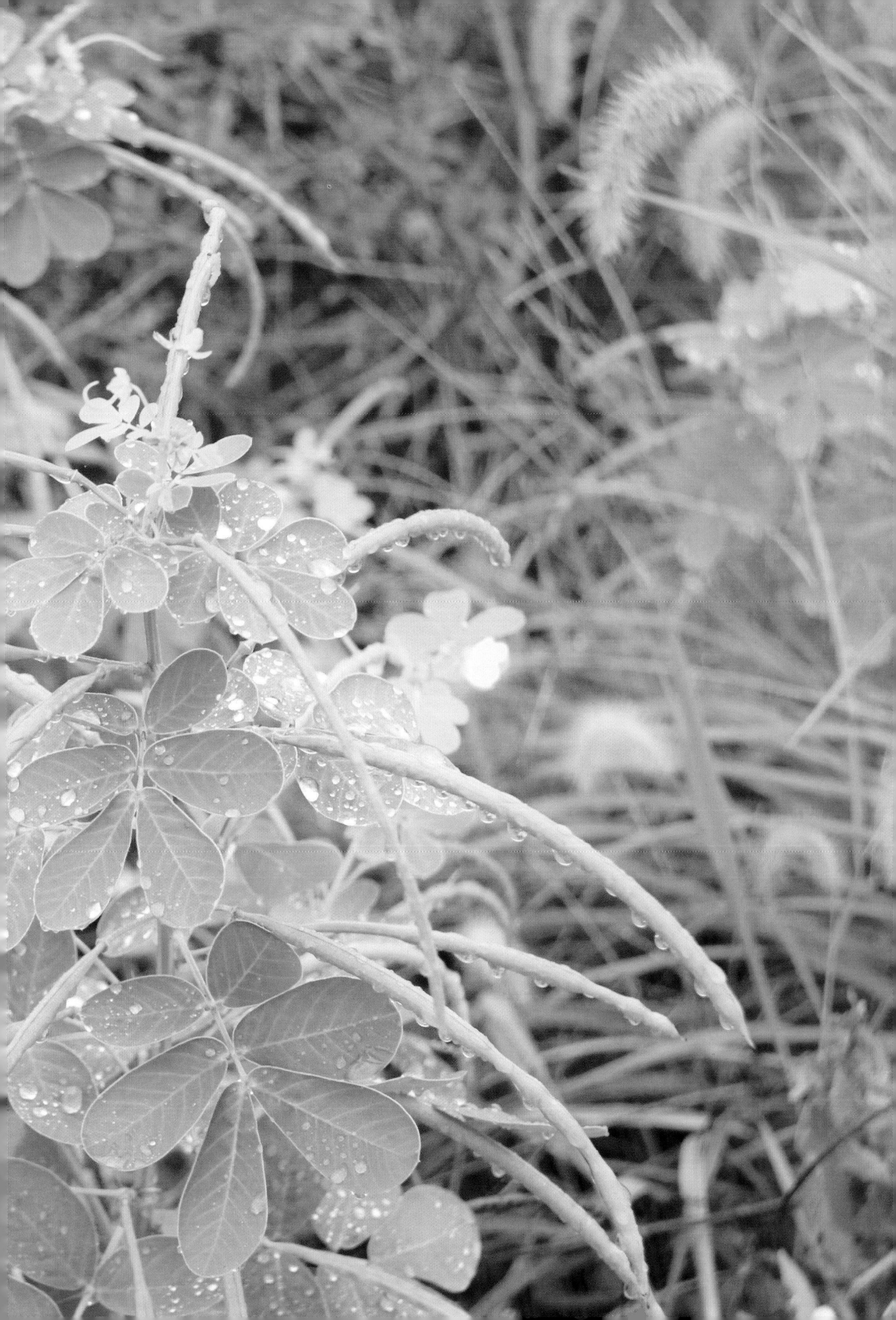

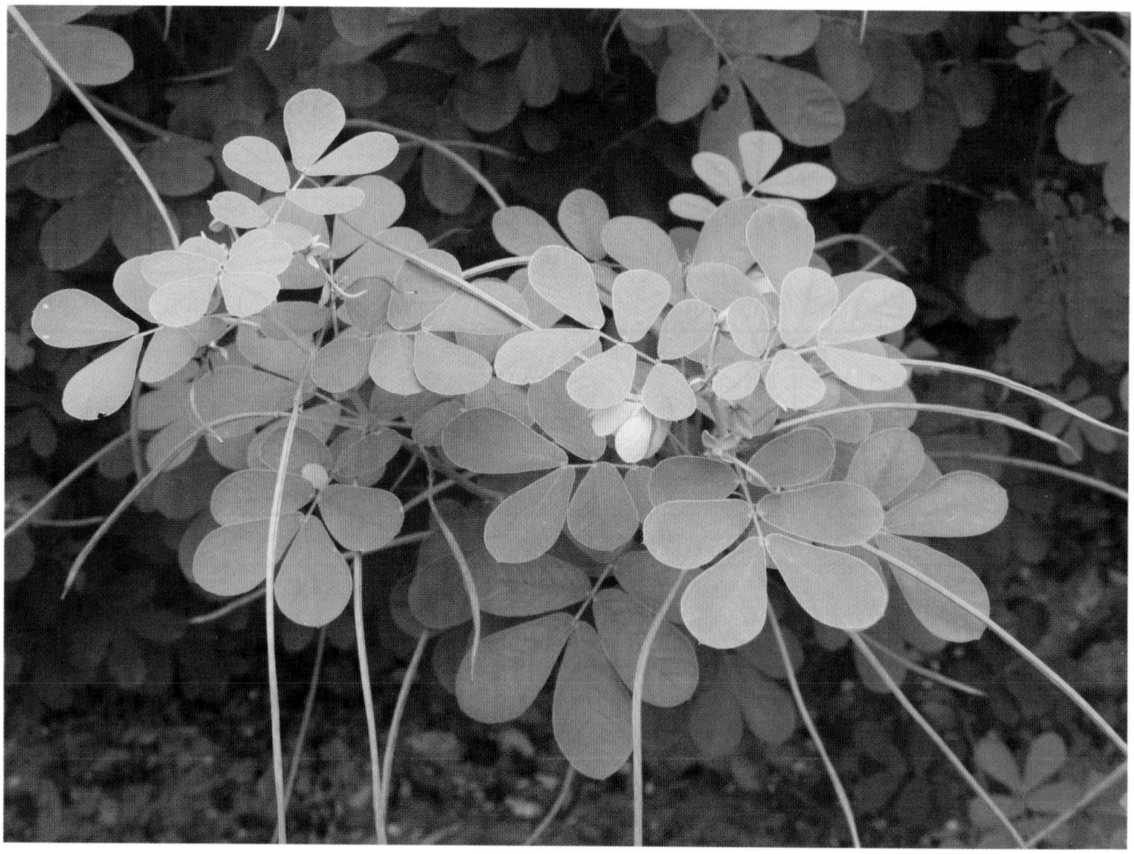

决明

## 采收加工

秋季果实成熟后，将全株割下或摘下果荚晒干，打出种子，扬净荚壳及杂质，再晒干。

## 药材鉴别

本品呈菱状方形或短圆柱形，两端平行倾斜，形似马蹄，长 3 ~ 7 mm，宽 2 ~ 4 mm。表面绿棕色或暗棕色，平滑有光泽，有突起的棱线和凹纹。种皮薄。质坚硬。气微，味微苦。口嚼稍有豆腥气味。入水中浸泡时，有一处胀裂，手摸有黏性。

## 功效主治

清肝明目，润肠通便。本品苦寒可降泄肝经郁热，清肝明目作用好而为眼科常用药；味甘质润而有润肠通便之功。

## 药理作用

本品有降压及轻度泻下作用。其醇提取物对葡萄球菌、白喉棒状杆菌、伤寒沙门菌、副伤寒沙门菌、大肠埃希菌等均有抑制作用，其 1 ： 4 水浸剂对皮肤真菌有抗菌作用。

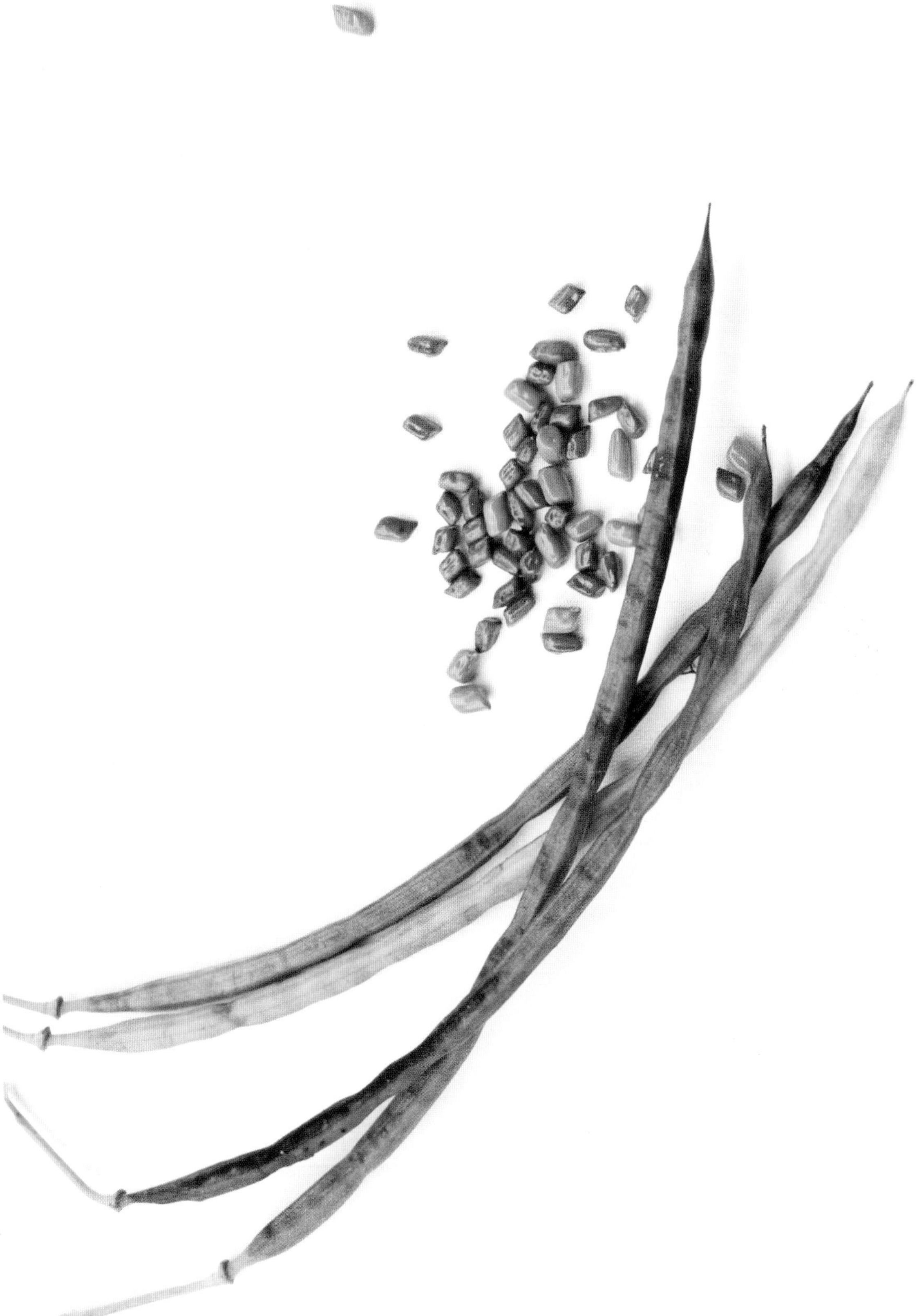

决明子药材

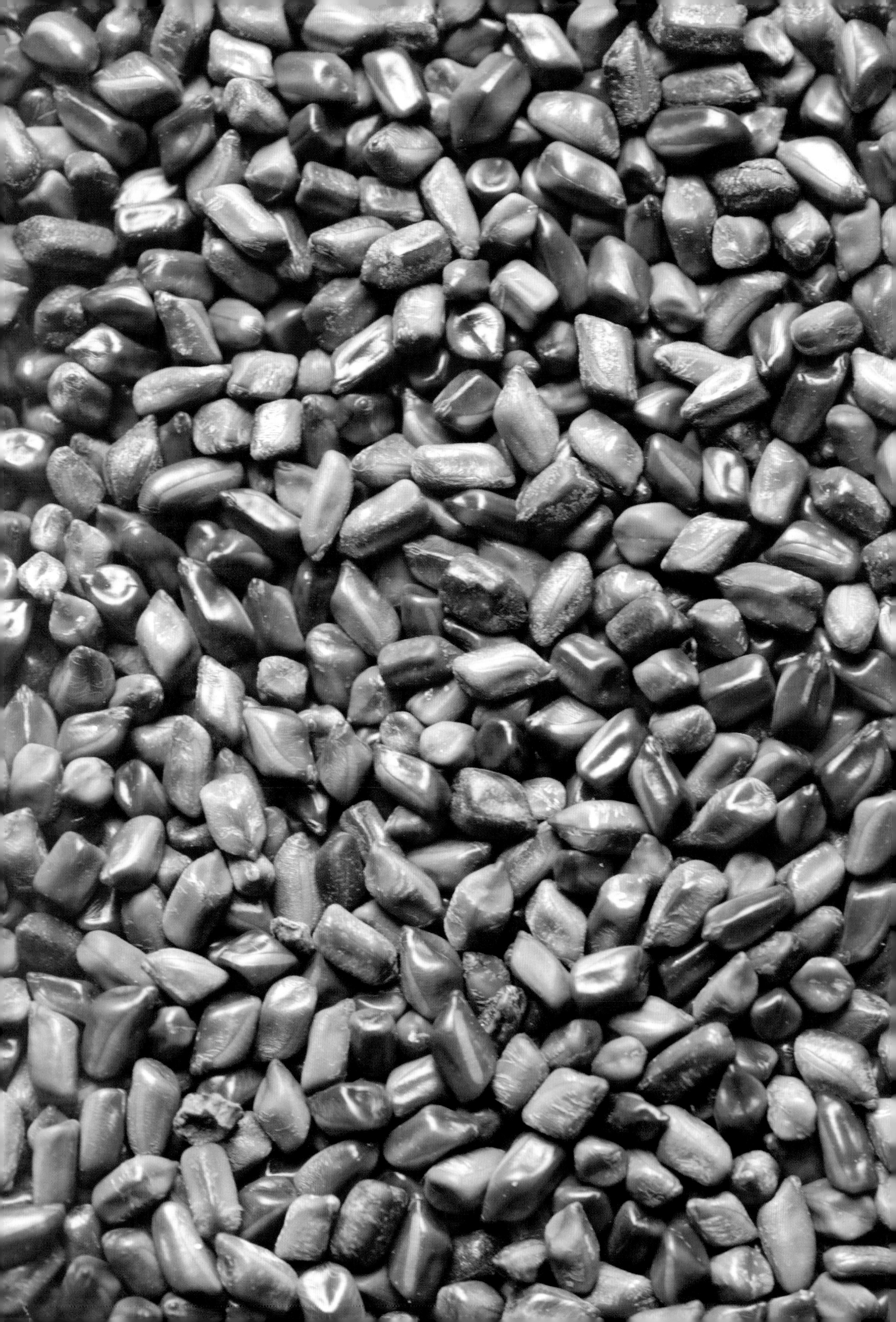

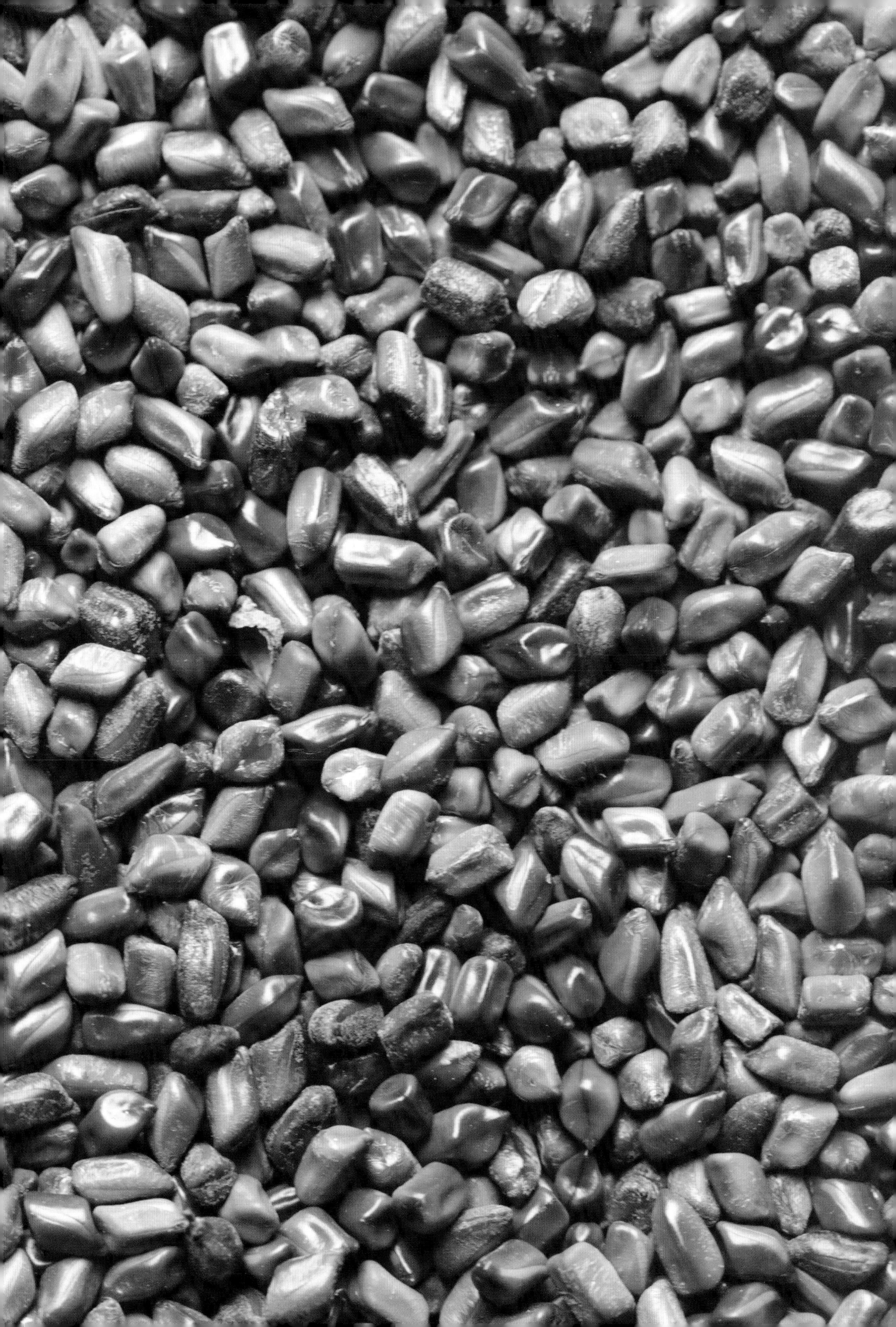

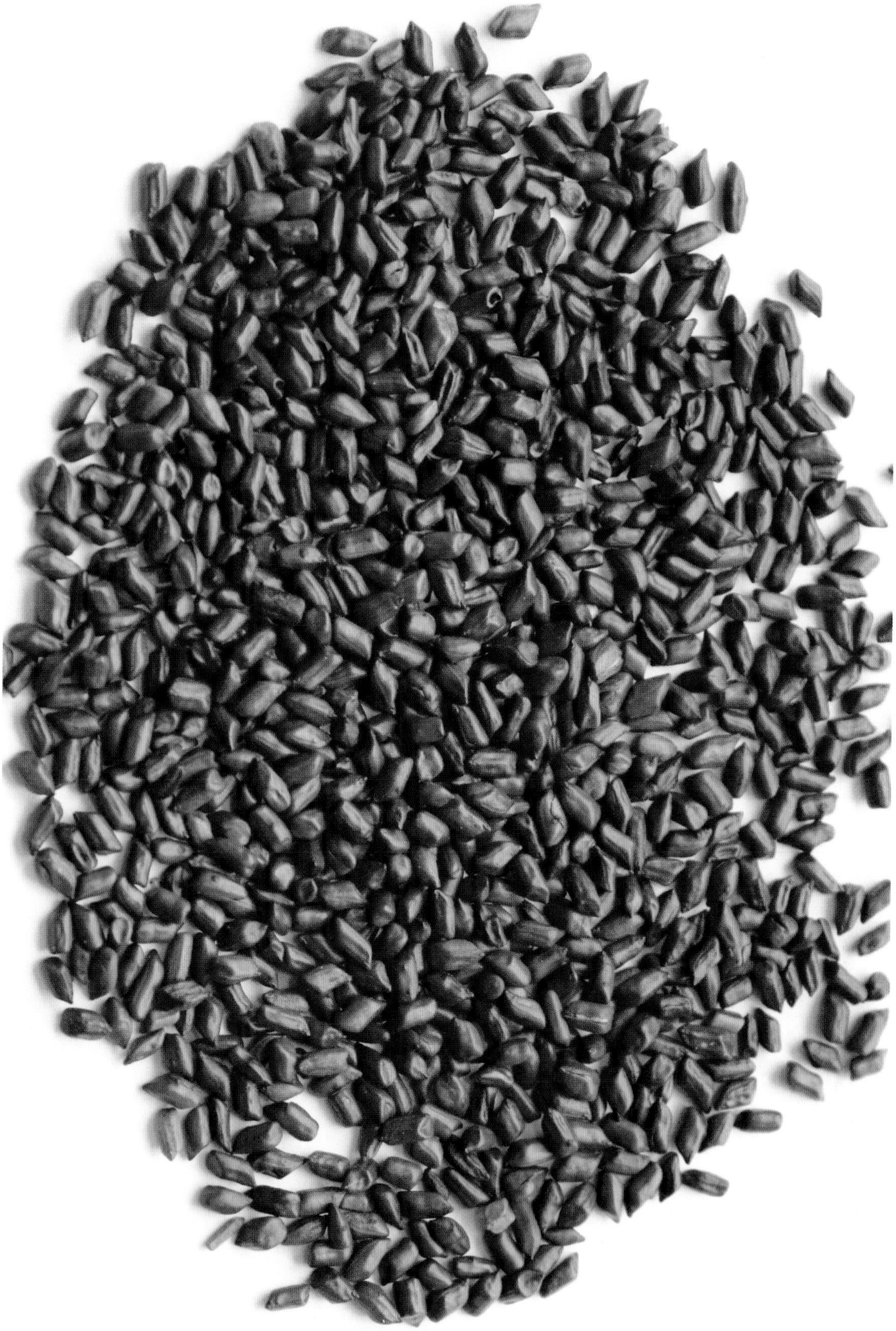

决明子药材

## 用法用量

内服：10 ~ 15 g，煎服。

## 民族药方

**1．急性结膜炎** 决明子、菊花、蝉蜕、青葙子各 15 g。水煎服。

**2．夜盲症** 决明子、枸杞子各 9 g，猪肝适量。水煎，食肝服汤。

**3．雀目** 决明子 100 g，地肤子 50 g。上药捣细罗为散，每于食后，以清粥饮调。

**4．习惯性便秘** 决明子、郁李仁各 18 g。沸水冲泡代茶。

**5．外感风寒头痛** 决明子 50 g。用火炒后研成细粉，然后用凉开水调和，涂在头部两侧太阳穴处。

**6．口腔炎** 决明子 20 g。煎汤，一直到剩一半的量为止，待冷却后，用来漱口。

**7．妊娠期高血压疾病** 决明子、夏枯草各 15 g，菊花 10 g。水煎取汁，加入白糖 15 g，煮沸即可，随量饮用。

**8．肝郁气滞型脂肪肝** 决明子 20 g，陈皮 10 g。切碎，放入砂锅，加水浓煎 2 次，每次 20 分钟，过滤，合并 2 次滤汁，再用小火煨煮至 300 g 即成，代茶饮，可连续冲泡 3 ~ 5 次，当日饮完。

**9．热结肠燥型肛裂** 决明子 30 g，黄连 3 g，绿茶 2 g。放入大号杯中，用沸水冲泡，加盖闷 10 分钟即成，代茶频饮，可冲泡 3 ~ 5 次，当日饮完。

**10．肥胖症** 决明子、泽泻各 12 g，番泻叶 1.5 g。水煎取药汁，每日 1 剂，分 2 次服。

## 使用注意

气虚便溏者慎用。

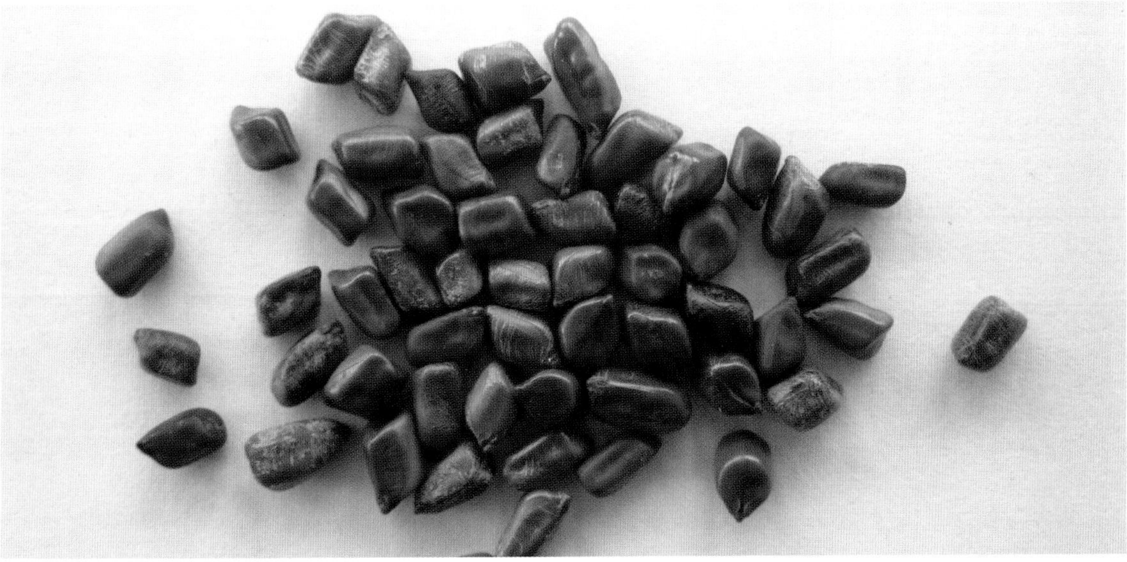

决明子饮片

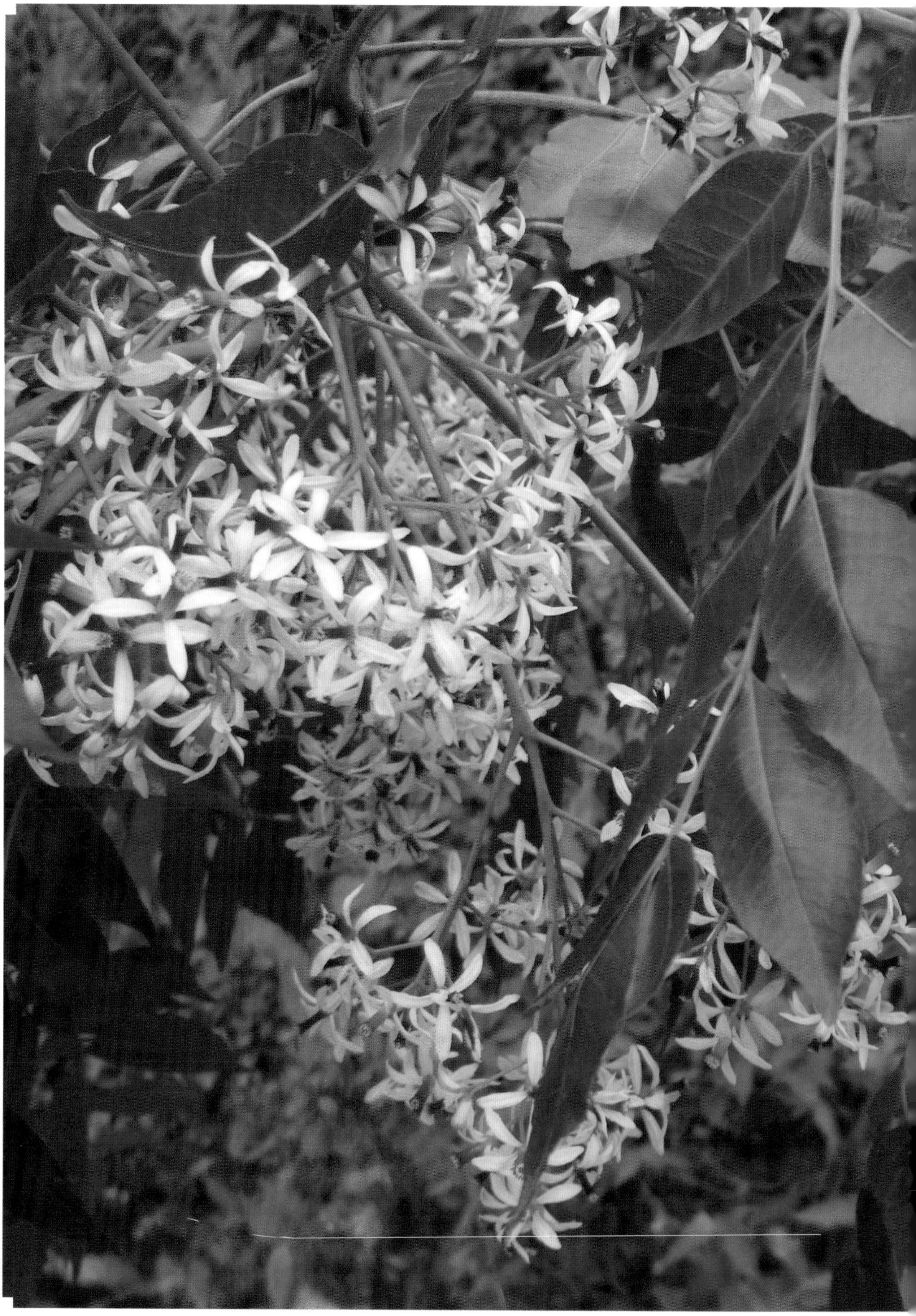

# 苦楝皮

【维药名】阿扎德欧如合。

【别　名】苦楝根皮。

【来　源】本品为楝科乔木植物川楝 *Melia toosendan* Sieb. et Zucc. 的干燥根皮或树皮。

【性味归经】苦，寒；有毒。归肝、脾、胃经。

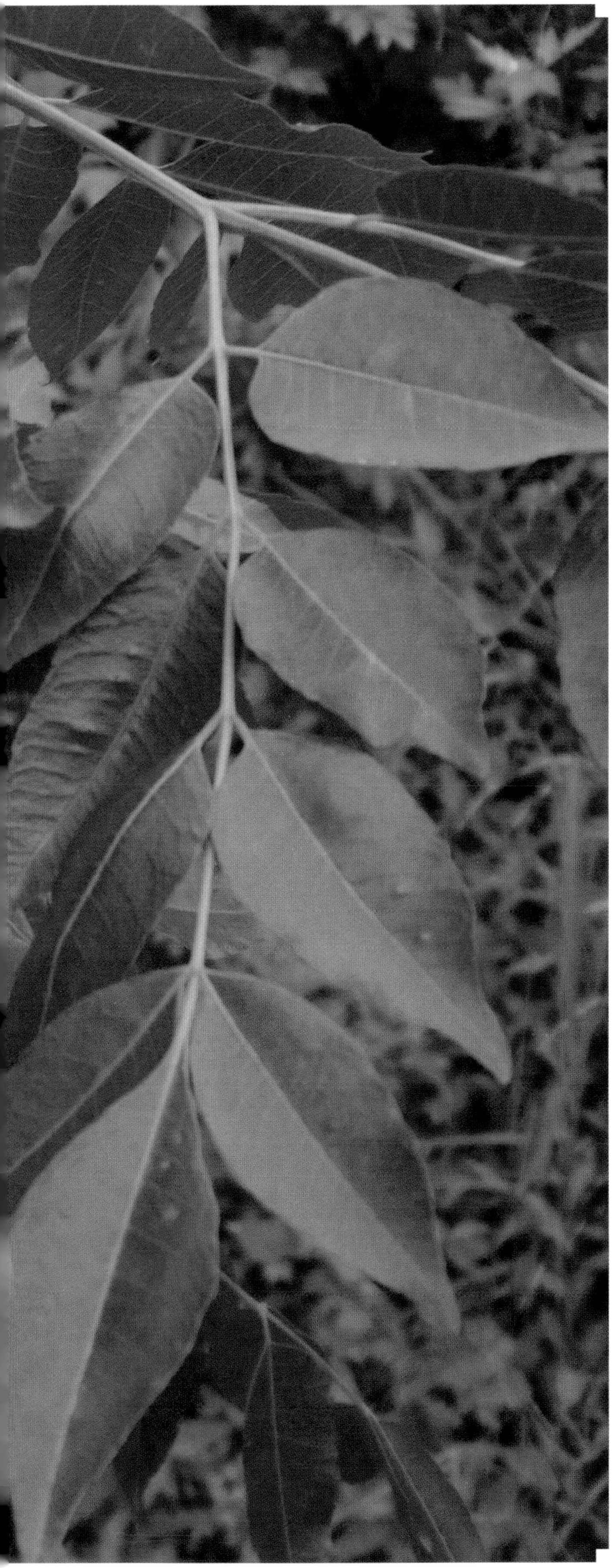

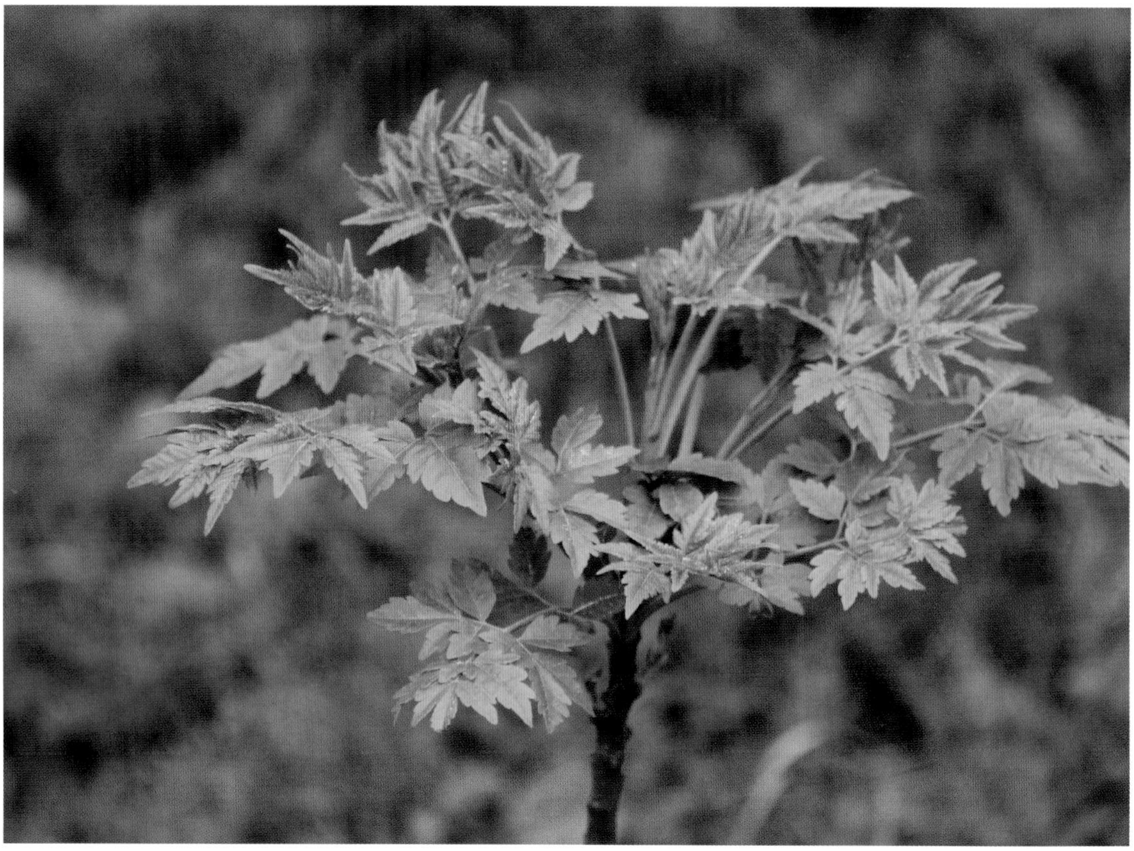

川楝

## 识别特征

落叶乔木，高 15 ~ 20 m。树皮暗褐色，幼枝有星状毛，旋即脱落，老枝紫色，有细点状皮孔。2 回羽状复叶，互生，长 20 ~ 80 cm；小叶卵形至椭圆形，长 3 ~ 7 cm，宽 2 ~ 3 cm，基部阔楔形或圆形，先端长尖，边缘有齿缺，上面深绿，下面浅绿，幼时有星状毛，稍后除叶脉上有白毛外，余均无毛。圆锥花序腋生；花淡紫色，长约 1 cm；花萼 5 裂，裂片披针形，两面均有毛；花瓣 5，平展或反曲，倒披针形；雄蕊管通常暗紫色，长约 7 mm。核果圆卵形或近球形，长约 3 cm，淡黄色，4 ~ 5 室，每室具种子 1 枚。花期 4—5 月，果期 10—11 月。

## 生境分布

生长于土壤湿润、肥沃的杂木林和疏林内，栽培于村旁附近或公路边。分布于四川、湖北、贵州、河南等省区。

## 采收加工

四时可采，但以春、秋二季为宜。剥取根皮或干皮，刮去栓皮，洗净。鲜用或切片生用。

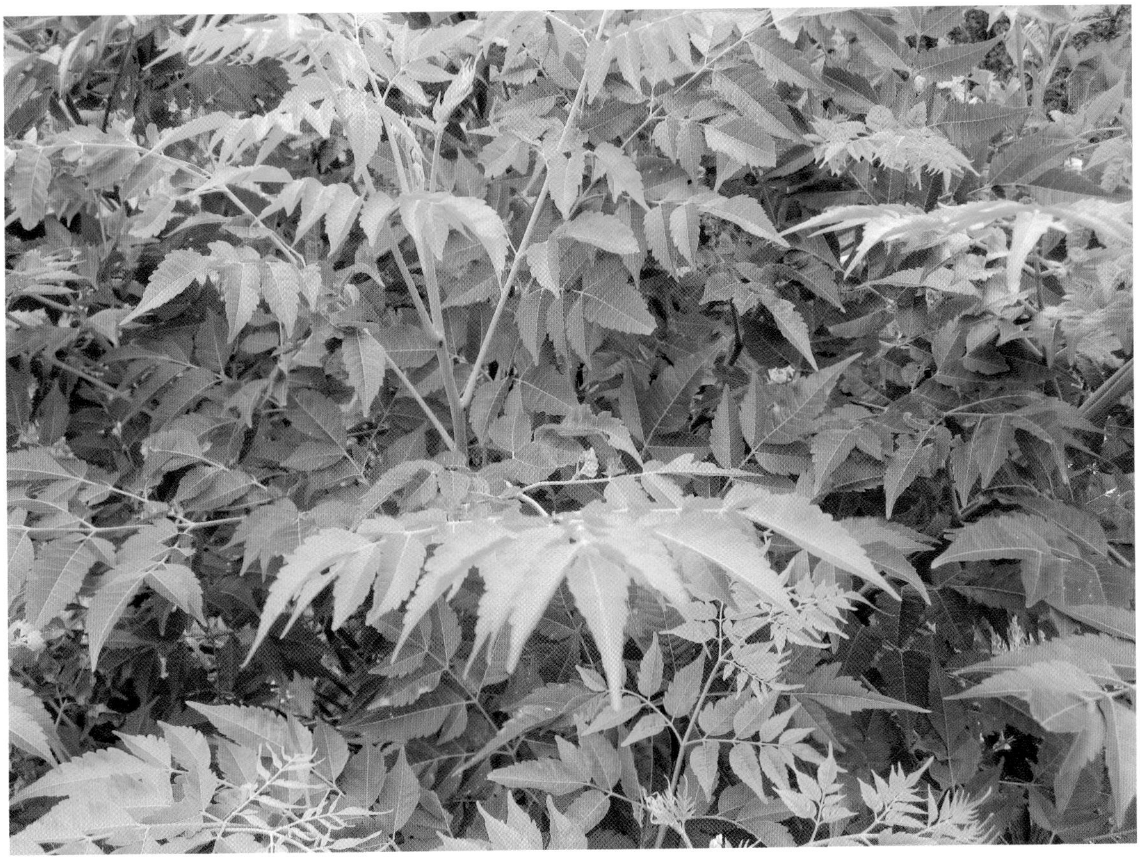
川楝

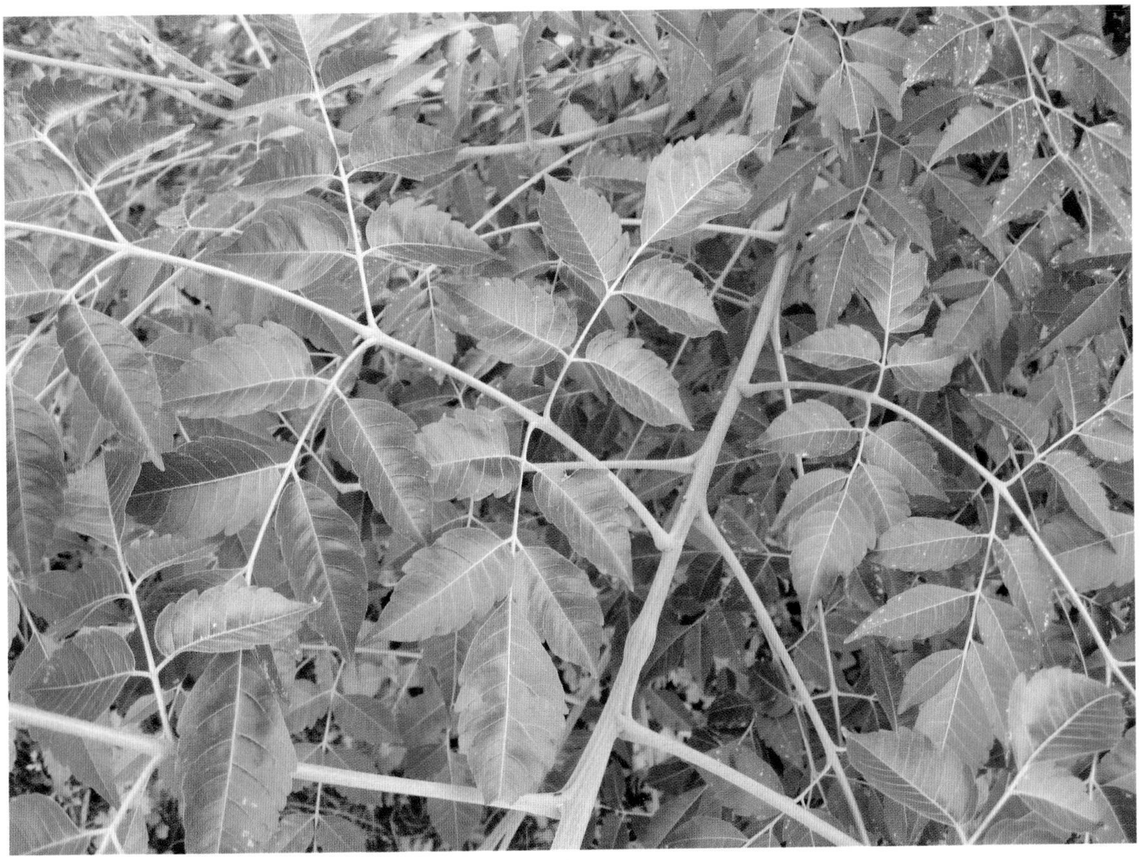
川楝

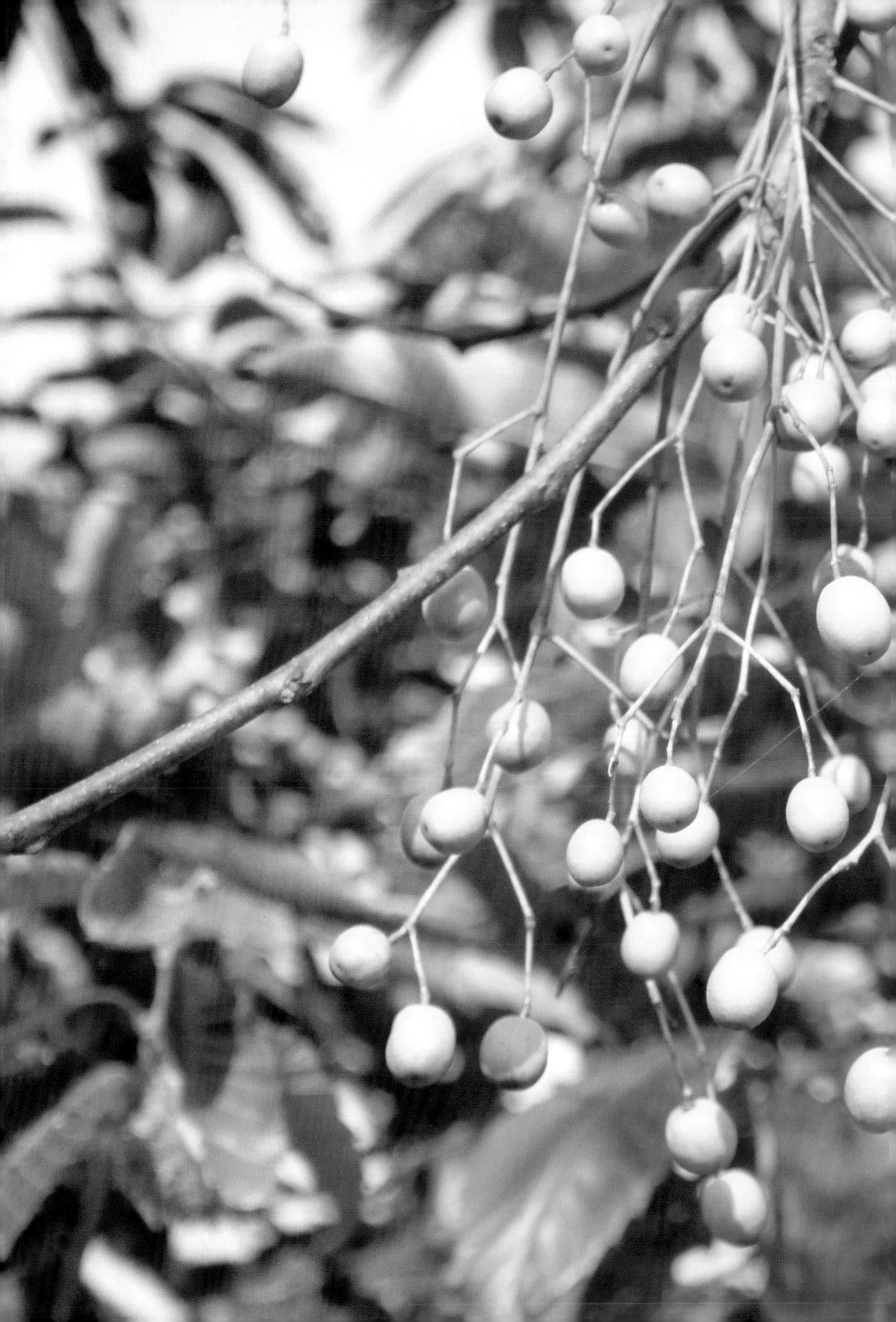

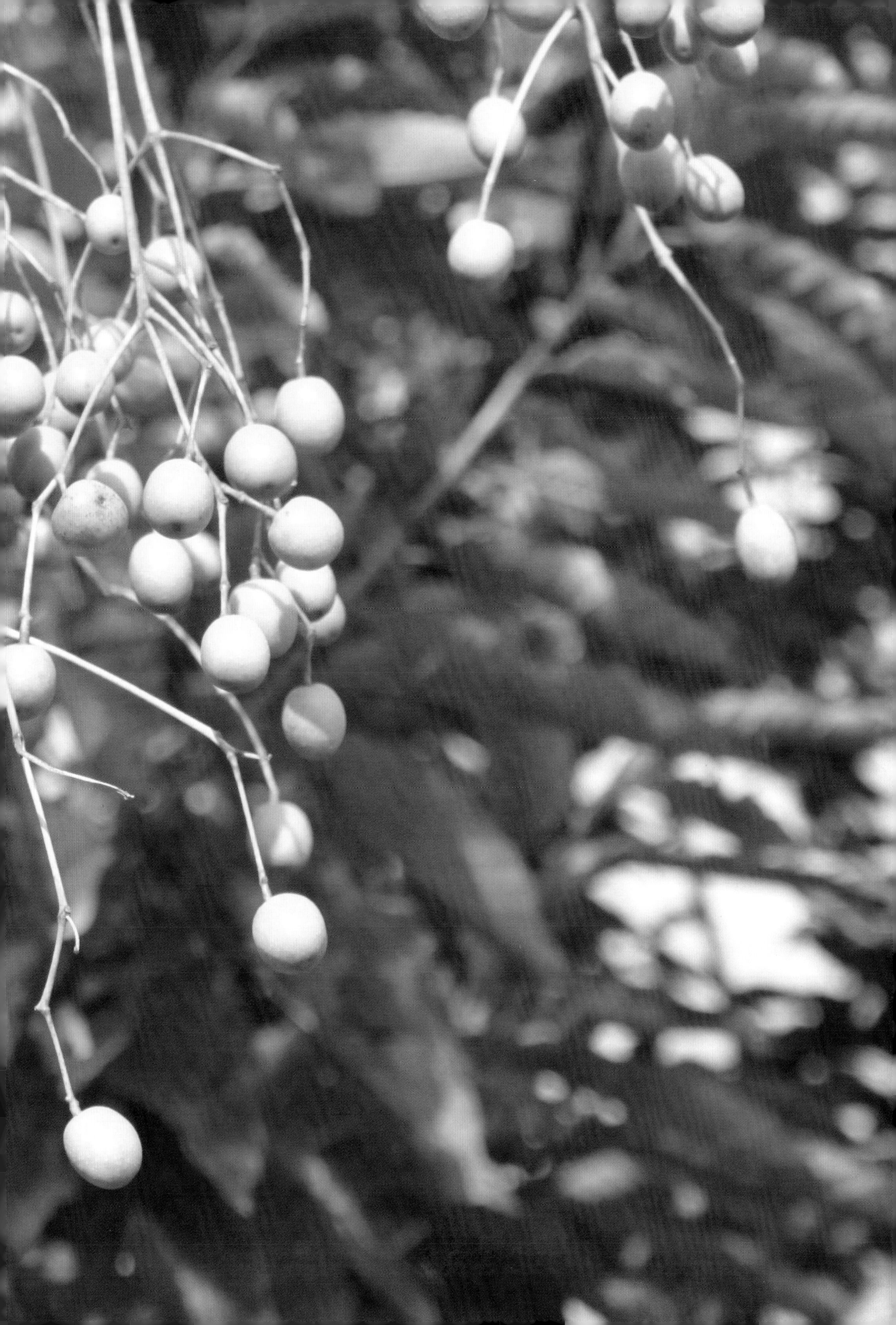

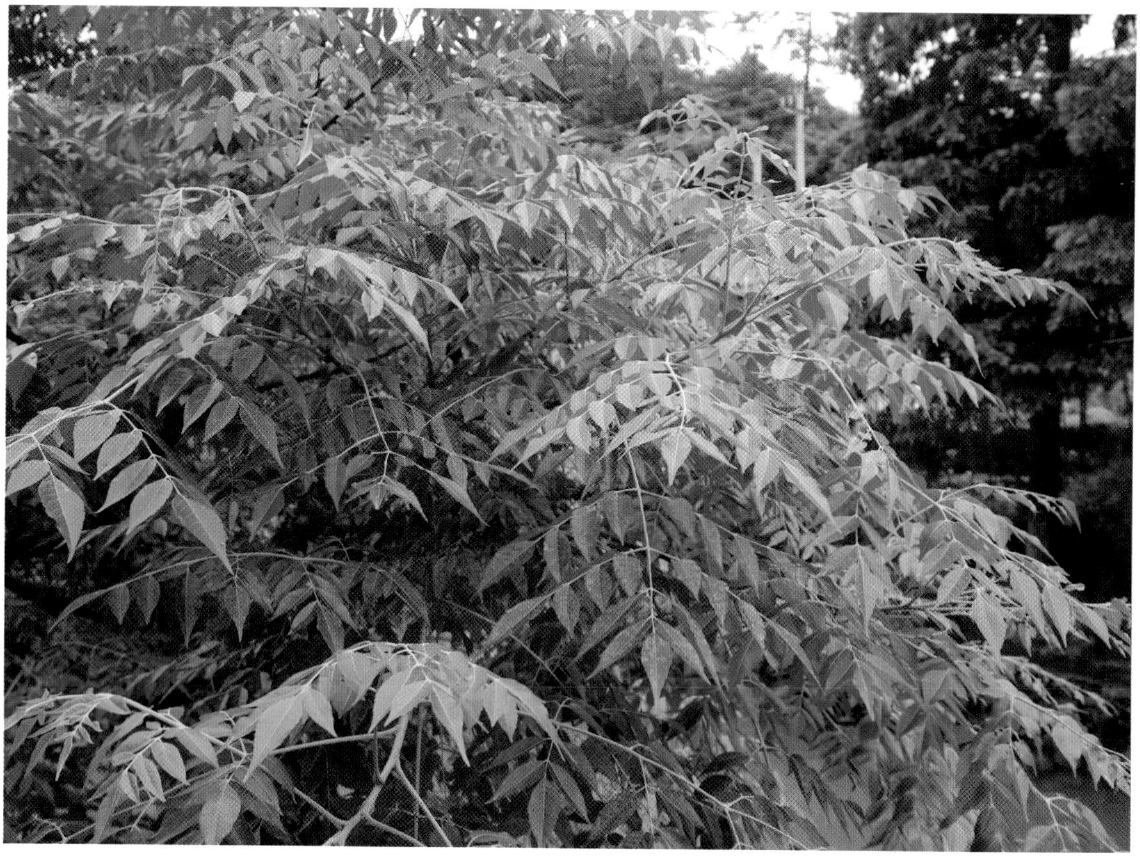

川楝

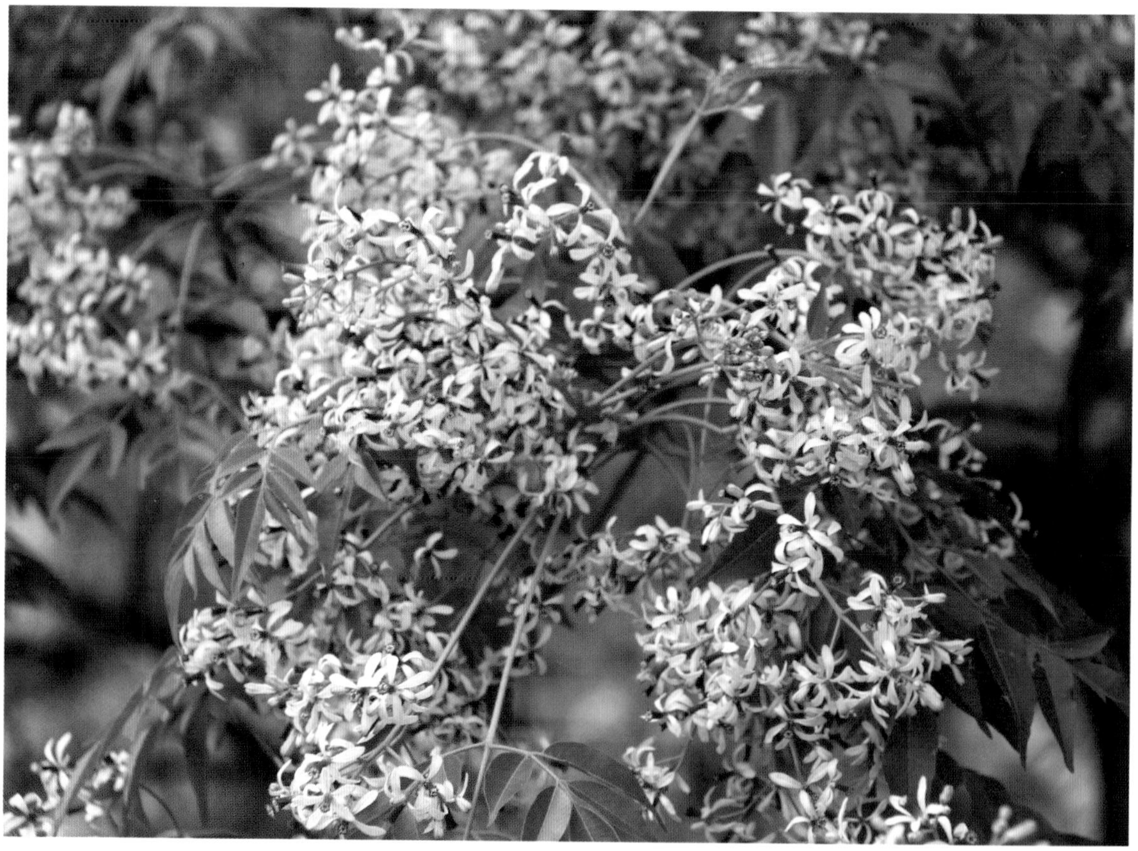

川楝

## 药材鉴别

本品为不规则的槽状或半卷筒状的丝。外表面灰棕色或灰褐色，除去粗皮者呈淡黄色。内表面类白色或淡黄色。质韧，断面纤维性，呈层片状，易剥离。无臭，味苦。

## 功效主治

杀虫疗癣。本品苦寒，有毒，能除湿热，湿热除以绝生虫之源，或借毒杀虫。故能杀虫疗癣而止痒。

## 药理作用

本品驱蛔虫的有效成分为川楝素，较山道年作用缓慢而持久，特别对蛔虫头部具有麻痹作用。25% ~ 50% 的苦楝皮药液在体外对蛲虫也有麻痹作用；煎液体外实验，对狗钩虫也有驱杀作用。因川楝素对肠肌有兴奋作用，故驱虫时一般不需另加泻药。苦楝皮水浸剂及酒精浸剂对皮肤真菌有抑制作用。川楝素对肉毒毒素（毒性最强的毒素之一）中毒的实验动物有明显治疗作用。

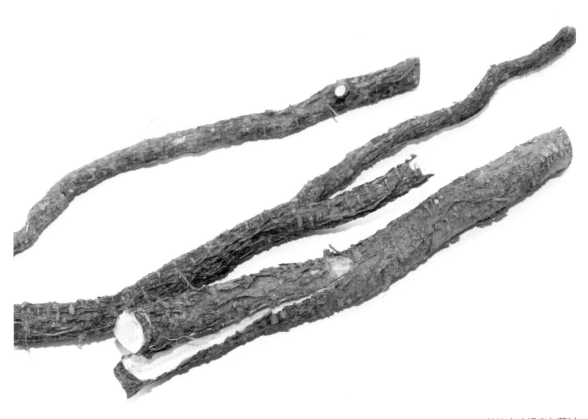

苦楝皮（根皮）药材

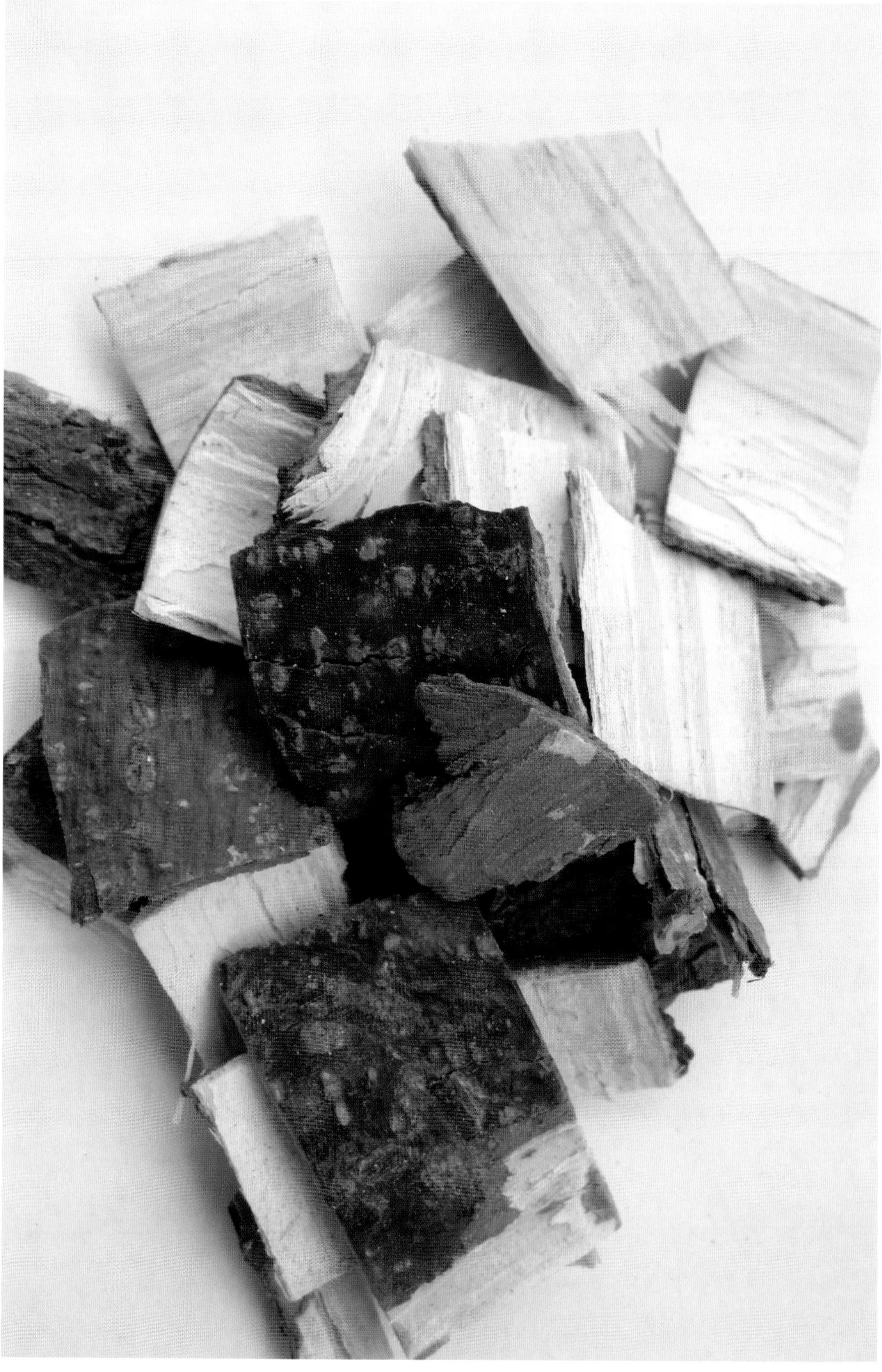

苦楝皮（树皮）药材

## 用法用量

内服：6 ~ 15 g，煎服；鲜品 15 ~ 30 g，或入丸、散，以鲜者效果为佳。外用：适量，煎水洗或研末调敷。苦楝皮外粗皮毒性甚大，应去除。

## 民族药方

**1．龋齿牙痛** 苦楝皮适量。煎汤漱口。

**2．小儿虫痛** 苦楝皮 100 g，白芜荑 25 g。同为末，每次 5 g，水 1 小盏，煎取半盏，放冷，发作时服。

**3．疥疮风虫** 苦楝皮、皂角（去皮子）各等份。为末，猪渍调涂。

**4．钩虫病** 苦楝皮 30 g，槟榔 20 g，白糖适量。将苦楝皮、槟榔入砂锅内，加水适量，浓煎取汁，加入白糖拌匀，睡前空腹服完。儿童可按年龄酌减用量，连服 2 日。此方不宜久服。

**5．蛲虫病** 苦楝皮 100 g，百部 250 g，乌梅 15 g。加水 800 ml，煎至 400 ml，每晚睡前用 20 ~ 30 ml，保留灌肠。

## 使用注意

本品有一定毒性，不宜过量或持续服用。体虚及脾胃虚寒者慎用。肝、肾病患者忌用。有效成分难溶于水，需小火久煎。

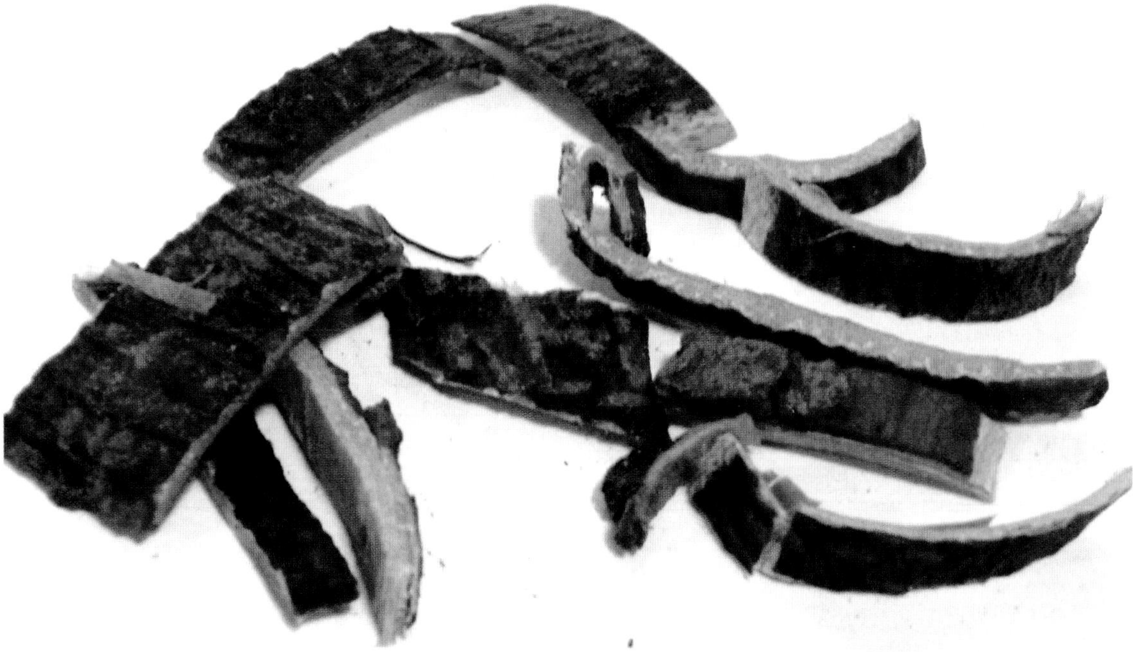

苦楝皮饮片

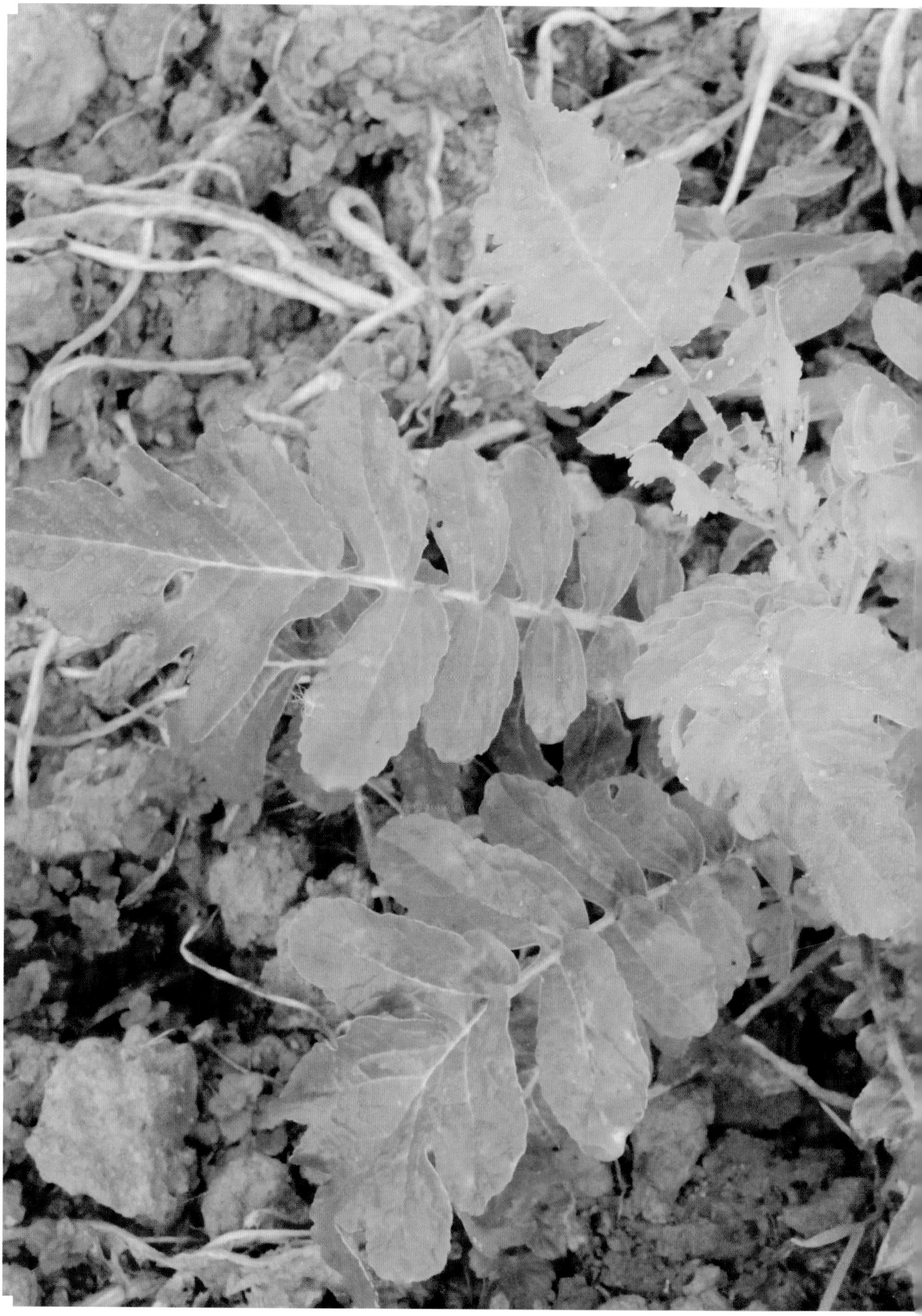

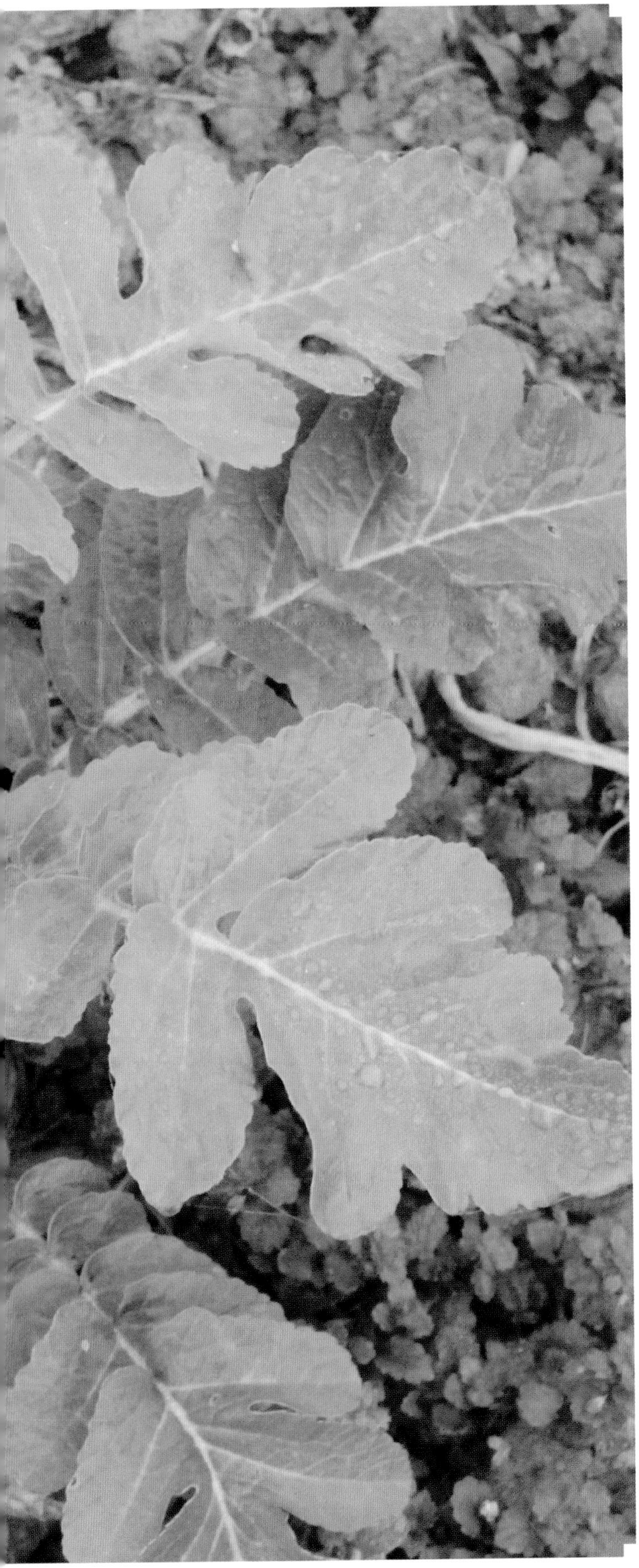

# 莱菔子

**【维药名】**土如皮欧如合。

**【别　名】**萝卜子、炒莱菔子。

**【来　源】**本品为十字花科植物萝卜 *Raphanus sativus* L. 的干燥成熟种子。

**【性味归经】**辛、甘，平。归脾、胃、肺经。

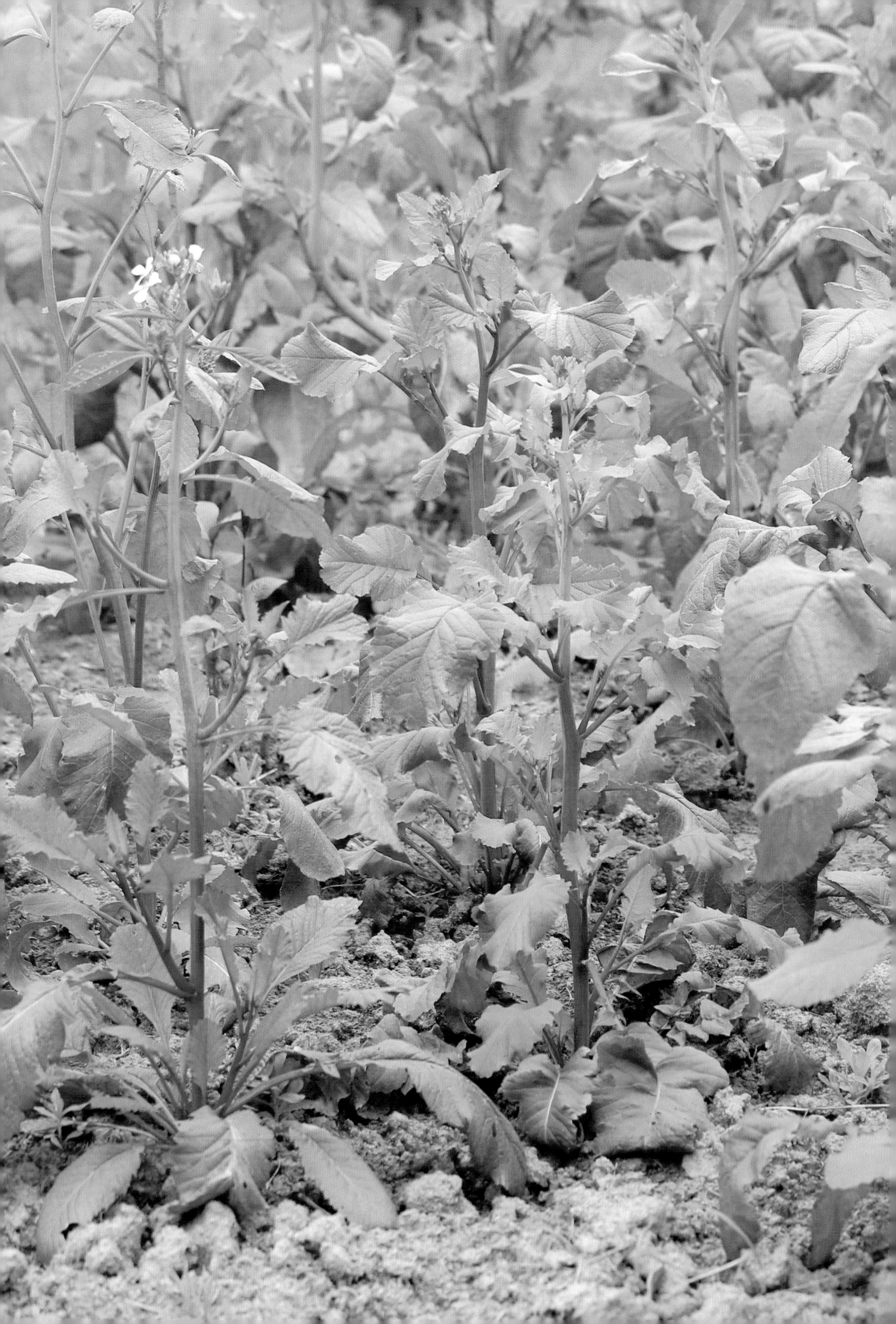

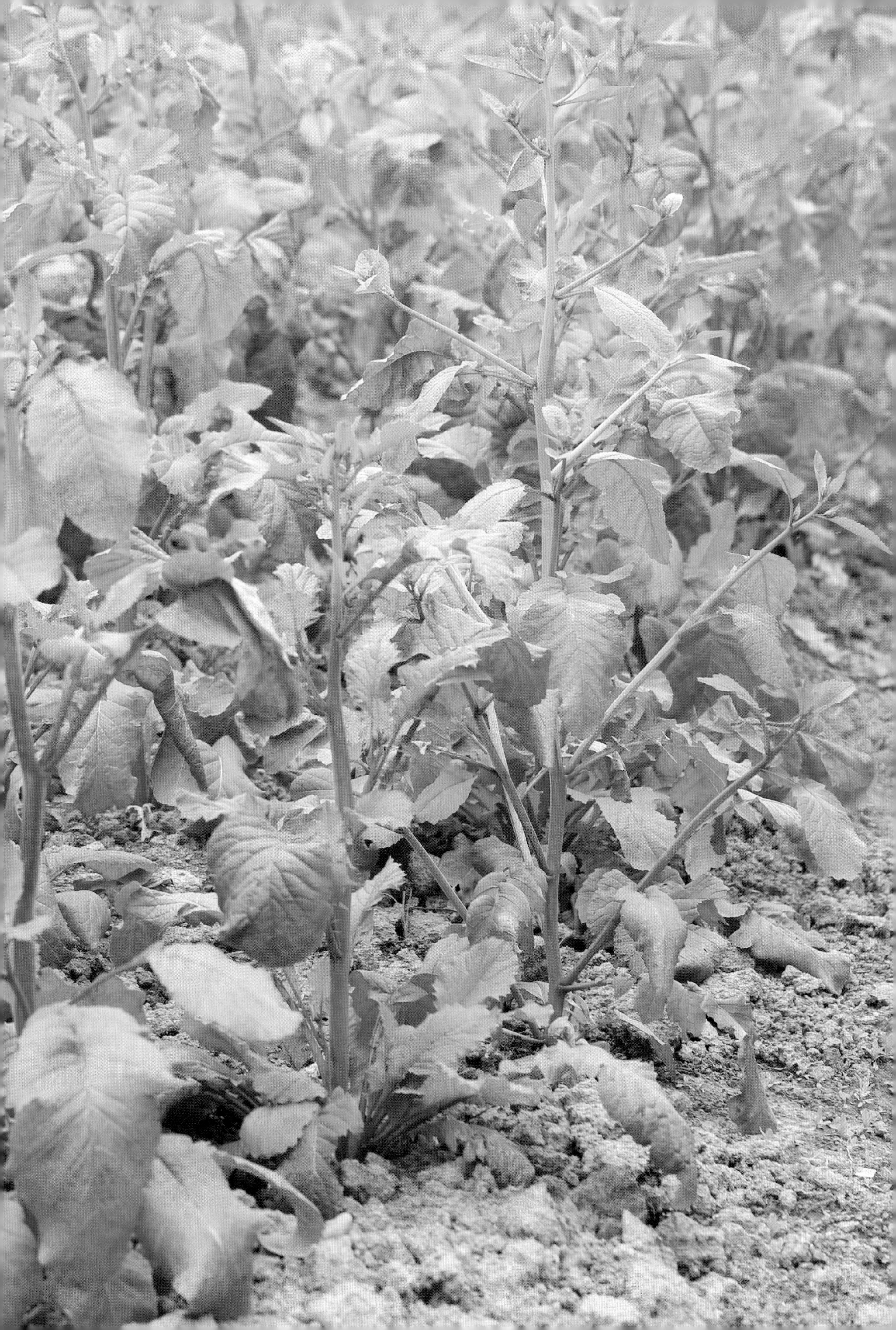

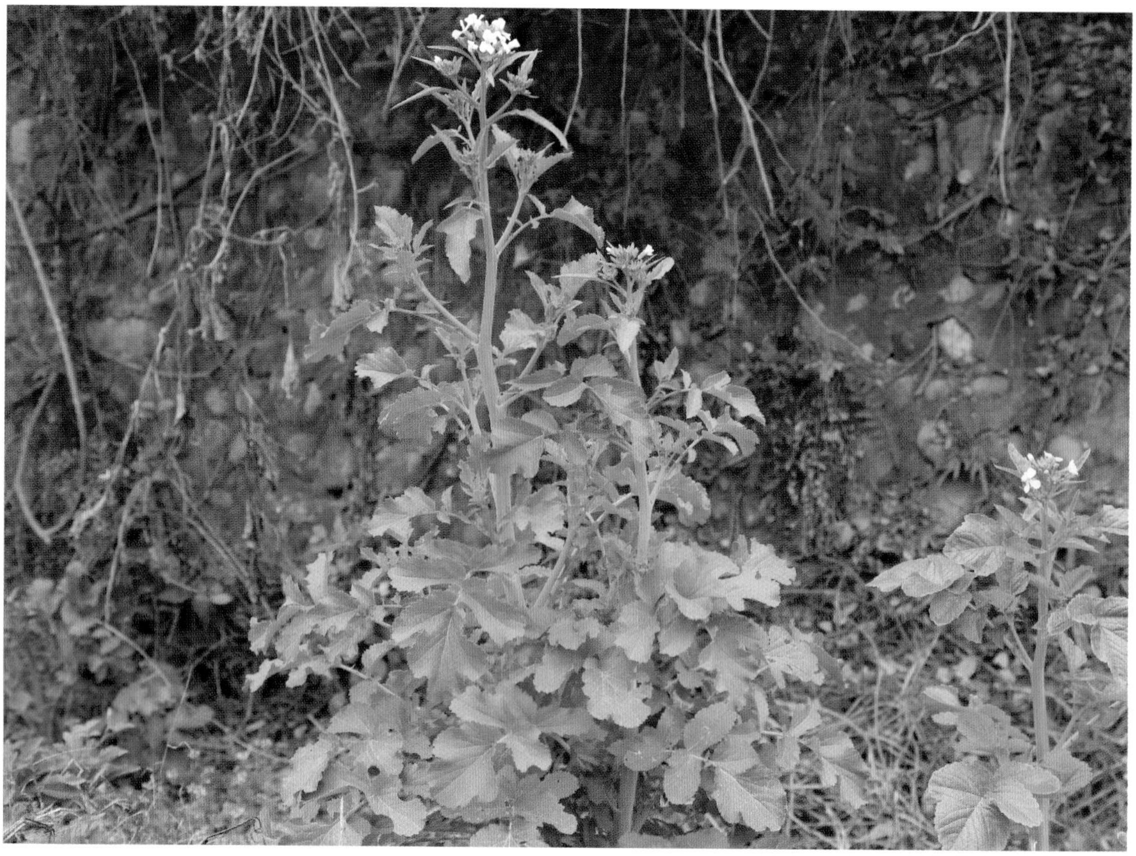

萝卜

## 识别特征

根肉质。茎高 1 m，多分枝，稍有白粉。基生叶大头状羽裂，侧生裂片 4 ~ 6 对，向基部渐缩小，有粗糙毛；茎生叶长圆形至披针形，边缘有锯齿或缺刻，很少全缘。总状花序顶生，花淡紫红色或白色，直径 15 ~ 20 mm。长角果肉质，圆柱形。花期 3—6 月，果期 5—8 月。

## 生境分布

以栽培为主。全国各地均产。

## 采收加工

夏季果实成熟时采割植株，晒干，搓出种子，除去杂质晒干。生用或炒用。

## 药材鉴别

本品呈类卵形或椭圆形，稍扁。表面黄棕色、红棕色和灰棕色，一端有深棕色圆形种脐，一侧有数条纵沟。种皮薄而脆，破开后可见黄白色折叠的子叶，有油性。

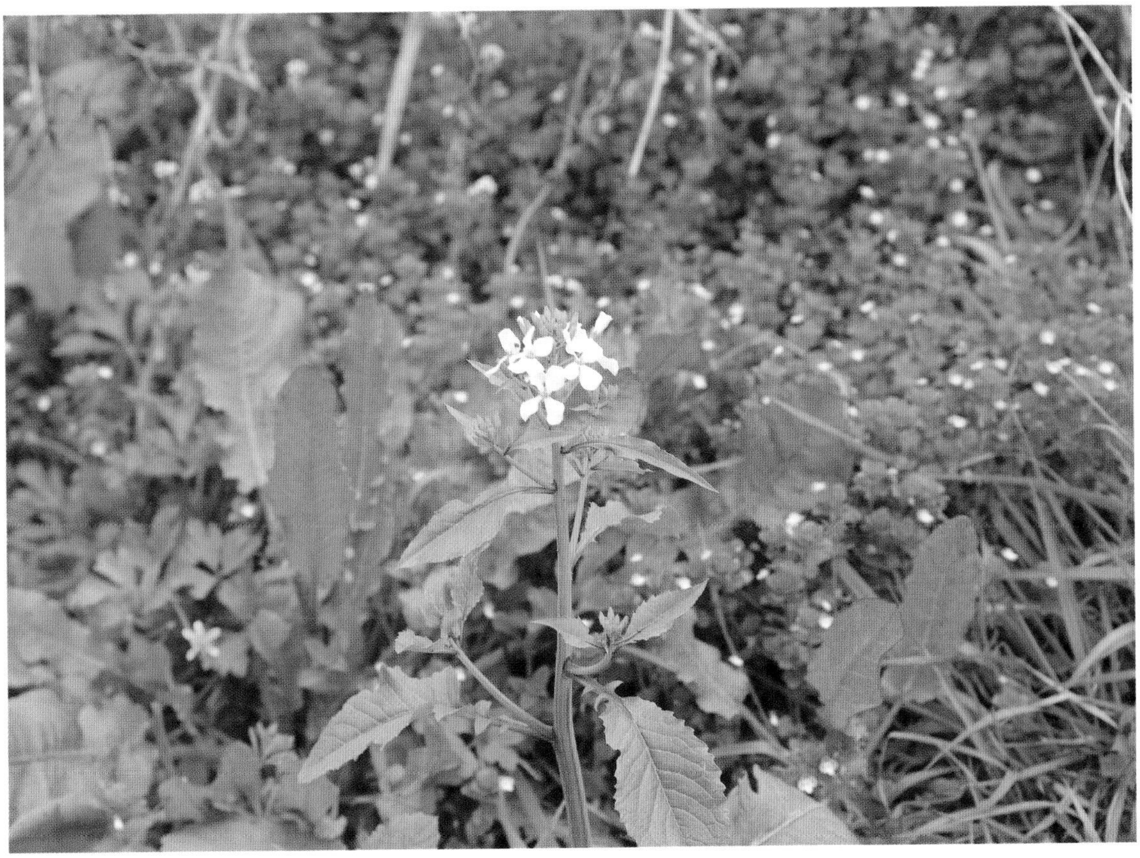

萝卜

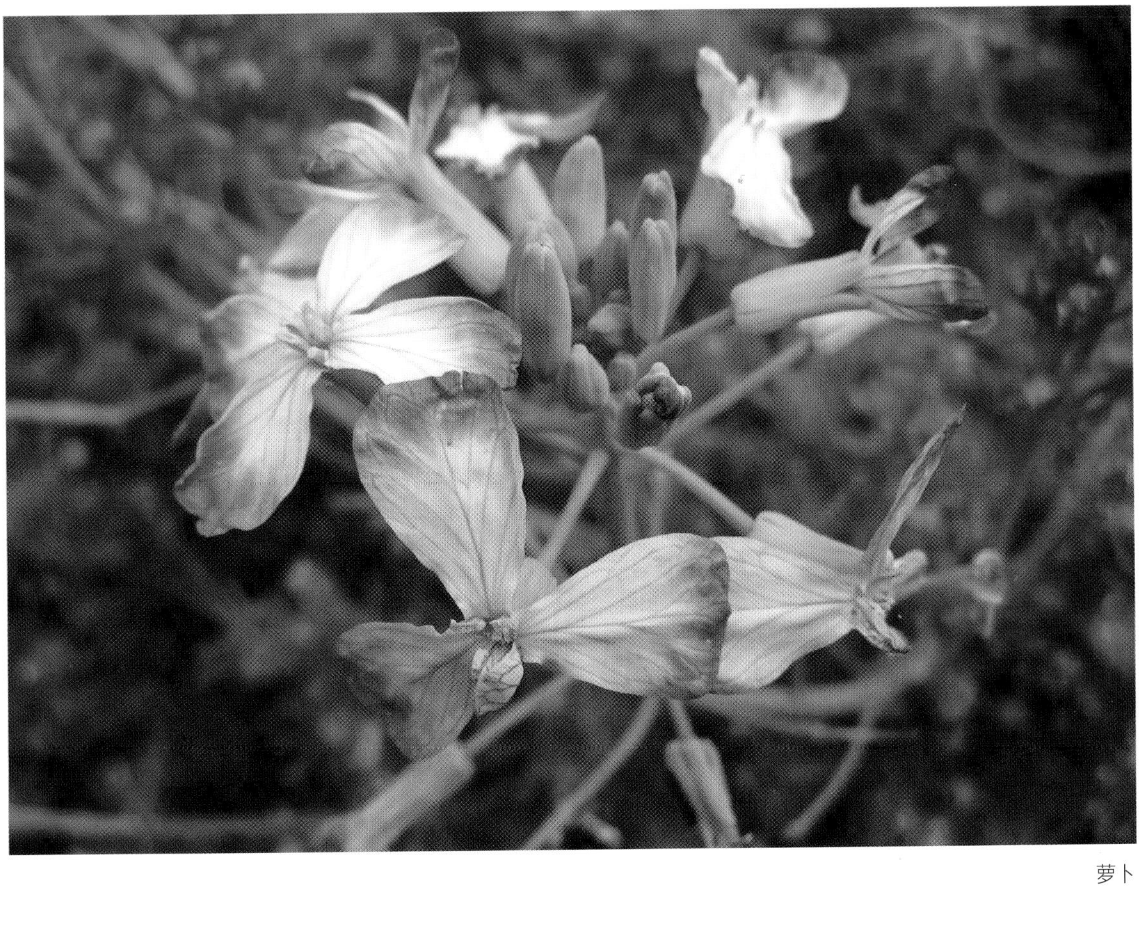

萝卜

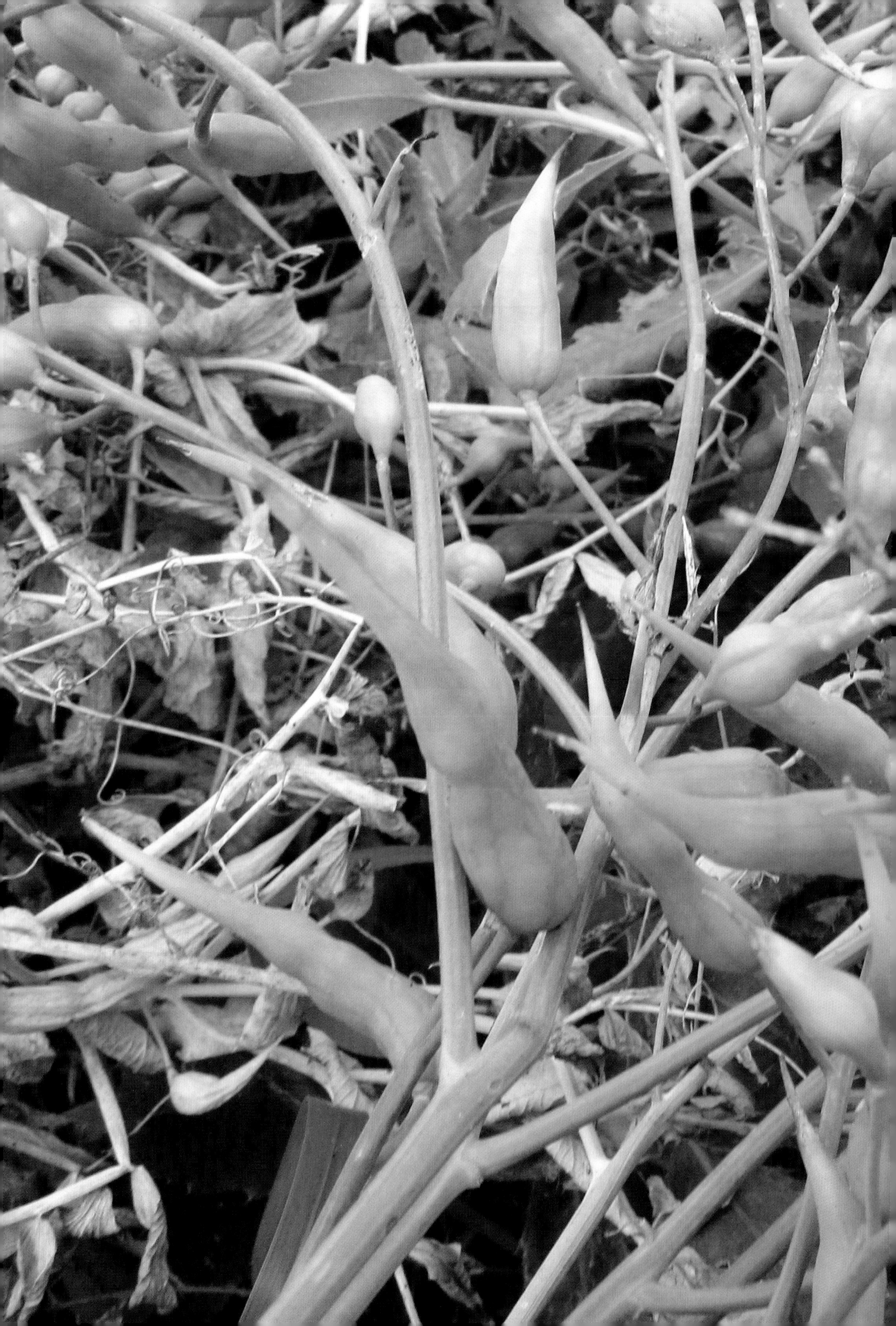

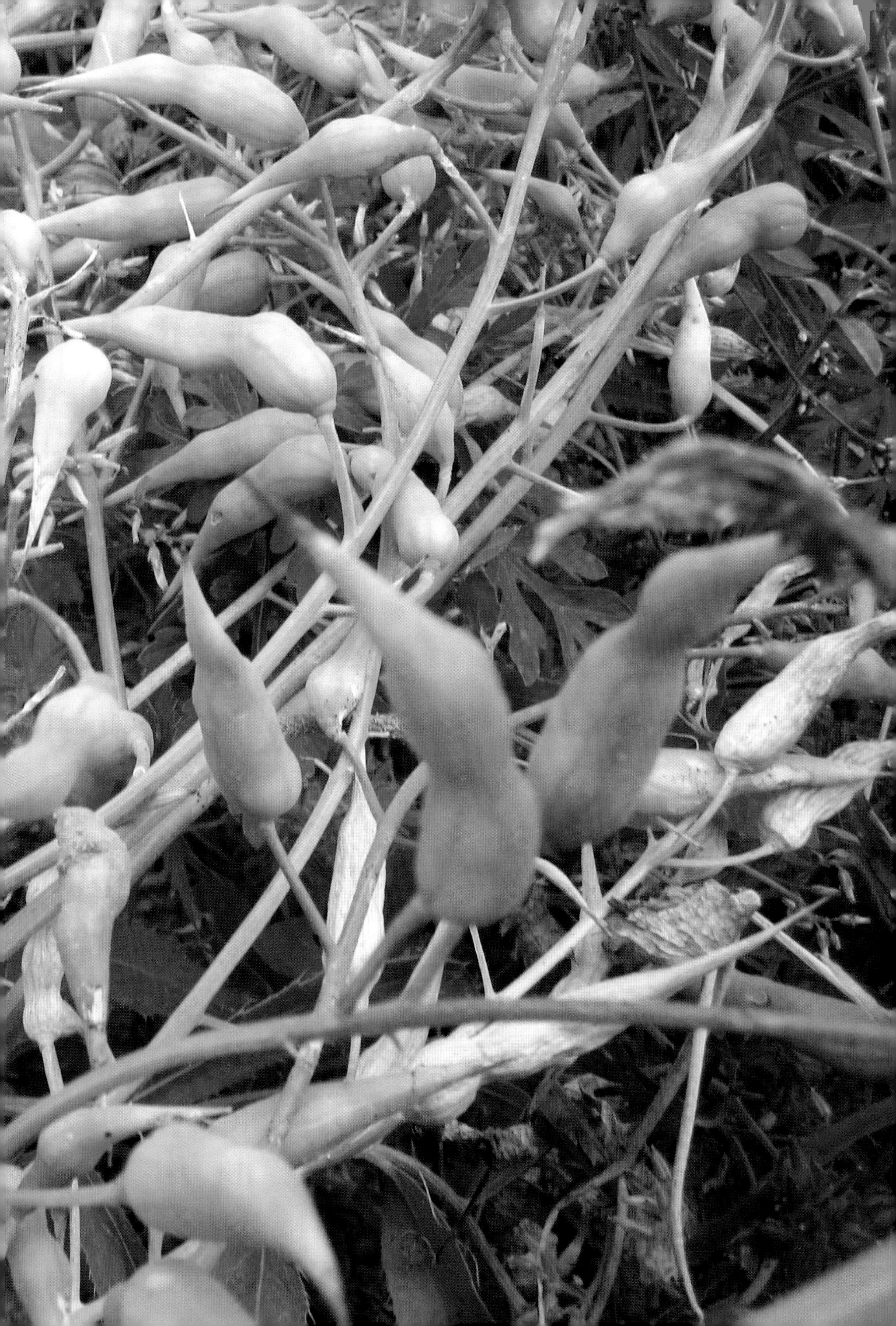

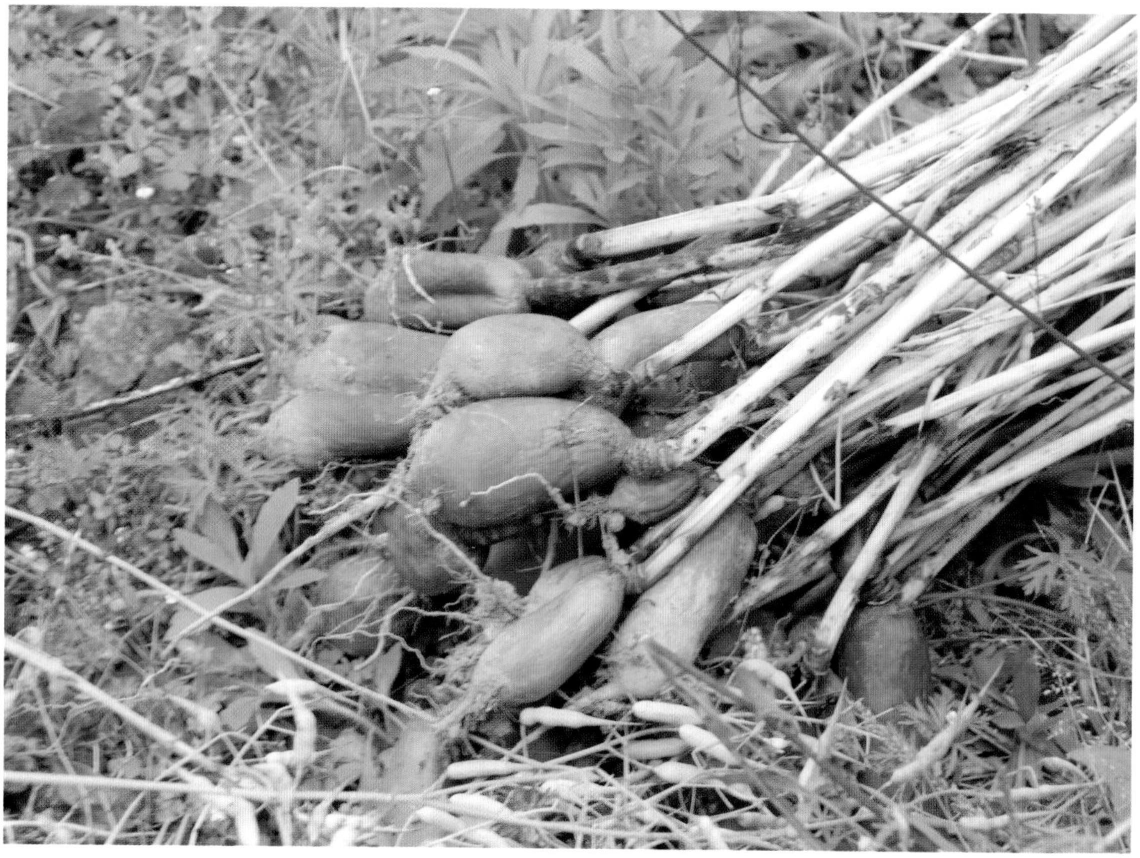

萝卜

## 功效主治

消食除胀，降气化痰。本品归脾、胃经，辛能行散，可行滞消食、化积除胀；归肺经，辛散质重，长于降气，质润而滑，善于化痰，故能降气定喘、化痰止咳。

## 药理作用

本品生用或炒用均能增强兔离体回肠的节律收缩，抑制小白鼠的胃排空作用，提高幽门部环行肌紧张性和降低胃底纵行肌紧张性，炒用作用大于生用。炒莱菔子能明显对抗肾上腺素对兔离体回肠节律收缩的抑制。本品水提物对链球菌属、志贺菌属、肺炎链球菌、大肠埃希菌有一定的抑制作用，对多种皮肤真菌有不同程度的抑制作用。

## 用法用量

内服：5 ~ 9 g，煎服。生用治风痰，炒用消食下气化痰。

## 民族药方

**1．食积臭，脘腹饱胀**　炒莱菔子、炒神曲、焦山楂各 9 g，陈皮 6 g。水煎服。

**2．肺热咳嗽**　萝卜汁 10 g，冰糖（溶化）15 g。水煎，每日 1 剂，分 2 次服。

**3. 慢性气管炎（咳嗽痰多者）** 炒莱菔子、紫苏子各9 g，白芥子4.5 g。水煎服。或炒莱菔子、苦杏仁、牛蒡子各9 g。水煎服。

**4. 百日咳** 莱菔子、紫苏子、罂粟壳、百部根、茯苓、南沙参、浙贝母、杏仁各10 g，葶苈子3 ~ 5 g，法半夏5 ~ 10 g，陈皮5 g，生姜3片，大枣5枚。水煎服，每日1剂。

**5. 支气管哮喘** 莱菔子、紫苏子、白芥子各9 g。水煎服，每日3次。

**6. 崩漏症** 莱菔子120 ~ 150 g。水煎服，分3次服，每日1剂，连服1 ~ 2剂，血止后改归脾丸巩固疗效。

**7. 肠梗阻** 炒莱菔子12 g，大黄、木香各9 g。加水300 ml，莱菔子先煎15 分钟，再放入木香、大黄煎10 分钟，取药液150 ml，分2次服（或从胃管注入），两次间隔6 ~ 8 小时，每日1剂，重者每日2剂，轻者1剂即愈，一般需服3 ~ 5剂。

## 使用注意

本品辛散耗气，气虚及无积滞者忌用。不宜与人参同用。

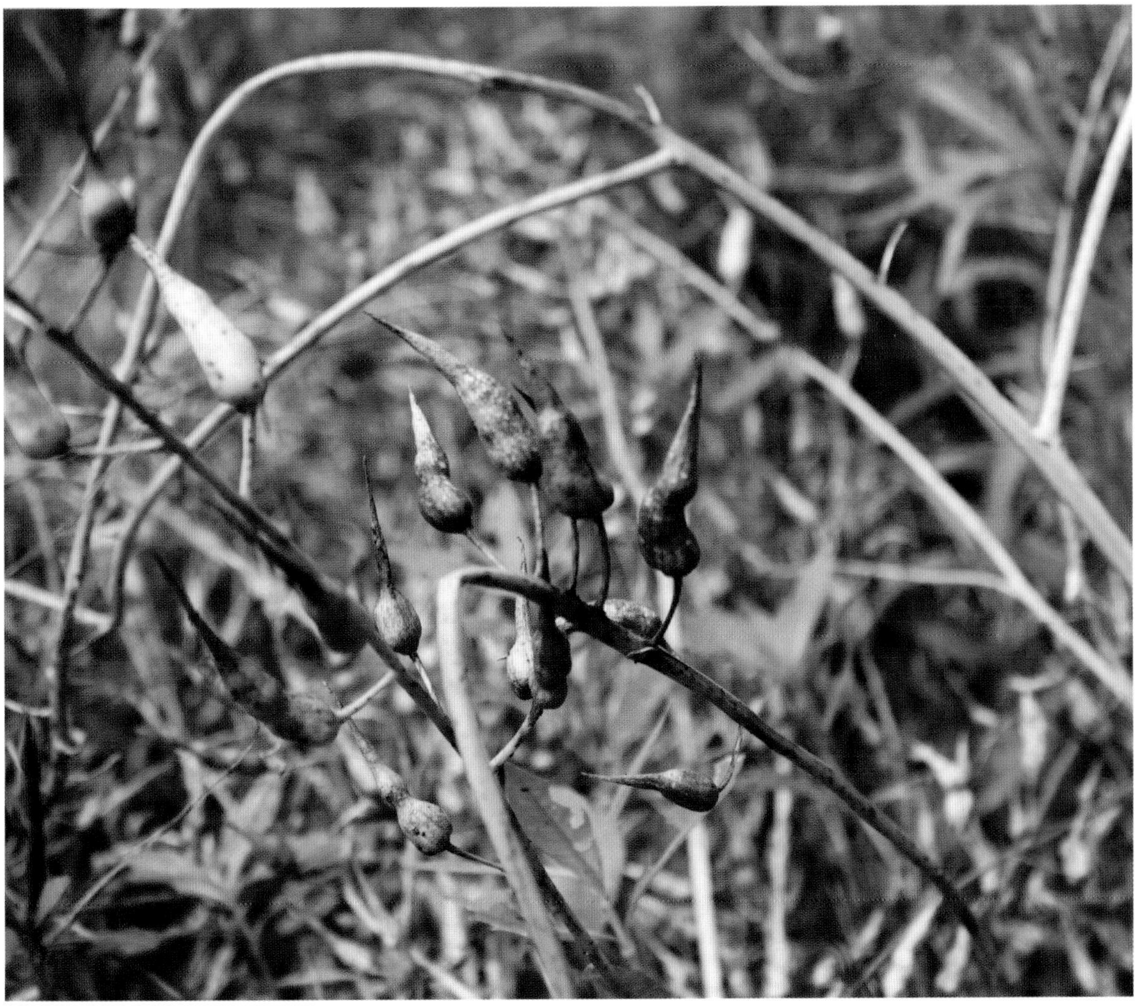

莱菔子药材

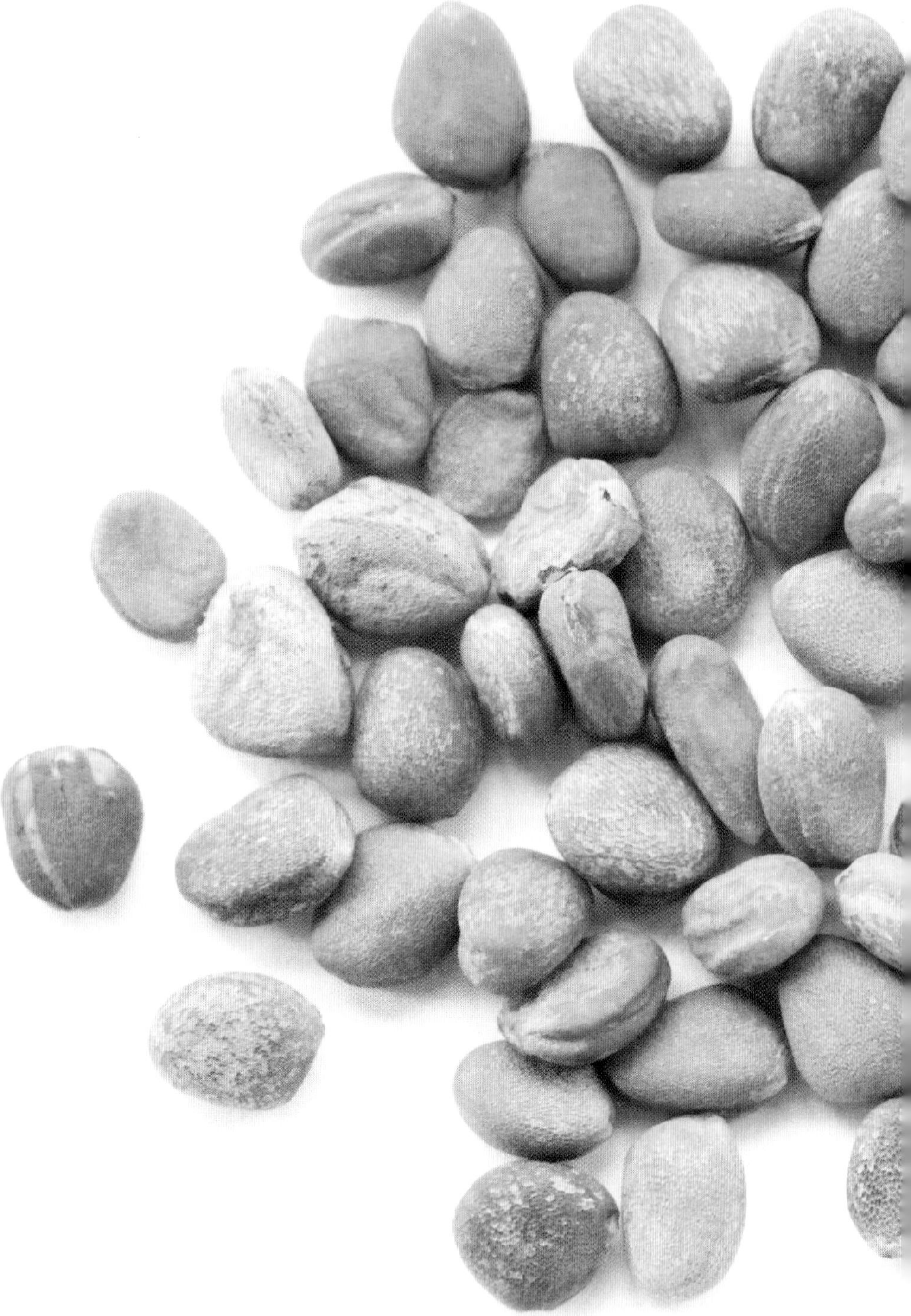

莱菔子

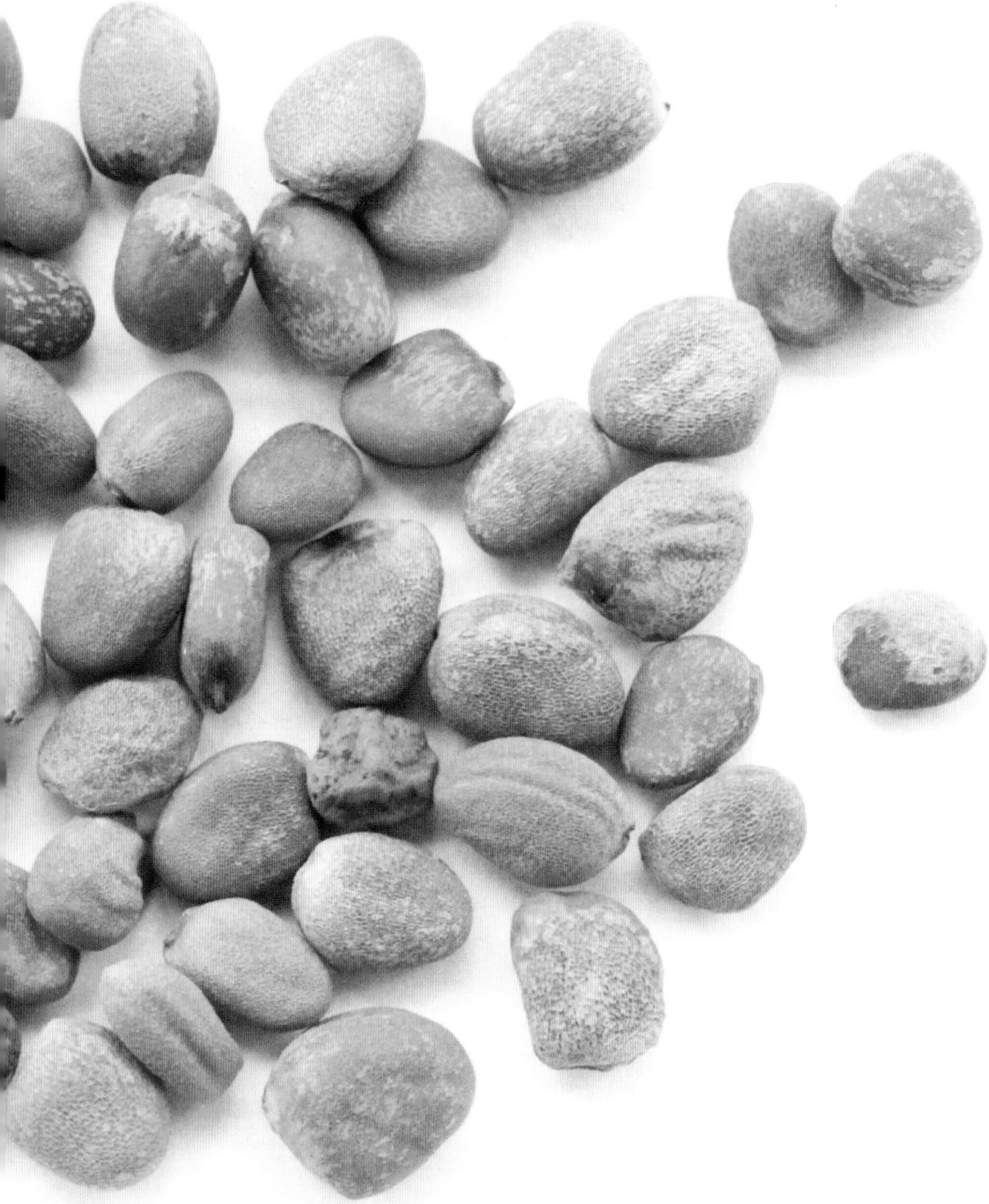

莱菔子饮片

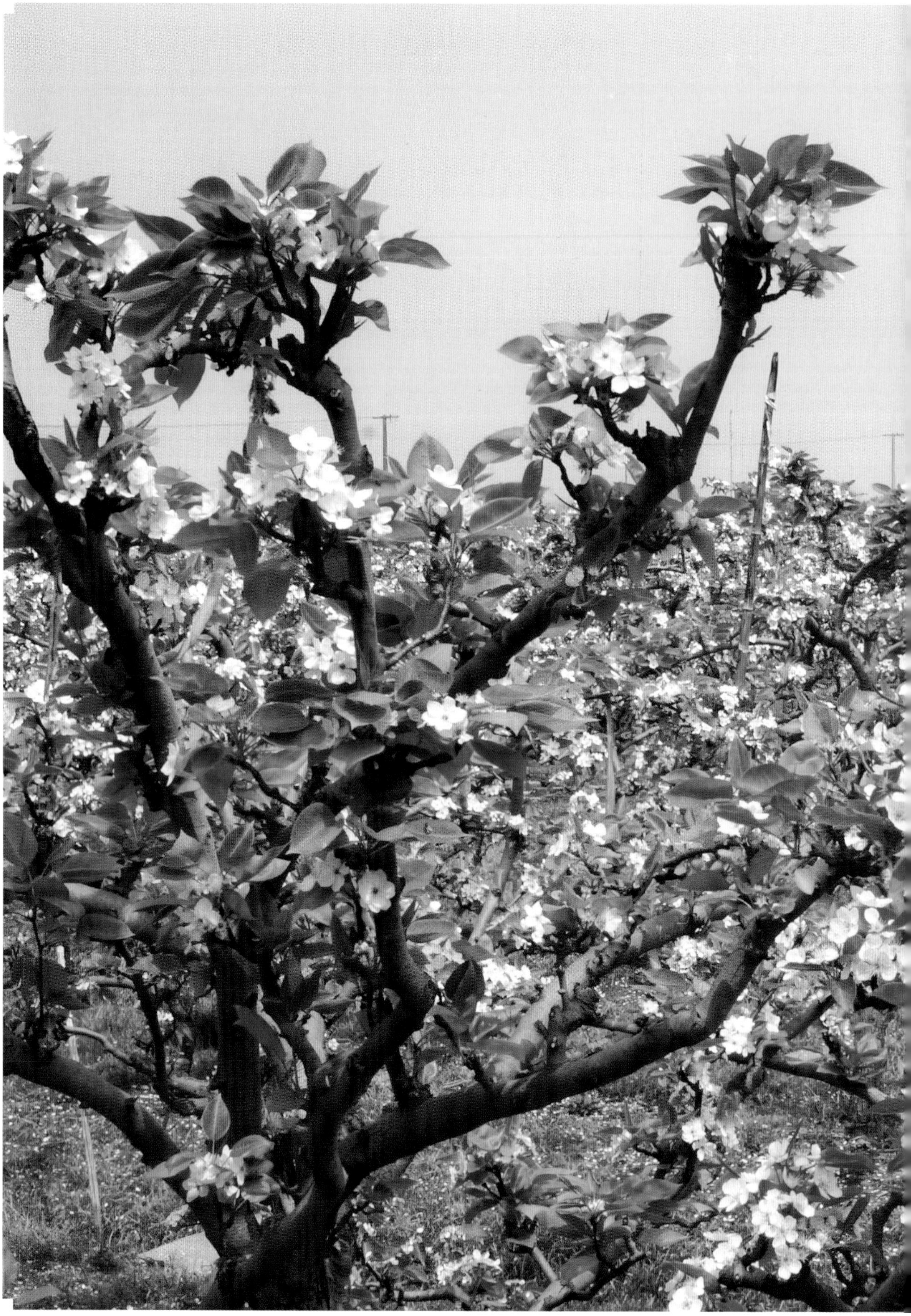

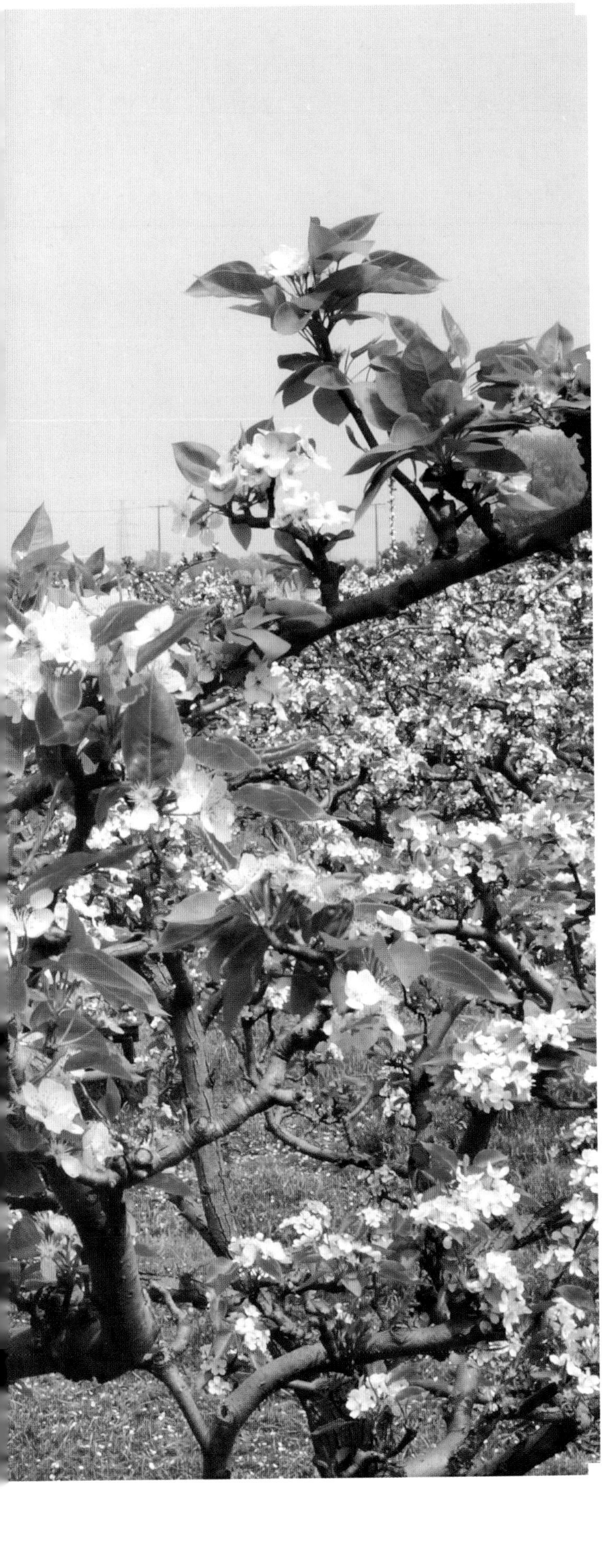

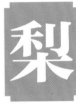

# 梨

【维药名】乃西葡提。

【别　名】梨汁、梨皮、快果、果宗、蜜父、玉乳。

【来　源】本品为蔷薇科植物白梨 *Pyrus bretschneideri* Rehd. 等栽培品种的果实。

【性味归经】甘、微酸，凉。归肺、胃经。

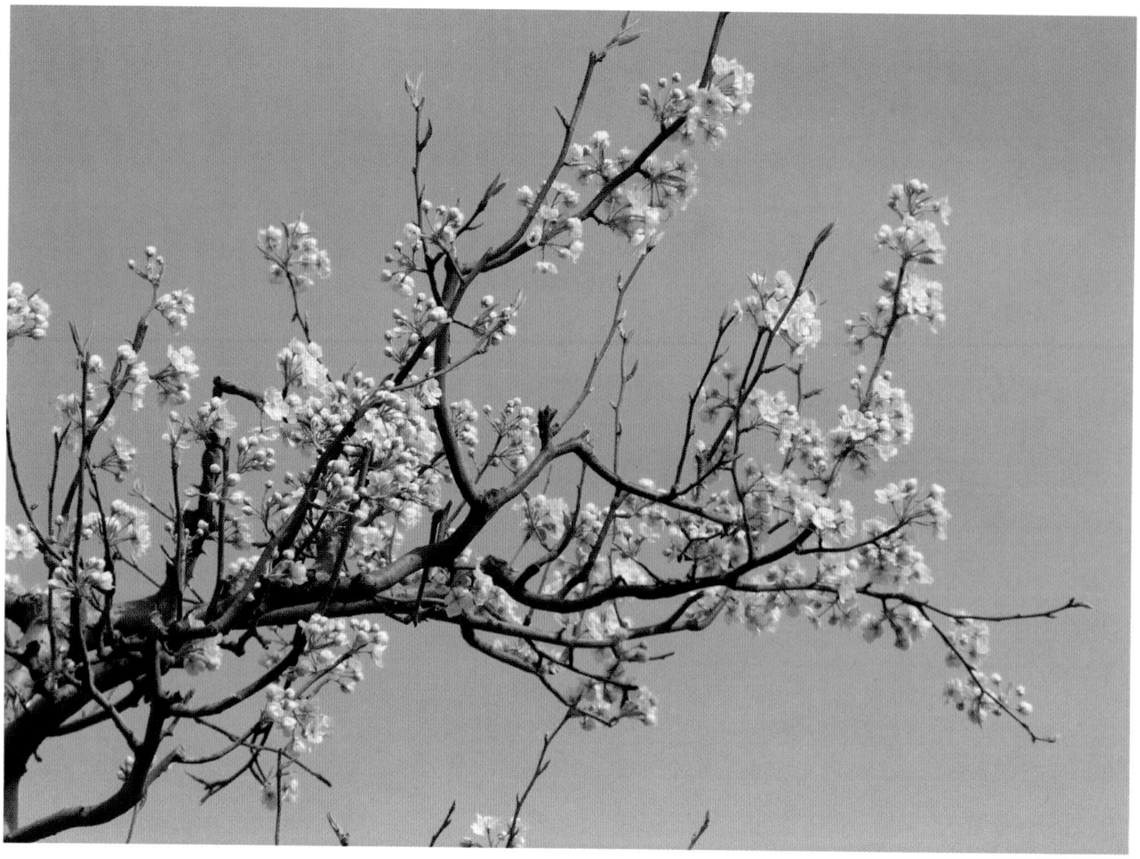

白梨花枝

## 识别特征

乔木，高达 5 ~ 8 m。树冠开展；小枝粗壮，幼时有柔毛；二年生的枝紫褐色，具稀疏皮孔。叶柄长 2.5 ~ 7.0 cm；托叶膜质，边缘具腺齿；叶片卵形或椭圆形，长 5 ~ 11 cm，宽 3.5 ~ 6.0 cm，先端渐尖或急尖，基部宽楔形，边缘有带刺芒尖锐齿，微向内合拢，初时叶两面有绒毛，老叶无毛。伞形总状花序，有花 7 ~ 10 朵，直径 4 ~ 7 cm，总花梗和花梗幼时有绒毛，花梗长 1.5 ~ 3.0 cm；花瓣卵形，长 1.2 ~ 1.4 cm，宽 1.0 ~ 1.2 cm，先端呈啮齿状，基部具短爪；雄蕊 20；长约花瓣的一半；花柱 5 或 4，离生，无毛。果实卵形或近球形，微扁，褐色。花期 4 月，果期 8—9 月。

## 生境分布

生长于海拔 100 ~ 2000 m 的干旱寒冷地区山坡阳处。分布于华北、西北等地。品种繁多，分布较广。

## 采收加工

秋季果实成熟时采收。鲜用、绞汁或切片晒干。

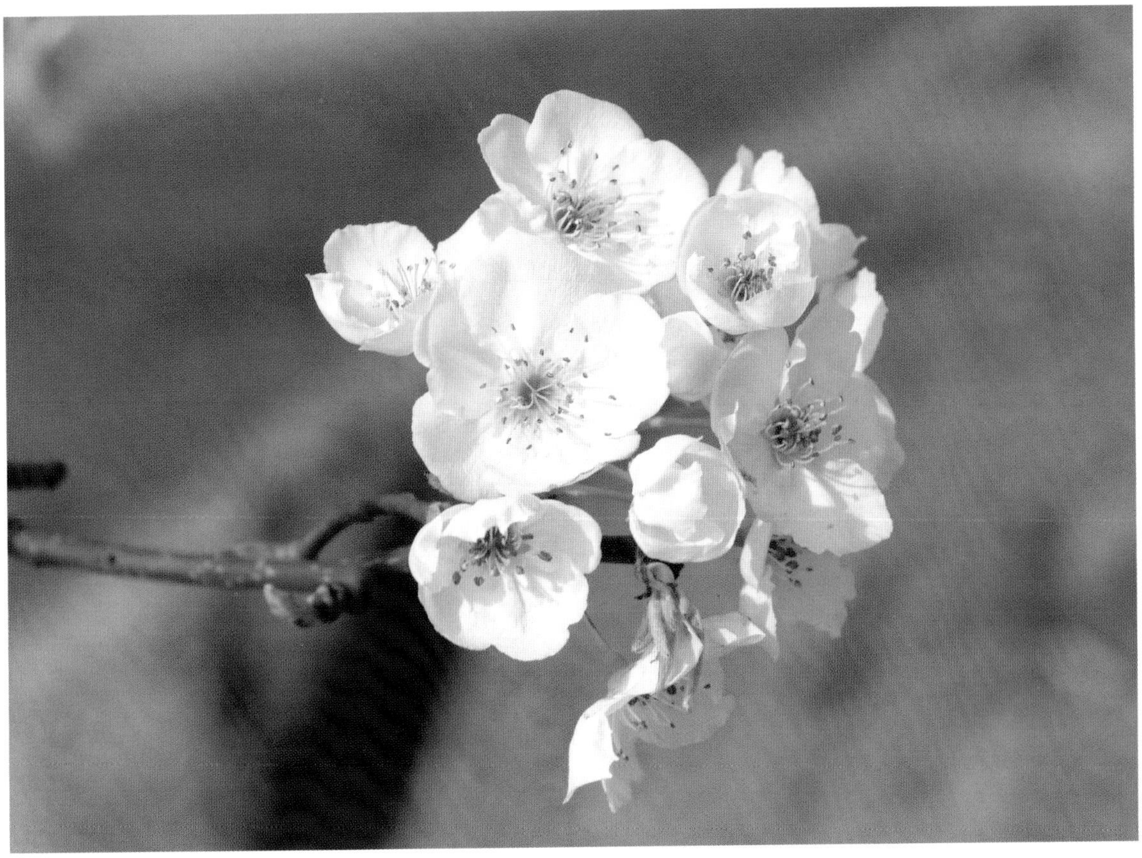

白梨花

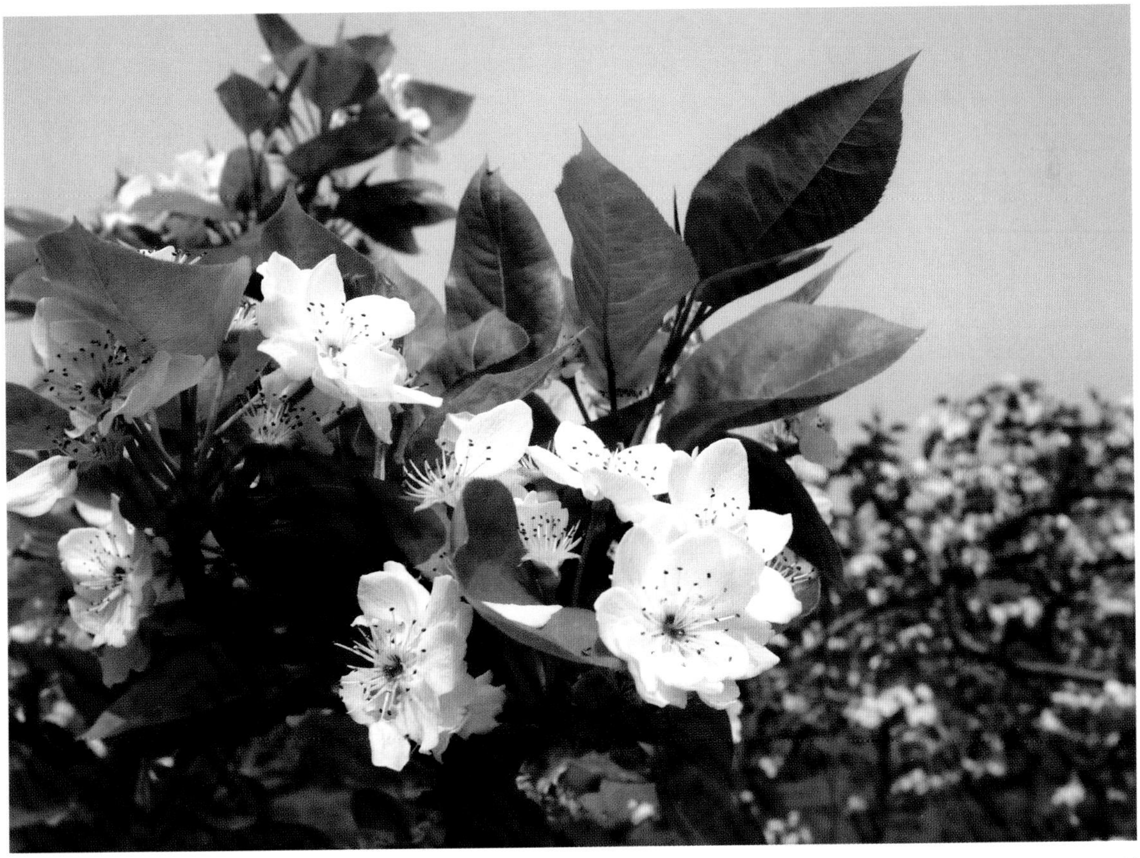

梨

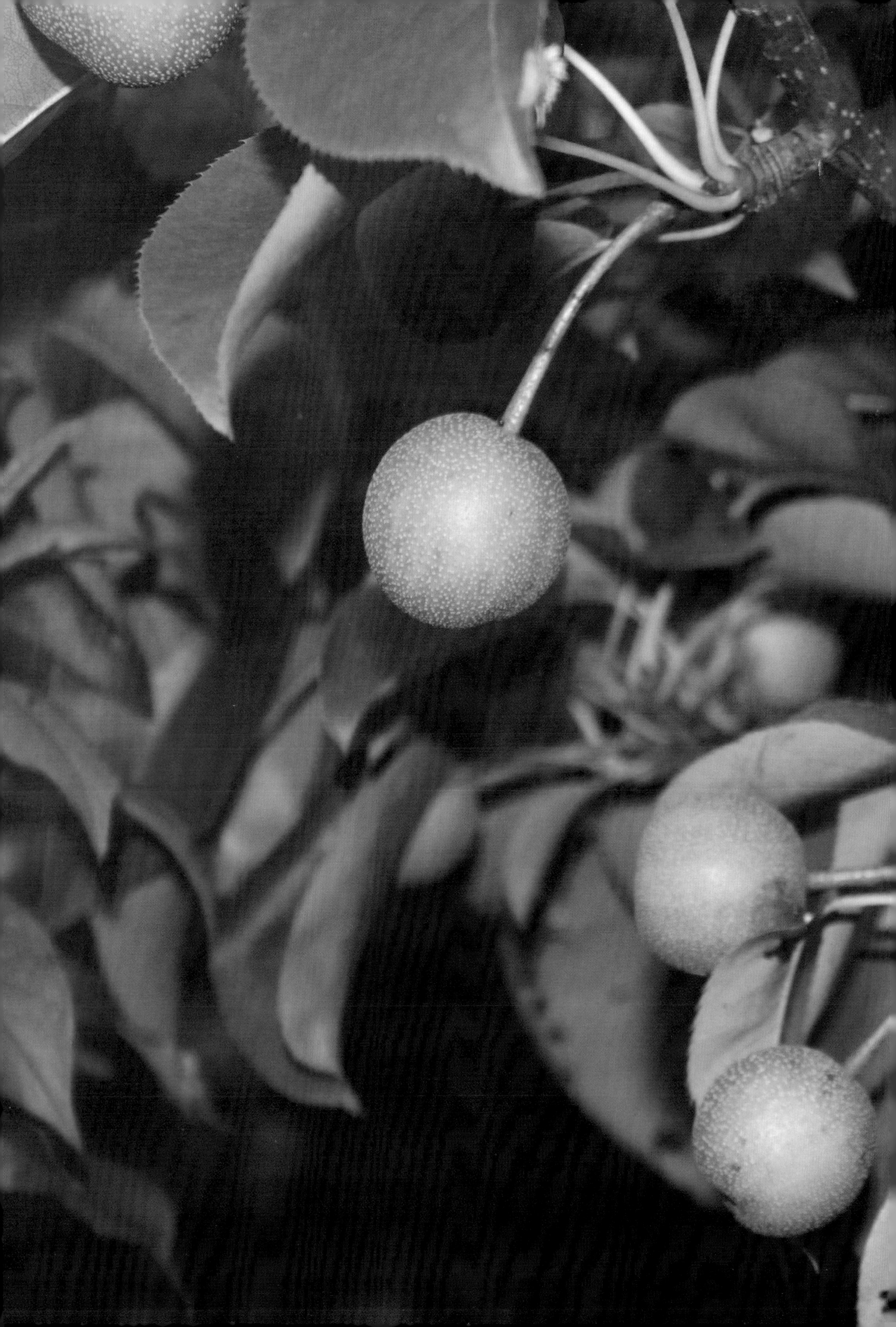

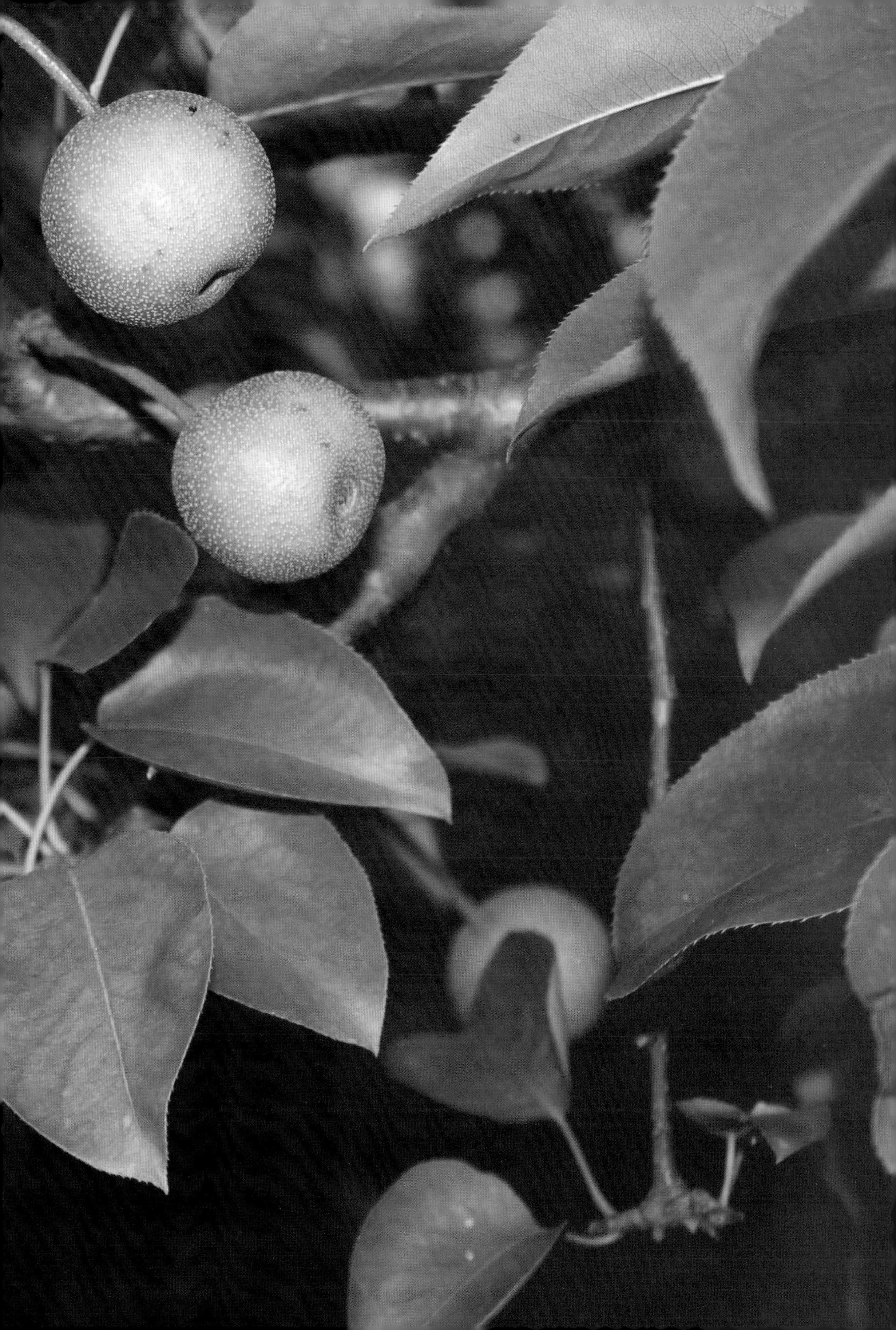

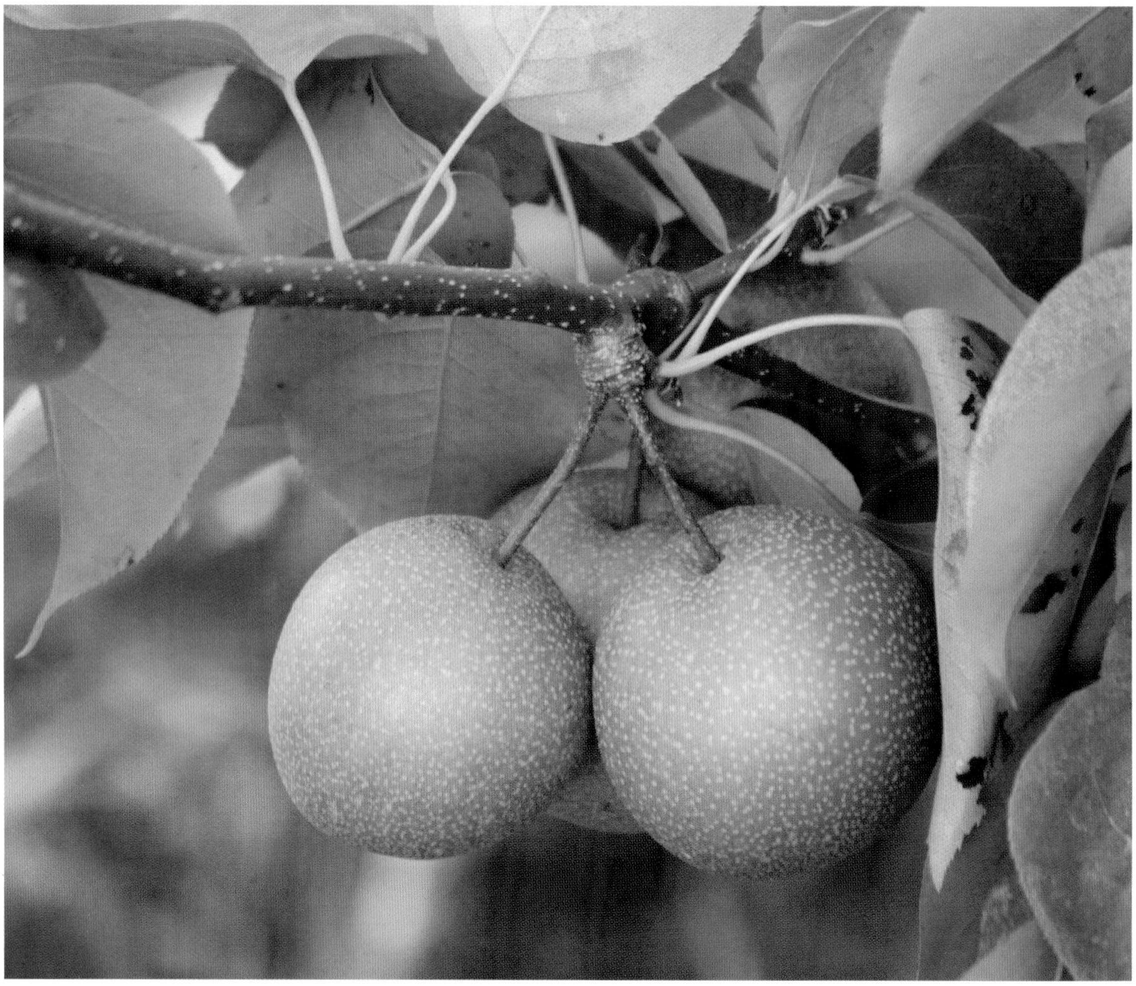

梨

## 功效主治

生津，润燥，清热，化痰。主治热病津伤烦渴，消渴，热咳，痰热惊狂，噎膈，便秘。

## 药理作用

梨子含有硼，可以预防妇女骨质疏松症。硼充足时，记忆力、注意力、心智敏锐度会提高。

## 用法用量

内服：酌量食用，或打汁或熬膏服。

## 民族药方

**1．急性咽炎（风寒型）所引起的咽喉微痛、吞咽不利等**　雪梨 1 个，山豆根粉 6 g，白糖适量。将雪梨去皮，切成片状，放锅中。加水 1 碗，煎至半碗。趁热放入山豆根粉、白糖，调匀即成。每日 1 剂，分 3 次服。

**2．肺癌咳嗽痰多、痰色黄、质稠者** 雪梨 250 g，金银花 30 g，蜂蜜 20 g。将金银花拣杂，洗净，放入碗中，研碎。雪梨洗净，连皮切碎，然后与金银花碎末同放入砂锅，加适量水，煎煮 20 分钟，用洁净纱布过滤，去渣，收取滤汁放入容器，趁温热时调入蜂蜜，调匀即成。分 2 次服用，早、晚各 1 次，或当饮料，分数次服食。

**3．肺癌** 鲜梨汁 60 g，鲜竹沥 20 g。拌和均匀，分 2 次服，早、晚各 1 次。

**4．白血病** 梨、鲜芦根、鲜藕、荸荠、鲜麦冬各适量。五味全部切碎，捣汁。直接冷饮药汁，或者加热食用，不拘量。

**5．祛痰止嗽** 梨适量。捣汁用，熬膏亦良，加姜汁、白蜜。

## 使用注意

胃寒、脾虚泄泻及风寒咳嗽者不宜。

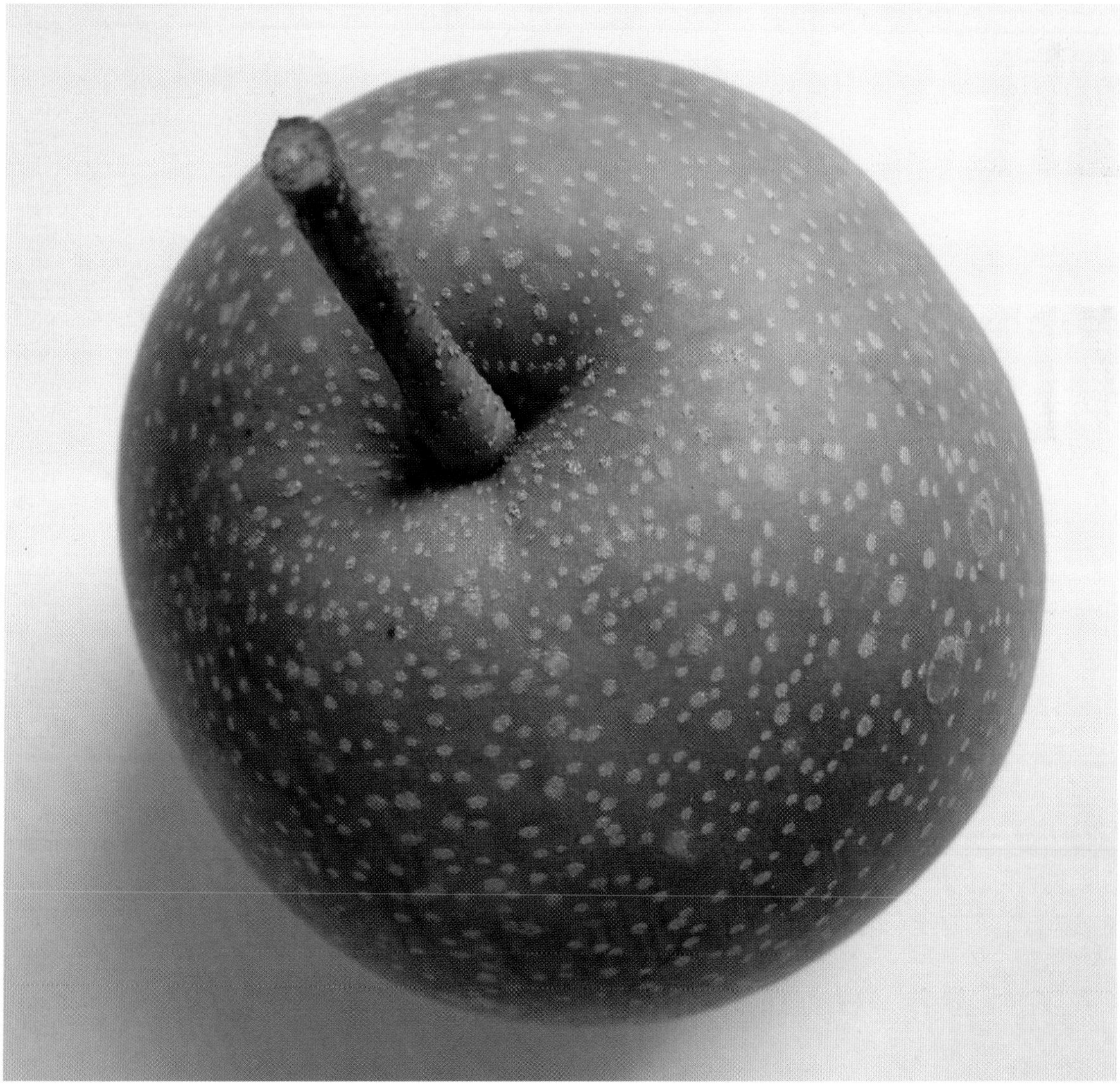

梨

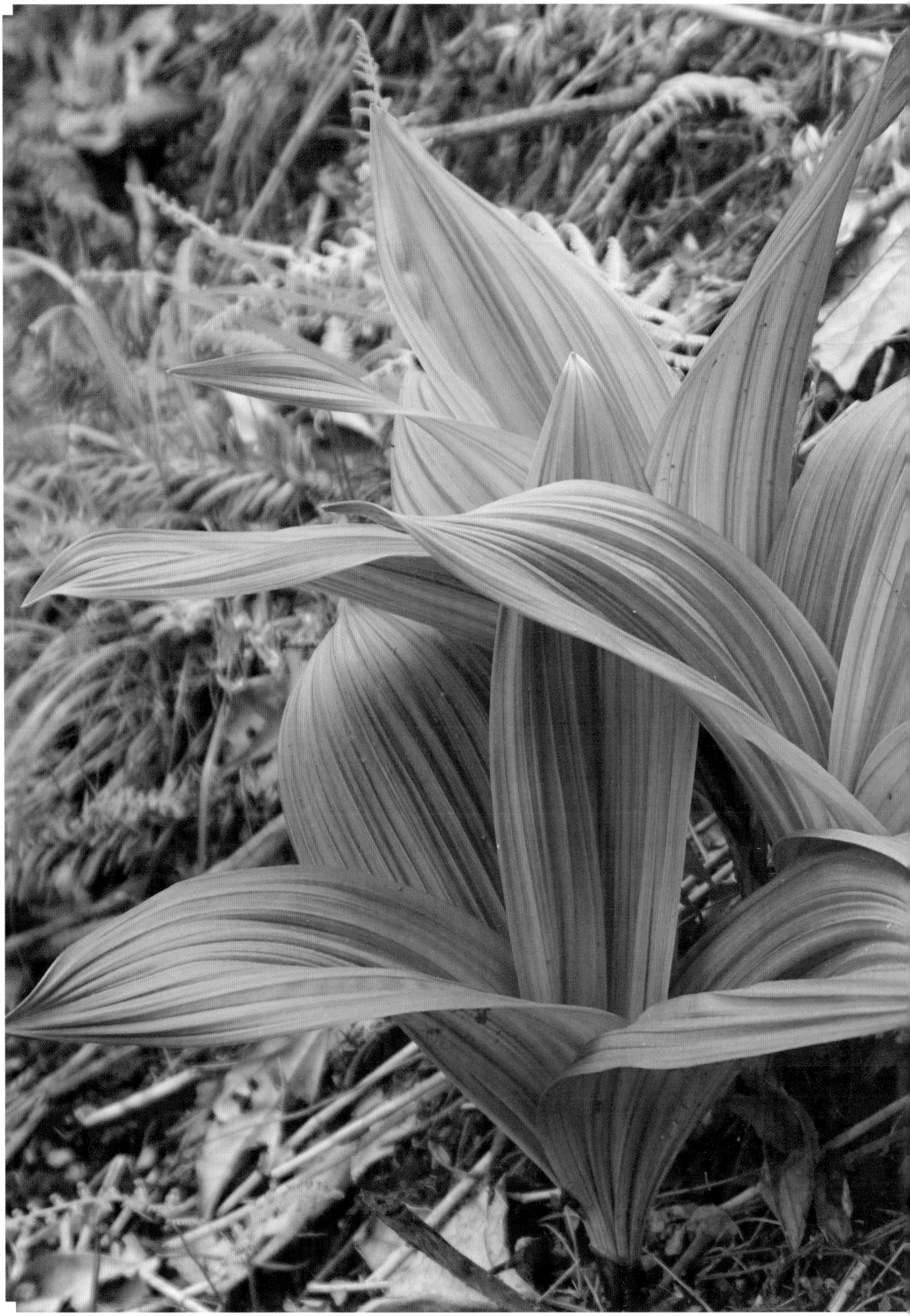

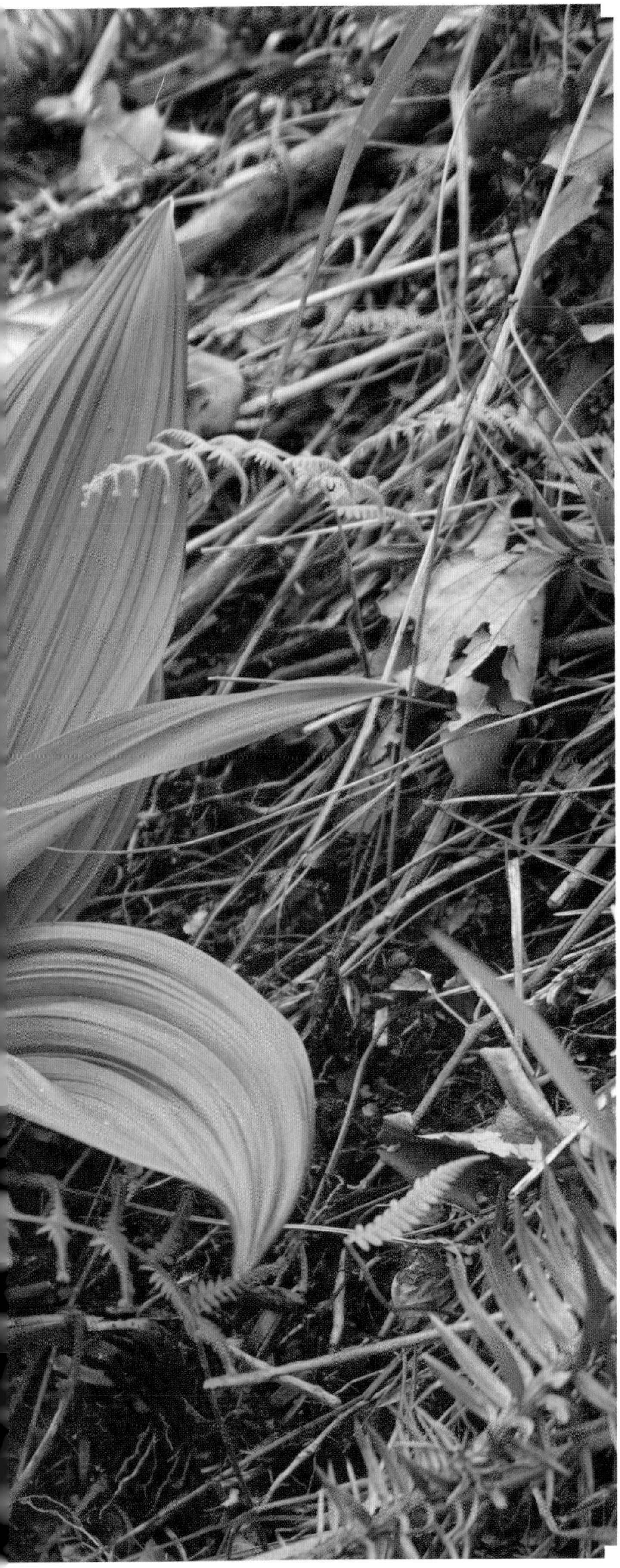

# 藜芦

【维药名】阿克海尔拜克。

【别　名】山葱、鹿葱、黑藜芦。

【来　源】本品为百合科多年生草本植物藜芦 *Veratrum nigrum* L. 的根及根茎。

【性味归经】辛、苦，寒；有毒。归肺、胃、肝经。

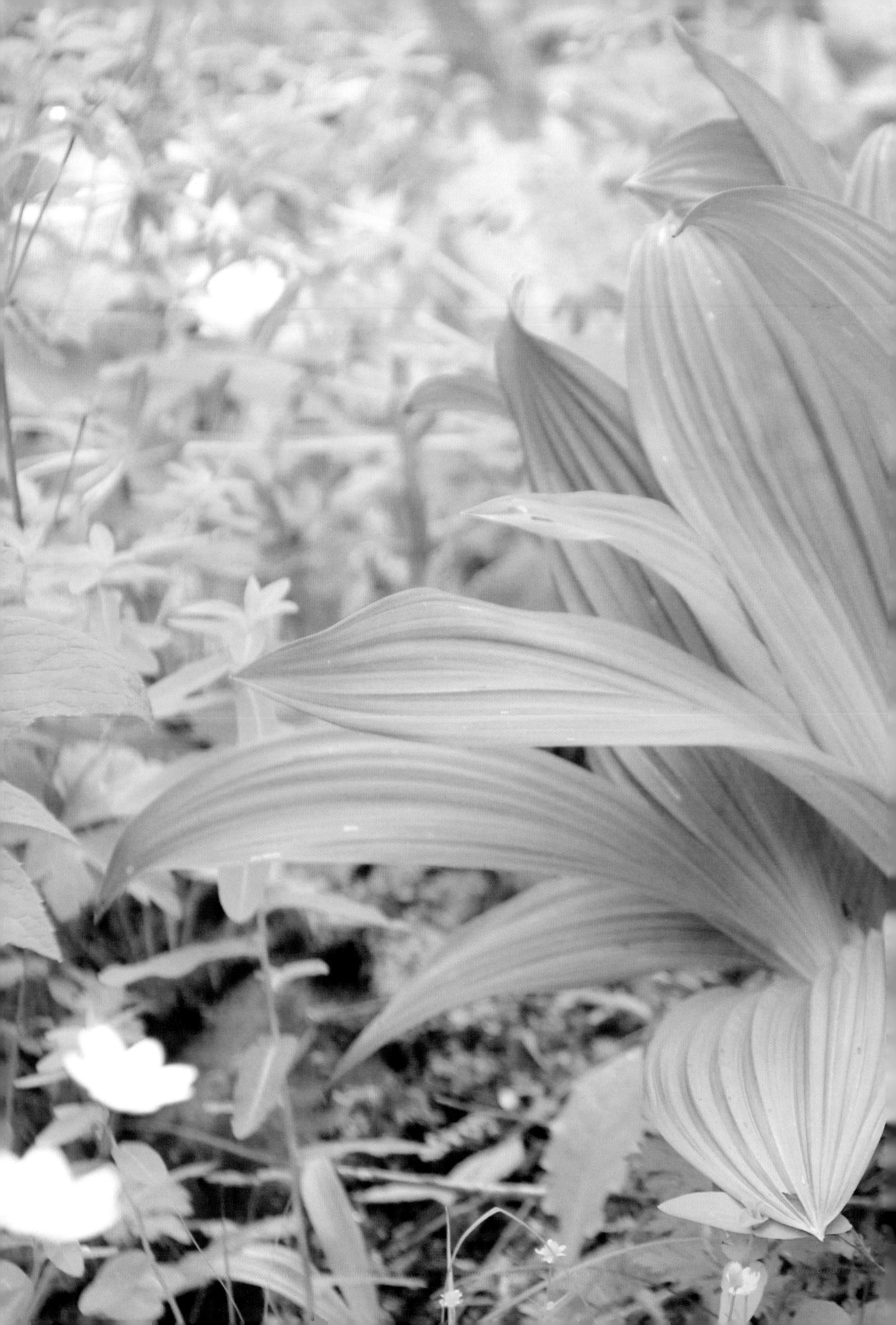

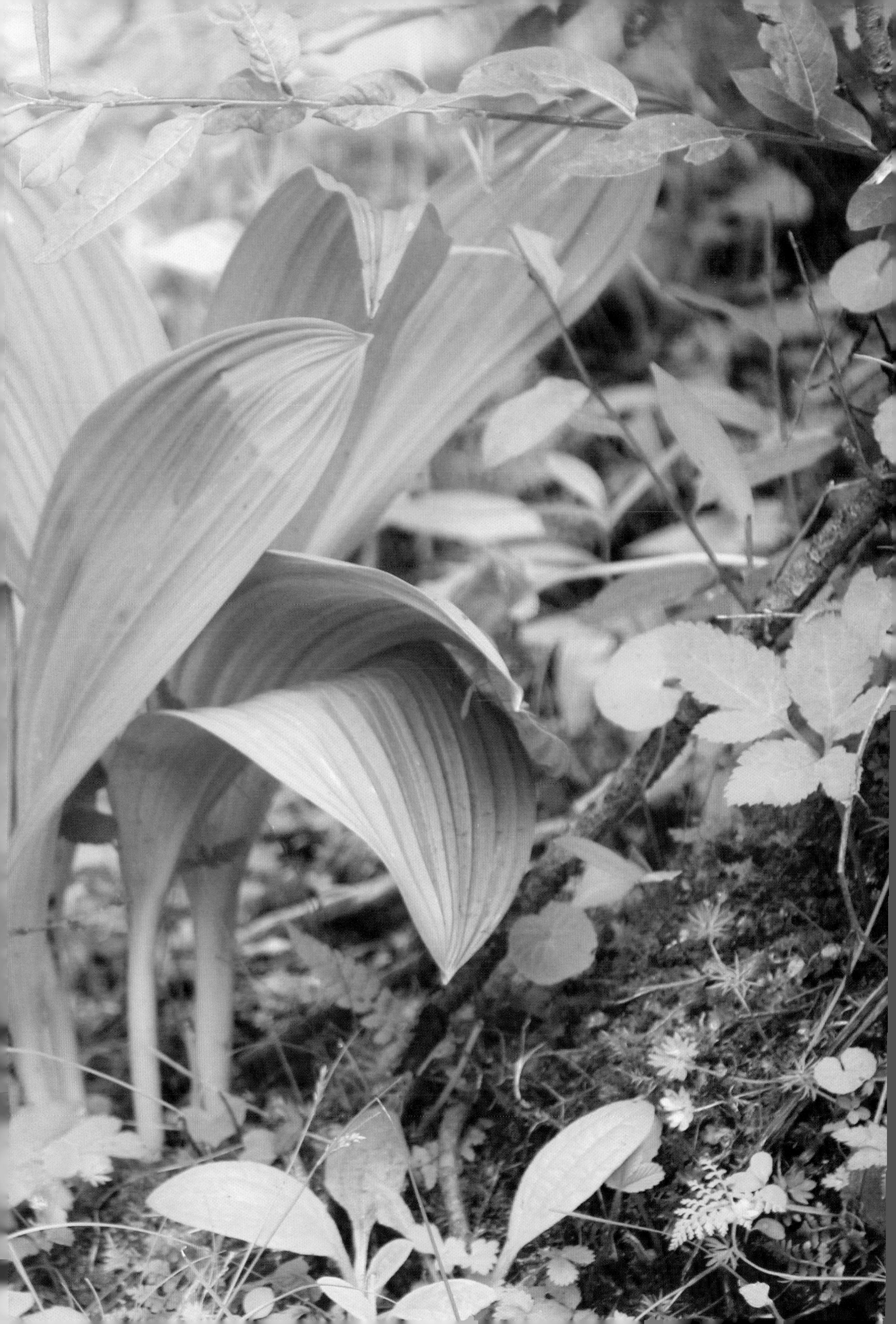

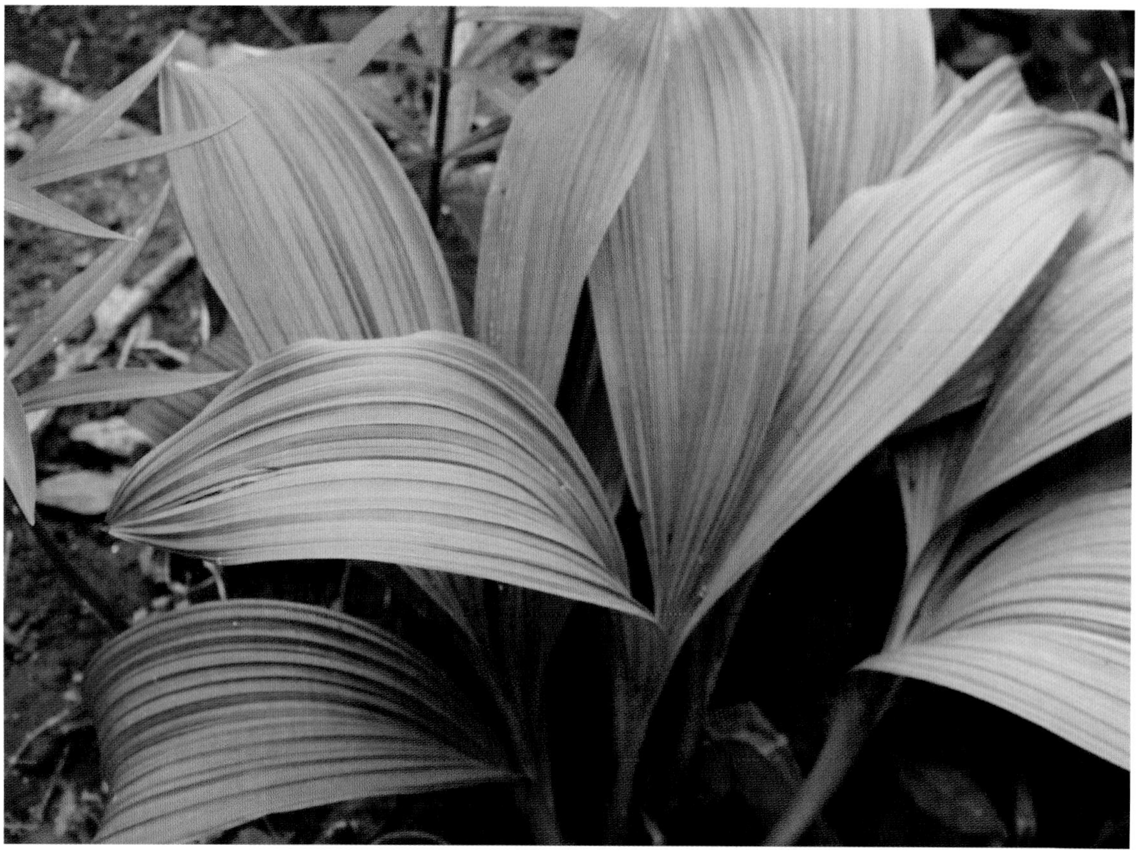

藜芦

## 识别特征

多年生草本，高 60 ~ 100 cm。植株粗壮，基部的鞘枯死后残留为有网眼的黑色纤维网。叶互生；无叶柄或茎上部叶具短柄；叶片薄革质，椭圆形、宽卵状椭圆形或卵状披针形，长 22 ~ 25 cm，宽约 10 cm，先端锐尖或渐尖，两面短毛。圆锥花序 25 ~ 30 cm，宽约 10 cm，先端锐尖或渐尖，两面短毛。侧生总状花序常具雄花，顶生总状花序常较偶生花序长 2 倍以上，几乎全部为两性花，总轴和枝轴密被白色绵状毛；花被片 6，开展或略反折，长圆形，长 5 ~ 8 mm，宽约 3 mm，全缘，黑紫色；雄蕊 6，花药肾形，背着，汇合为 1 室；子房卵形，3 室，无毛，花柱 3。蒴果卵圆形，具 3 钝棱，长 1.5 ~ 2.0 cm，宽 1.0 ~ 1.3 cm。种子扁平，具膜质翅。花、果期 7—9 月。

## 生境分布

分布于山西、河南、河北、山东、辽宁等省区，均为野生。

## 采收加工

5—6 月未抽花茎时采挖，除去苗叶，晒干或用开水浸烫后晒干。

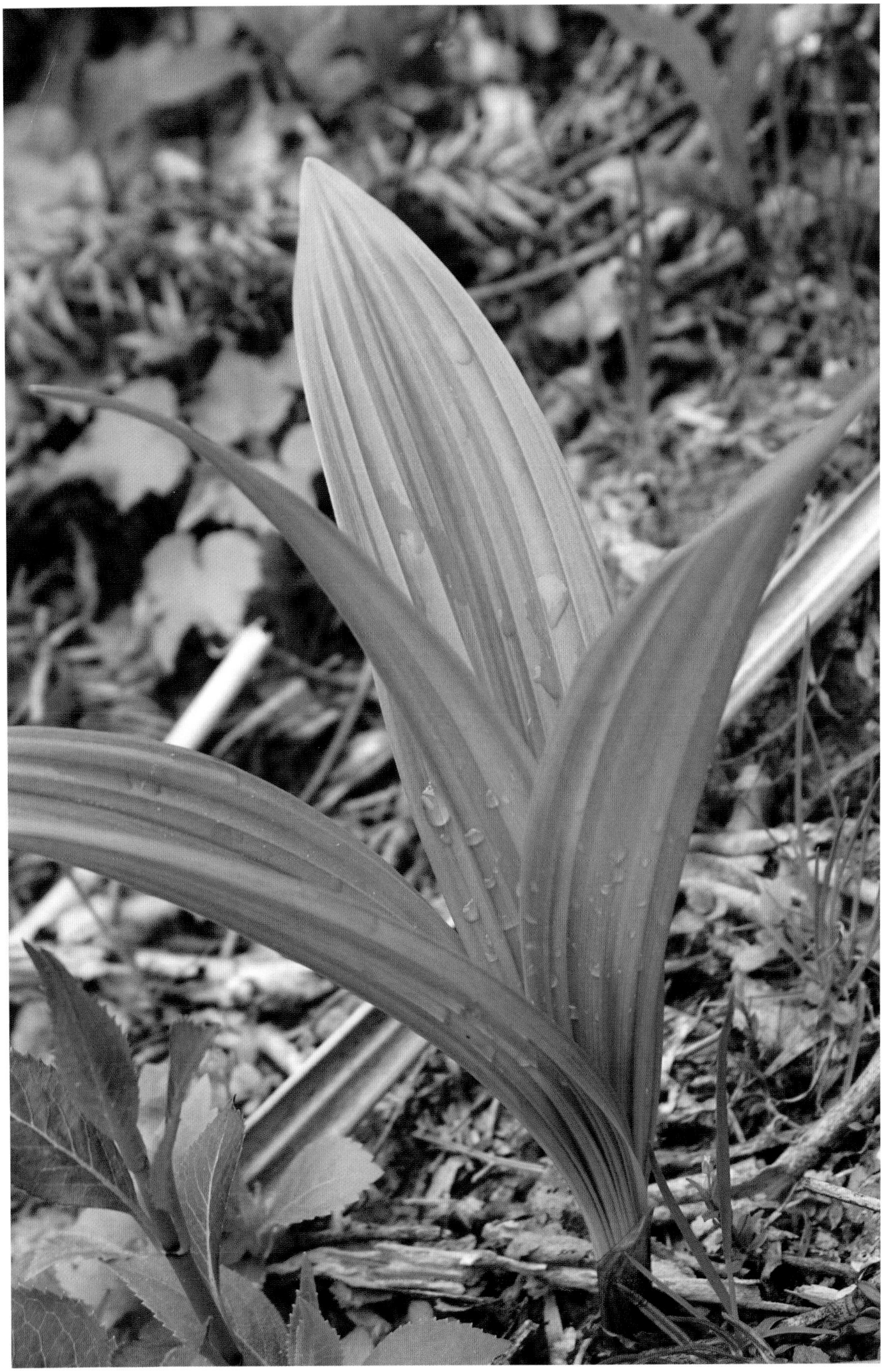

藜芦

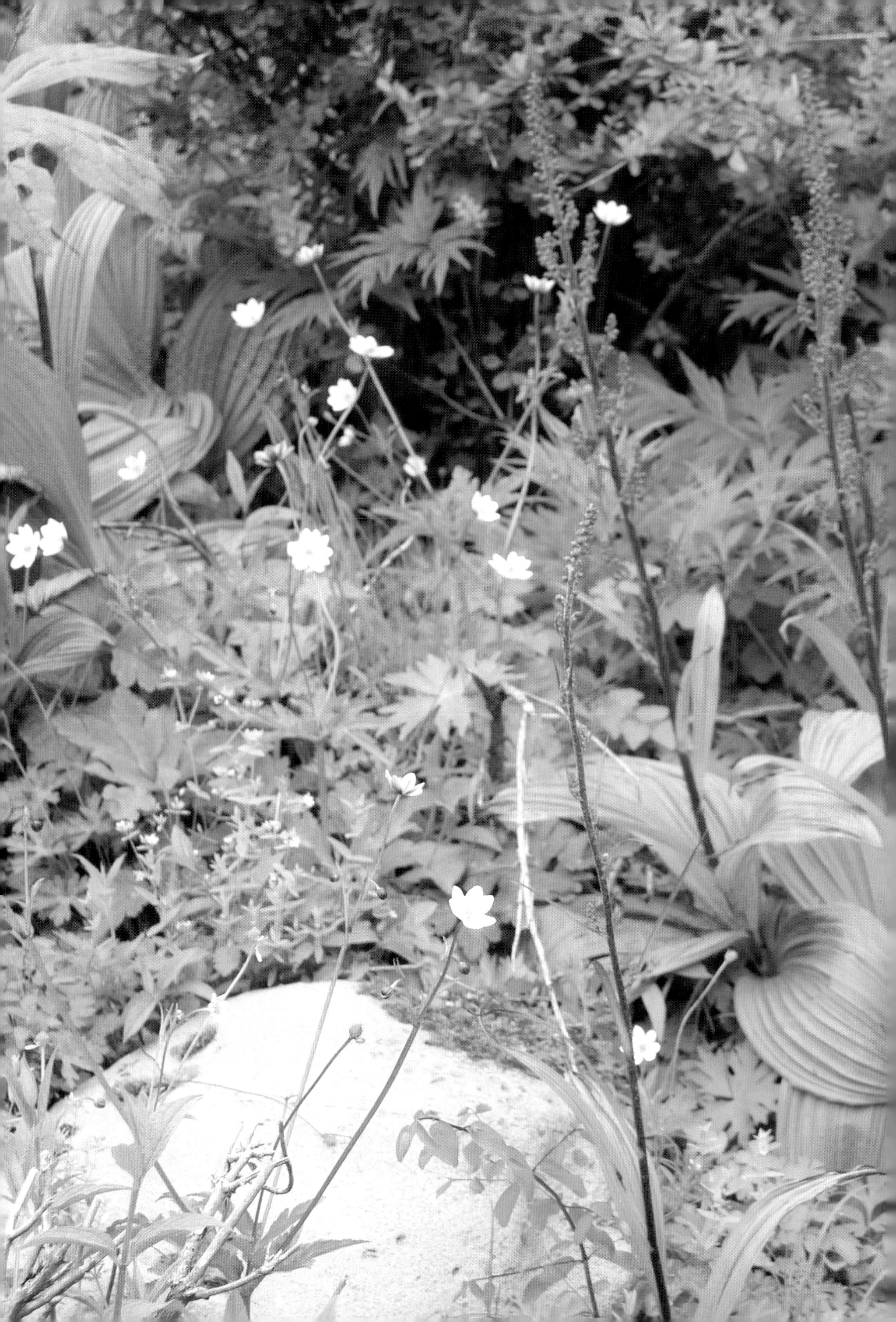

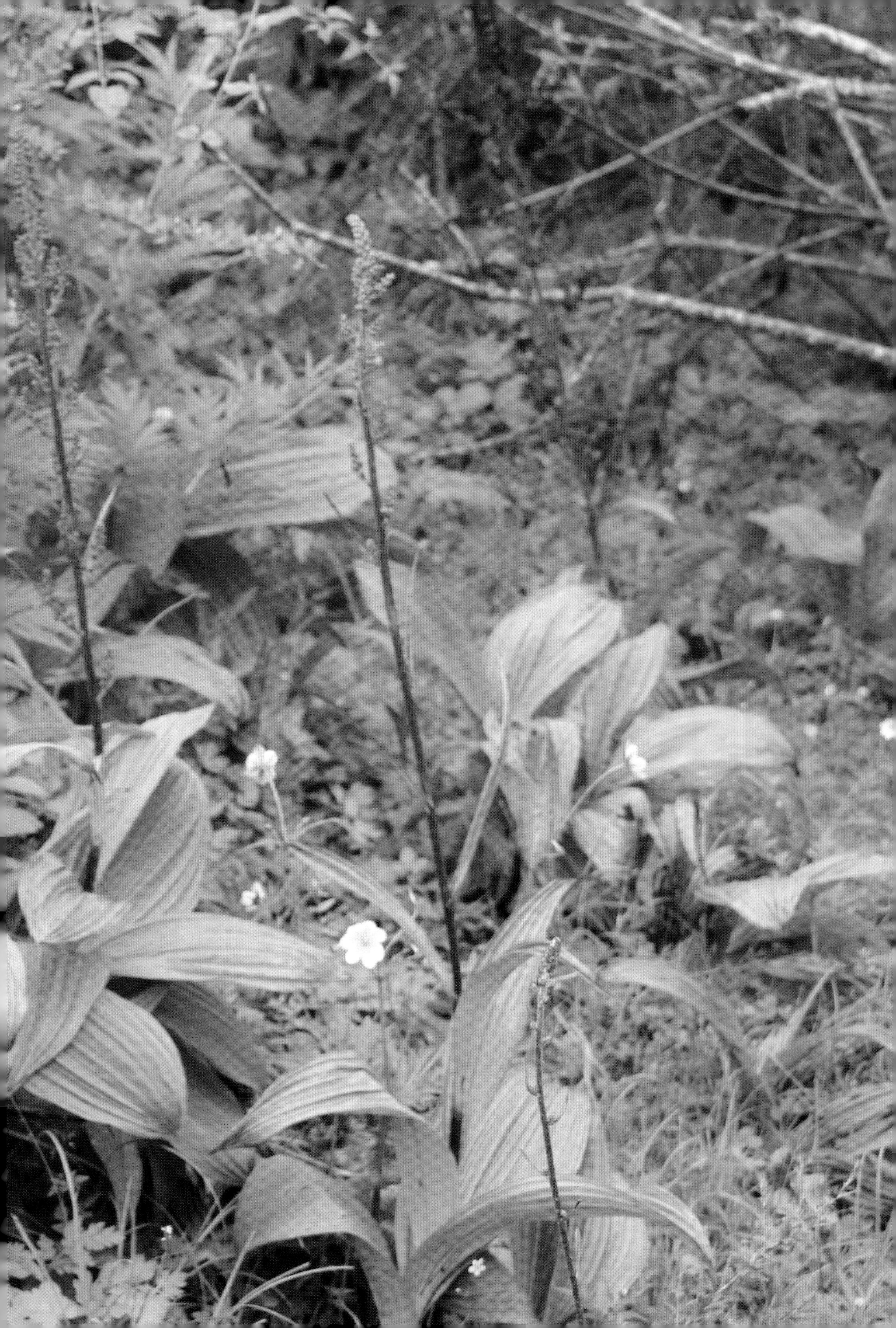

## 药材鉴别

本品呈圆柱形或不规则中段，直径 0.7 ~ 1.5 cm，外被残留的棕色叶基维管束，形同蓑衣。下部簇生众多的须根。表面褐色，具有细而密的横皱纹，质脆，易折断，断面类白色，粉性。中心有淡黄色的木质部，易与皮部分离。气微，味辛、苦，粉末有强烈的催嚏性。以根粗壮、无杂质者为佳。

## 功效主治

吐风痰，杀虫毒。主治中风痰涌，风痫癫疾，黄疸，久疟，泻痢，头痛，喉痹，鼻息肉，疥癣，恶疮。

## 药理作用

本品有降压作用，降压作用持久而显著，无急速耐受现象，在降压的同时伴有心率减慢、呼吸抑制或暂停。对家蝇有强大的毒杀效力。

## 用法用量

内服：0.3 ~ 0.9 g，宜作丸、散。外用：适量，研末，油调涂。

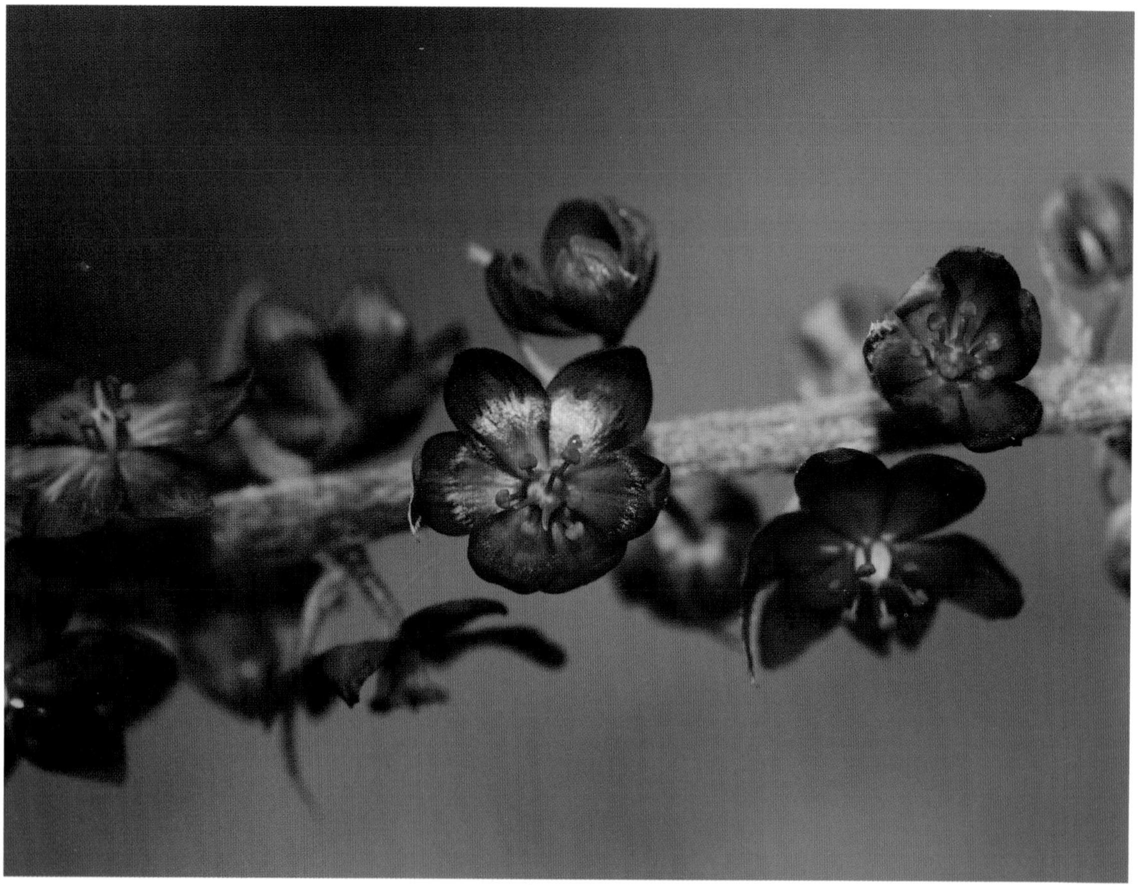

藜芦

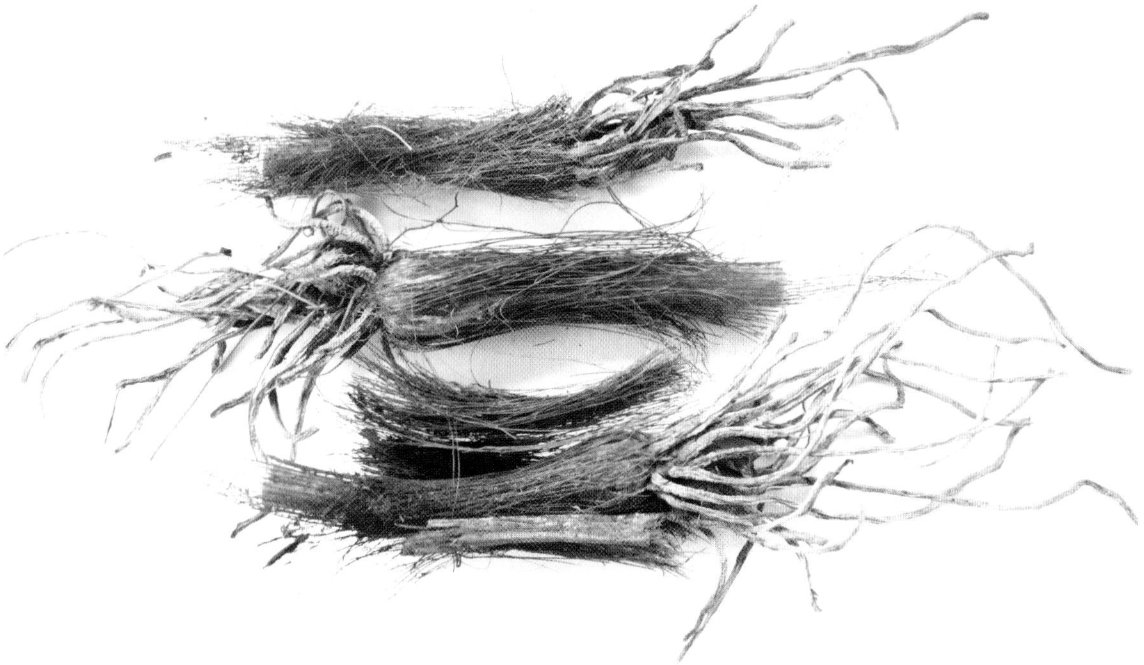

藜芦药材

## 民族药方

**1. 食物中毒** 藜芦粉 1.5 ~ 3.0 g。口服，可催吐，排出胃中毒物，作用较强，不可多服。

**2. 疥疮** 藜芦、大枫子、蛇床子、硫黄各 20 ~ 30 g，川椒 8 ~ 10 g。随证加减，每剂加水约 4000 ml，煎 2 次，至药液 3000 ml 左右，以桶盛之，先用清水、肥皂洗净，后用药液稍加力擦洗患处，以致将皮损擦破，每次洗 20 分钟，每日 1 次，连洗 2 ~ 4 日。

**3. 足癣** 藜芦、蜀椒、蛇床子、白附子、煅明矾、水银各 10 g。将上药共研细末，过筛，瓶装备用。使用时将药末撒布于患处（水疱挑破），反复加药用手指揉搓。

**4. 斑秃** 藜芦、蛇床子、黄柏、百部、五倍子各 4.5 g，斑蝥 3 g。用 95% 乙醇溶液 100 ml 浸泡 1 周后，用棉签蘸药酒涂擦皮损处，每日 1 ~ 2 次。

**5. 寻常疣** 藜芦、乌梅、千金子、急性子各 30 g。加 75% 乙醇溶液 500 ml 浸泡 1 周。同时以药液涂患处，一般 3 ~ 5 日疣体消失。若一次未愈则继续应用。

## 使用注意

本品毒性强烈，内服宜慎。体弱、失血患者及孕妇忌服。反细辛、芍药及五参。

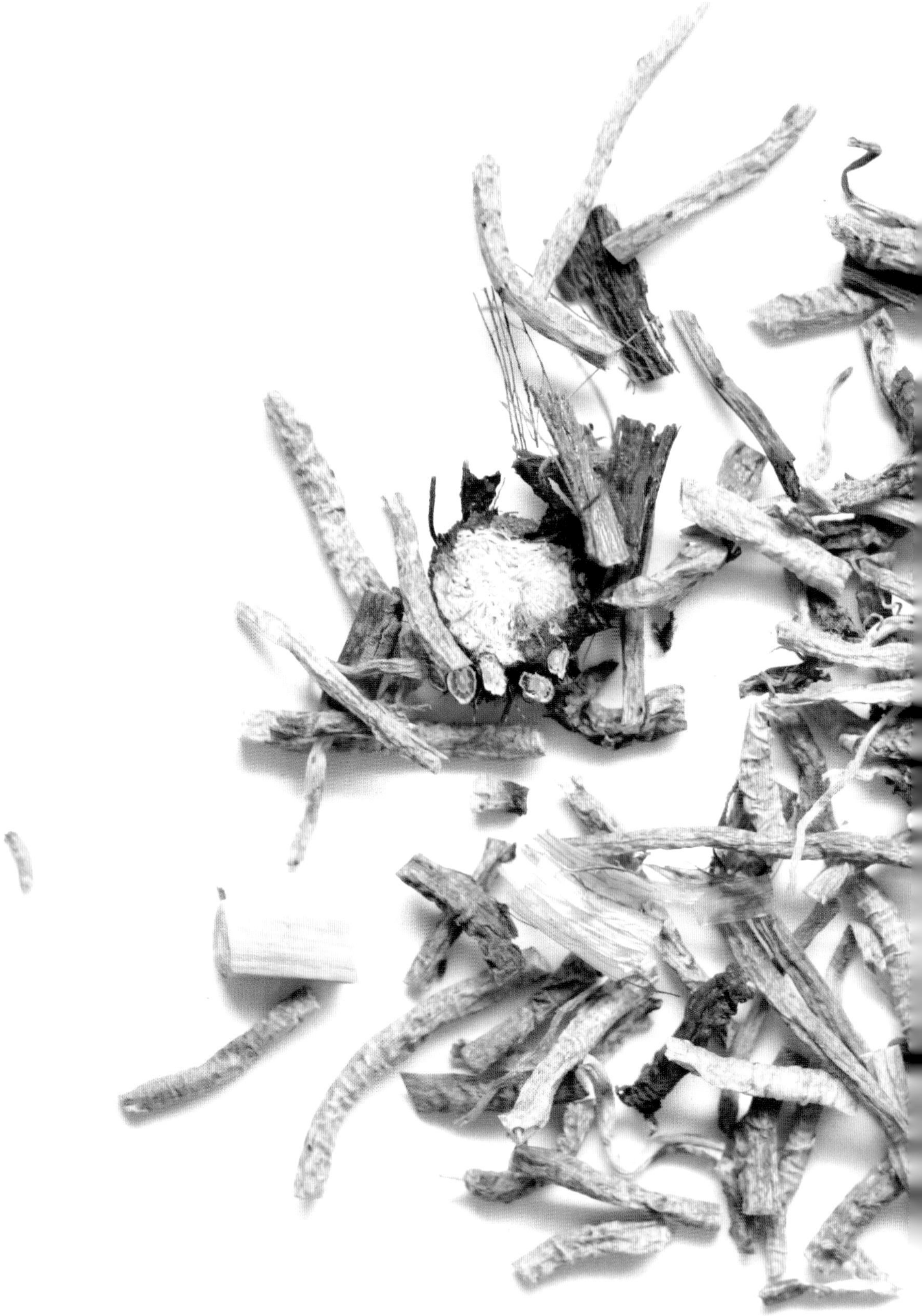

# 藜芦

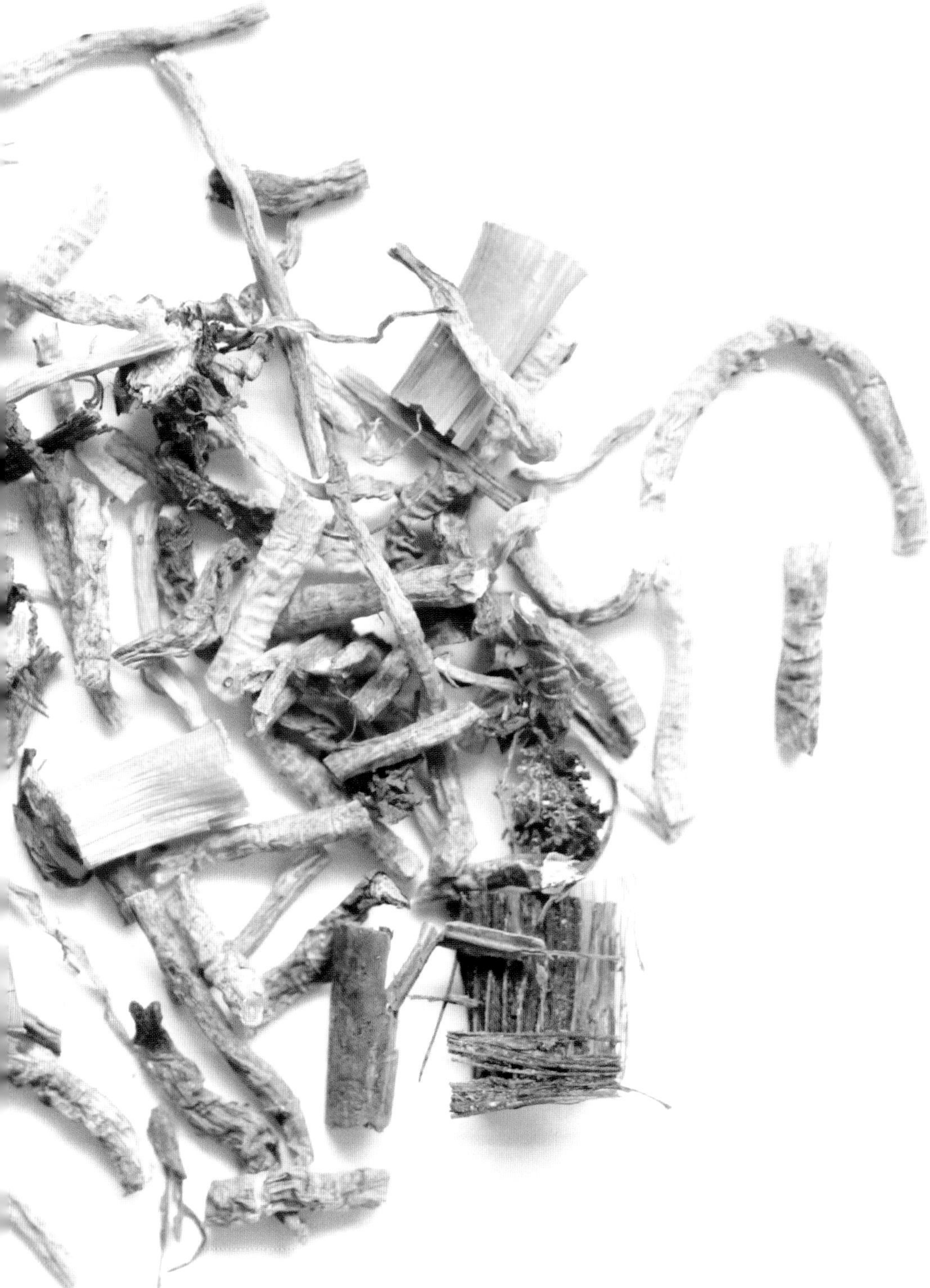

藜芦饮片

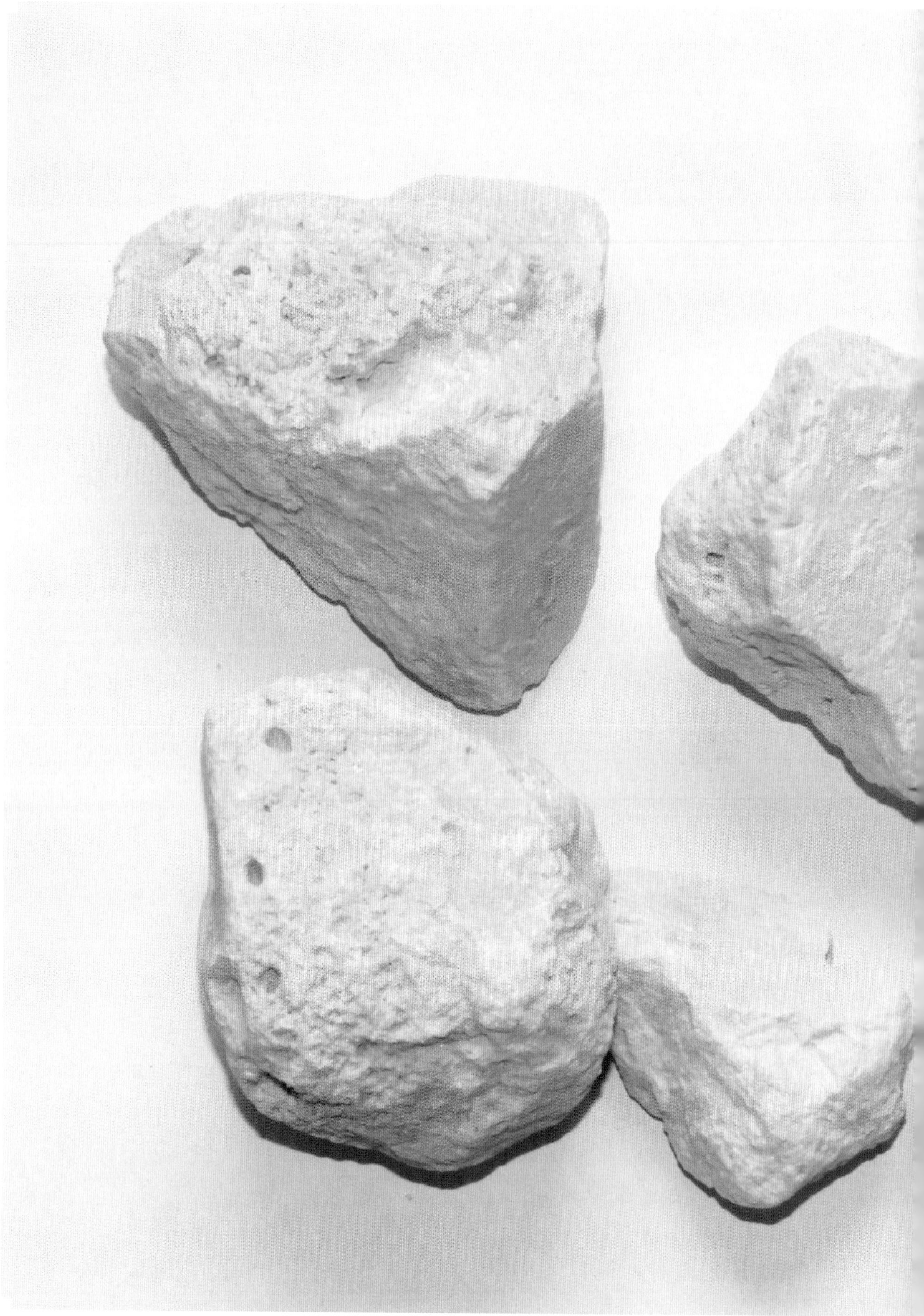

# 硫黄

【维药名】共古尔提。

【别　名】硫磺、石硫黄。

【来　源】本品为自然元素类矿物硫族自然硫，采挖后，加热熔化，除去杂质；或用含硫矿物经加工制得。

【性味归经】酸，温；有毒。归肾、大肠经。

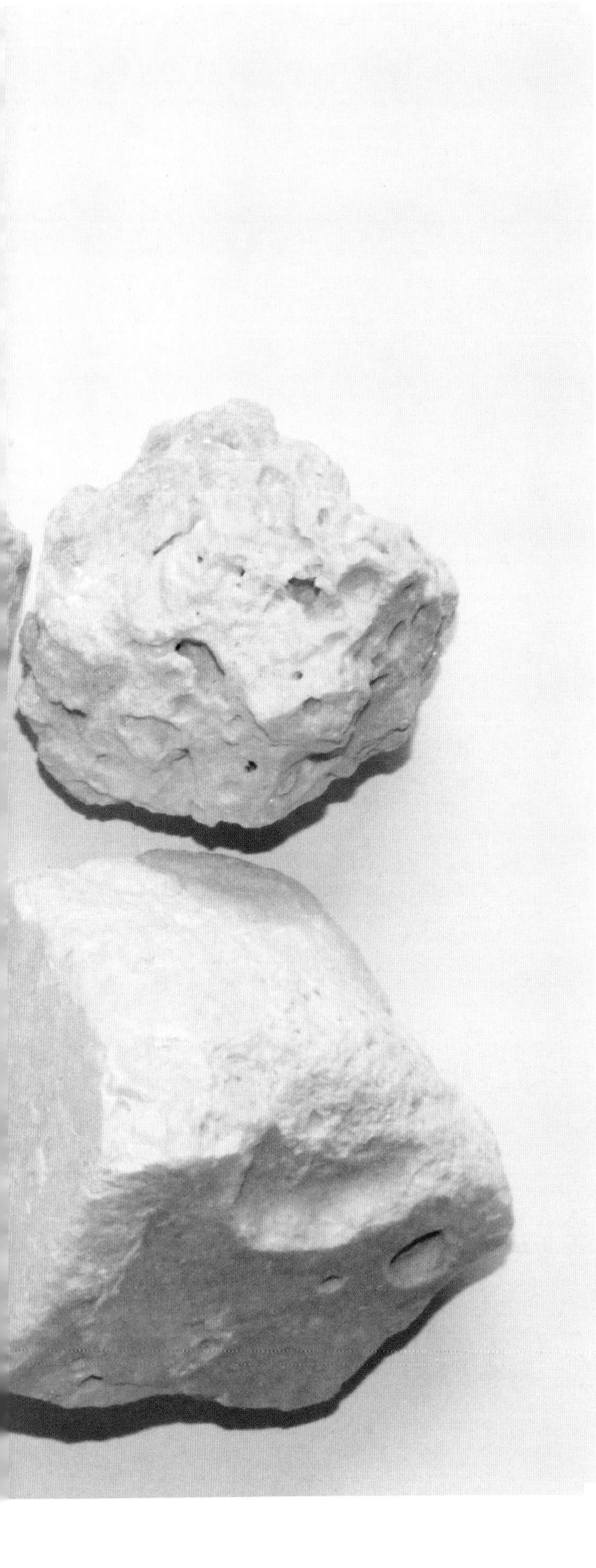

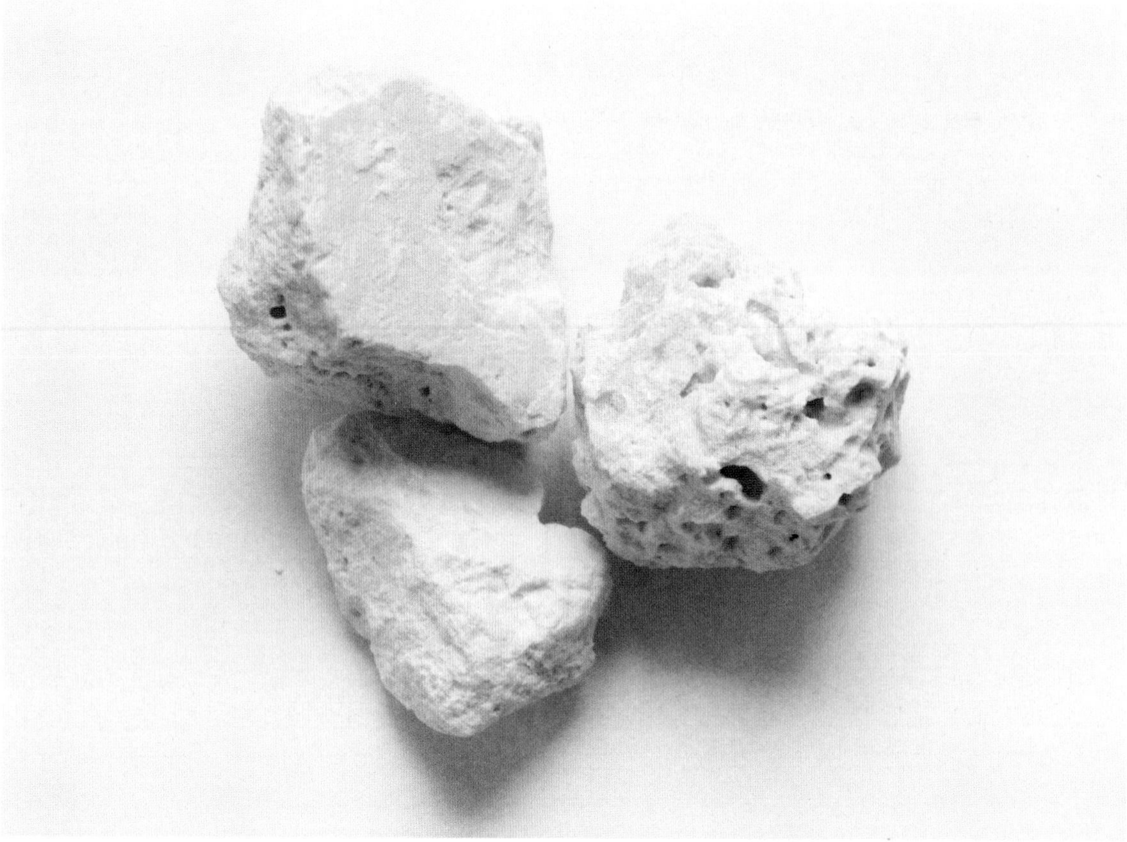

硫黄

## 识别特征

斜方晶系。晶体的锥面发达，偶尔呈厚板状。常见者为致密块状、钟乳状、被膜状、土状等。颜色有黄、浅黄、淡绿黄、灰黄、褐色、黑色等。条痕白色至浅黄色。晶面具金刚光泽，断口呈脂肪光泽，半透明，解理不完全，断口呈贝壳状或参差状。硬度 1 ~ 2，比重 2.05 ~ 2.08，性脆，易碎。用手握紧置于耳旁，可闻轻微的爆裂声，体轻，有特异的臭气，味淡。

## 生境分布

常见于温泉、喷泉、火山口区域，沉积岩中也常有之。分布于山西、陕西、河南、山东、湖北、湖南、江苏、四川、广东等省区。

## 采收加工

将泥块状的硫黄及矿石在坑内用烧罐加热熔化，取其上层之硫黄溶液，倒入模型内，冷却后，取出。

## 药材鉴别

本品为不规则块状。略呈绿黄色或黄色，外表皮不平坦，呈脂肪光泽，常有多数小孔。体轻，质松易碎，断面常呈针状结晶形。有特异的臭气，味淡。

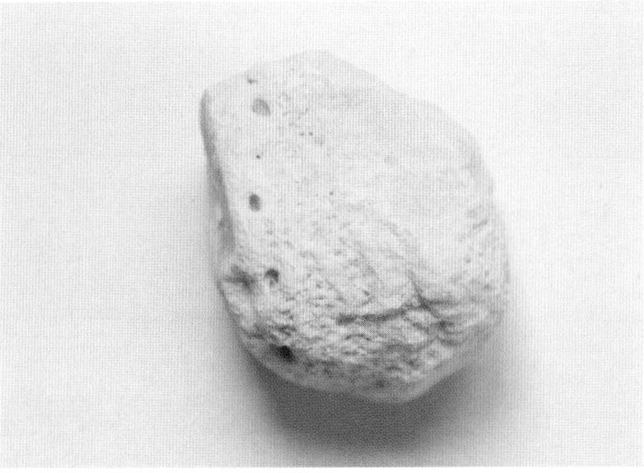

硫黄药材

## 功效主治

外用杀虫止痒，内服壮阳通便。本品温热有毒，能以毒攻毒。外用解毒杀虫。其质纯阳，内服能益火助阳、疏利大肠。

## 药理作用

外用：与皮肤接触后形成硫化物，有软化表皮和杀真菌、疥虫的作用。内服：在肠内部分可分解为硫化氢及硫化砷，刺激肠壁而促进蠕动，使粪便软化而缓泻。对氯丙嗪及硫喷妥钠的中枢抑制作用有明显的加强作用。

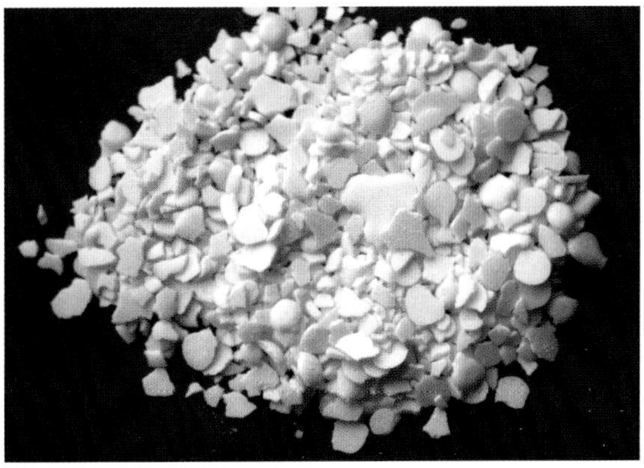

硫黄饮片

## 用法用量

内服：1 ~ 3 g。入丸、散。外用：适量，研末撒，或油调涂，或烧烟熏。

## 民族药方

**1．疥**　硫黄适量。研为细末，麻油调涂。

**2．疮疽**　硫黄、白面、荞麦面各适量。研为细末，贴敷患处。

**3．老年性肥胖**　硫黄、肉桂、艾叶（后入）各 15 g，淫羊藿 50 g，藿香叶、二丑各 30 g，麻黄、磁石（后入）各 10 g。上药除磁石、硫黄外，煎煮后提取、烘干研成粉，将磁石、硫黄研成细末，与前面的药粉拌匀，装入用薄布制成的 8 cm×8 cm 的药蕊，外用绸缎布制成肚兜。将药肚兜穿在身上，紧贴肚脐处。药蕊每隔 15 ~ 30 日更换 1 次，更换 3 个药蕊为 1 个疗程。

## 使用注意

阴虚火旺者及孕妇忌服。不宜过量或久服。

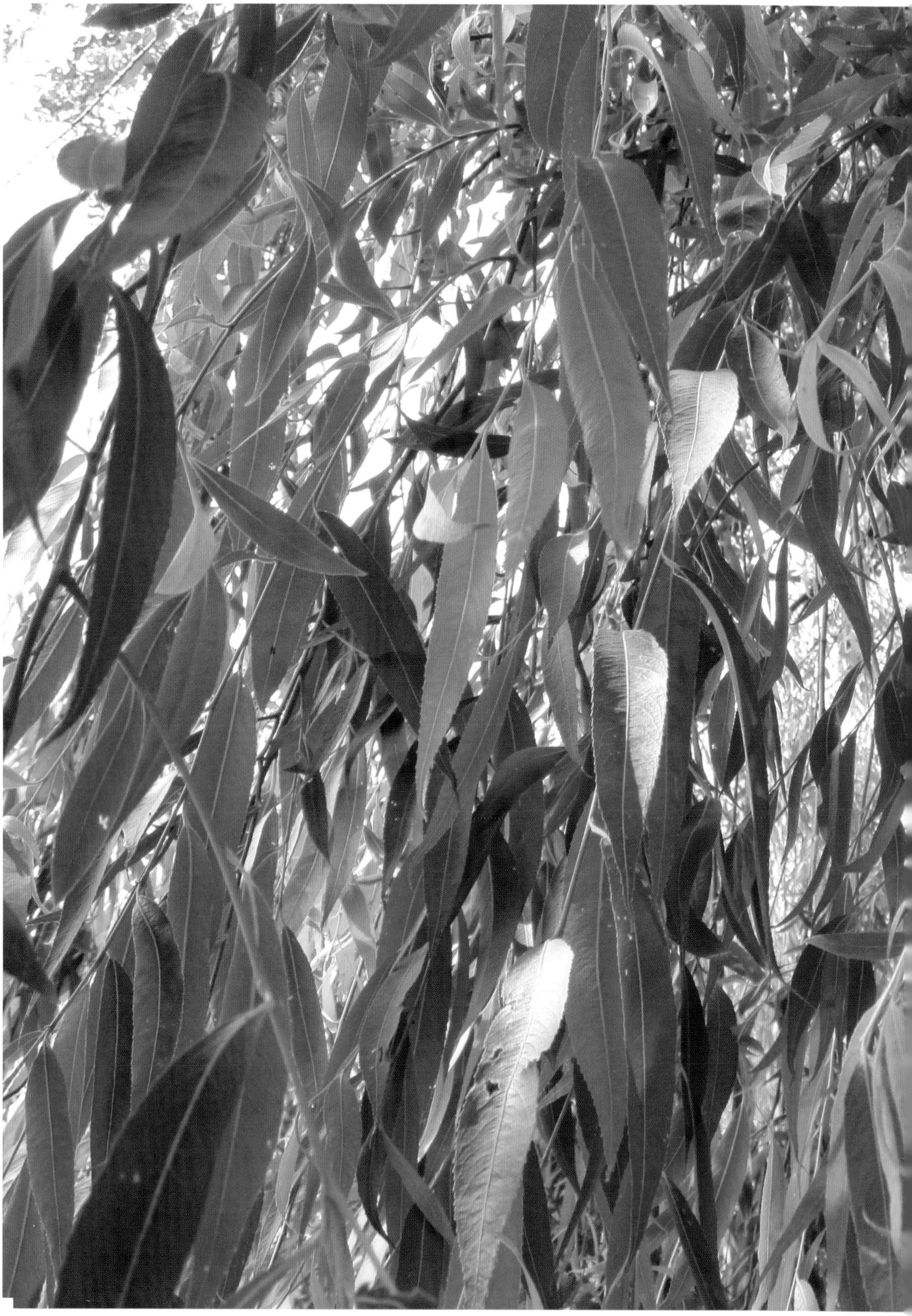

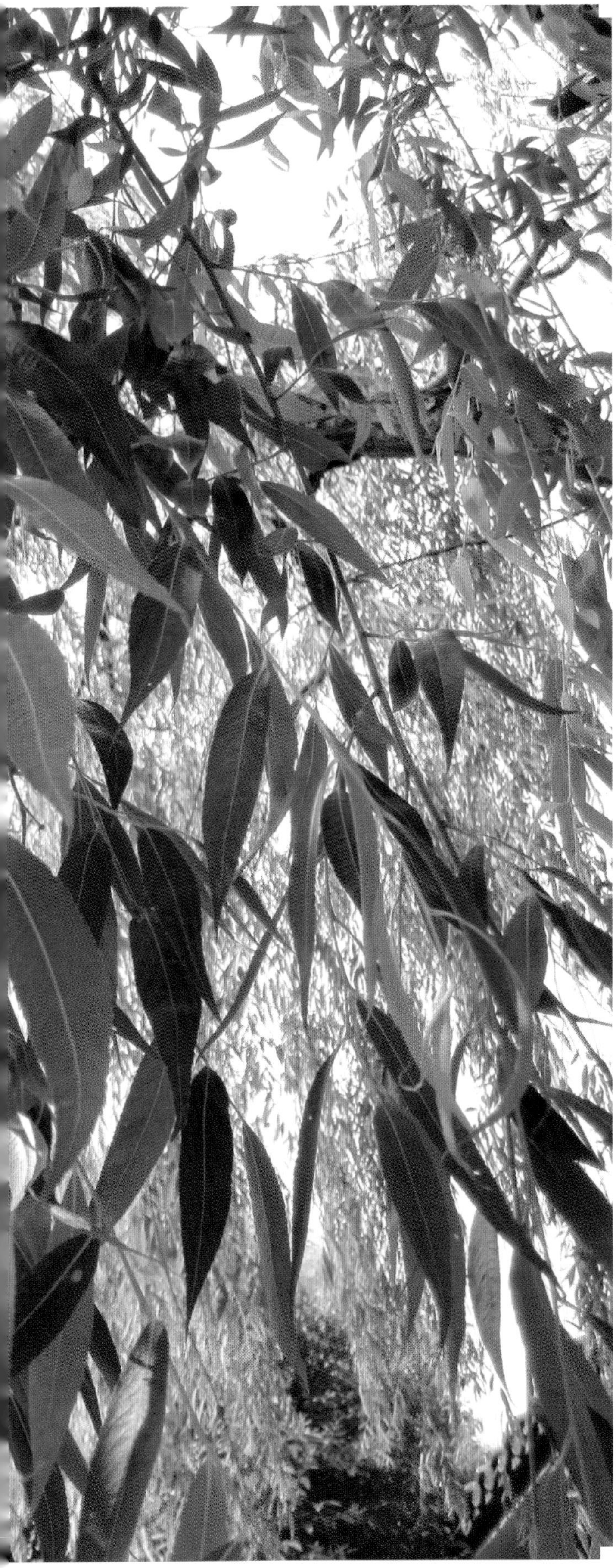

# 柳枝

【维药名】苏改提。

【别　名】柳条。

【来　源】本品为杨柳科植物垂柳 *Salix babylonica* L. 的枝条。

【性味归经】辛、苦，寒。归胃、膀胱、肝经。

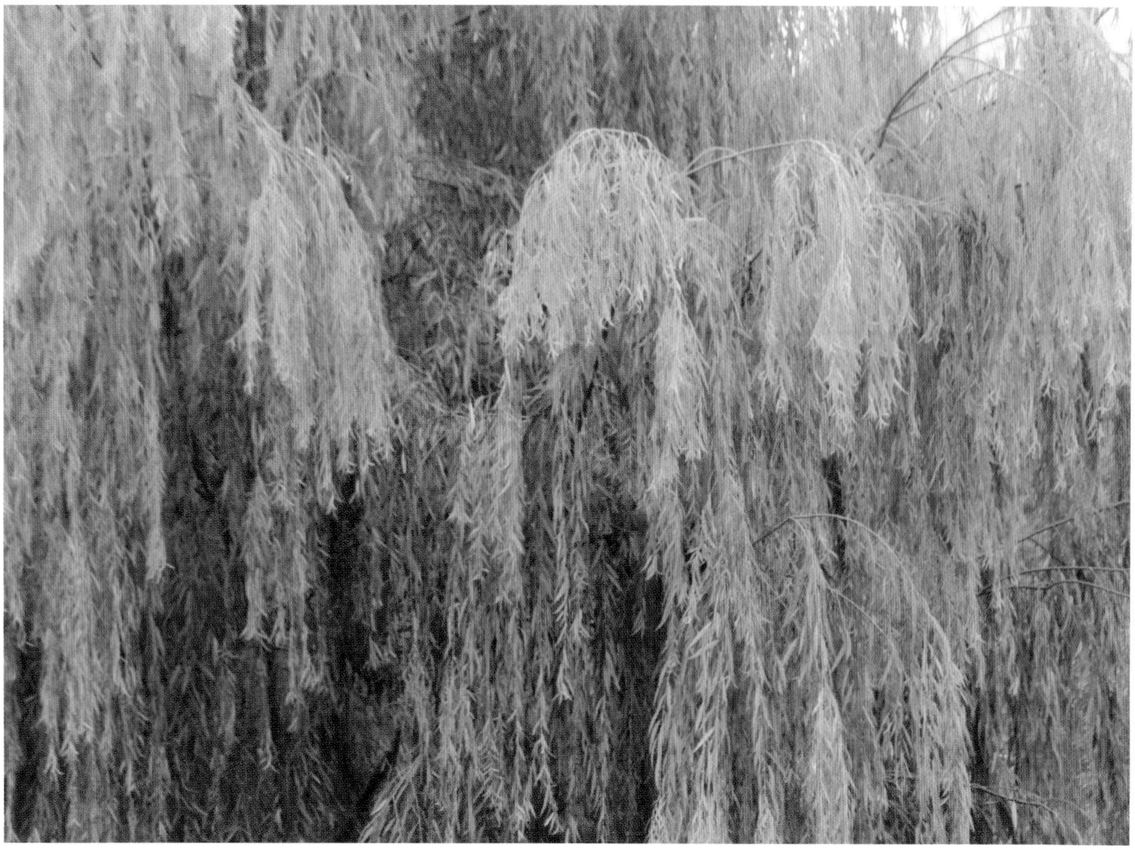

垂柳

## 识别特征

落叶乔木，高 10 ~ 12 m。有长而下垂的枝，小枝褐色无毛，幼时微有毛。叶披针形至线状披针形，长 9 ~ 16 cm，宽 5 ~ 15 mm，先端长渐尖，基部楔形，边缘具细锯齿，上面绿色，下面带白色，侧脉 15 ~ 30 对；叶柄长 6 ~ 12 mm。花单性，雌雄异株；柔荑花序先叶开放或与叶同时开放；总梗有短柔毛；雄花序长 1.5 ~ 2.0 cm，雌花序长达 5 cm；苞片圆形至线状披针形，早落；雄花有 2 个腺体，雄蕊 2，分离，基部具长柔毛；雌花有 1 个腺体，子房无毛，无柄，花柱极短，柱头 2 裂。蒴果长 3 ~ 4 mm，绿褐色，成熟后 2 裂。种子有绵毛。花期 3—4 月，果期 4—5 月。

## 生境分布

生长于水边湿地。分布于长江流域。

## 采收加工

全年可采。除去叶片，晒干。

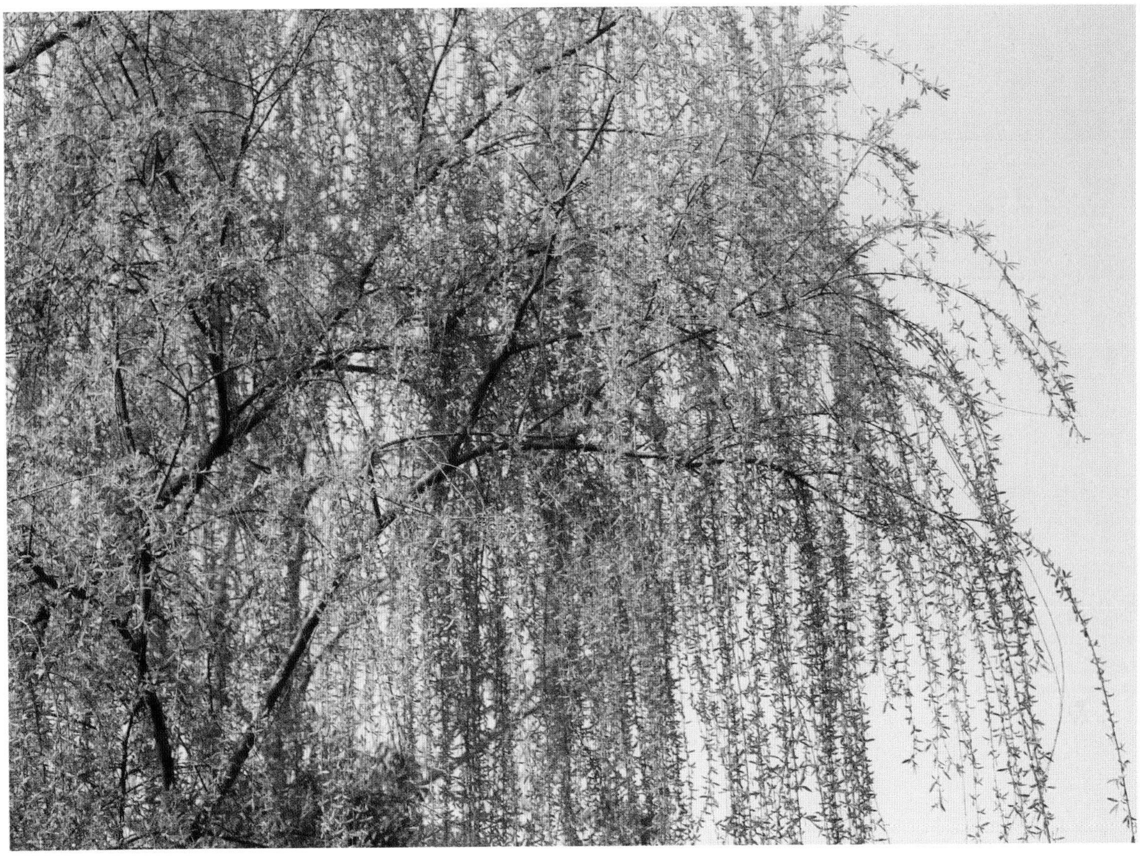

垂柳

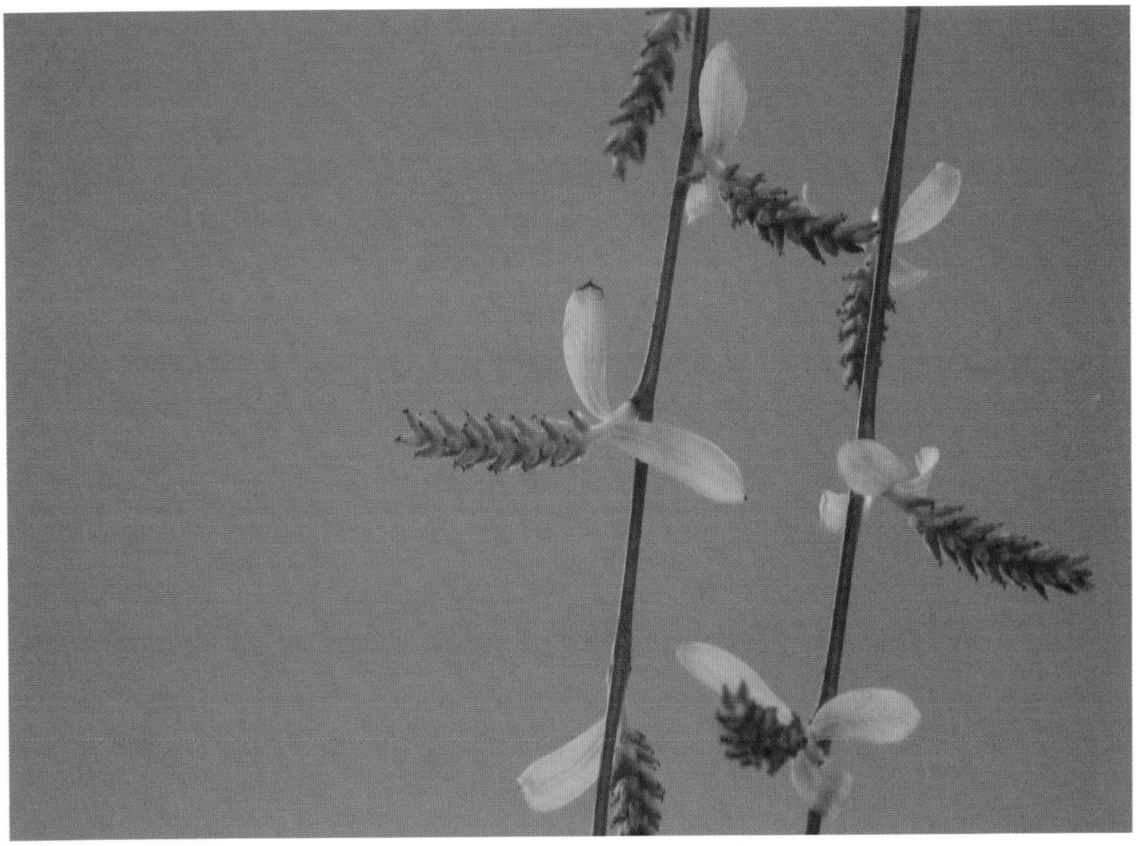

垂柳

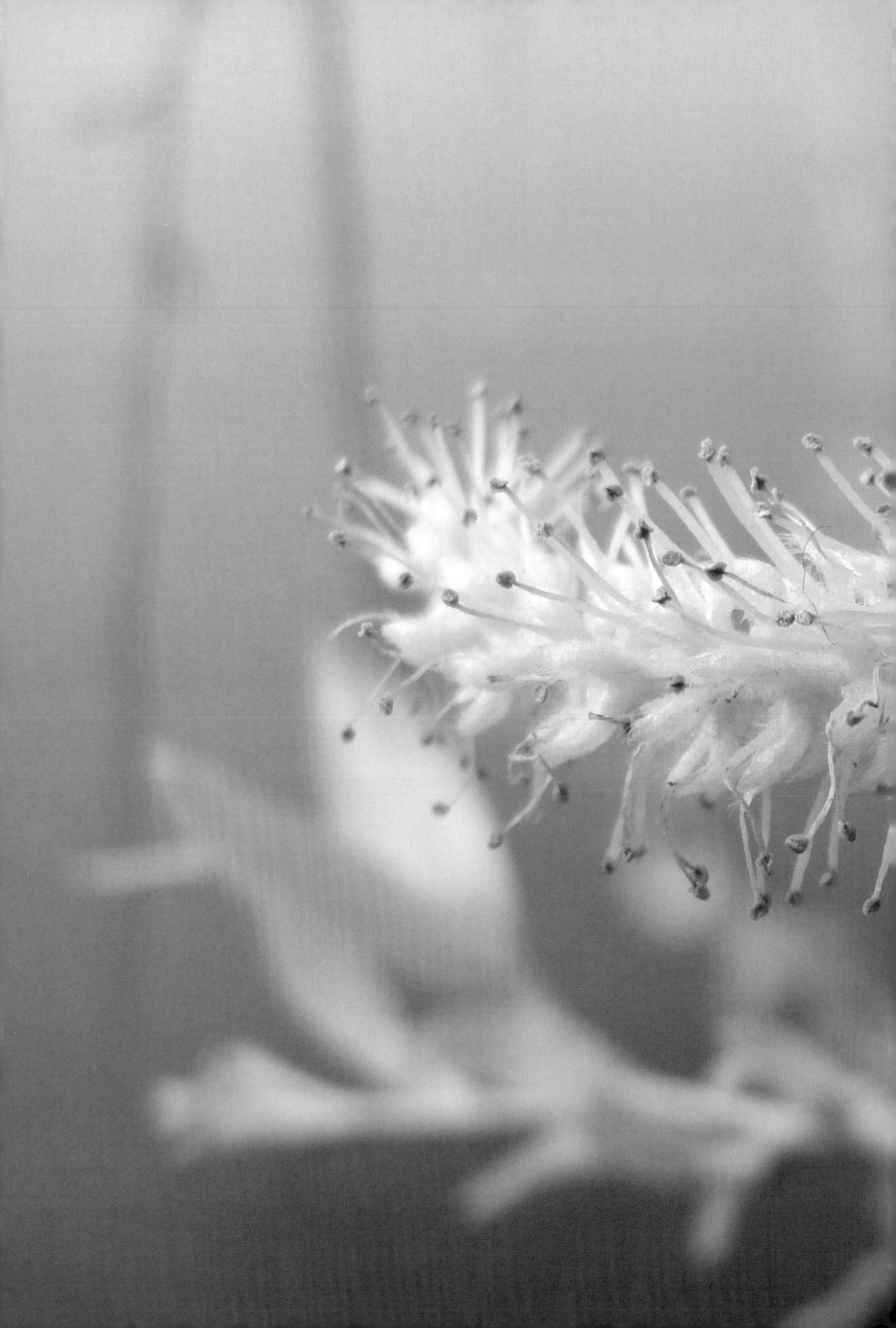

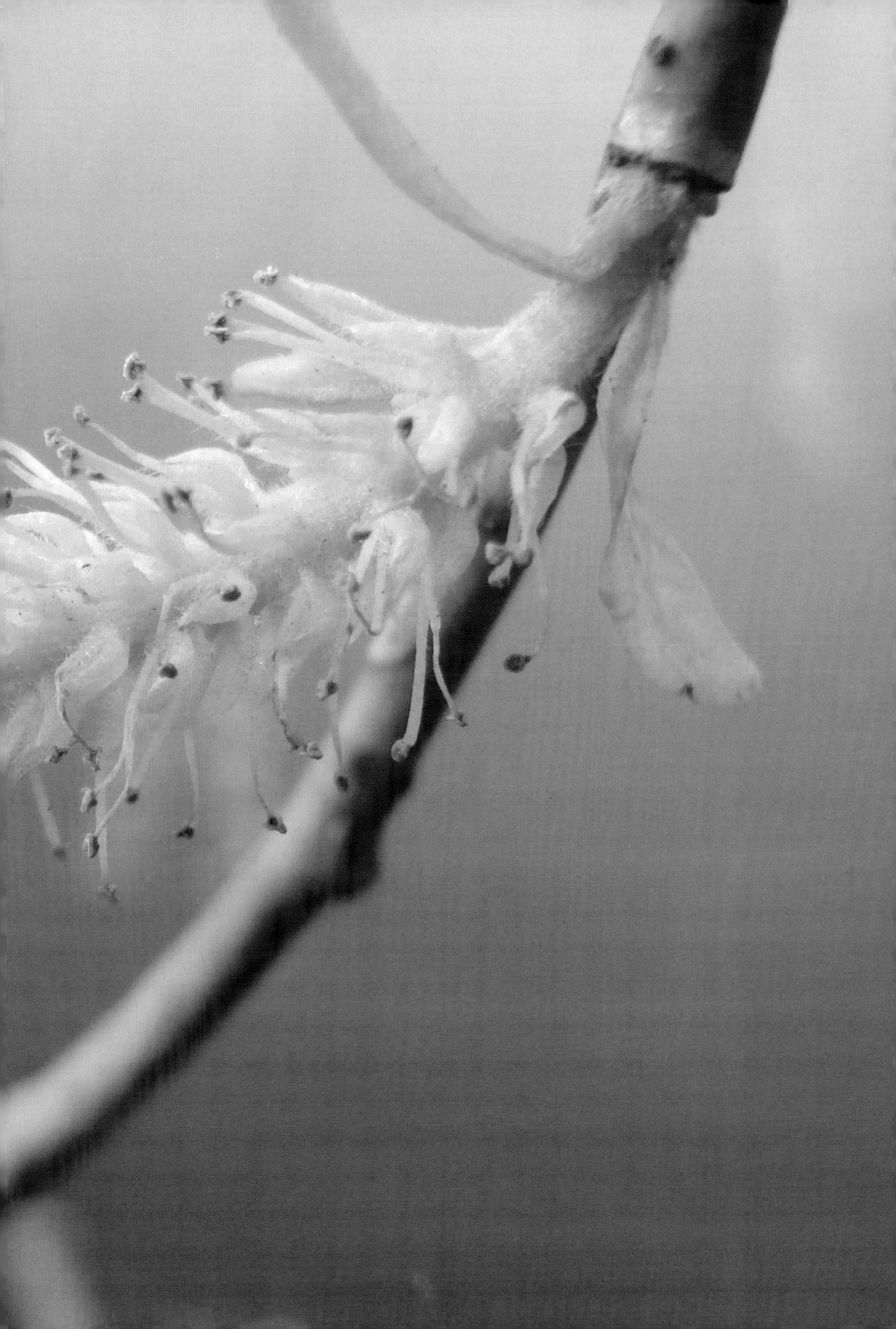

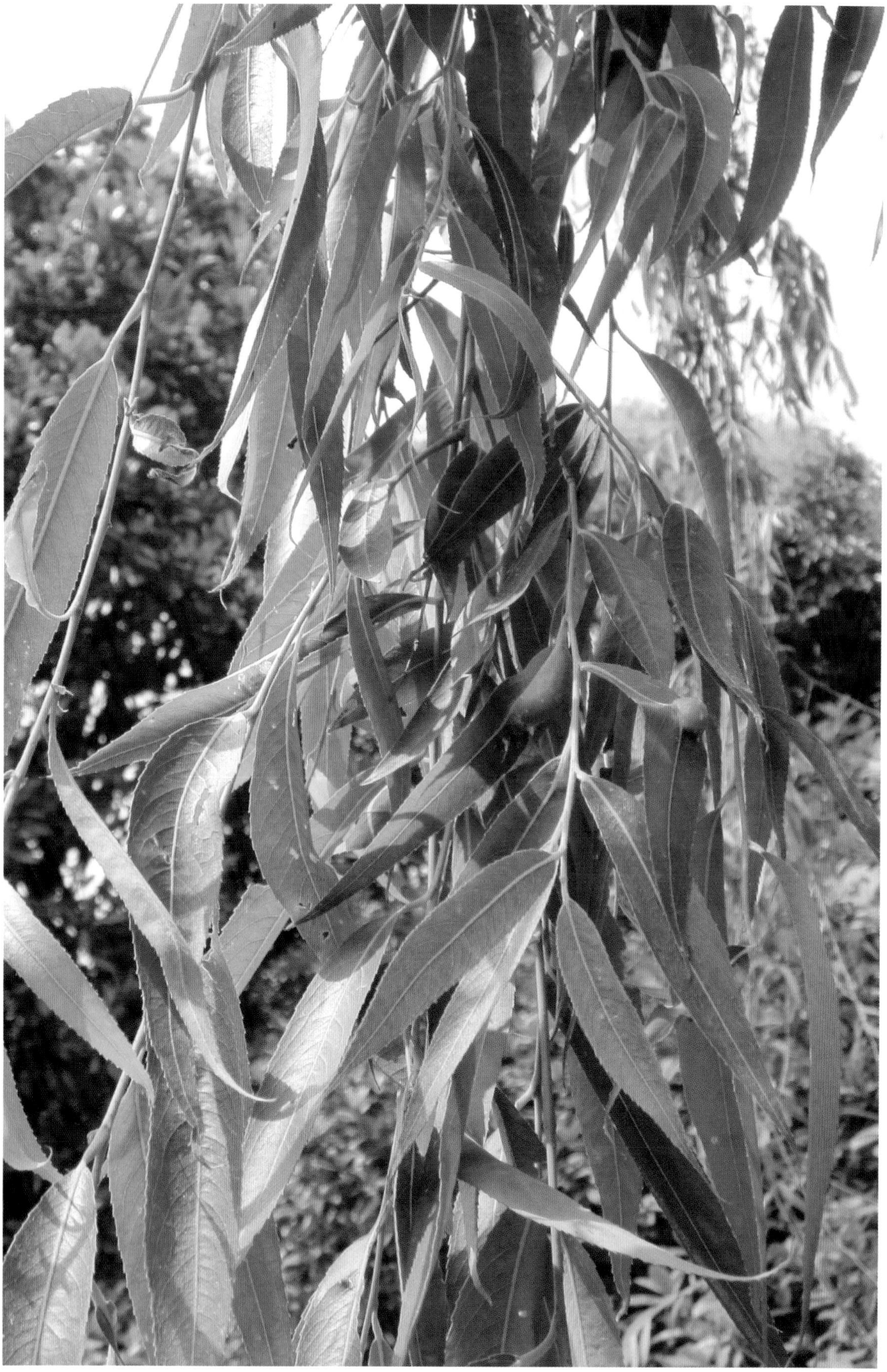

垂柳

## 药材鉴别

本品呈圆柱形或不规则厚片，表面黄色，微有纵皱纹。质脆，容易折断。切面不平坦，皮部浅棕色。味微苦涩。

## 功效主治

疏散风热，清热除湿，消肿止痛。本品辛散苦泄，性寒清热，故善散风热、清里热。

## 药理作用

浓度 4% ~ 10% 的水杨苷元（水杨苷与稀盐酸或硫酸共煮的水解产物）有局部麻醉作用。本品对金黄色葡萄球菌、伤寒沙门菌、甲型副伤寒沙门菌、费氏痢疾杆菌、肺炎链球菌、铜绿假单胞菌、大肠埃希菌均有较强抑制作用。

## 用法用量

内服：30 ~ 60 g，煎服。外用：适量，煎水含漱、熏洗或熬膏涂敷。

## 民族药方

**1. 冠心病** 以柳枝制成糖浆，每 100 ml 含鲜生药 300 g。服后有胃肠道反应者可加入适量麦芽（每 100 ml 加 50 g），每次 50 ml，每日 3 次，2 个月为 1 个疗程。

**2. 慢性气管炎** 柳枝 200 g。切碎洗净，水煎服，每日 1 剂，10 日为 1 个疗程。

**3. 传染性肝炎** 用带叶的柳树枝 100 g（干品 50 g）。加水 500 ml，煎至 300 ml，分 2 次服。

**4. 烧烫伤** 取新鲜柳树枝烧成炭（不可烧成灰）。研细末，过筛，用香油调成稀膏状，涂敷创面，每日 1 ~ 2 次，不包扎。换药时不必擦去前药，任其自行脱痂。上药后 3 ~ 4 小时创面渐干，结成焦痂，随之出现疼痛。此时，可在药面上涂以香油使之软润，切不可擦掉原药。

## 使用注意

脾胃虚寒、久泻滑脱者慎服。

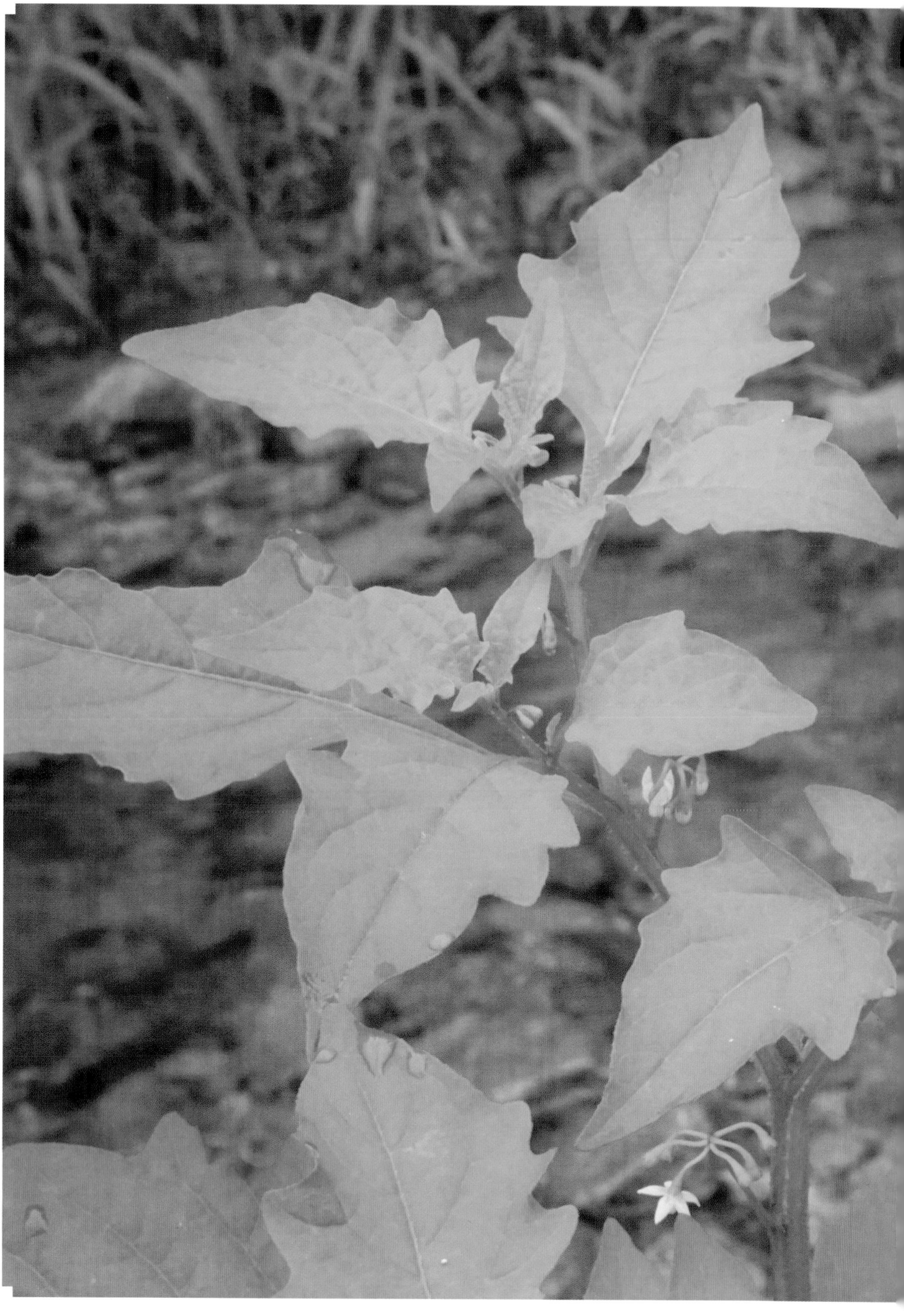

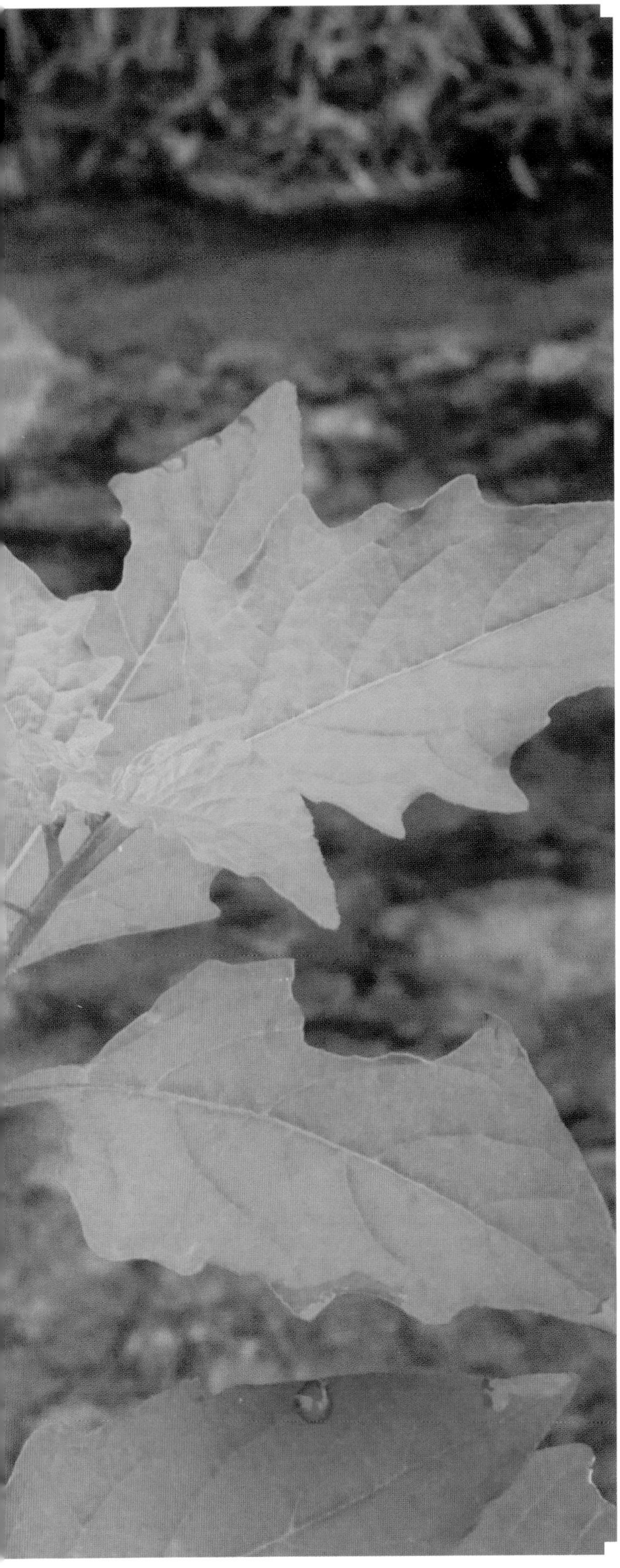

# 龙葵

【维药名】依提欧祖蜜。

【别　名】龙葵草。

【来　源】本品为茄科植物龙葵 *Solanum nigrum* L. 的全草。

【性味归经】性寒，味苦、微甘，有小毒。

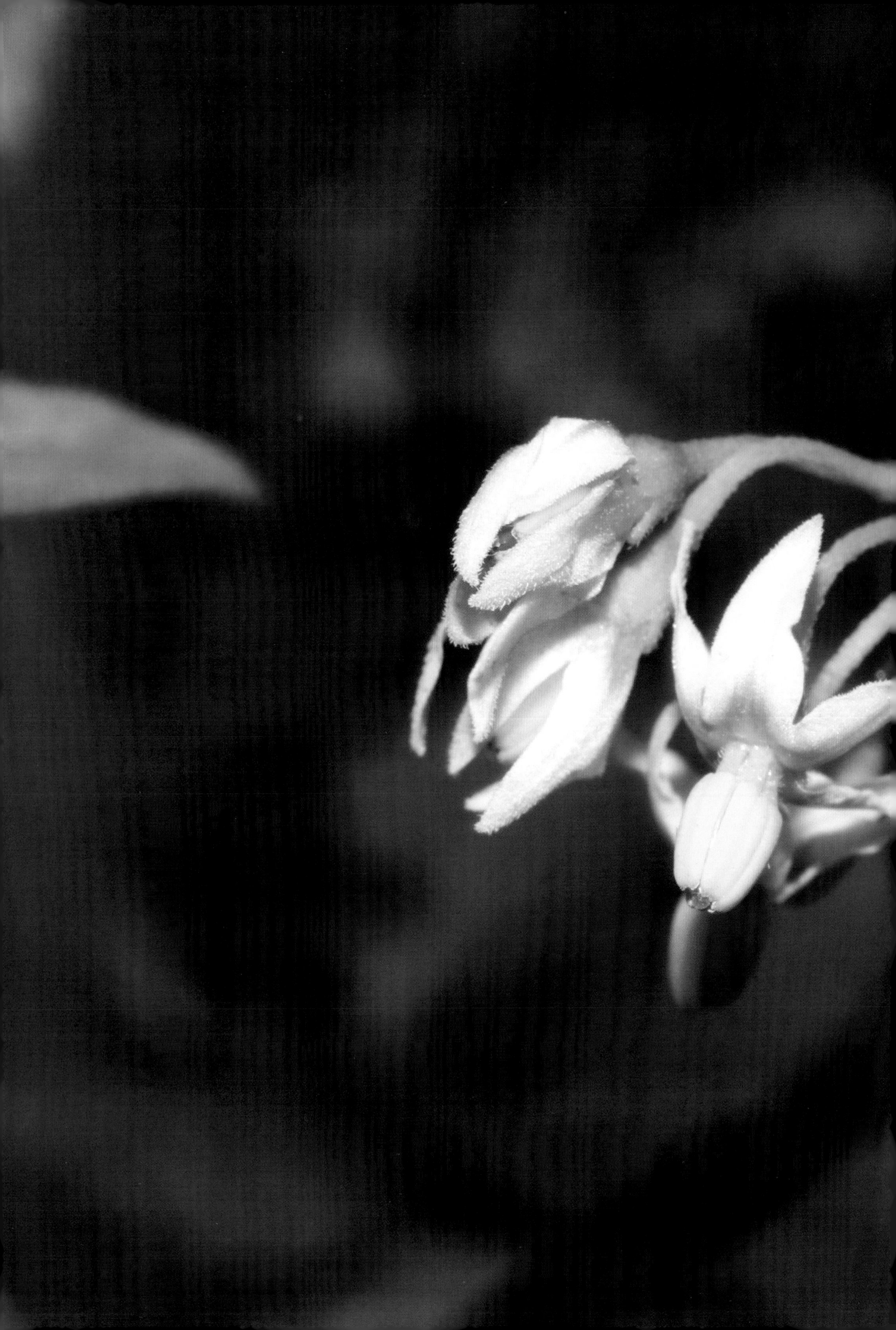

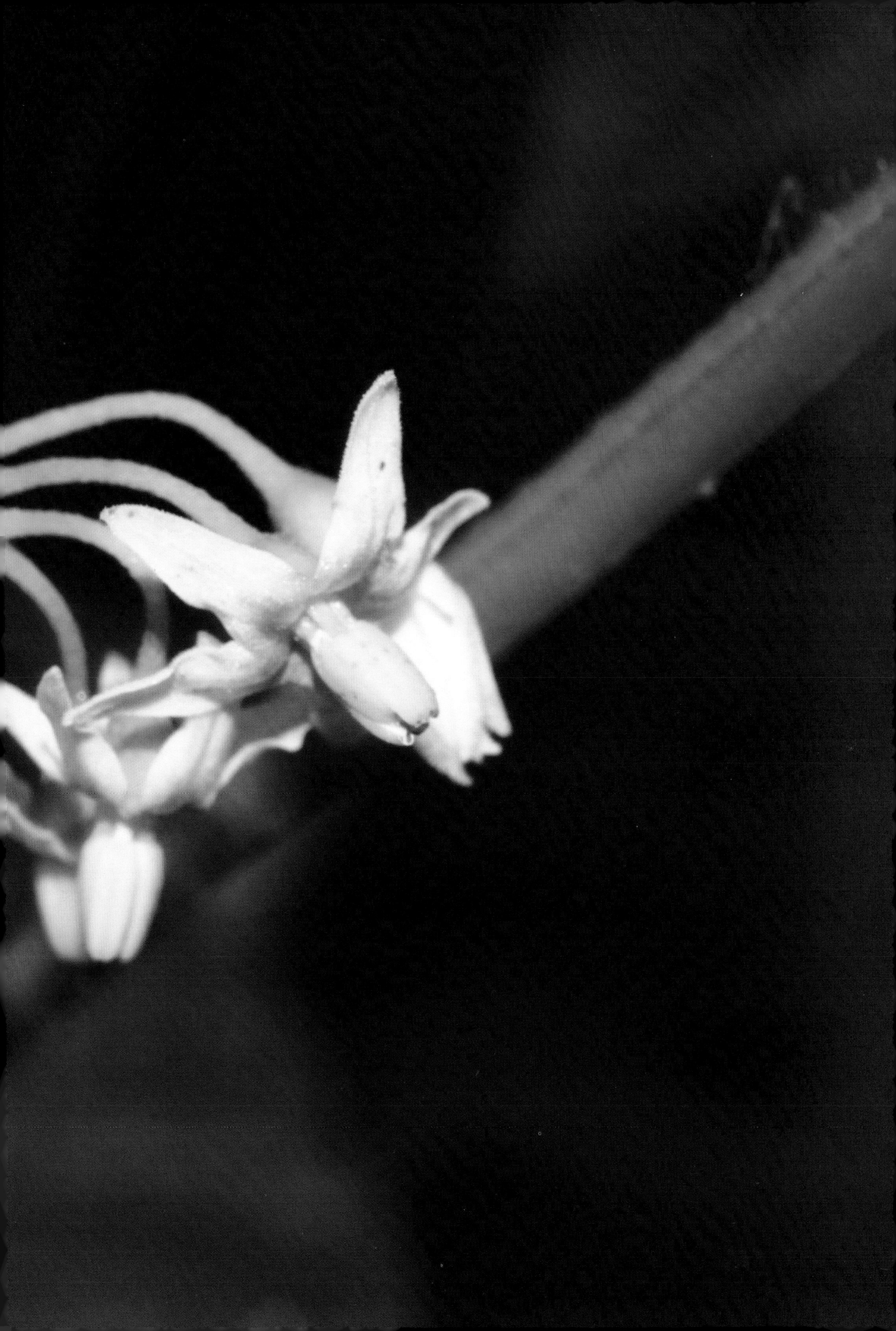

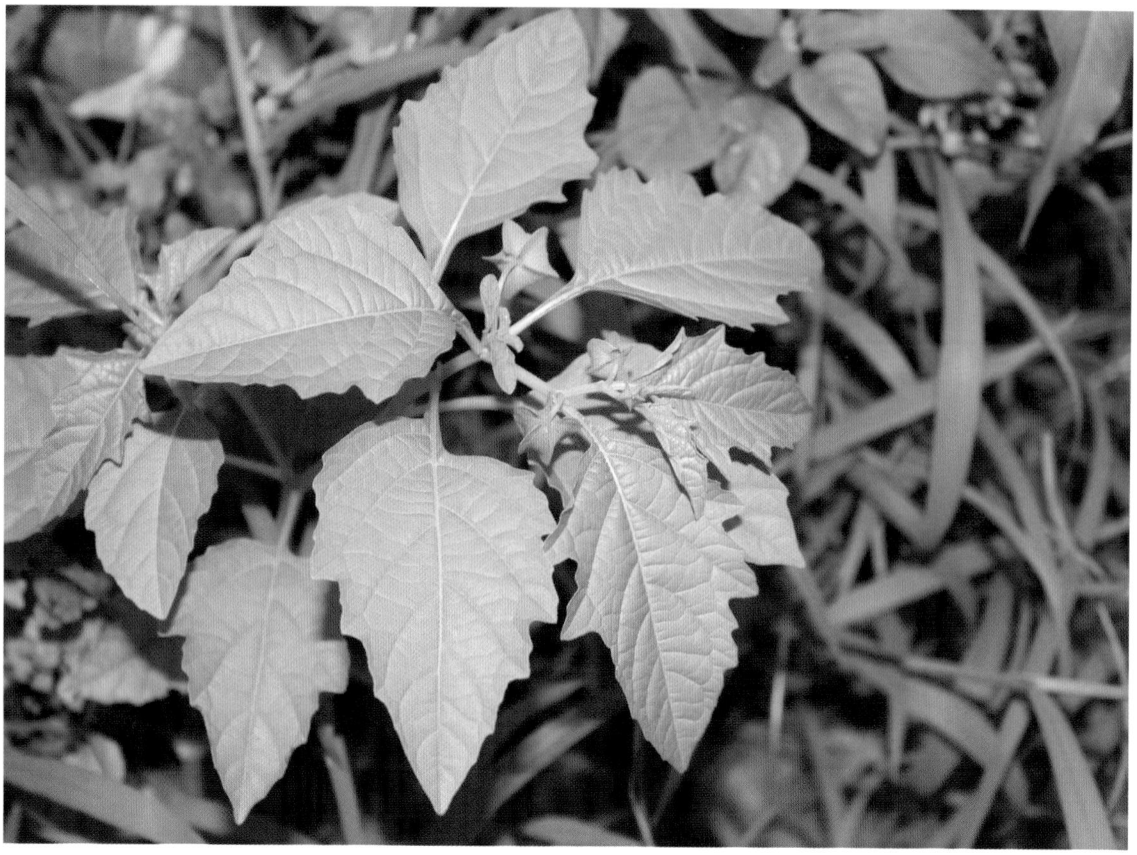

龙葵

## 识别特征

一年生草本，高 30 ~ 100 cm。茎直立，多分枝。叶卵形，似辣椒叶，长 2.5 ~ 10 cm，宽 1.5 ~ 3.0 cm，顶端尖锐，全缘或有不规则波状粗齿，基部楔形，渐狭成柄；叶柄长达 2 cm。花序为短蝎尾状或近伞状，侧生或腋外生，有花 4 ~ 10，白色，细小；花序梗长 1.0 ~ 2.5 cm，花柄长约 1 cm；花萼杯状，绿色，5 浅裂；花冠辐状，裂片卵状三角形，长约 3 cm；雄蕊 5；子房卵形，花柱中部以下有白色绒毛。浆果球形，直径约 8 mm，熟时黑色；种子近卵形，压扁状。花、果期 9—10 月。

## 生境分布

生长于路边、荒地。分布于全国各地。

## 采收加工

夏、秋二季采收，洗净，晒干。

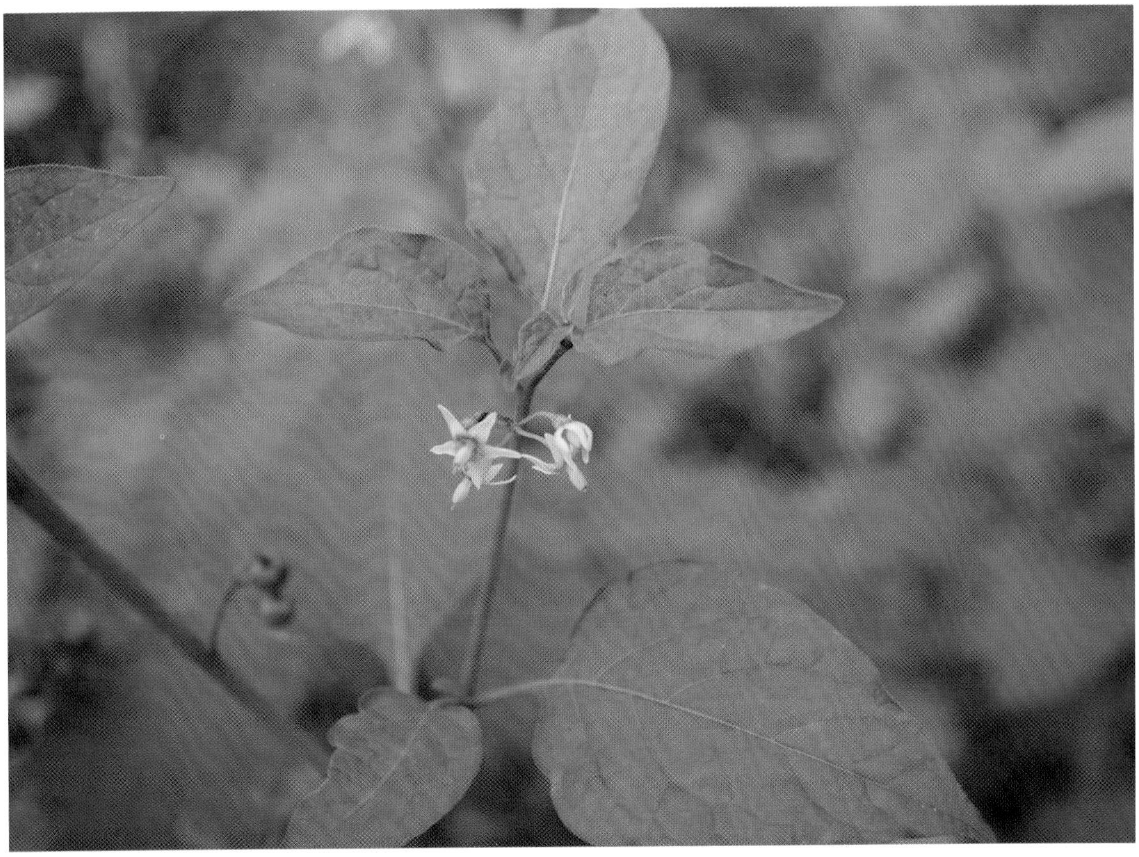

龙葵

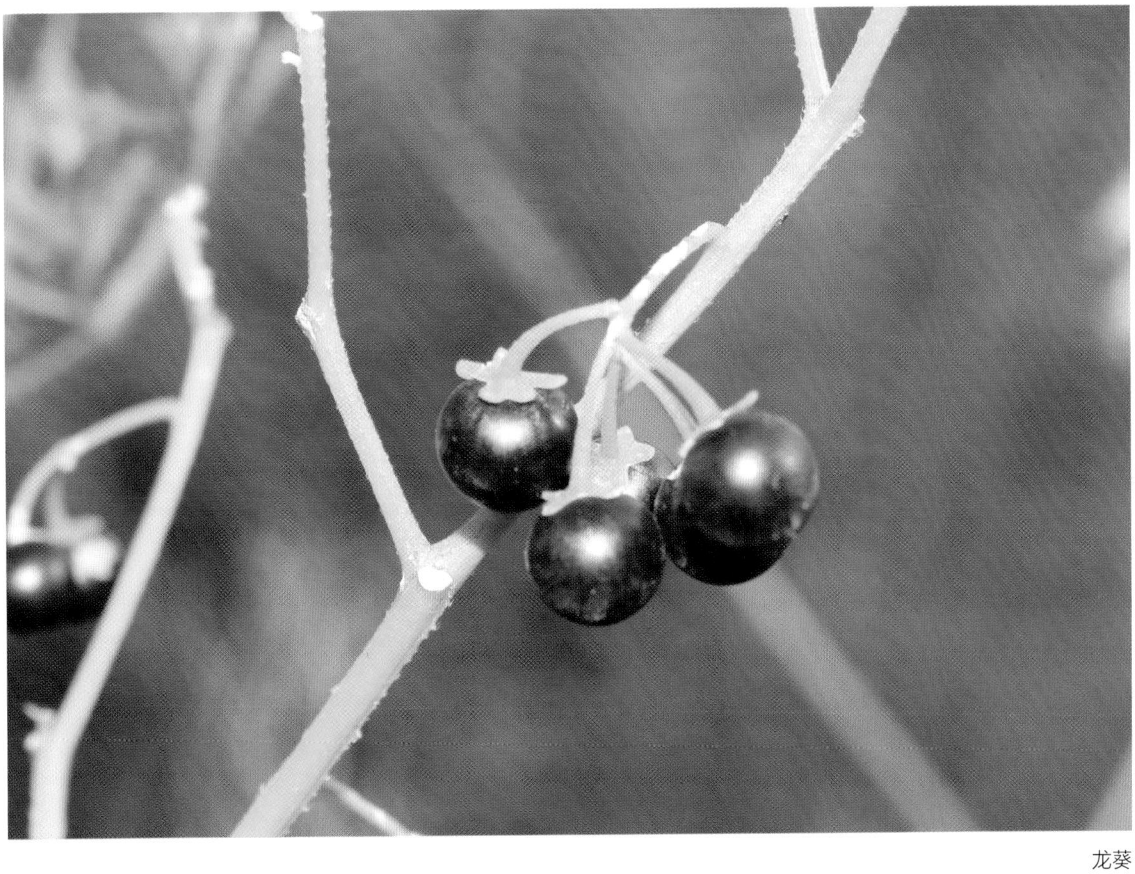

龙葵

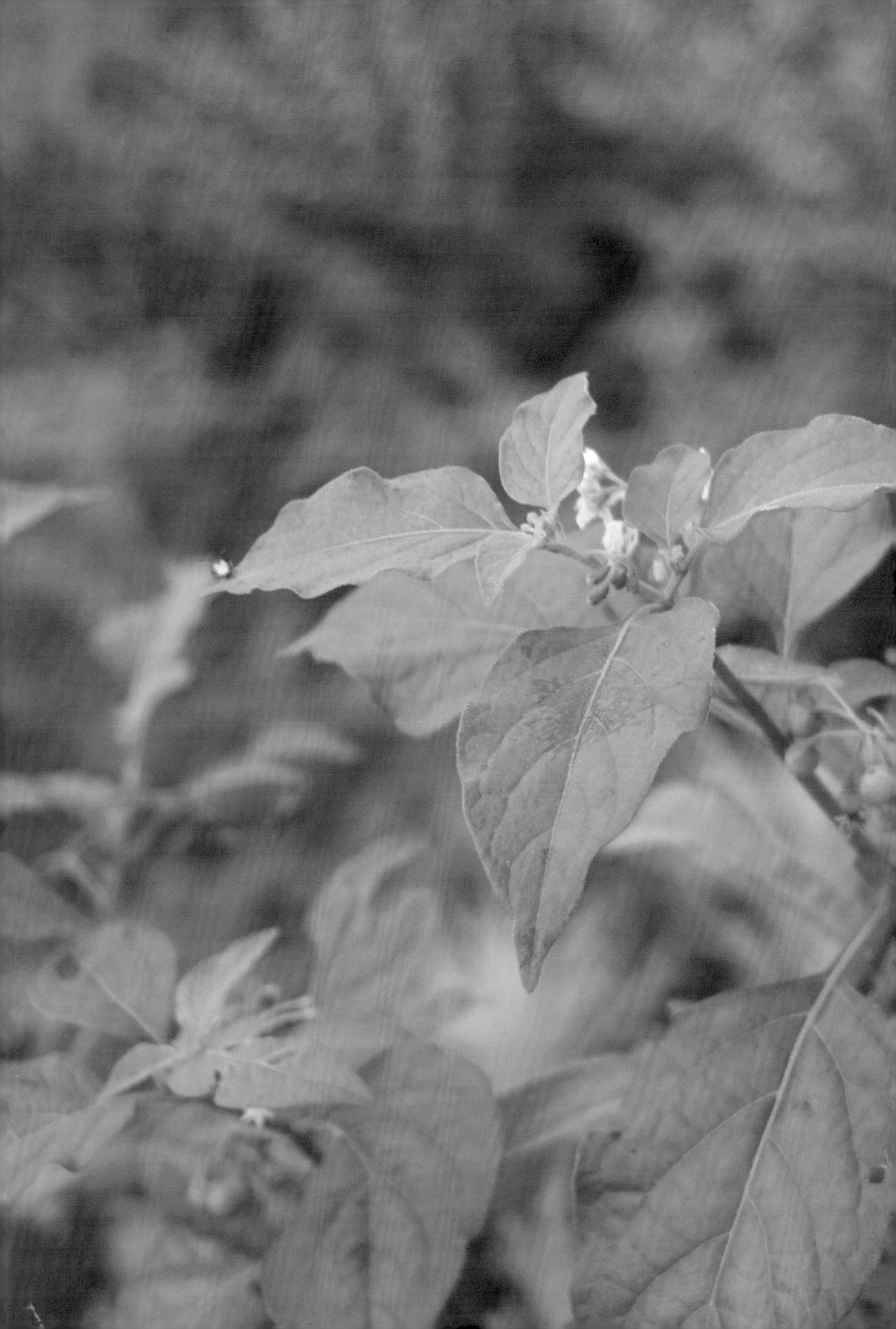

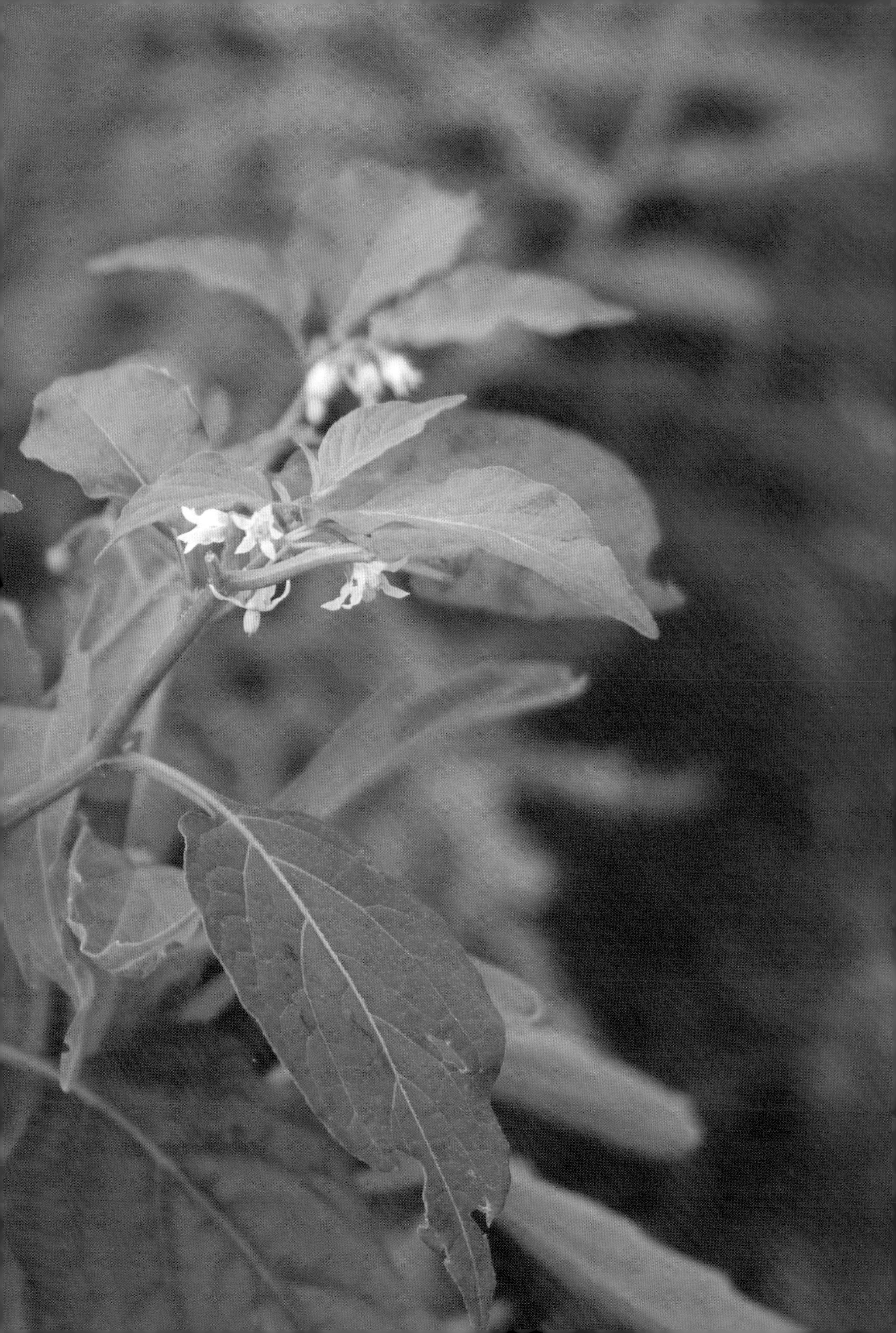

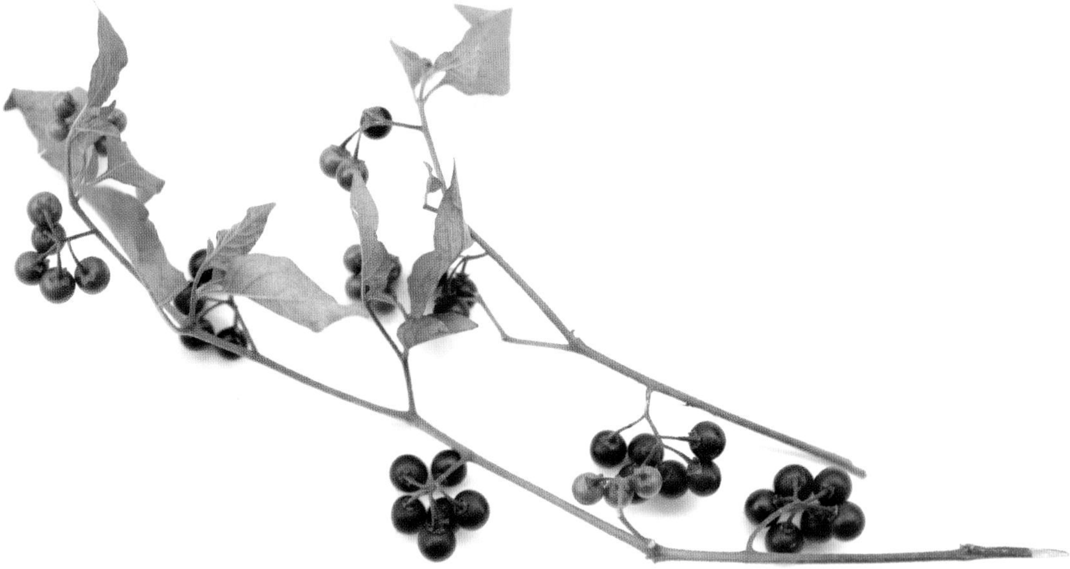

龙葵药材

## 药材鉴别

本品为不规则的茎、叶、花、果实混合中段。茎呈圆柱形，有的可见分枝，直径 2 ~ 10 mm，表面黄绿色，具纵皱纹。光滑无毛或被极稀柔毛，质硬而脆，断面黄白色，中空。

## 功效主治

清热解毒，利尿。用于疮痈肿毒、皮肤湿疹、小便不利、老年性慢性气管炎、白带过多、前列腺炎、痢疾。

## 药理作用

本品有抗炎、抗过敏作用。有解热镇痛、祛痰止咳、平喘作用。有降压、强心作用。有增加白细胞、升高血糖作用，但大剂量反致白细胞数下降。有抗肿瘤作用。有抗菌作用。对金黄色葡萄球菌、志贺菌属、伤寒沙门菌、变形杆菌、大肠埃希菌、铜绿假单胞菌、猪霍乱杆菌有一定抑制作用。有抗蛇毒作用。

## 用法用量

内服：15 ~ 30 g，煎服。外用：适量，捣烂敷患处。

## 民族药方

**1．舌癌中期** 龙葵、半枝莲、草河车各 30 g，蒲公英 20 g，山豆根、夏枯草、土贝母各 15 g，苦参 10 g，儿茶 9 g，川黄连粉（冲）3 g。水煎取药汁，每日 1 剂，分 2 次服。

**2．乳腺癌** 龙葵、白芷、蒲公英各 30 g，蛇莓、薜荔果、七叶一枝花各 15 g。水煎取药汁，每日 1 剂，分 2 次服。

**3．喉癌** 龙葵、山豆根、夏枯草各 30 g，嫩薄荷 3 g。水煎取药汁，每日 1 剂，分 2 次服。

**4．肺癌** 龙葵 60 g，蜂蜜 30 g。将龙葵拣杂，洗净，晒干或烘干，切成段或切碎，放入砂锅，加水浸泡片刻，浓煎 2 次，每次 30 分钟，混合 2 次所煎得的浓汁，滤取液汁后倒入容器中，加入蜂蜜，调匀即成。佐餐食用，早、晚分 2 次服。

**5．食管癌** 龙葵 30 g，半夏、党参各 12 g，丁香 3 g，代赭石 24 g，桔梗、旋覆花、竹茹、白芷、蛇莓、半枝莲各 15 g。水煎取药汁，每日 1 剂，分 2 次服。

## 使用注意

本品过量可引起头痛、腹痛、吐泻、瞳孔散大、精神错乱。本品有溶血作用，又可致流产、胎儿畸形，故妇女妊娠期忌用。

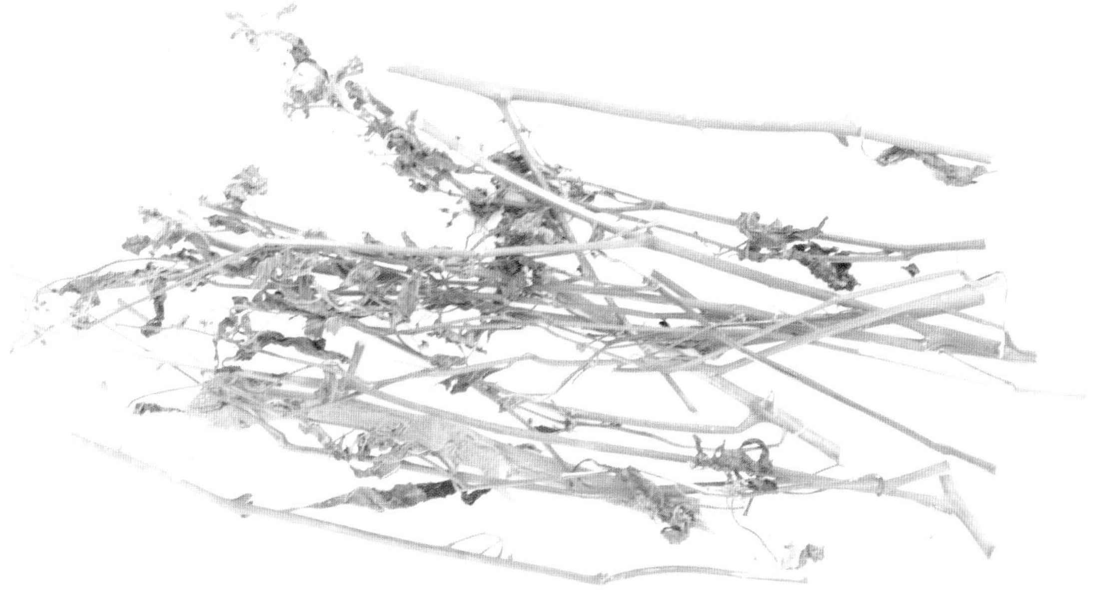

龙葵药材

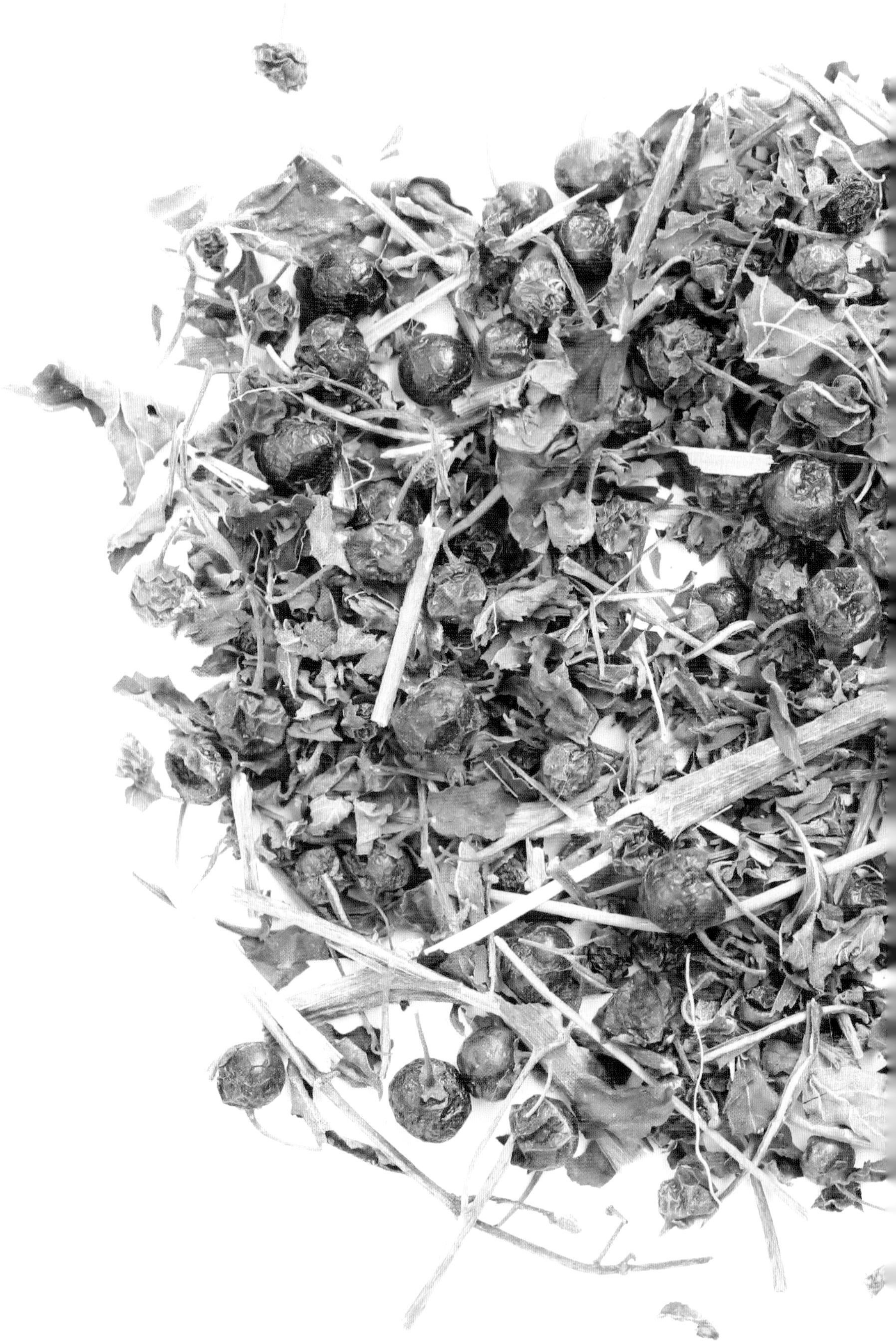

# 龙葵

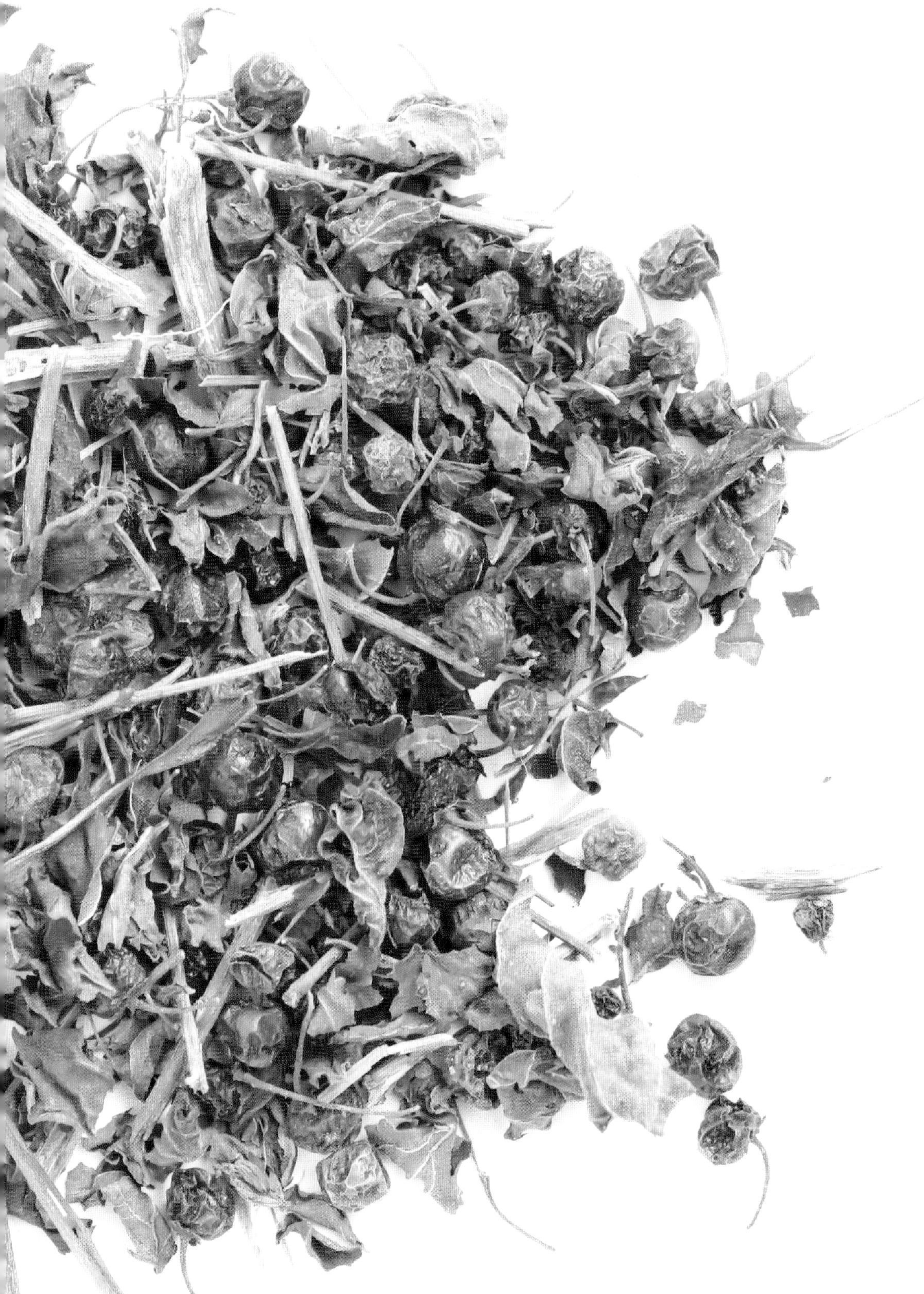

龙葵饮片

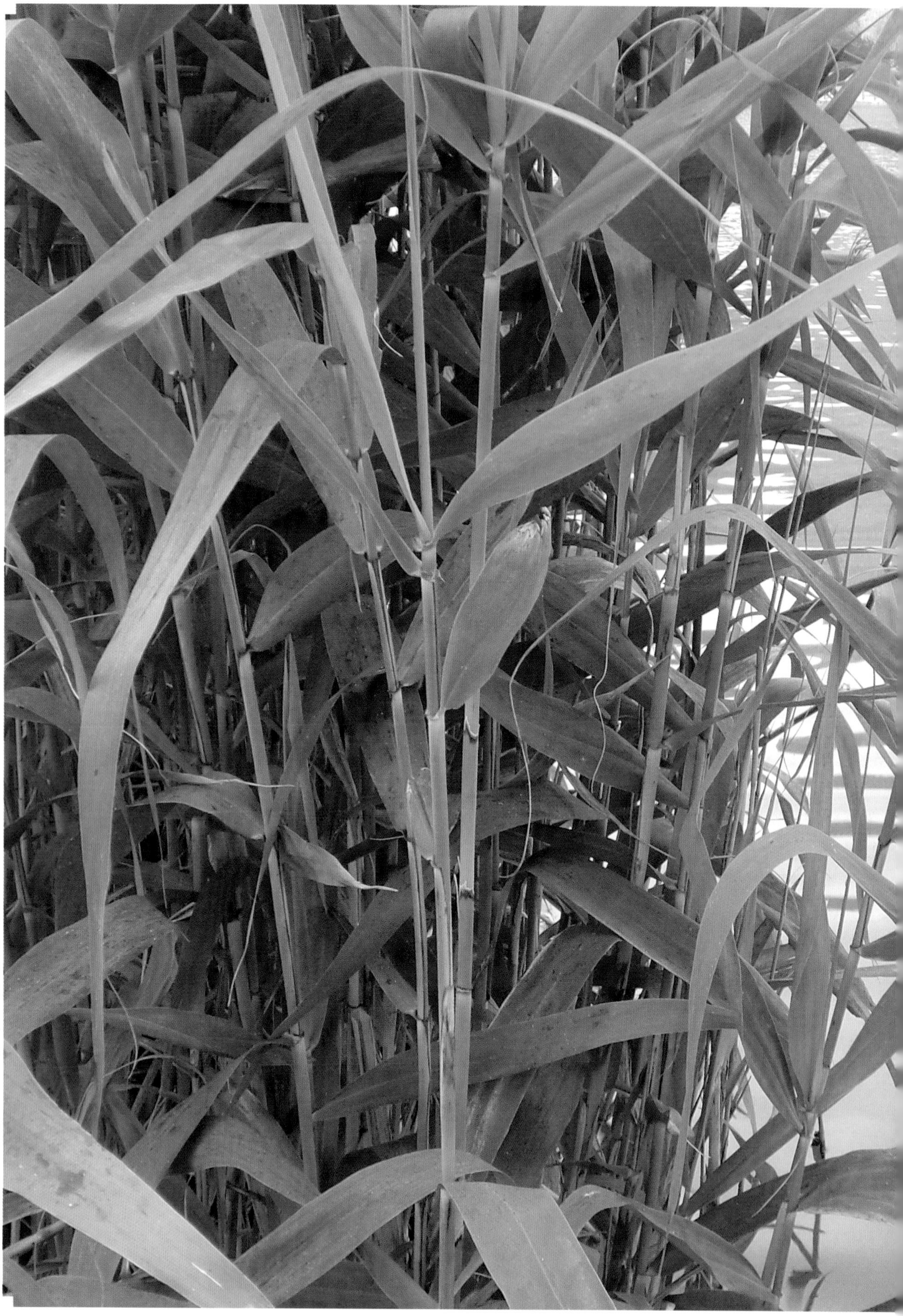

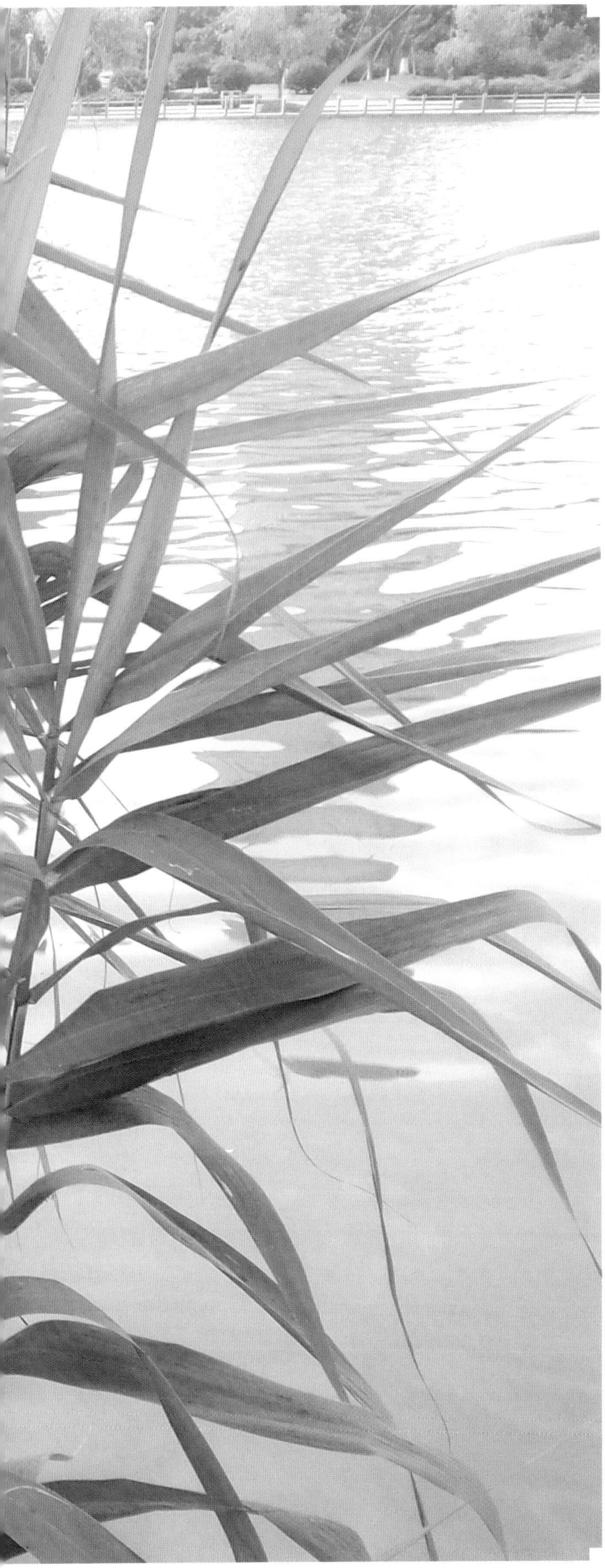

# 芦根

【维药名】活木西依力提孜。

【别　名】苇根、苇茎、鲜芦根。

【来　源】本品为禾本科多年生草本植物芦苇 *Phragmites communis* Trin. 的新鲜或干燥根茎。

【性味归经】甘，寒。归肺、胃经。

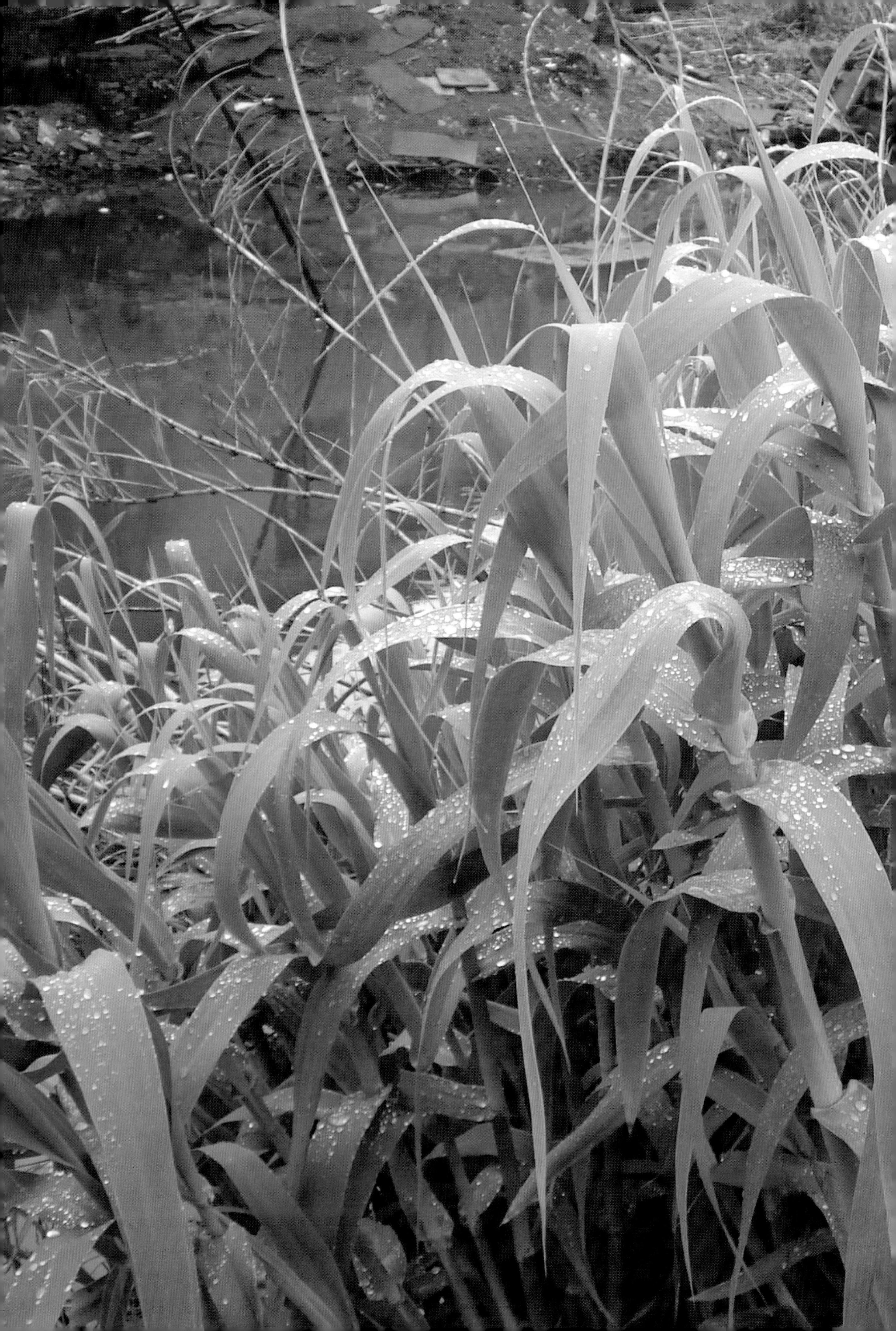

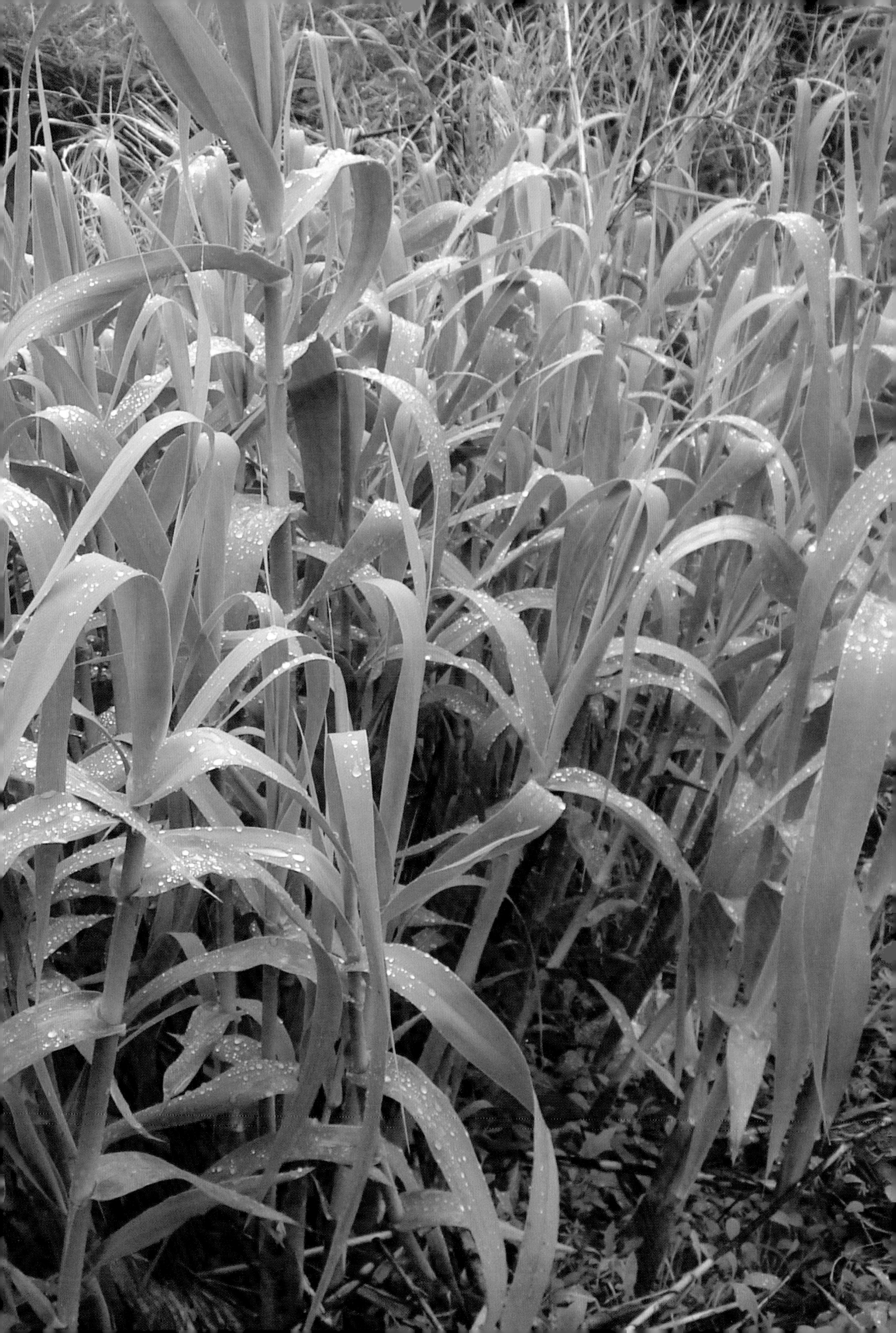

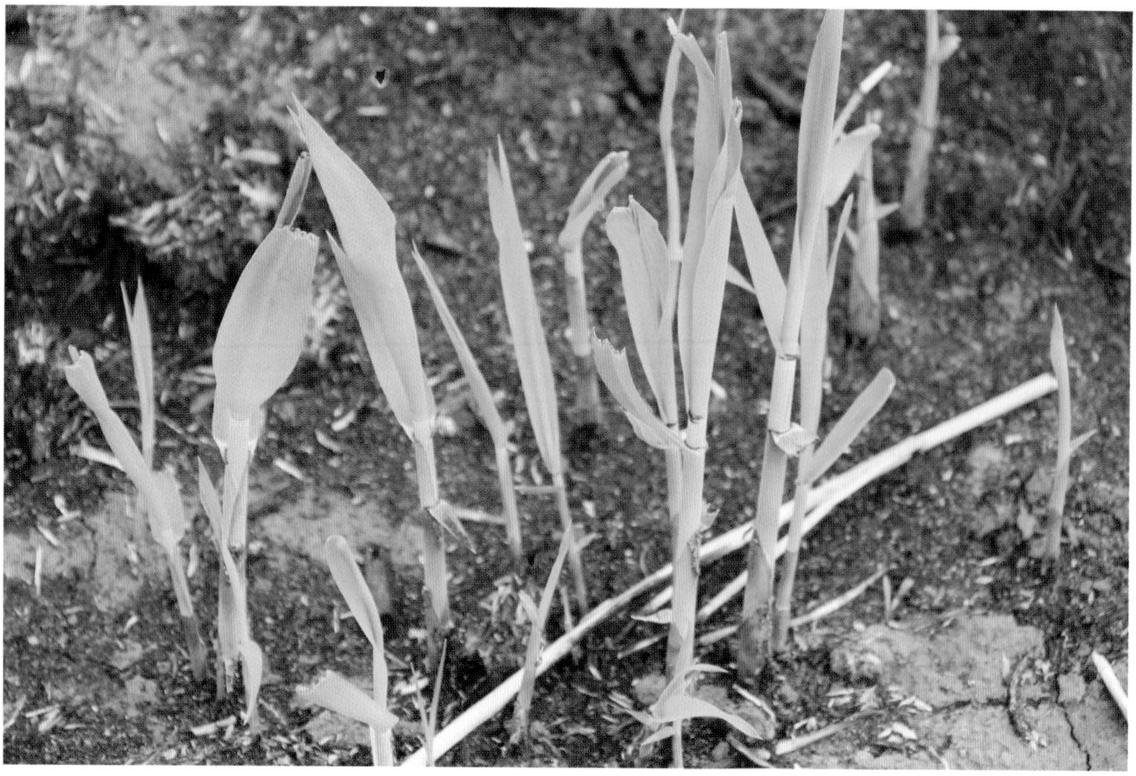

芦苇

## 识别特征

多年生高大草本，具有匍匐状地下茎，粗壮，横走，节间中空，每节上具芽。茎高2～5 m，节下通常具白粉。叶2列式排列，具叶鞘；叶鞘抱茎，无毛或具细毛；叶灰绿色或蓝绿色，较宽，线状披针形，粗糙，先端渐尖。圆锥花序大形，顶生，直立，有时稍弯曲，暗紫色或褐紫色，稀淡黄色。花期9—10月。

## 生境分布

生长于池沼地、河溪地、湖边及河流两岸沙地及湿地等处，多为野生。全国各地均有分布。

## 采收加工

全年均可采挖其地下根茎，除去芽、须根及膜状叶，切成3～4 cm小段，鲜用或晒干。

## 药材鉴别

**1．鲜芦根：**本品呈圆柱形段。表面黄白色，有光泽，节呈环状。切面黄白色，中空，有小孔排列成环。质轻而绵软。气微，味甘。

**2．干芦根：**本品呈扁圆柱形段。表面黄白色，节间有纵皱纹。切面中空，有小孔排列成环。质软而柔韧，不易折断。气微，味甘甜。

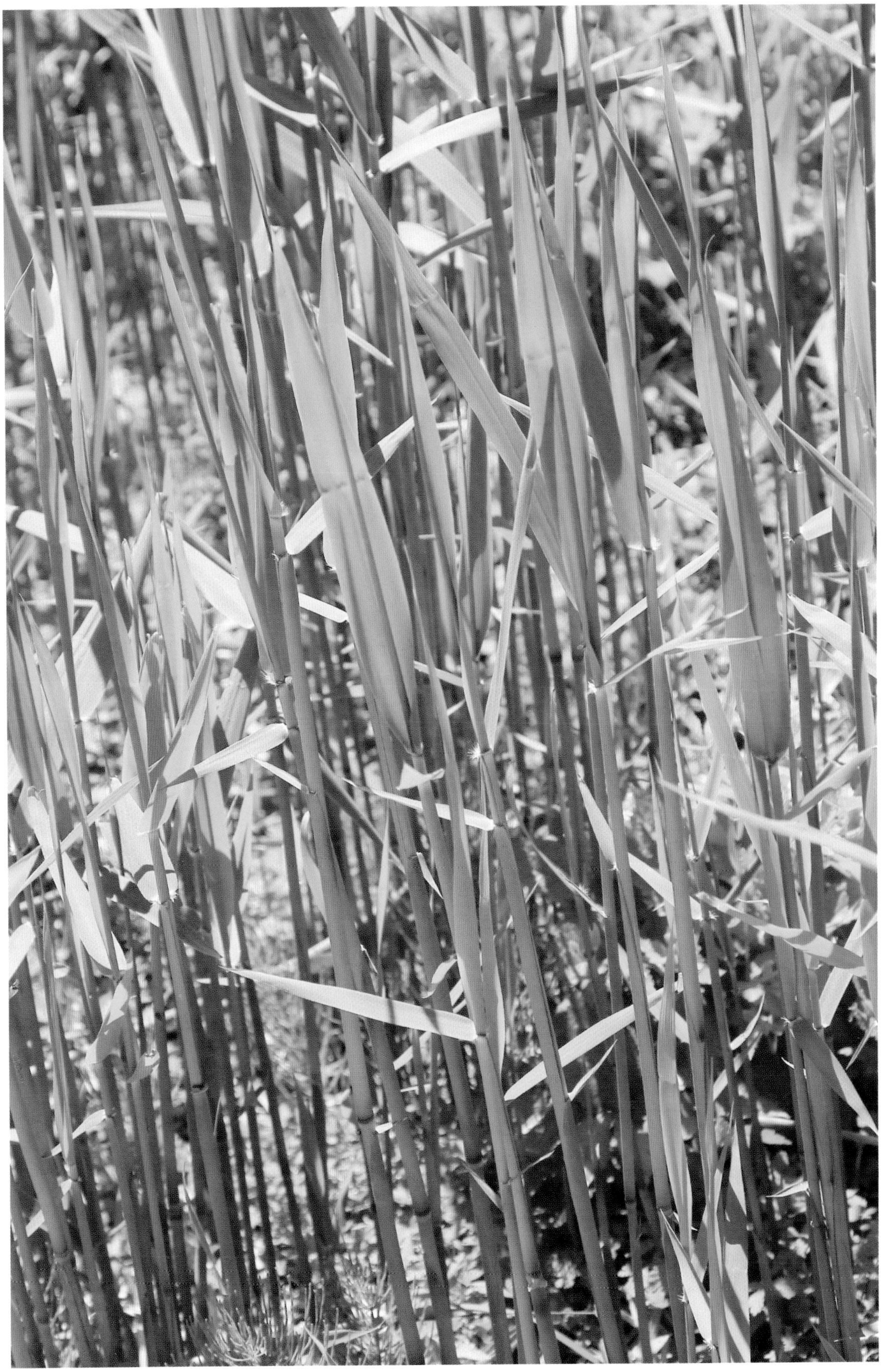

芦苇

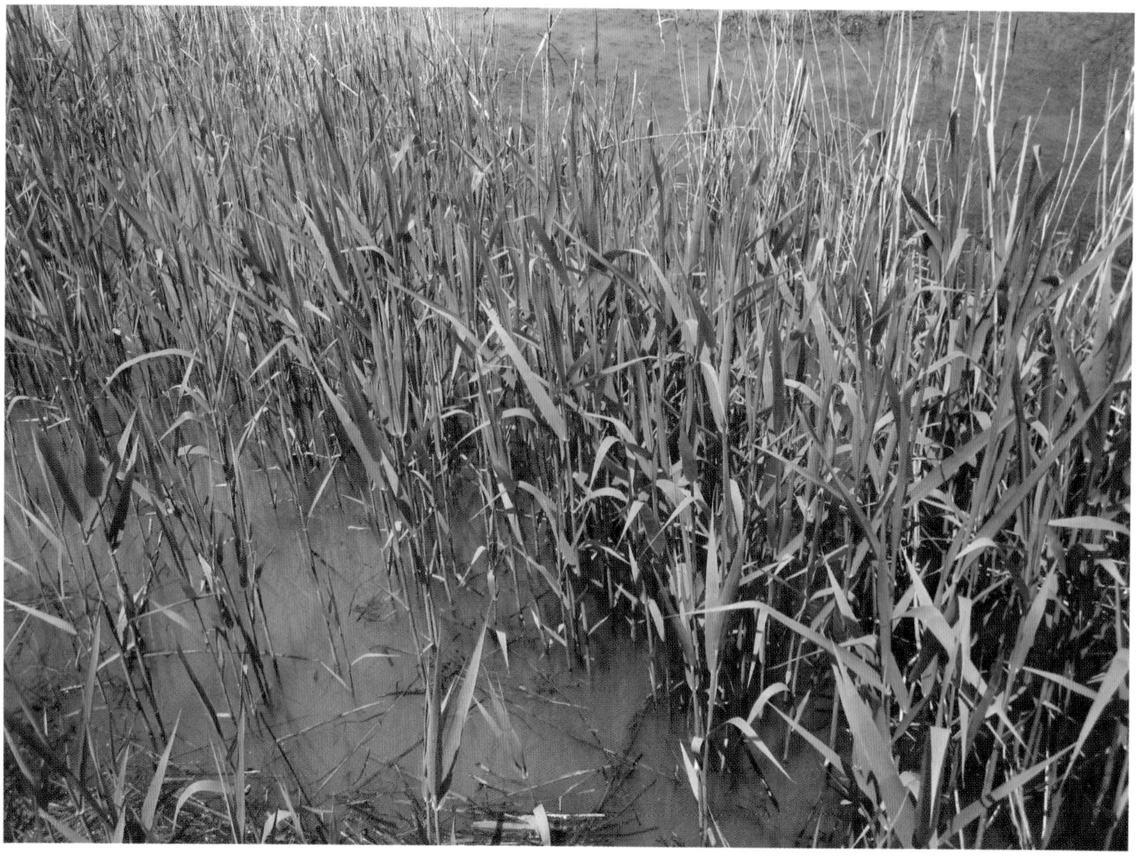

芦苇

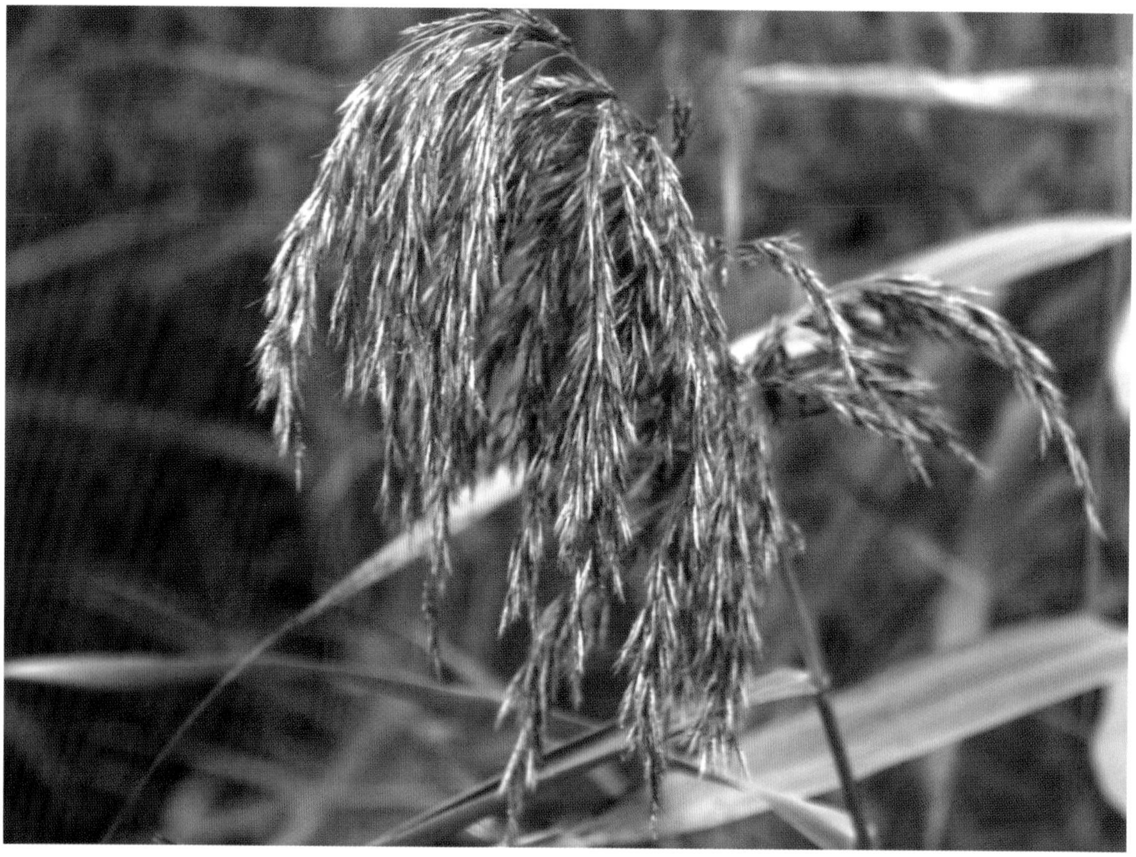

芦苇

## 功效主治

清热生津，除烦止呕，祛痰排脓。本品甘寒则清热养阴。归肺、胃经，则能清肺热、宣肺气而祛痰排脓，清胃热而生津、止呕、除烦。

## 药理作用

本品体外试验对乙型溶血性链球菌有抗菌作用。

## 用法用量

内服：干品 15 ~ 30 g，鲜品 30 ~ 60 g，煎服。鲜品捣汁内服尤佳。

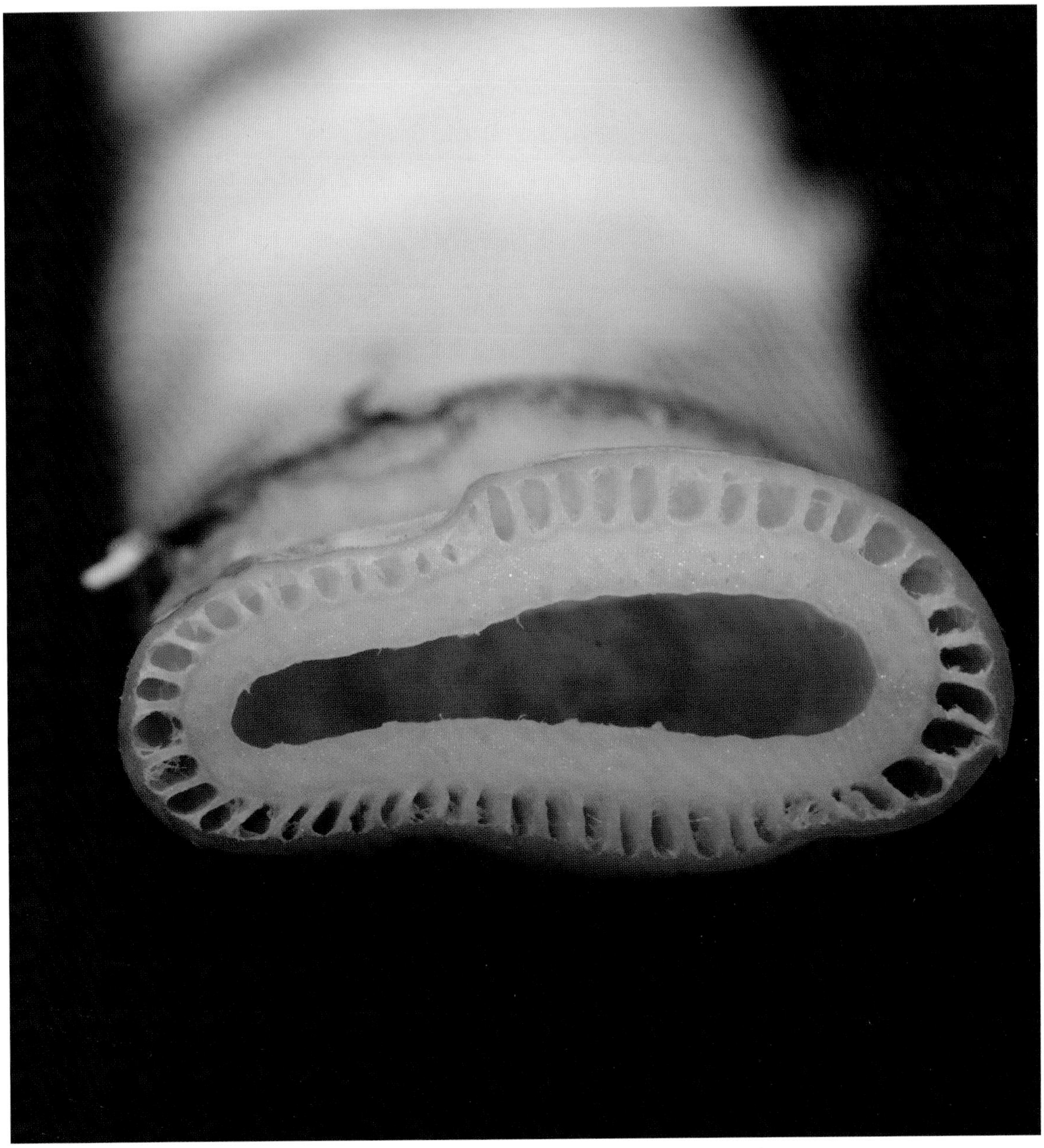

芦根药材

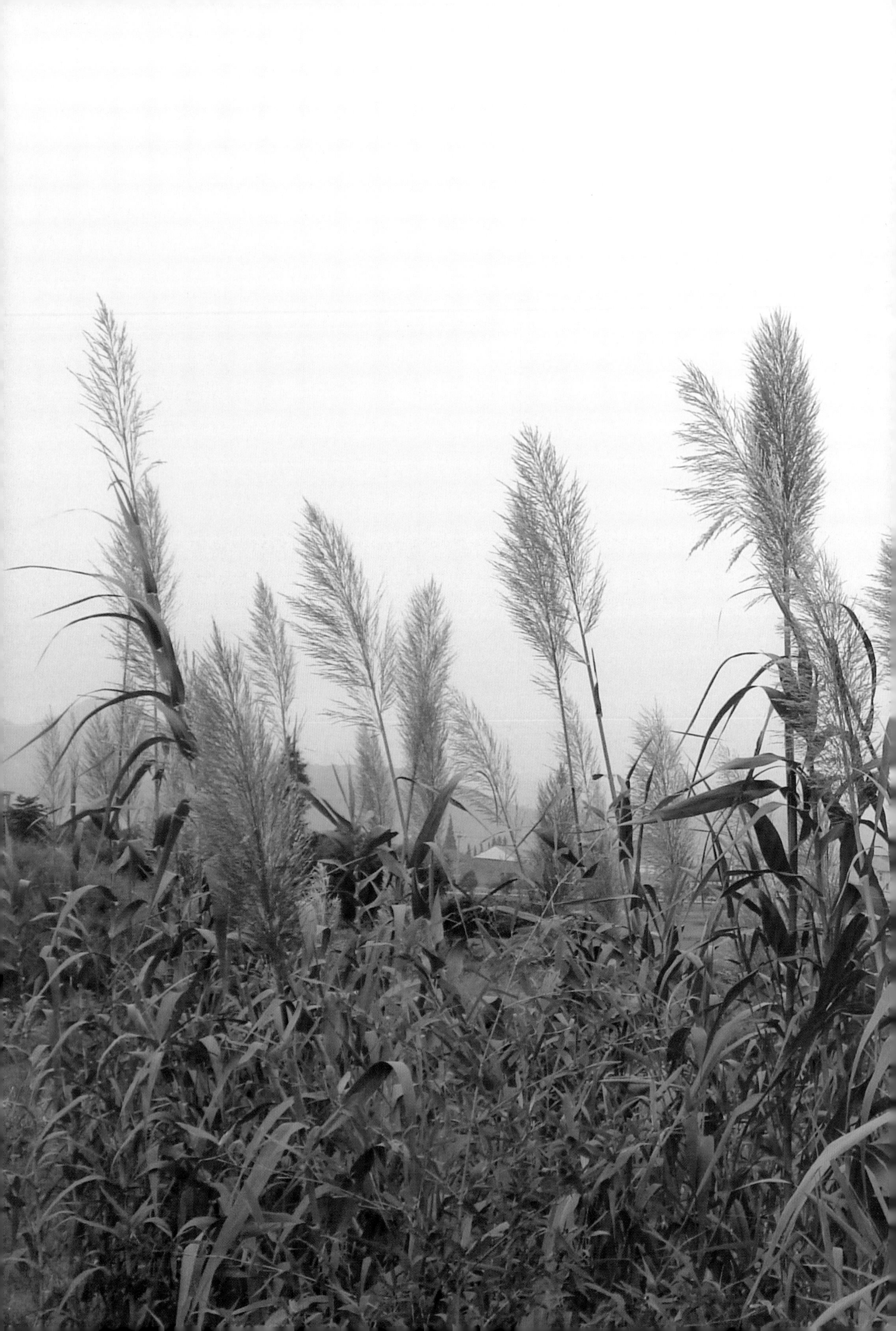

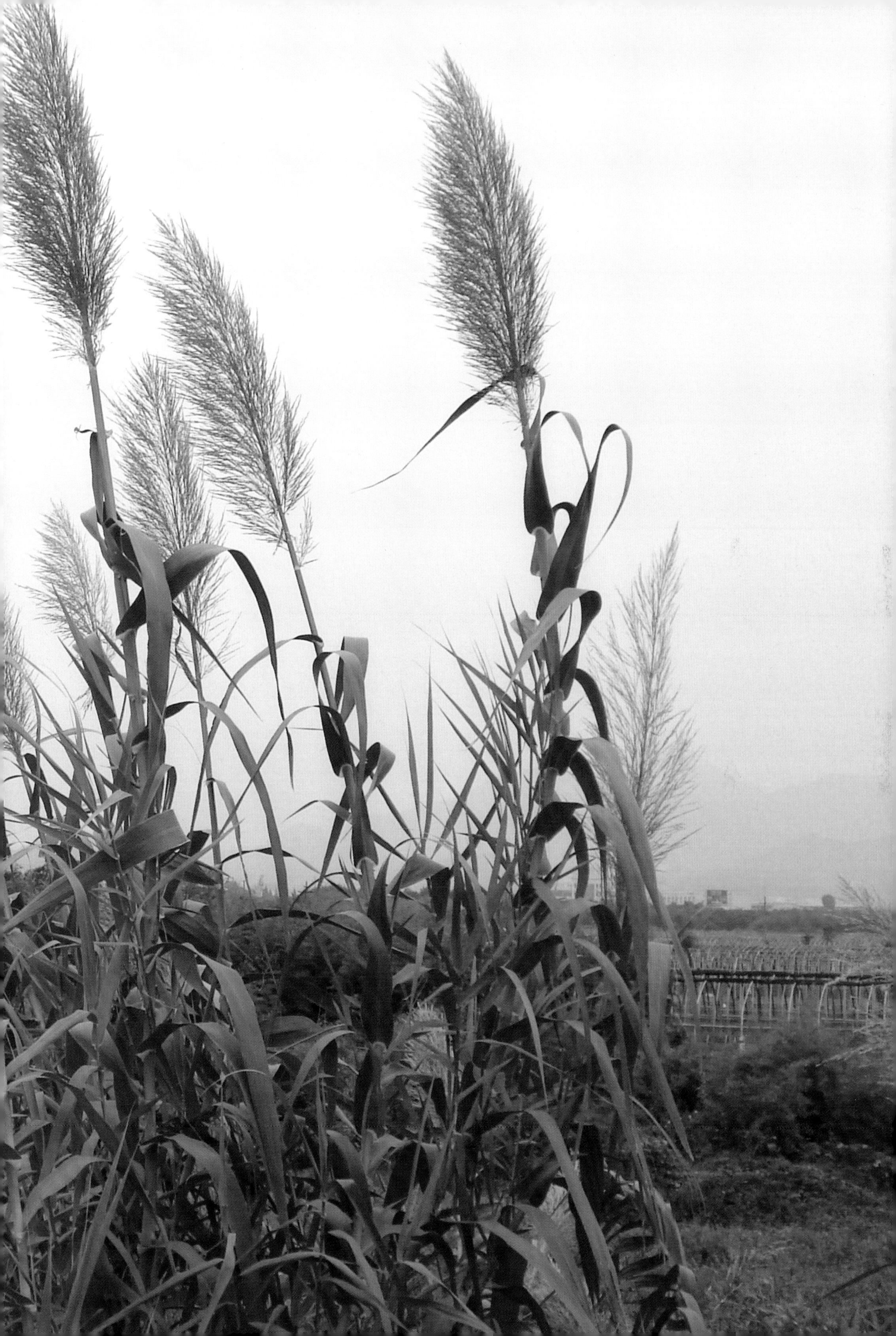

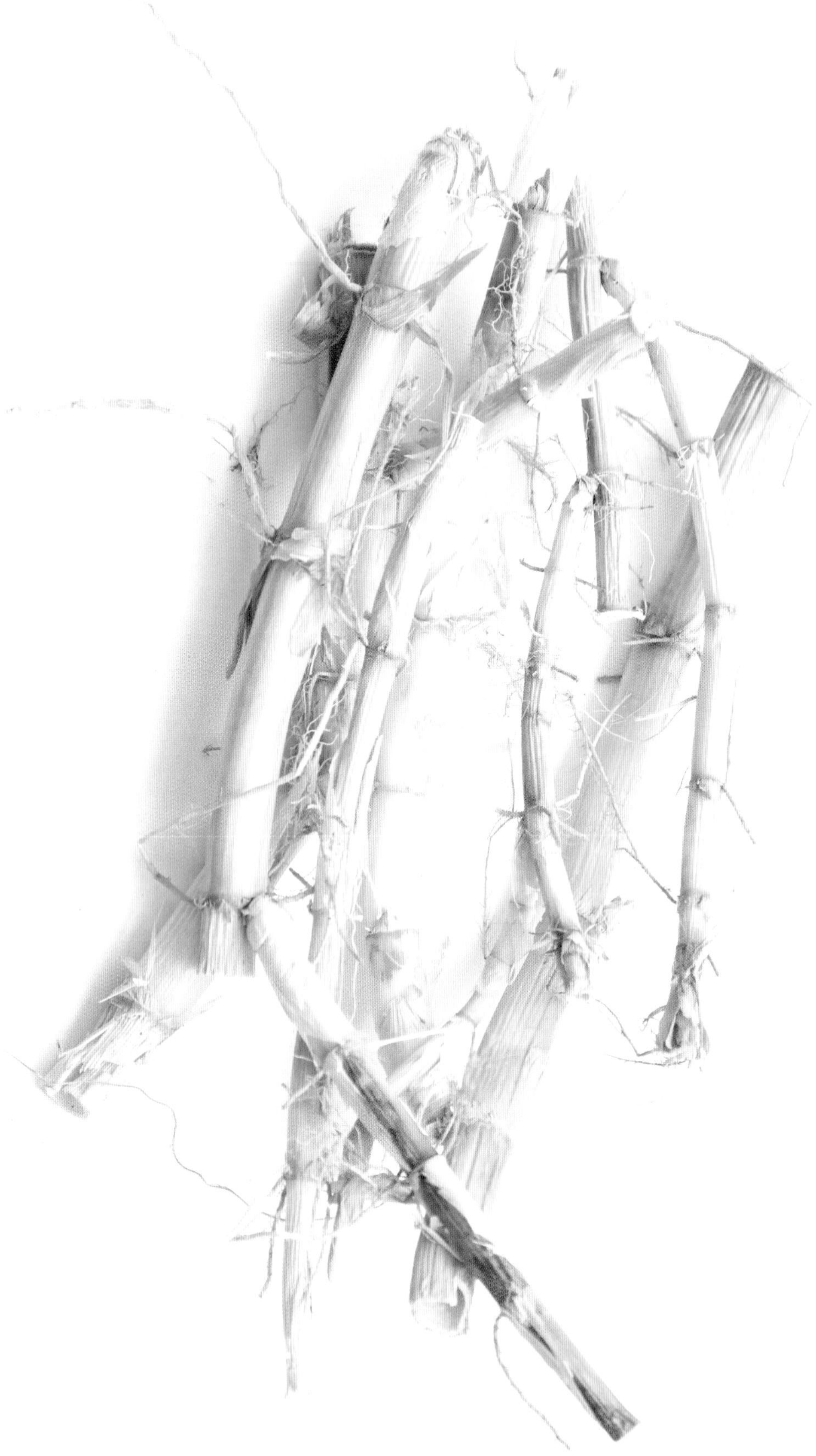

芦根药材

## 民族药方

**1．肺热咳嗽，痰多黄稠** 芦根、瓜蒌各 12 g，半夏、黄芩各 10 g，甘草 6 g。水煎服。

**2．肺脓肿** 芦根 300 g。小火煎 2 次，取汁分 3 次服完。

**3．口疮** 芦根 16 g，黄柏、升麻各 12 g，生地黄 20 g。水煎口含之。

**4．风疹不透** 芦根、柽柳各 30 g，胡荽 10 g。煎汤内服或外洗。

**5．胃热呕吐** 芦根 15 g，竹茹、葛根各 10 g，生姜、甘草各 3 g。水煎服。

**6．温热病后，余热未尽，胸脘微闷，知饥不食，苔腻** 芦根 30 g，佩兰叶、藿香叶、薄荷叶、鲜荷叶、枇杷叶各 10 g。加水煎汤，不可久煎，取汁，加白糖调味饮。

**7．胃热呃逆、呕吐** 芦根汁、姜汁各适量。水煎服。

**8．肺痈，咳嗽胸痛，吐腥臭脓痰** 芦根 30 g，薏苡仁 20 g，桃仁 6 g，冬瓜子 9 g。水煎服。

**9．上呼吸道感染** 鲜芦根、金荞麦、生石膏、金银花各 30 g，黄芩、前胡、地骨皮、枇杷叶各 12 g，知母、杏仁、薄荷、桔梗、炙麻黄各 9 g，碧玉散（包）18 g。水煎取药汁，每日 1 剂，分 3 次服。

**10．流行性感冒** 芦根、生石膏（先煎）各 30 g，生甘草 3 g，柴胡、荆芥、防风、薄荷（后下）、蝉蜕各 6 g，葛根、金银花、连翘各 10 g。水煎 2 次，每次煎取药汁 50 ~ 200 g，每日 1 剂，少量多次频服。

## 使用注意

脾胃虚寒者忌服。

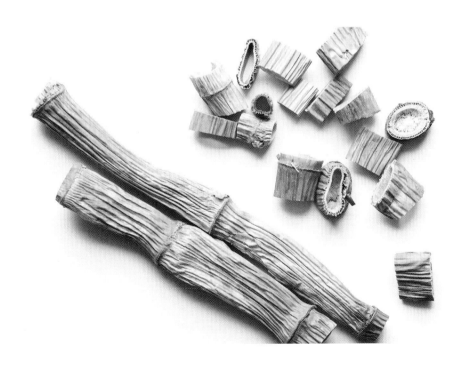

芦根药材

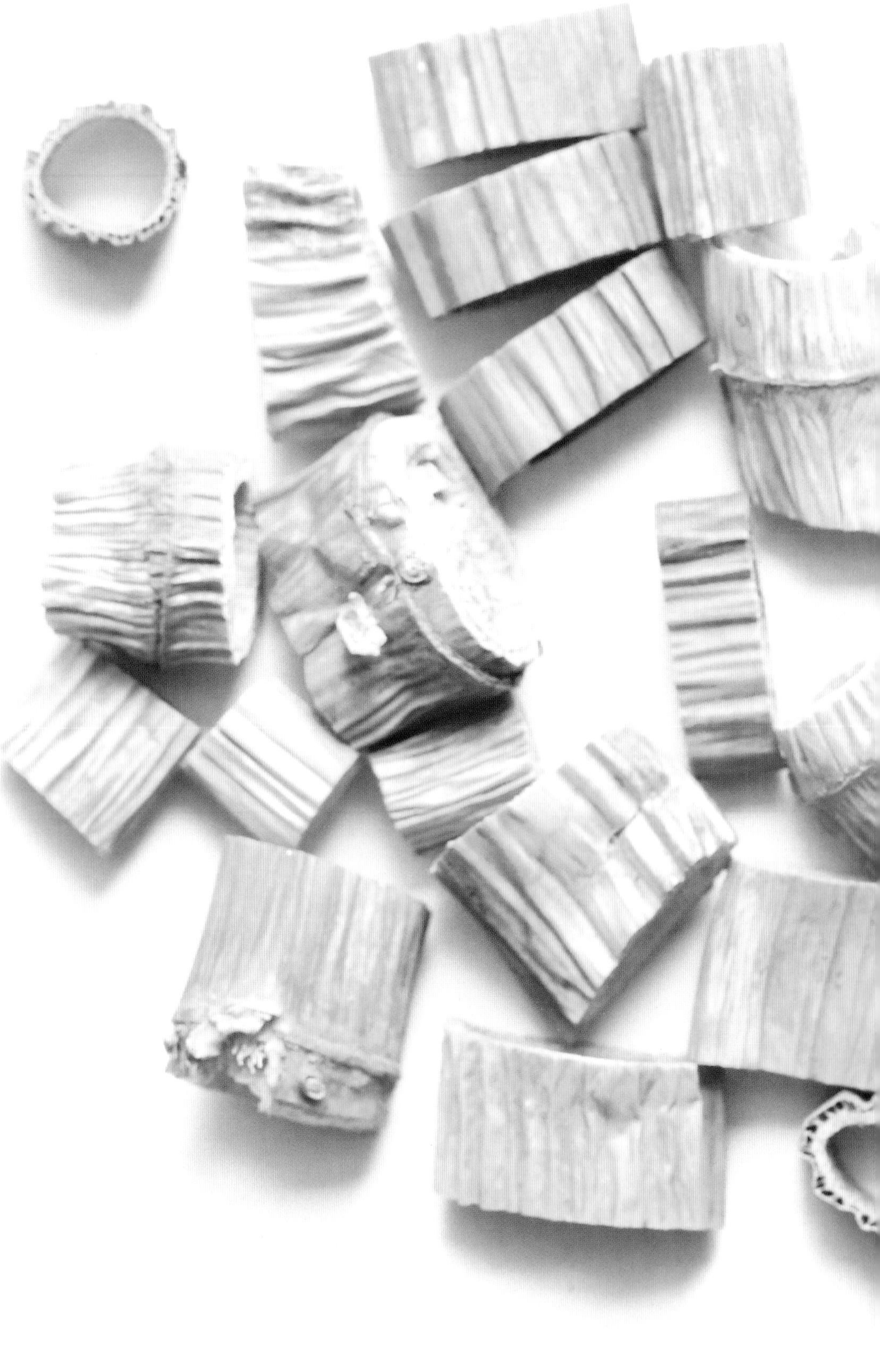

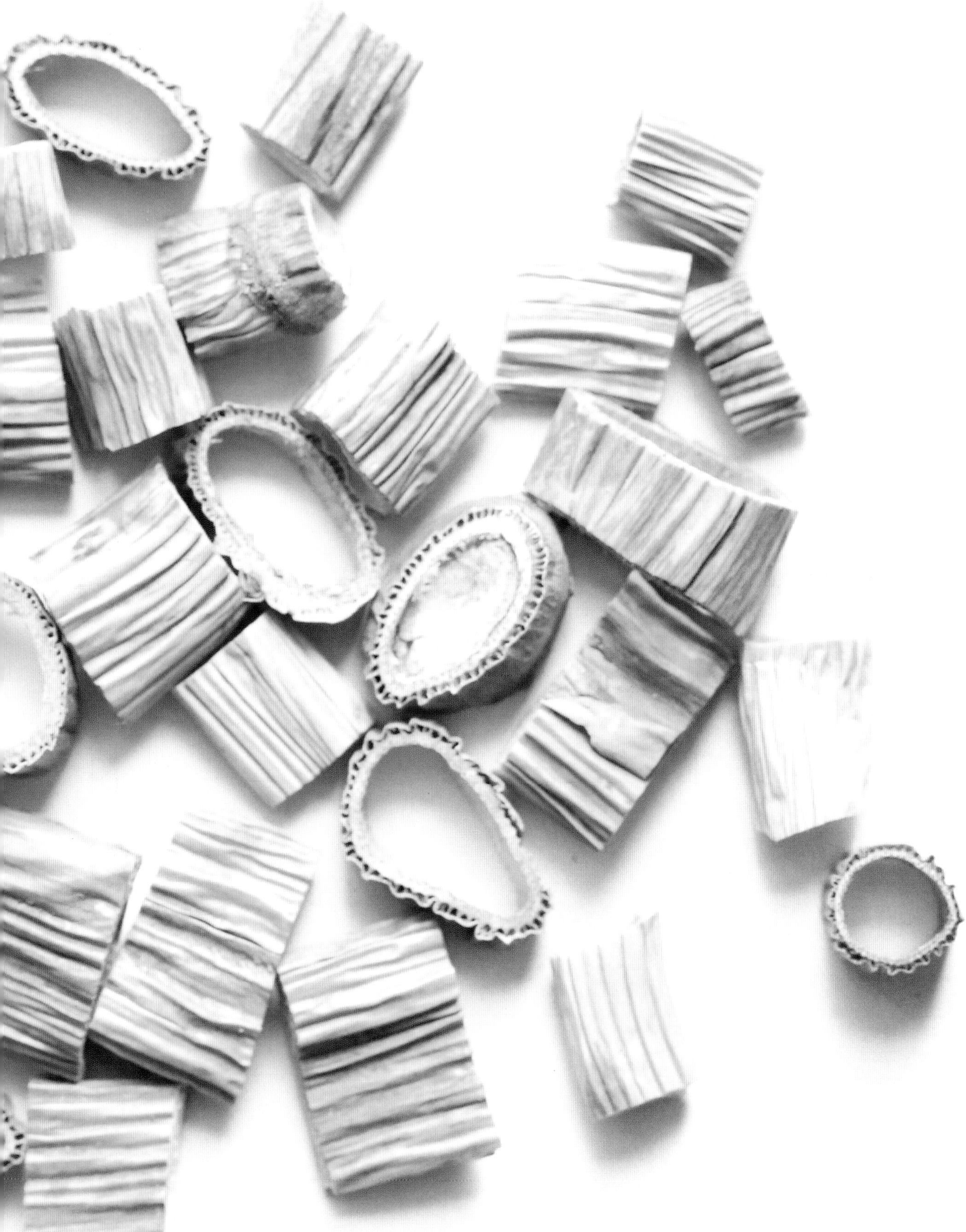

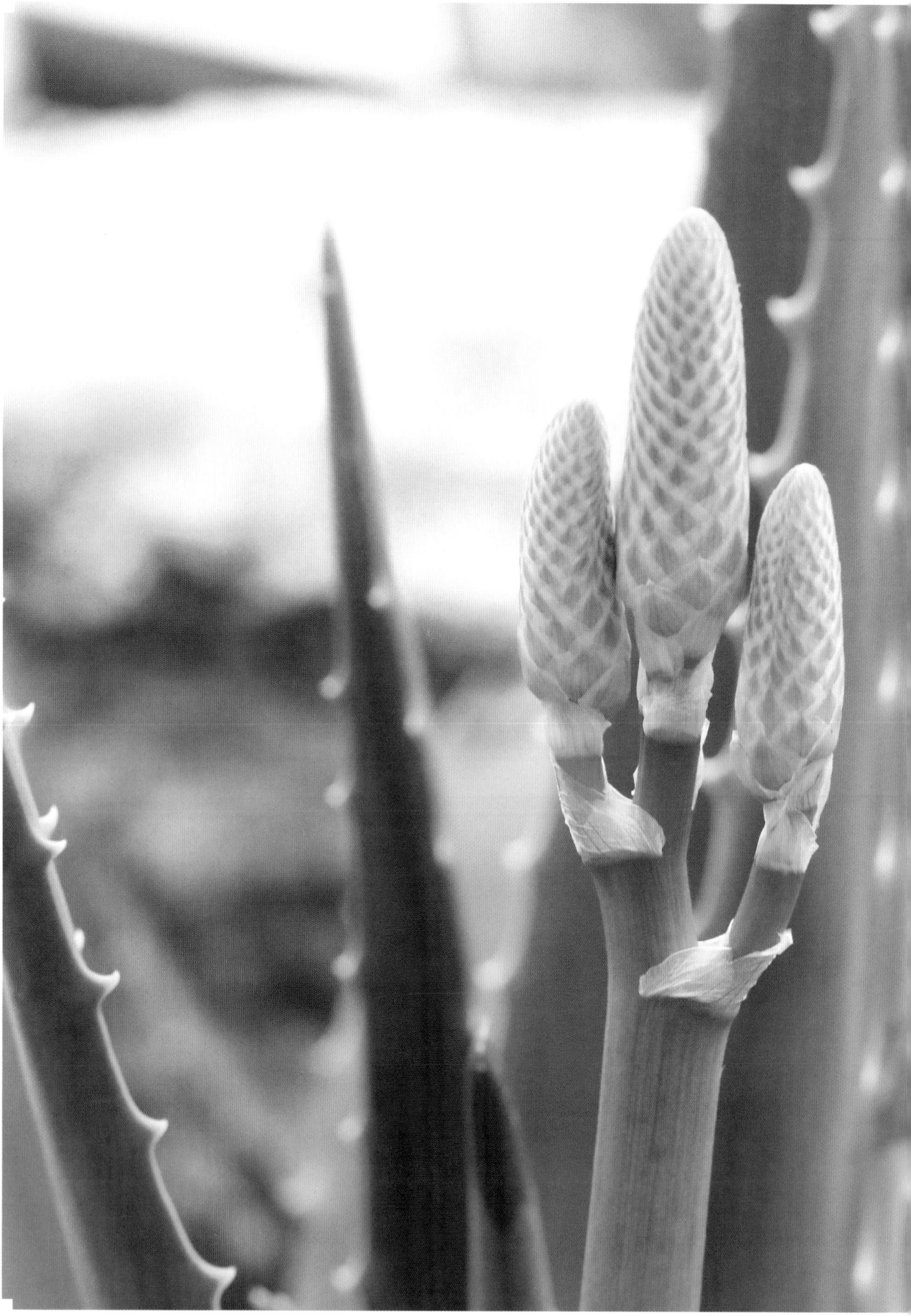

# 芦荟

**【维药名】**赛比热。

**【别　名】**卢会、奴会、象胆、真芦荟。

**【来　源】**本品为百合科植物库拉索芦荟 *Aloe barbadensis* Miller 或其他同属近缘植物叶的汁液浓缩干燥物。

**【性味归经】**苦，寒。归肝、胃、大肠经。

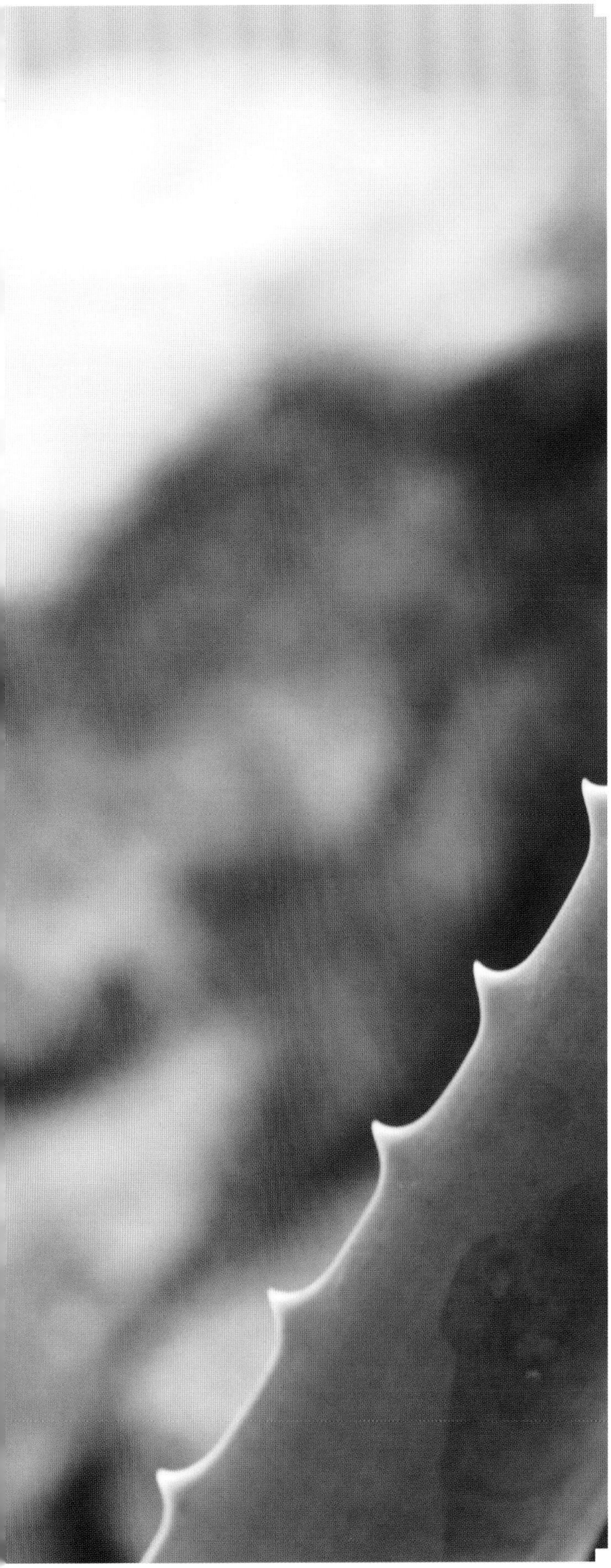

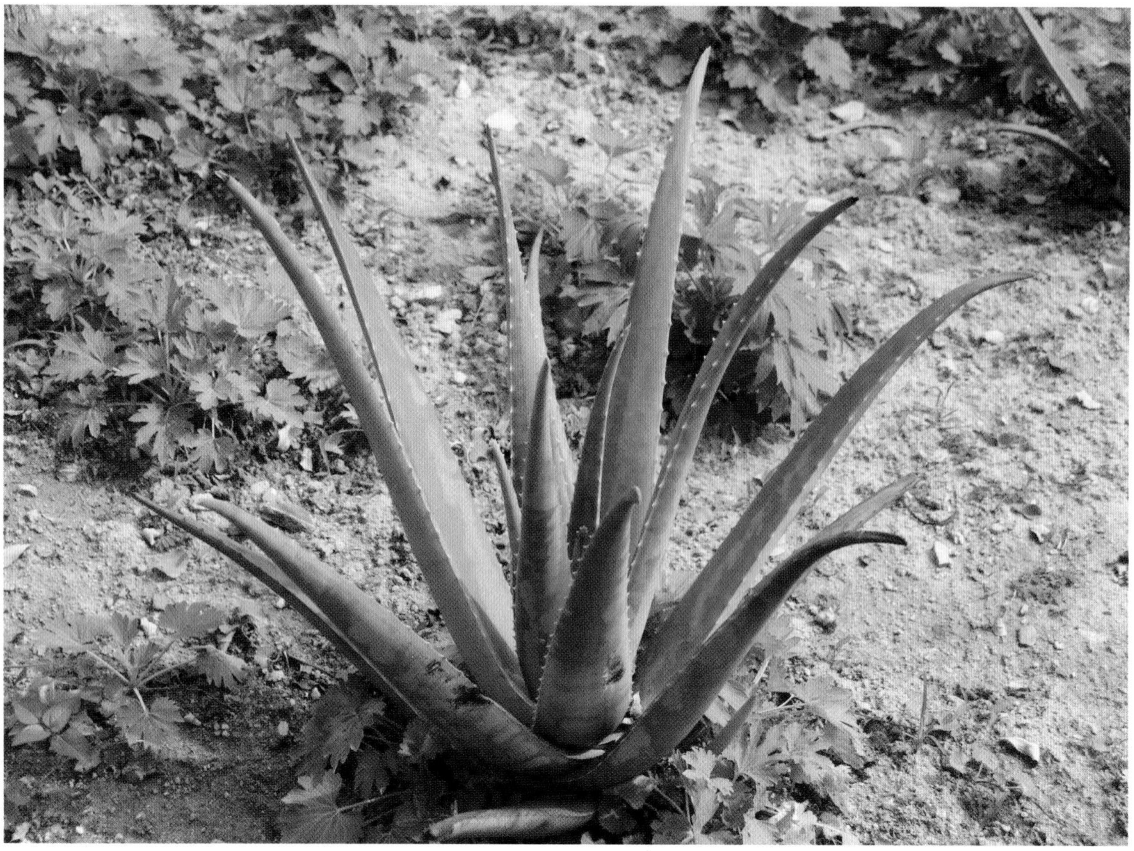

库拉索芦荟

## 识别特征

多年生草本。茎极短。叶簇生于茎顶，直立或近于直立，肥厚多汁；呈狭披针形，长 15 ~ 36 cm，宽 2 ~ 6 cm，先端长渐尖，基部宽阔，粉绿色，边缘有刺状小齿。花茎单生或稍分枝，高 60 ~ 90 cm；总状花序疏散；花点垂，长约 2.5 cm，黄色或有赤色斑点；花被管状，6 裂，裂片稍外弯；雄蕊 6，花药“丁”字着生；雌蕊 1，3 室，每室有多数胚珠。蒴果，三角形，室背开裂。花期 2—3 月。

## 生境分布

生长于排水性能良好、不易板结的疏松土质中。福建、台湾、广东、广西、四川、云南等省区有栽培。

## 采收加工

全年可采，割取植物的叶片，收集流出的液汁，置锅内熬成稠膏，倾入容器，冷却凝固后即得。

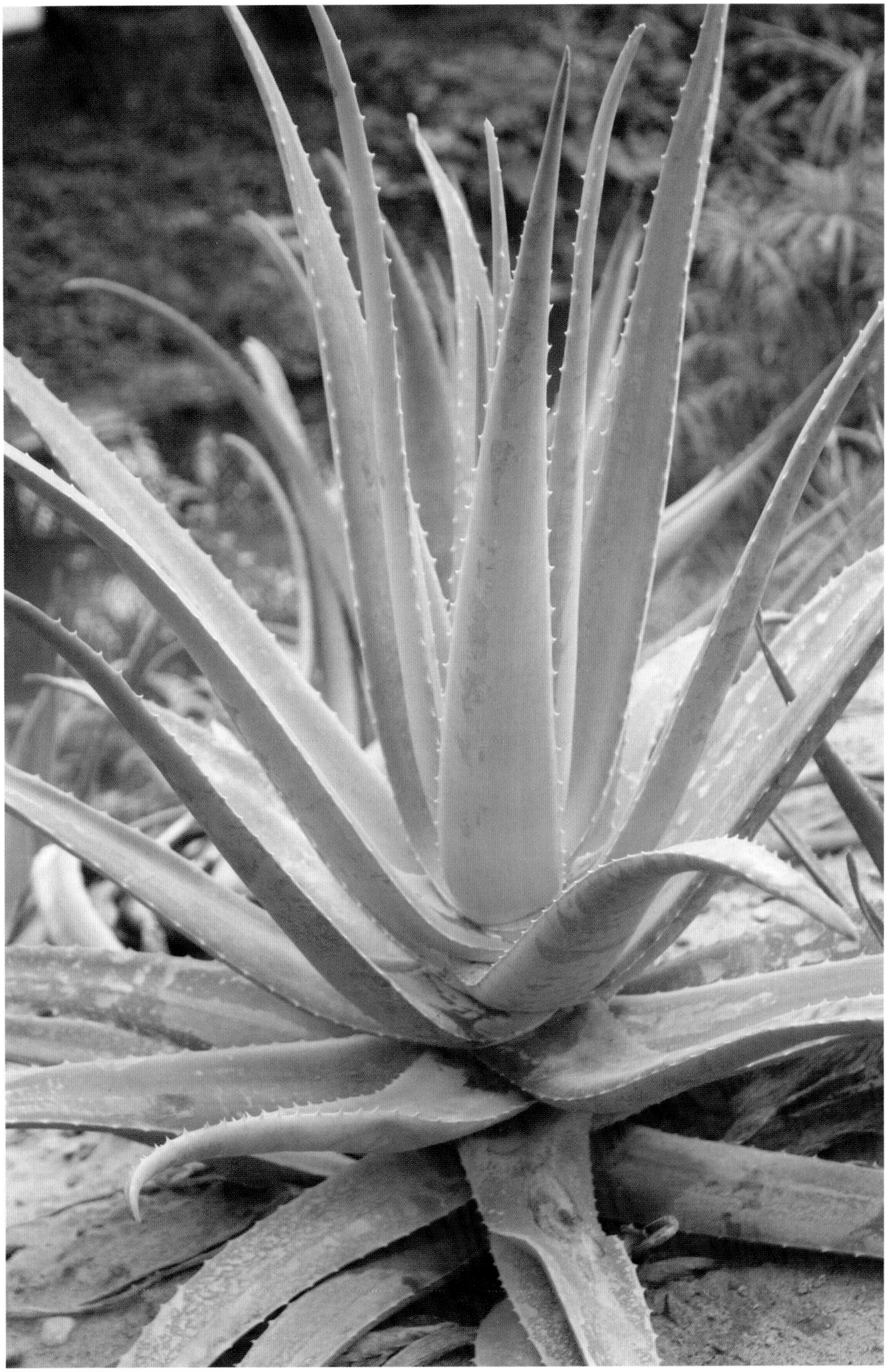

库拉索芦荟

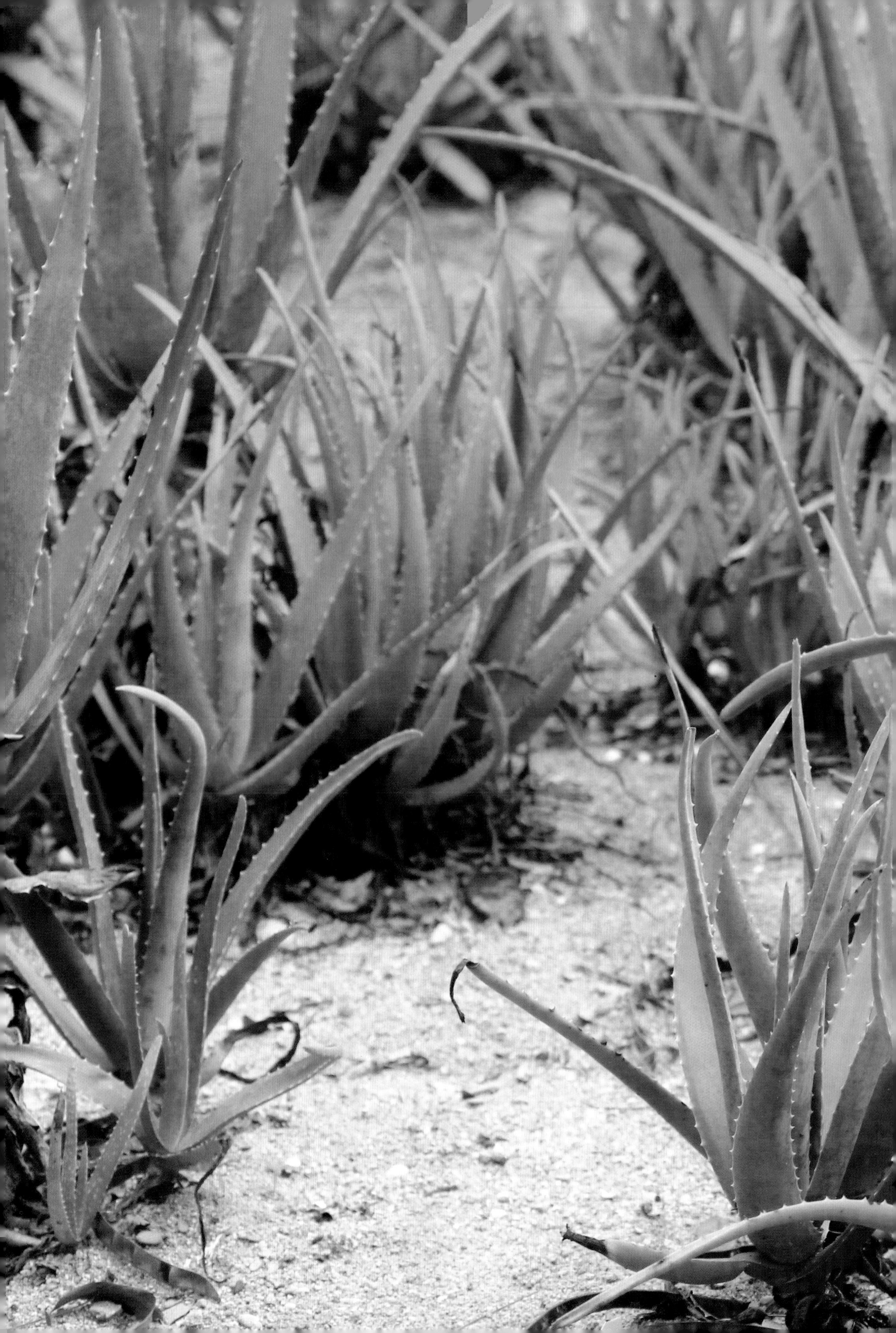

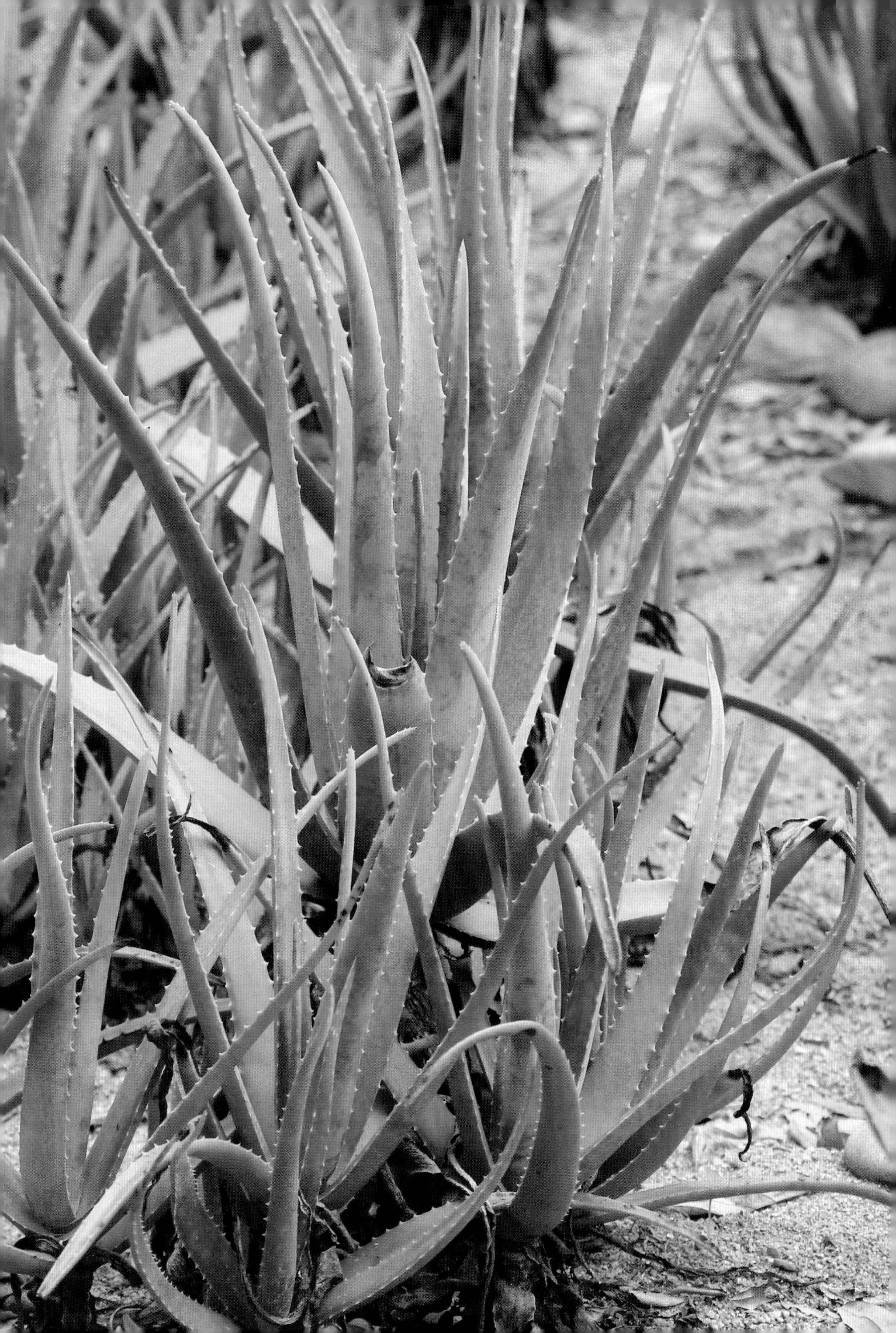

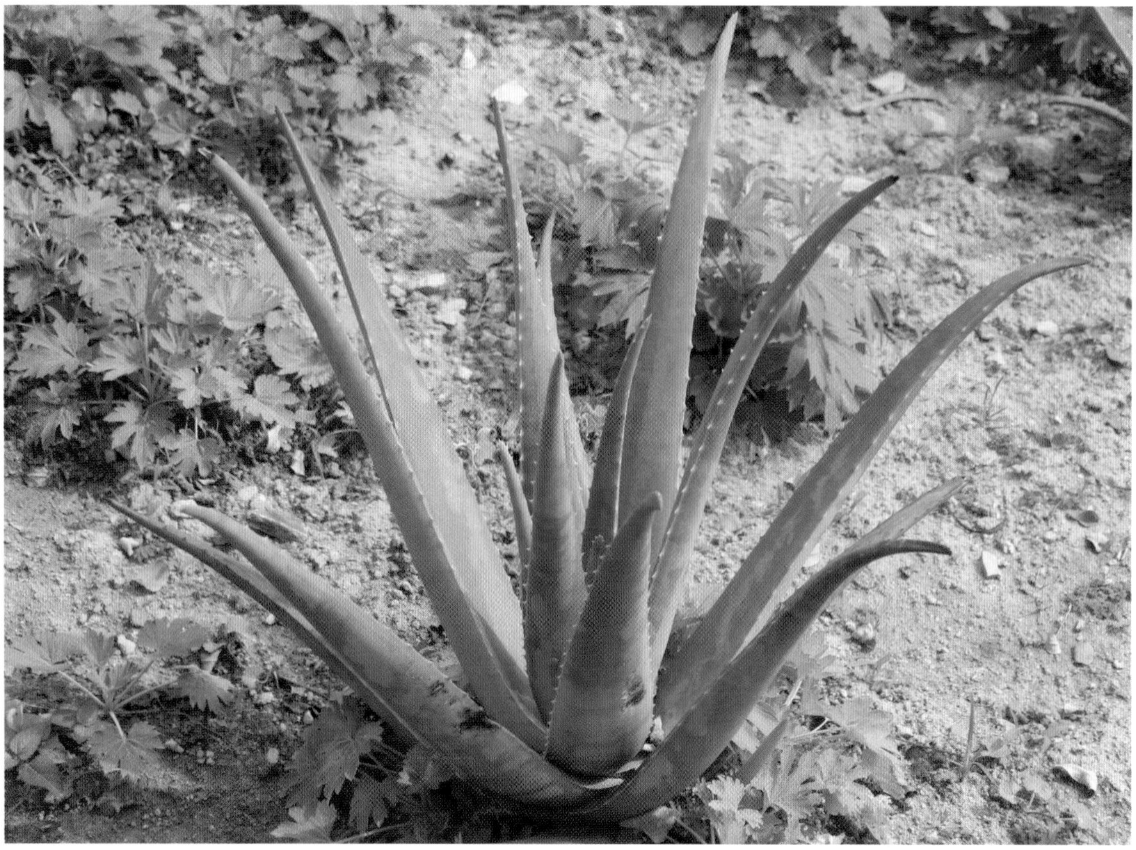

库拉索芦荟

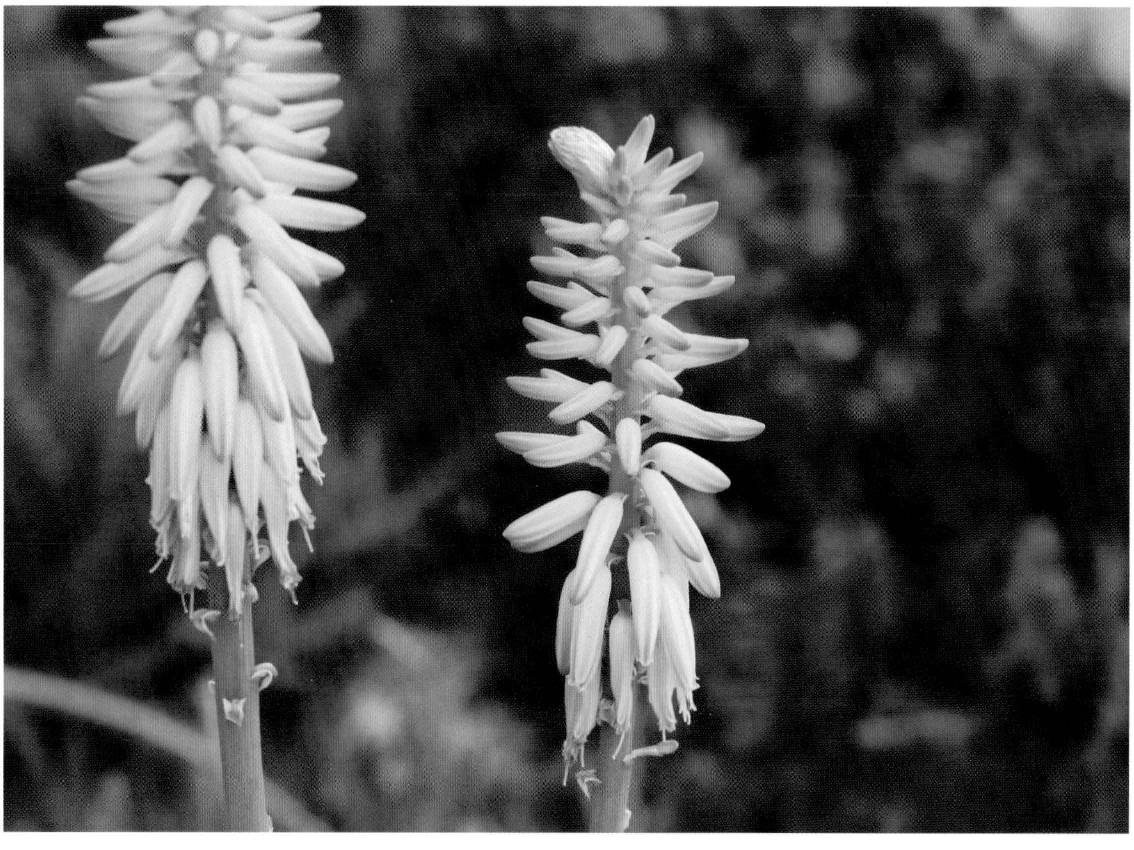

库拉索芦荟花

## 药材鉴别

本品呈不规则块状，常破裂为多角形，大小不一。表面呈暗红褐色或深褐色，无光泽。体轻，质硬，不易破碎，断面粗糙或显麻纹，富吸湿性。有特殊臭气，味极苦。

## 功效主治

泻下，清肝，杀虫。本品苦以降泄杀虫，寒以清热，入肝经而泻肝胆实火，行大肠以泄热通便、杀虫消疳，为泻火通便之峻剂，消疳杀虫之良药。

## 药理作用

泻下作用：本品含较多的芦荟大黄素苷，具有泻下作用，可作为泻药。对实验肝损伤的保护作用：对四氯化碳性肝损伤有保护作用，硫代乙酰胺、对氨基半乳糖引起的大鼠血清谷丙转氨酶（GPT）升高有降低作用。抗肿瘤作用：芦荟醇提取物及从中分离的芦荟素A和芦荟米嗪（alomicin）均有抗肿瘤作用。芦荟多糖具有免疫调节活性，芦荟素有抗胃损伤作用。

## 用法用量

内服：每次 1 ~ 2 g，入丸、散服。外用：适量。

## 民族药方

**1. 便秘** 芦荟鲜叶 5 g，蜂蜜 30 g。每晚睡前开水冲服。

**2. 咯血，吐血，尿血** 芦荟花 6 ~ 10 g。水浸泡去黏汁，水煎服。可加白糖适量。

**3. 脚癣** 用白酒泡芦荟，待芦荟色泽由绿变黄，取酒滴于脚癣患处，每日数次。

**4. 蚊虫叮咬** 新鲜芦荟叶片洗净，从中间分开，剪去边上的刺，直接涂在被叮咬处。

**5. 疳积，虫积** 芦荟、砂仁、胡黄连、大黄、六曲、槟榔、山楂、麦芽各 100 g，炒山楂、炙甘草各 15 g，使君子仁 150 g。共研细粉，水泛为丸，每次服 1.5 g，每日 2 次。

**6. 烧烫伤** 鲜芦荟叶适量。捣汁涂患处。

**7. 原发性青光眼** 芦荟、丁香、黑丑各 50 g，磁石 100 g。共研细末，混匀，装入空心胶囊内，备用，根据病情，每日早晚各服 3 ~ 5 粒（重 2 ~ 4 g），饭后 1 小时服。

**8. 小儿脾疳** 芦荟、使君子各等份。研为细末，米汤调下 3 ~ 6 g。

## 使用注意

脾胃虚弱、食少便溏者及孕妇忌用。

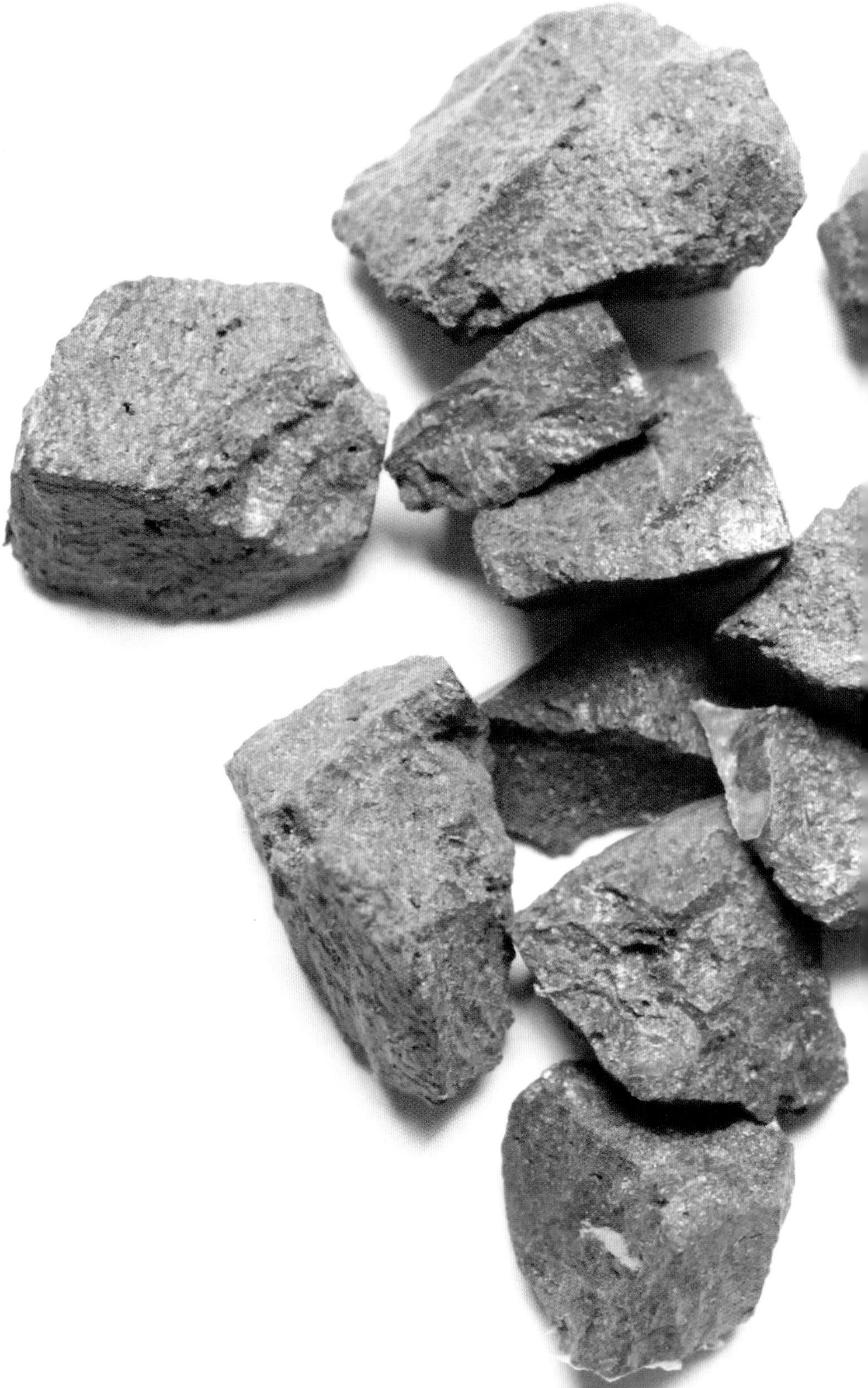

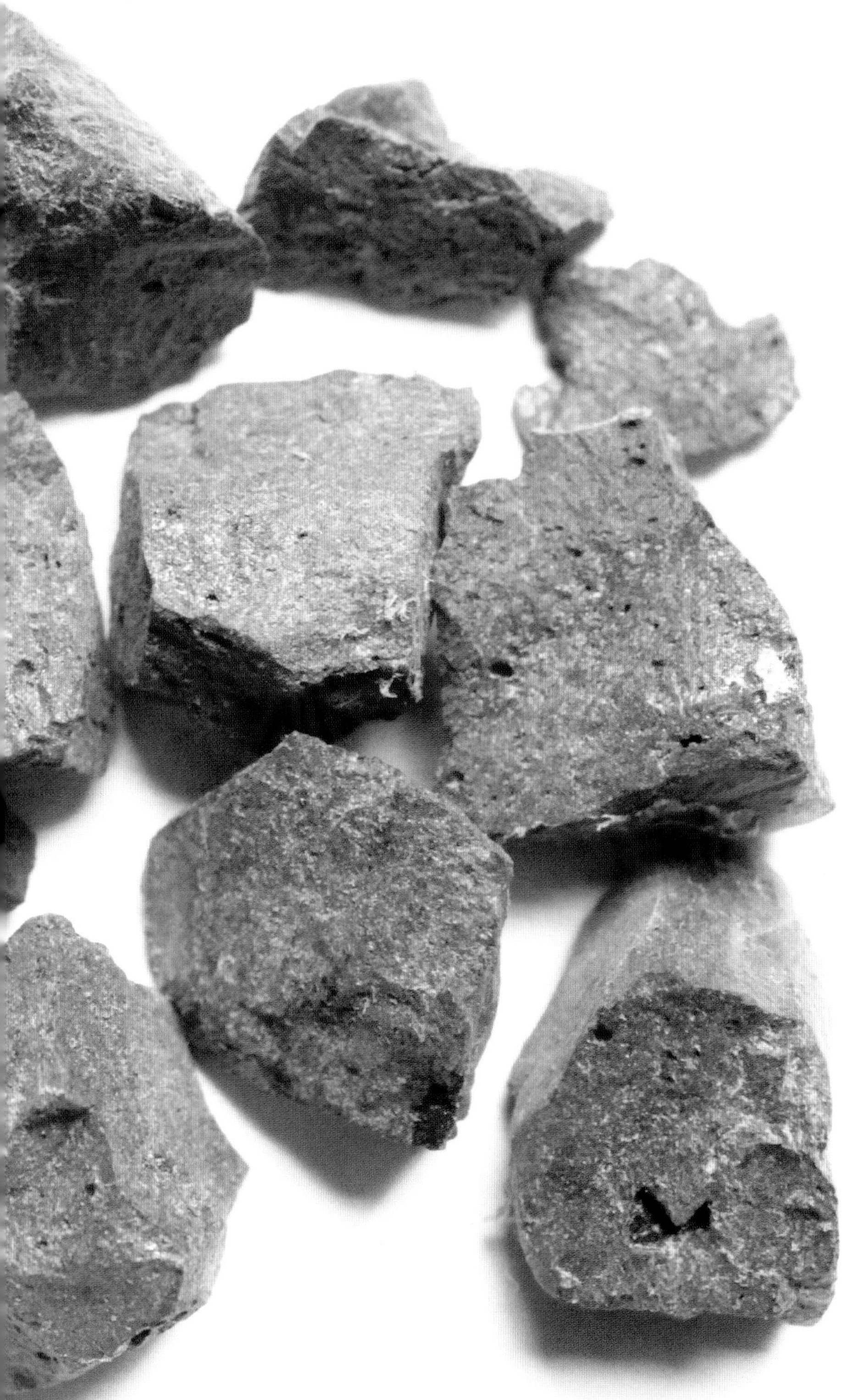

芦荟药材

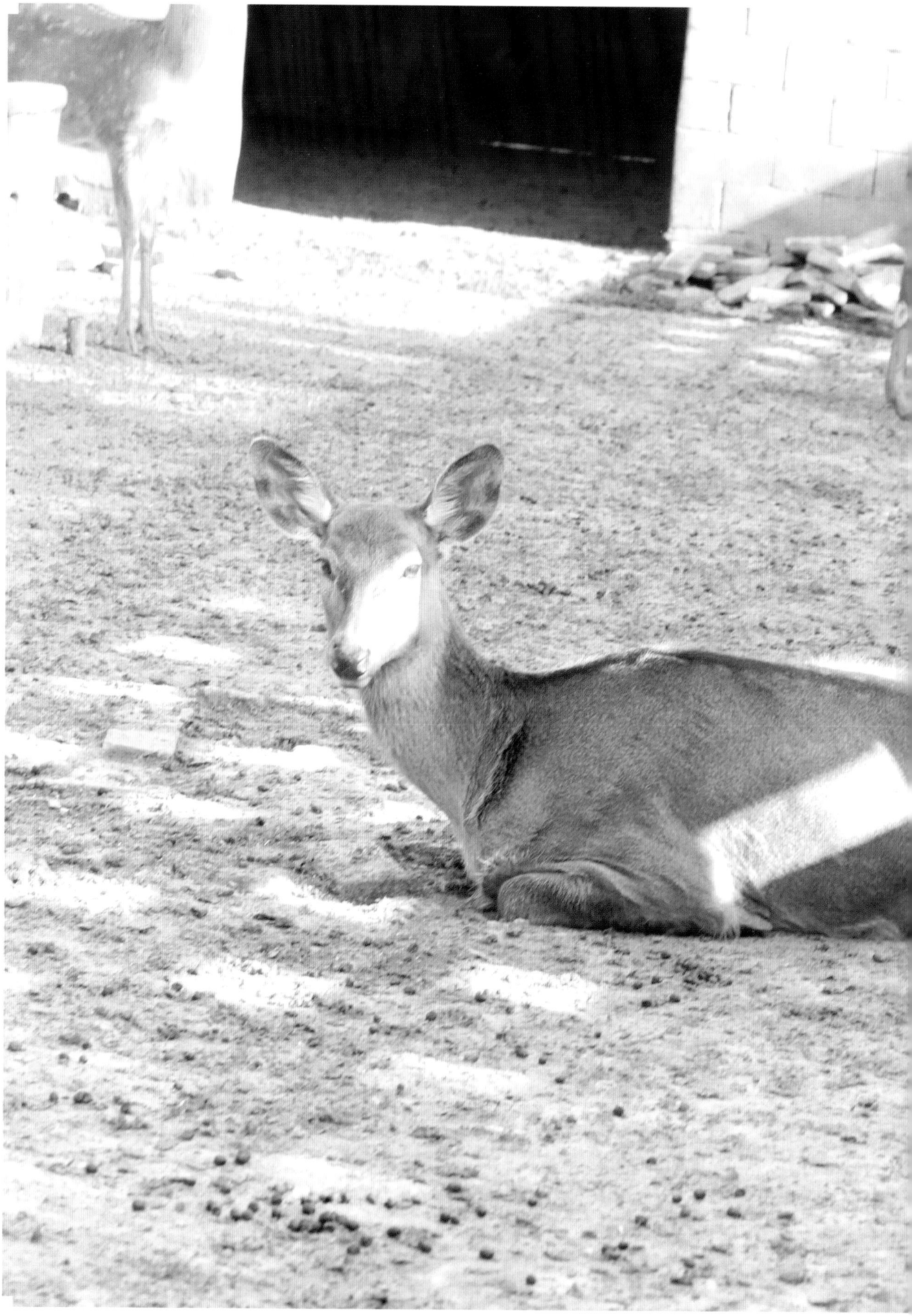

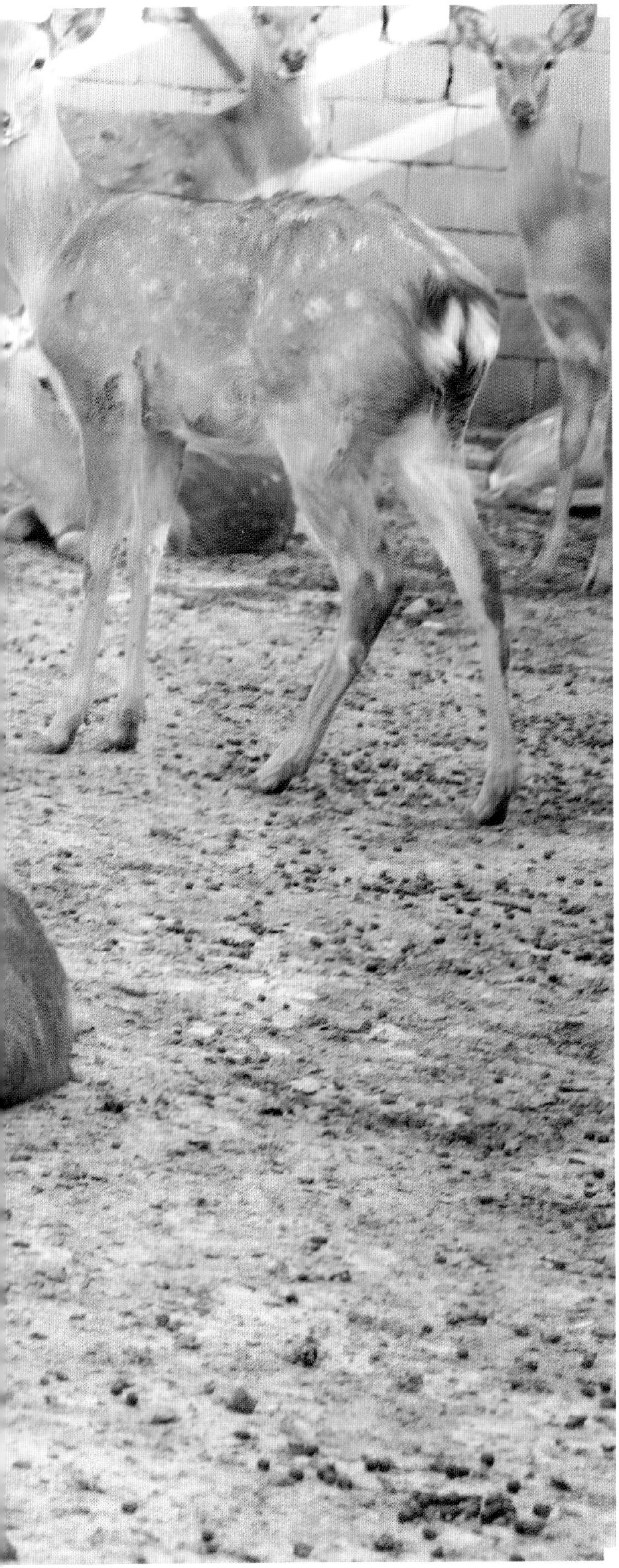

# 鹿角

【维药名】卡提克布哈蒙固孜。

【别　名】鹿角片、鹿角末。

【来　源】本品为鹿科动物梅花鹿 *Cervus nippon* Linnaeus 已骨化的角或锯茸后翌年春季脱落的角基。

【性味归经】咸，温。归肝、肾经。

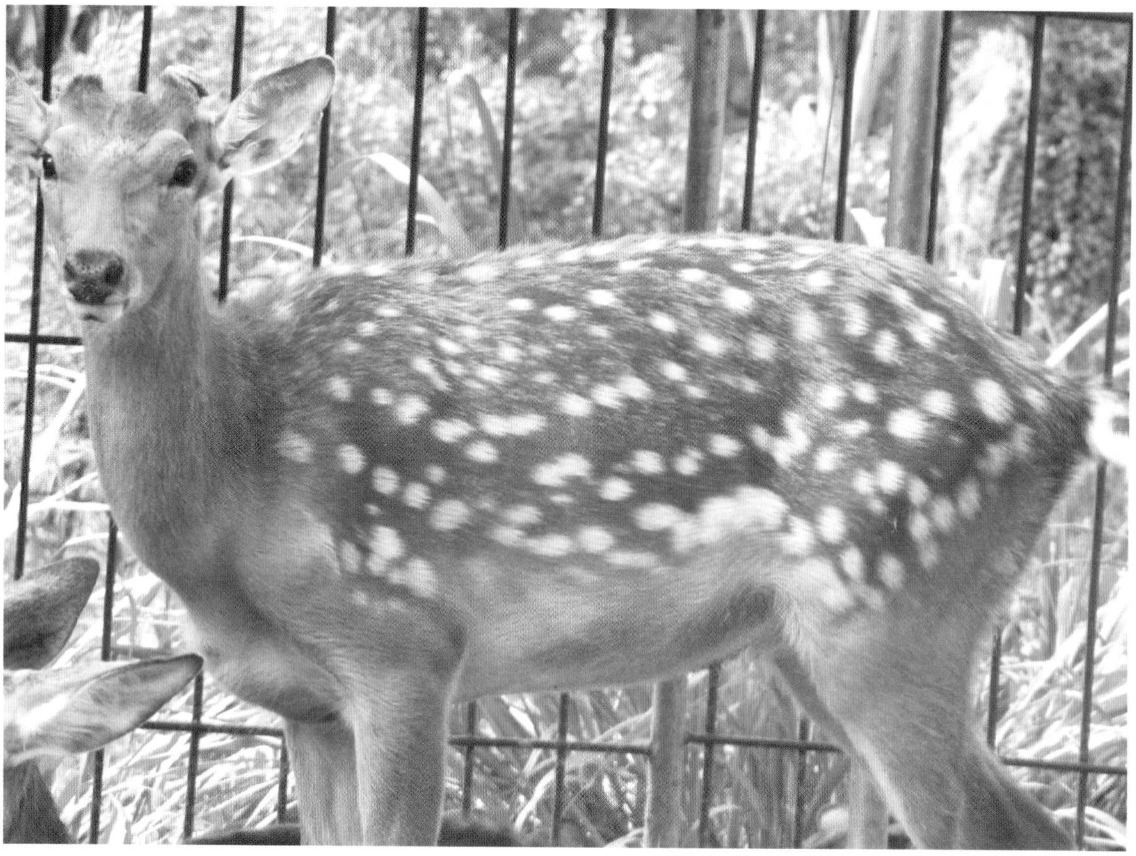

梅花鹿

## 识别特征

一种中型的鹿。体长约 1.5 m，肩高约 90 cm。雄鹿有角，生长完全的共有 4 叉，眉叉斜向前伸；第 2 叉与眉叉相距较远，主干末端再分 1 叉。雌鹿无角。眶下腺明显，呈裂缝状。耳大直立。颈细长，颈和胸部下方有长毛。尾短，臀部有明显白斑。四肢细长，后肢外侧踝关节下有褐色腺体，名为跖腺；主蹄狭尖，侧蹄小。冬毛厚密，棕灰色或棕黄色，有白色斑点，夏季白斑更明显。腹部毛白色，四肢毛色较淡，背部有深棕色的纵纹。

## 生境分布

分布于吉林、辽宁、黑龙江、新疆、甘肃等省区。

## 采收加工

多于春季拾取，除去泥沙，风干。

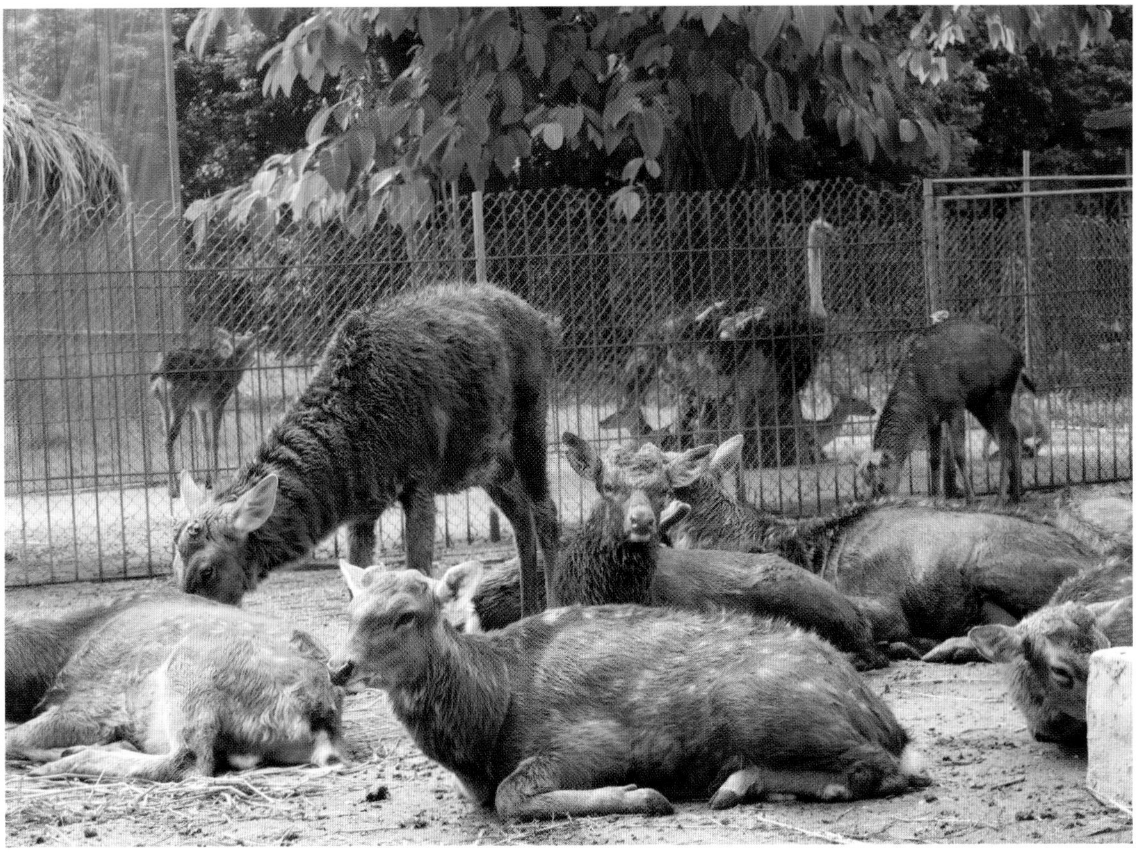
梅花鹿

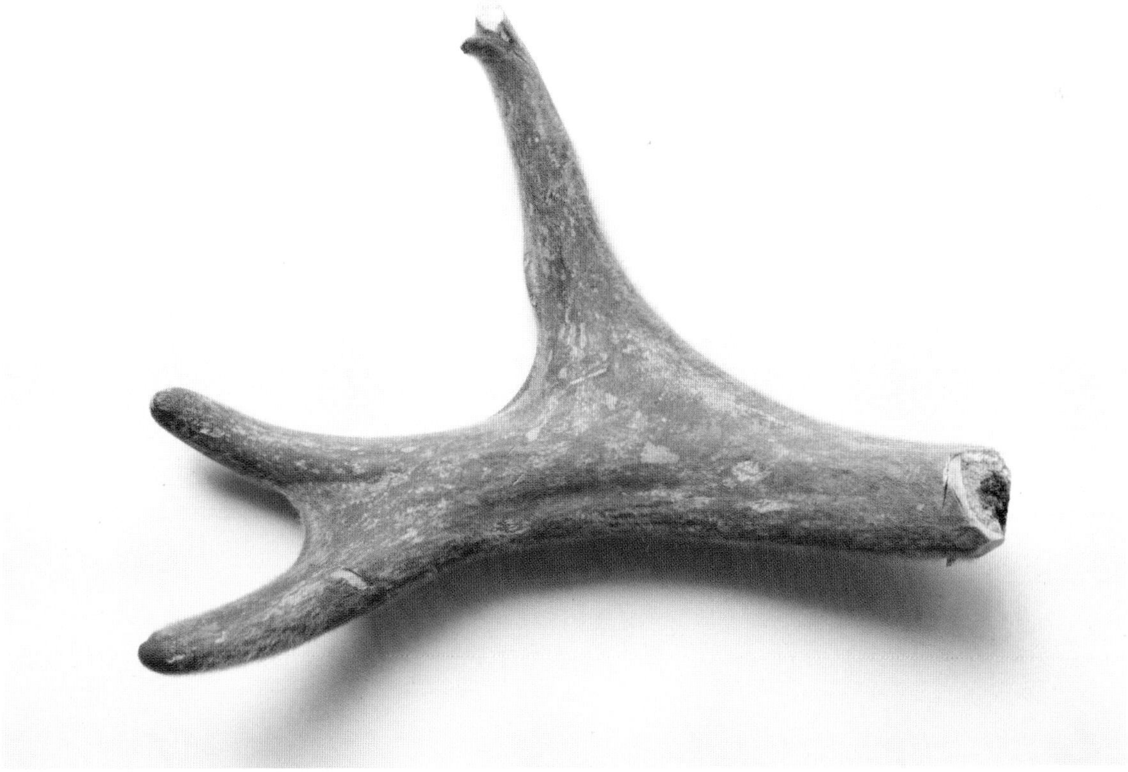
鹿角药材

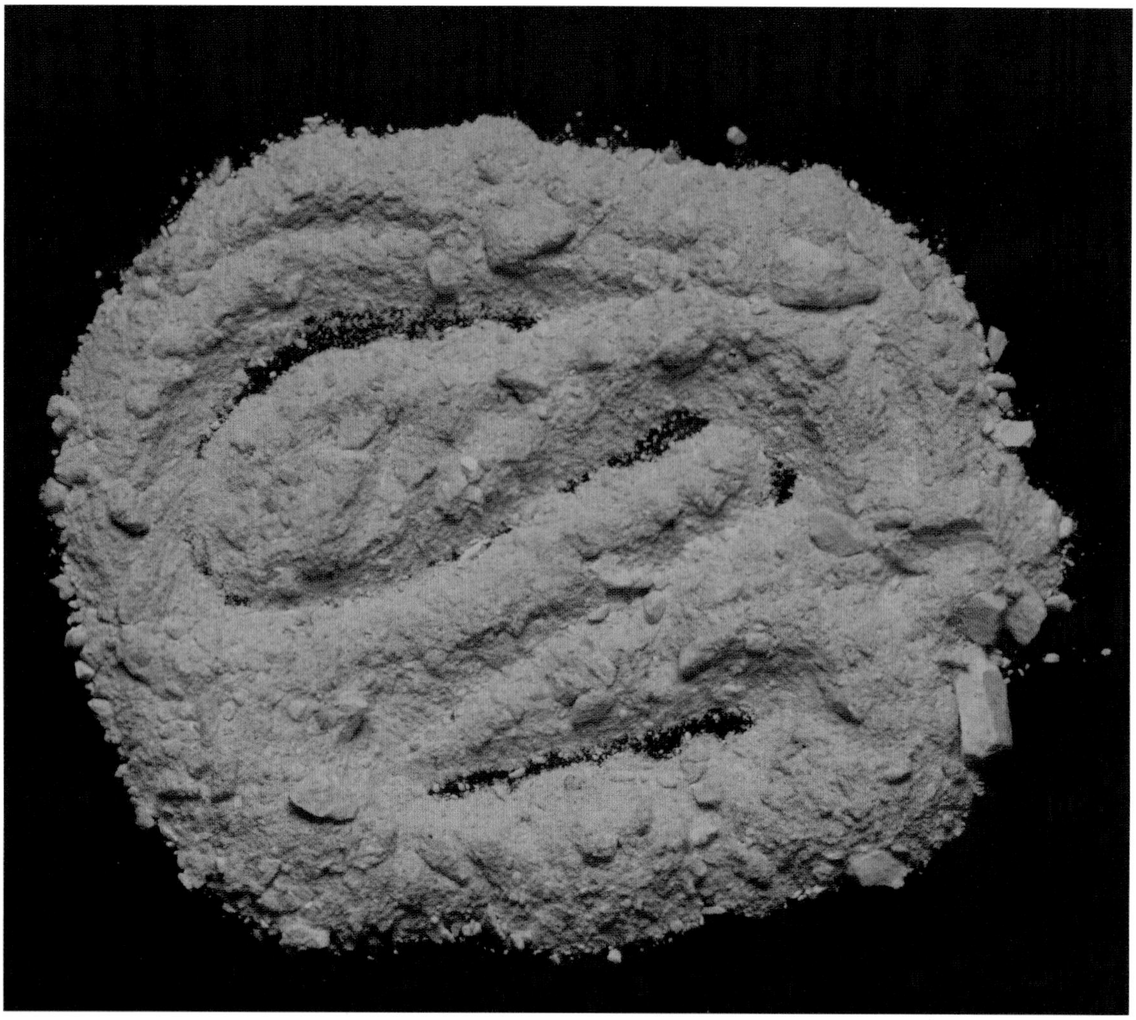

鹿角霜饮片

## 药材鉴别

鹿角片：为圆形或椭圆形薄片。鹿角块：本品呈圆形块状。两种均为表面灰色或灰褐色，中部有细蜂窝状小孔。周边白色或灰白色，质细密。体轻，质脆。

## 功效主治

温肾阳，强筋骨，行血消肿。本品生用散热行血消肿，主治恶疮痈肿，少腹血结痛，跌打损伤瘀血等证。熟用益肾补虚、强精活血。

## 药理作用

本品具有活血散瘀消肿的作用。

## 用法用量

内服：煎汤，5 ~ 10 g；或研末服。外用：磨汁涂或研末敷。

## 民族药方

**1．虚证哮喘**　鹿角片、淫羊藿各 20 g，熟地黄、紫石英各 30 g，当归、桃仁各 10 g，麻黄、白芥子各 6 g，五味子 4 g，肉桂、皂角各 3 g。水煎取药汁，每日 1 剂，分 2 次温服。

**2．乳腺增生**　鹿角、丹参各 15 g，穿山甲 3 g，三棱、莪术各 9 g，当归、没药、延胡索、淫羊藿、牡蛎各 10 g，黄芪 20 g。水煎取药汁，每日 1 剂，分次服用。

## 使用注意

阴虚阳亢者忌服。

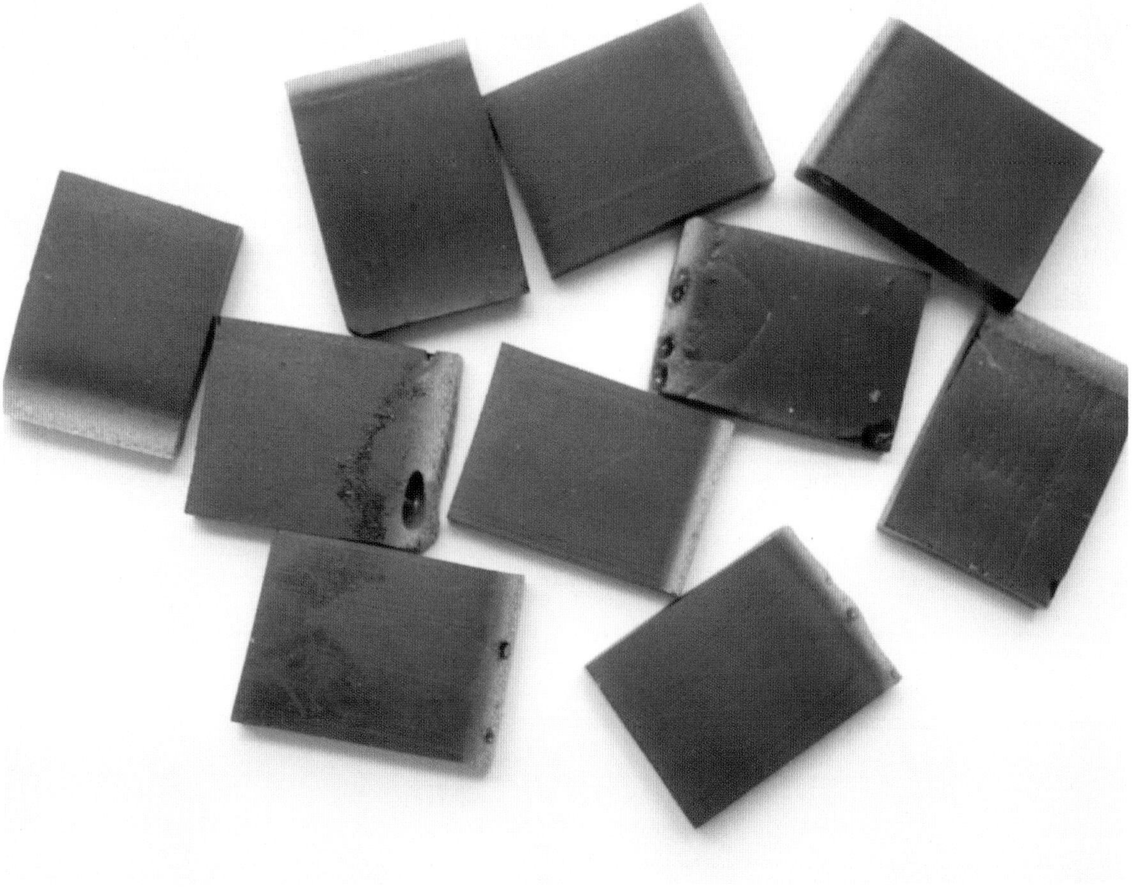

鹿角胶饮片

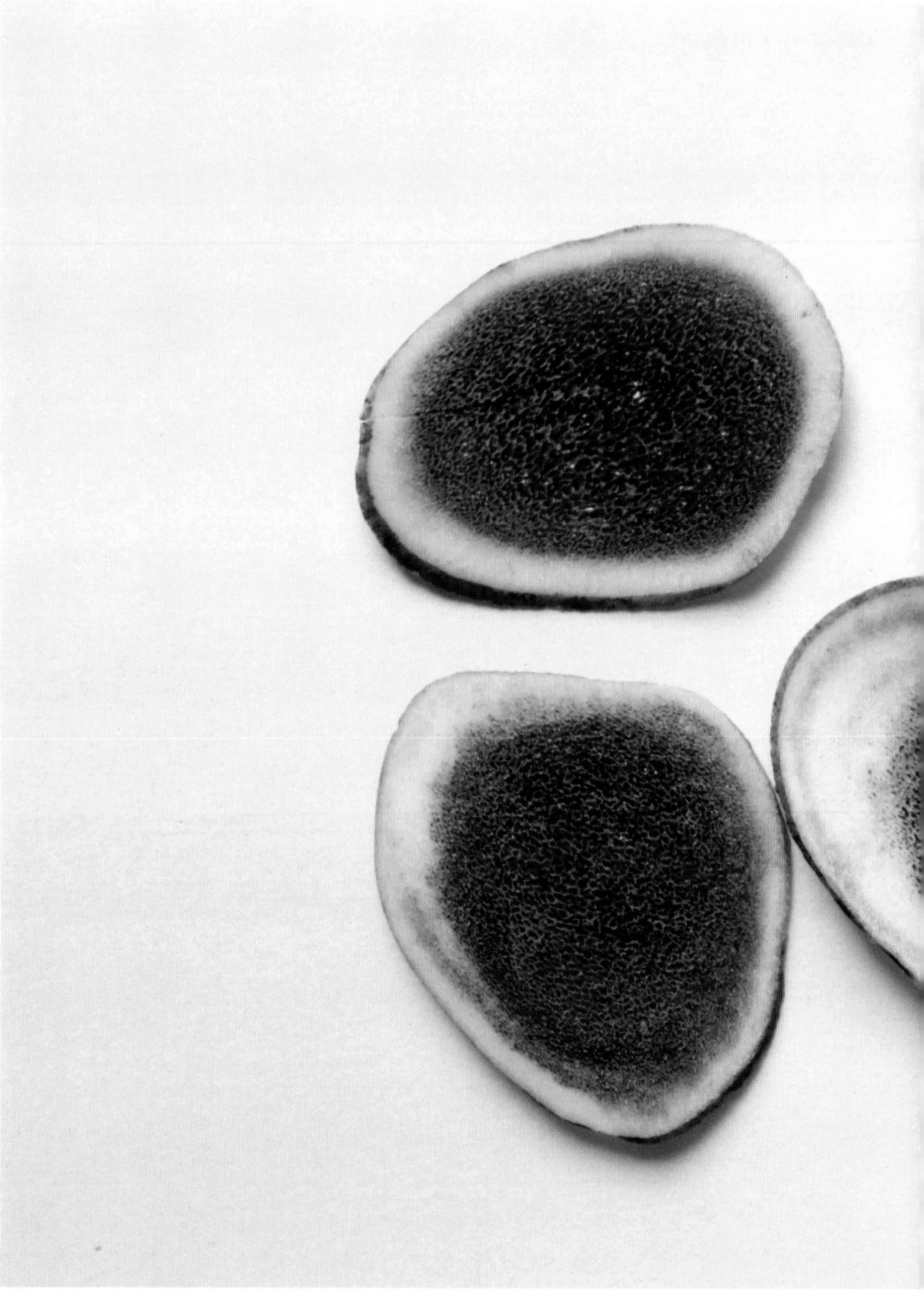

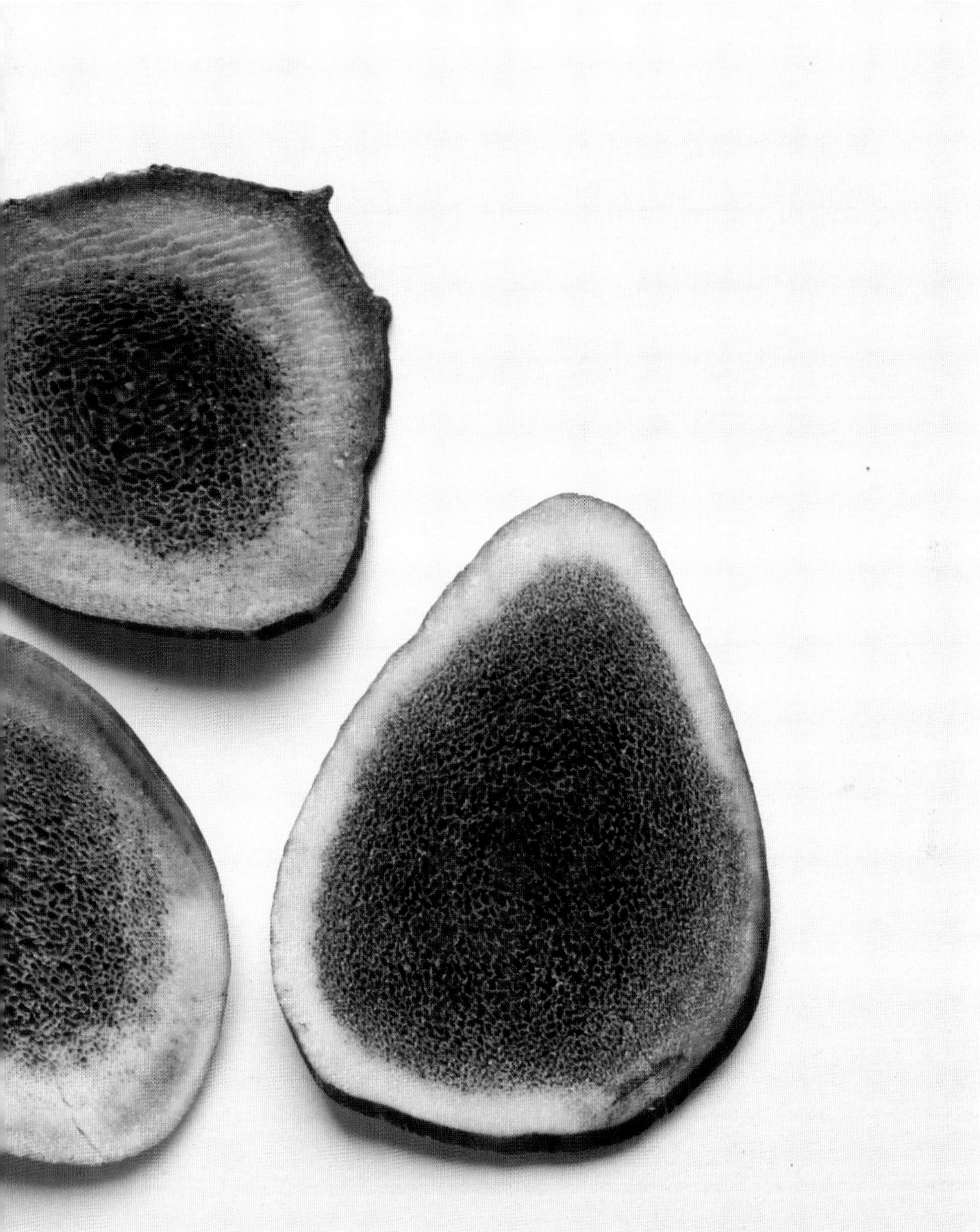

鹿角饮片

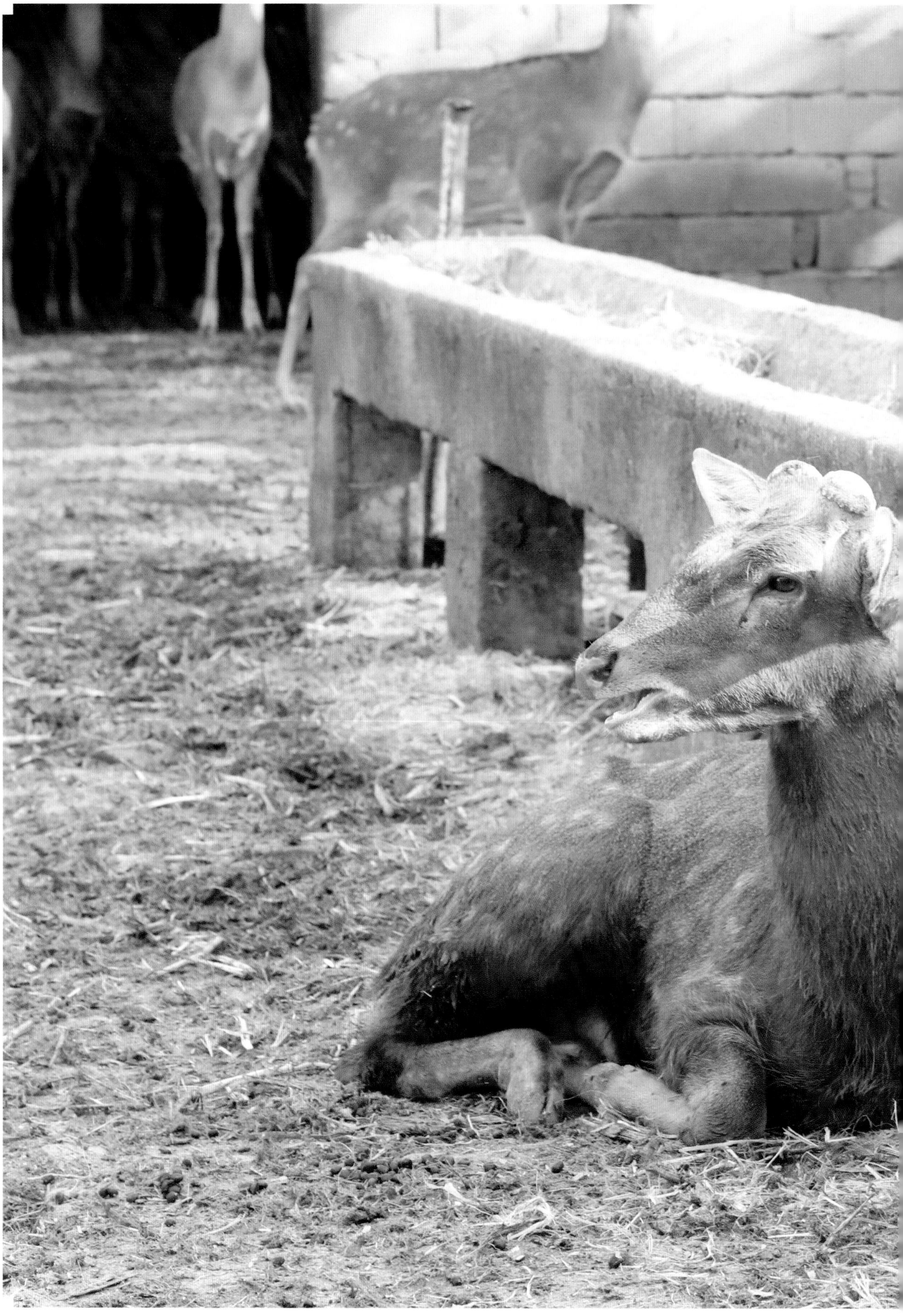

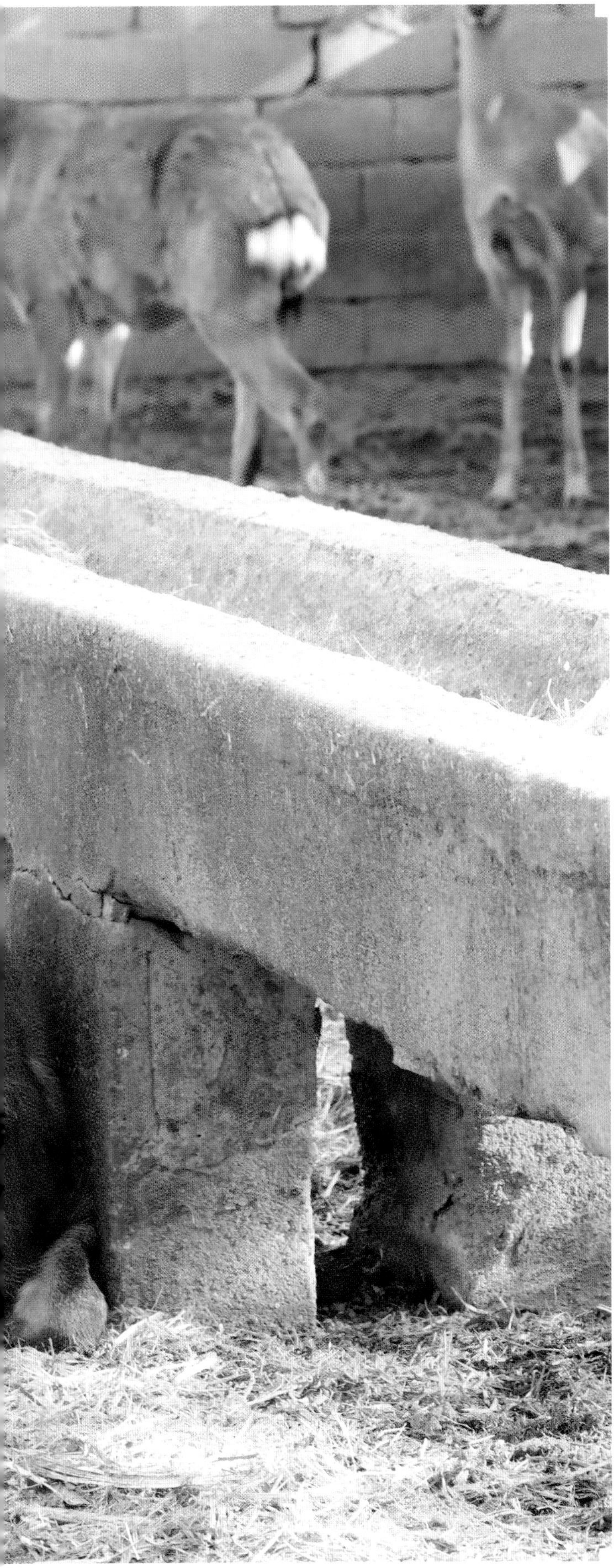

# 鹿茸

【维药名】友米让布哈蒙固孜。

【别　名】鹿茸片、鹿茸粉、鹿茸血片。

【来　源】本品为鹿科动物梅花鹿 *Cervus nippon* Linnaeus 雄鹿未骨化密生茸毛的幼角。

【性味归经】甘、咸，温。归肾、肝经。

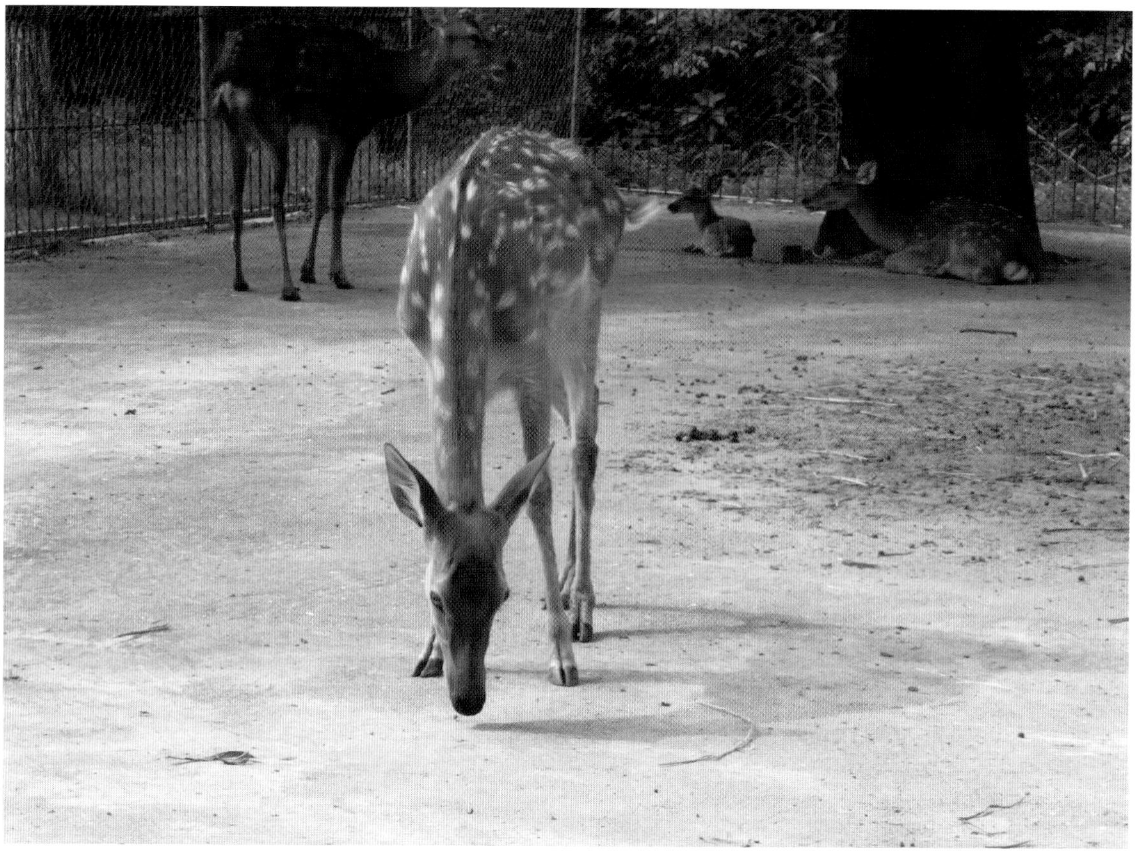

梅花鹿

## 识别特征

见“鹿角”项下。

## 生境分布

分布于吉林、辽宁、黑龙江、新疆、甘肃等省区。

## 采收加工

分锯茸和砍茸 2 种方法。锯茸，一般从第三年的鹿开始锯茸。二杠茸每年可采收两次，第一次在清明后 45 ~ 50 日（头茬茸），采后 50 ~ 60 日再采第二次（二茬茸），三茬茸则采 1 次，在 7 月下旬。锯时应迅速将茸锯下，伤口敷上止血药。将锯下的鹿茸立即进行烫炸等加工，至积血排尽为度，阴干或烘干。砍茸，将鹿头砍下，再将茸连脑盖骨锯下，刮净残肉，绷紧脑皮，进行烫炸等加工，阴干。

## 药材鉴别

本品为圆形或类圆形厚片。表面粉白色或浅棕色，中间有蜂窝状细孔，外皮无骨质或略具骨质，周边粗糙，红棕色或棕色。质坚脆。气微腥，味微咸。

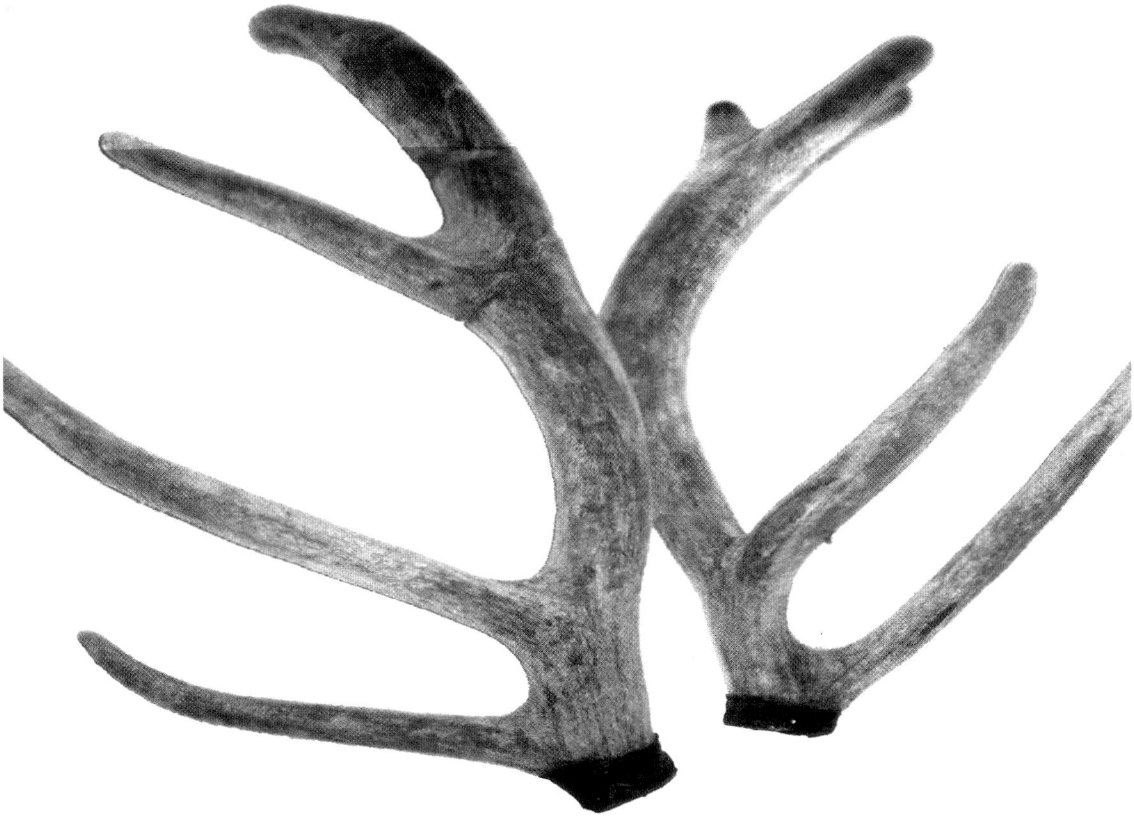

鹿茸药材

## 功效主治

壮肾阳，补精髓，强筋骨，调冲任，托疮毒。主治肾虚，头晕，耳聋，目暗，阳痿，滑精，宫冷不孕，羸瘦，神疲，畏寒，腰脊冷痛，筋骨痿软，崩漏带下，阴疽不敛及久病虚损等症。

## 药理作用

本品的粉、精、酊均有强壮作用，可使家兔红细胞、血色素增加，使小白鼠体重增加，促进物质代谢，增进食欲。所含的氨基酸对人体有强壮作用等。

## 用法用量

内服：1 ~ 3 g，研末服；或入丸、散。

## 民族药方

**1. 精血耗涸** 鹿茸（酒蒸）、当归（酒浸）各 50 g。焙为末，乌梅肉煮膏捣为丸如梧桐子大，每次饮服 50 丸。

**2．饮酒成泄** 嫩鹿茸（酥炙）、肉苁蓉（煨）各 50 g，生麝香 1.5 g。研为末，陈白米饮丸如梧桐子大，每次饮下 50 丸。

**3．病久体虚** 鹿茸、人参各 30 g，续断、骨碎补各 60 g。研细冲服，每次 3 ~ 5 g，每日 2 次。

**4．腰脚痛** 鹿茸不限多少。搽酥炙紫色，研为末，温酒调下 5 g。

**5．老人腰痛及腿痛** 鹿茸（炙）、山楂各等份。研为末，加蜜做成丸子，如梧桐子大，每次 100 丸，每日 2 次。

**6．血栓闭塞性脉管炎疼痛较剧者** 鹿茸、大蒜各 5 g，全蝎 3 g，蜈蚣 4 条，白酒 100 ml。前 4 味放入白酒中浸泡并密封，14 日后即成。饮酒，每次热饮 40 ml，15 日为 1 个疗程。

**7．阳痿** 鹿茸（去毛，涂酥，炙令微黄）60 g，羊踯躅（酒拌后炒令干）、韭菜子（微炒）、附子（炮裂后去皮、脐）、桂心、泽泻各 30 g。捣研为极细末，装瓶备用。空腹服，每次用粥汤送服 6 g。

## 使用注意

本品甘温助阳，肾虚有火者不宜。阴虚阳亢，血分有热，胃火炽盛，肺有痰热，外感热病均忌用。本品宜从小剂量开始，缓缓增加，不宜骤用大量，以免风阳升动，头晕目赤，或伤阴动血。高血压、肝炎、肾炎忌用。不宜与降血糖药、水杨酸类药合用。

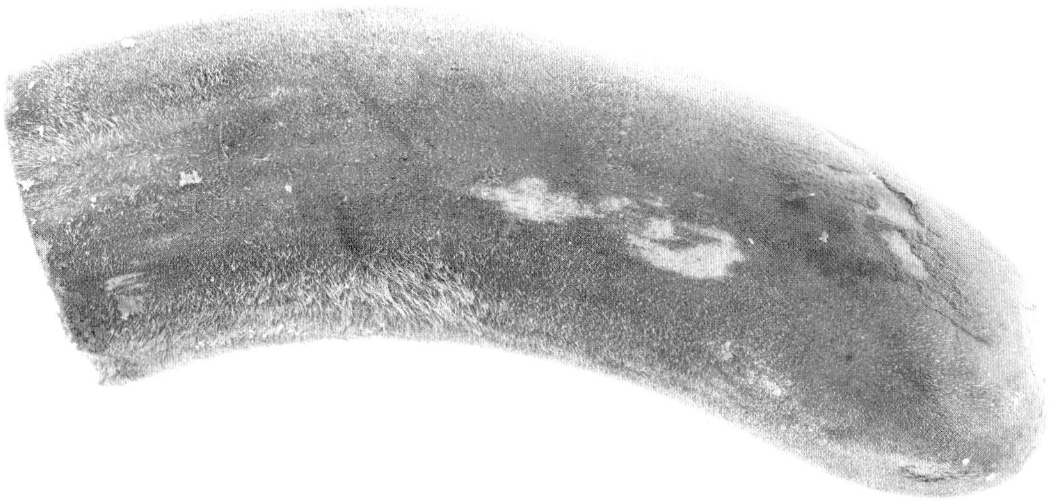

鹿茸药材

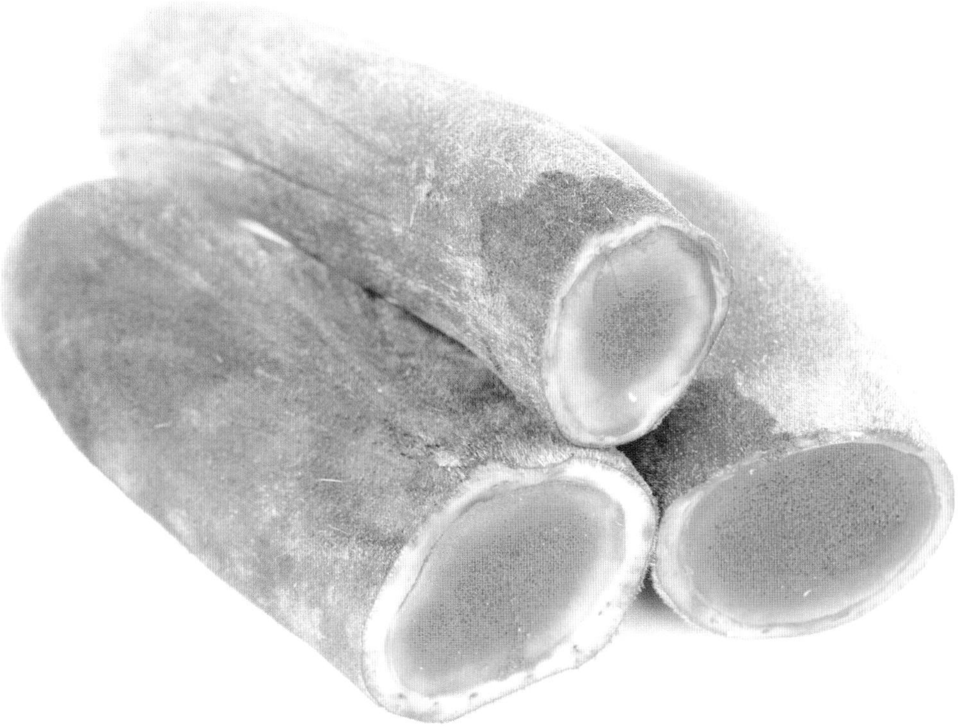

鹿茸药材

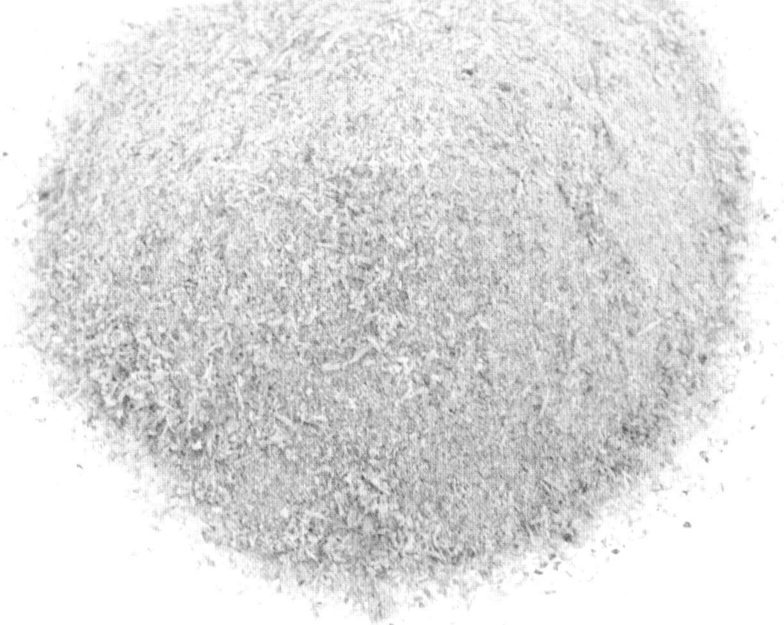

鹿茸粉饮片

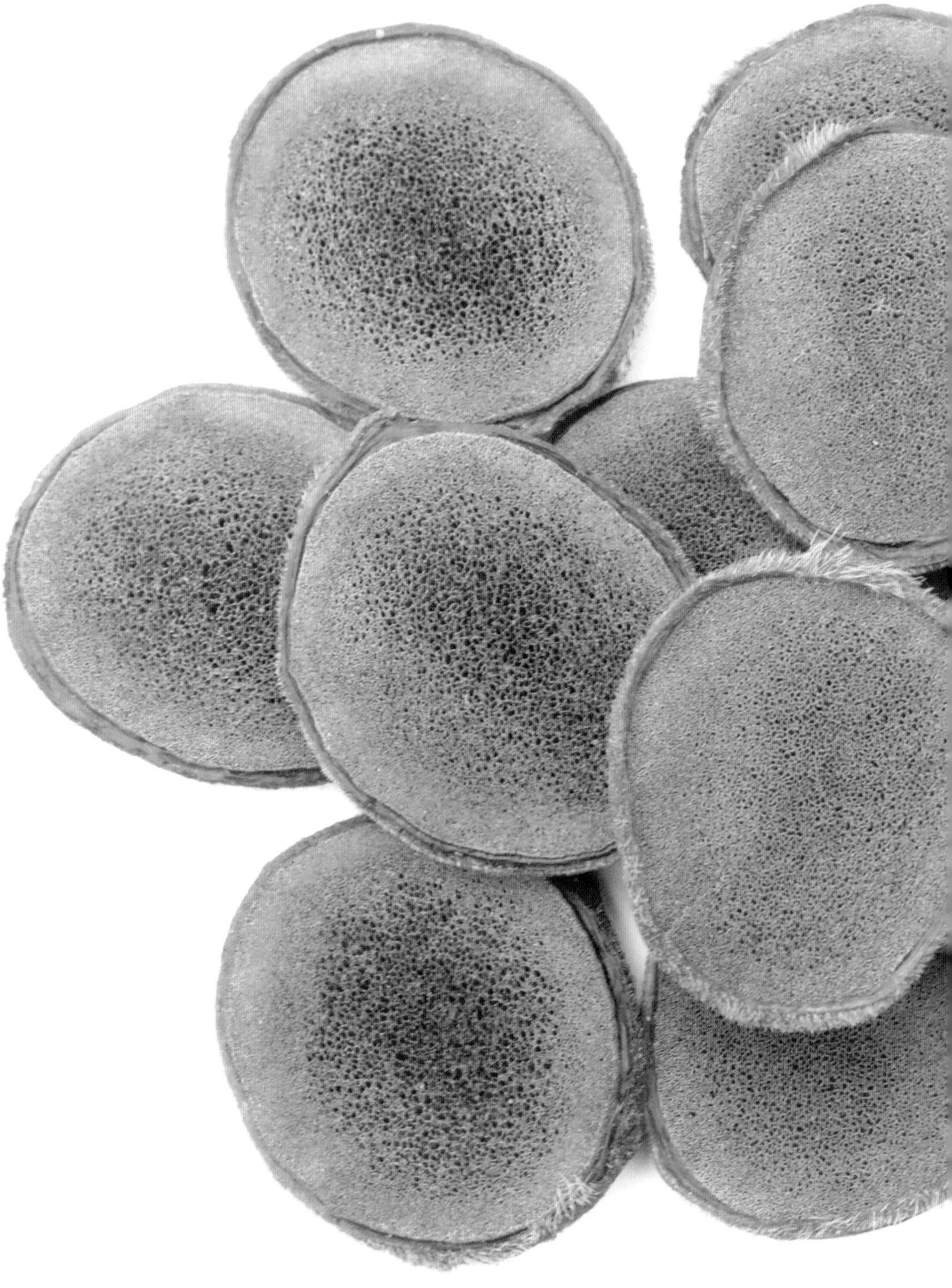

# 鹿茸

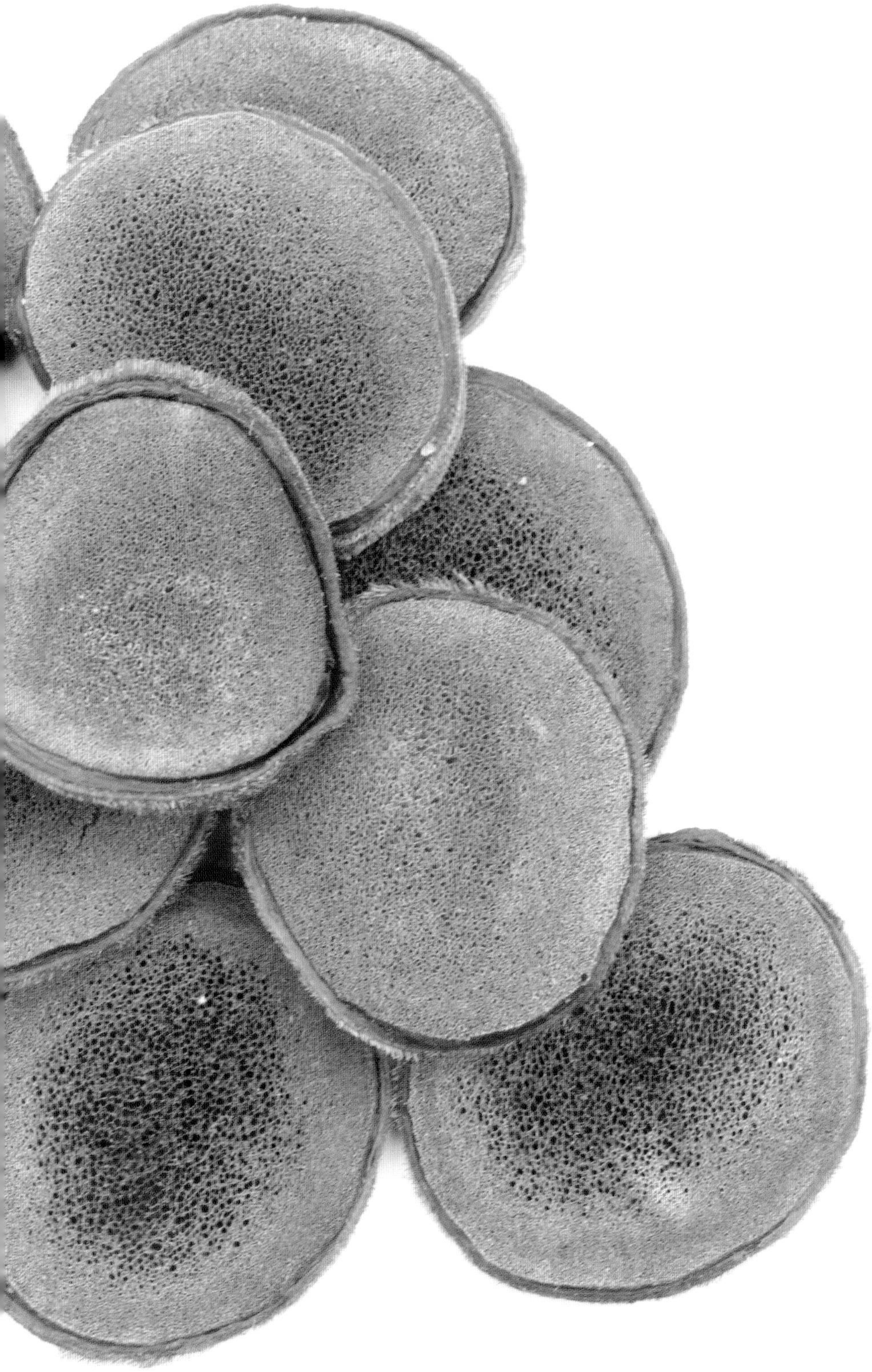

鹿茸饮片

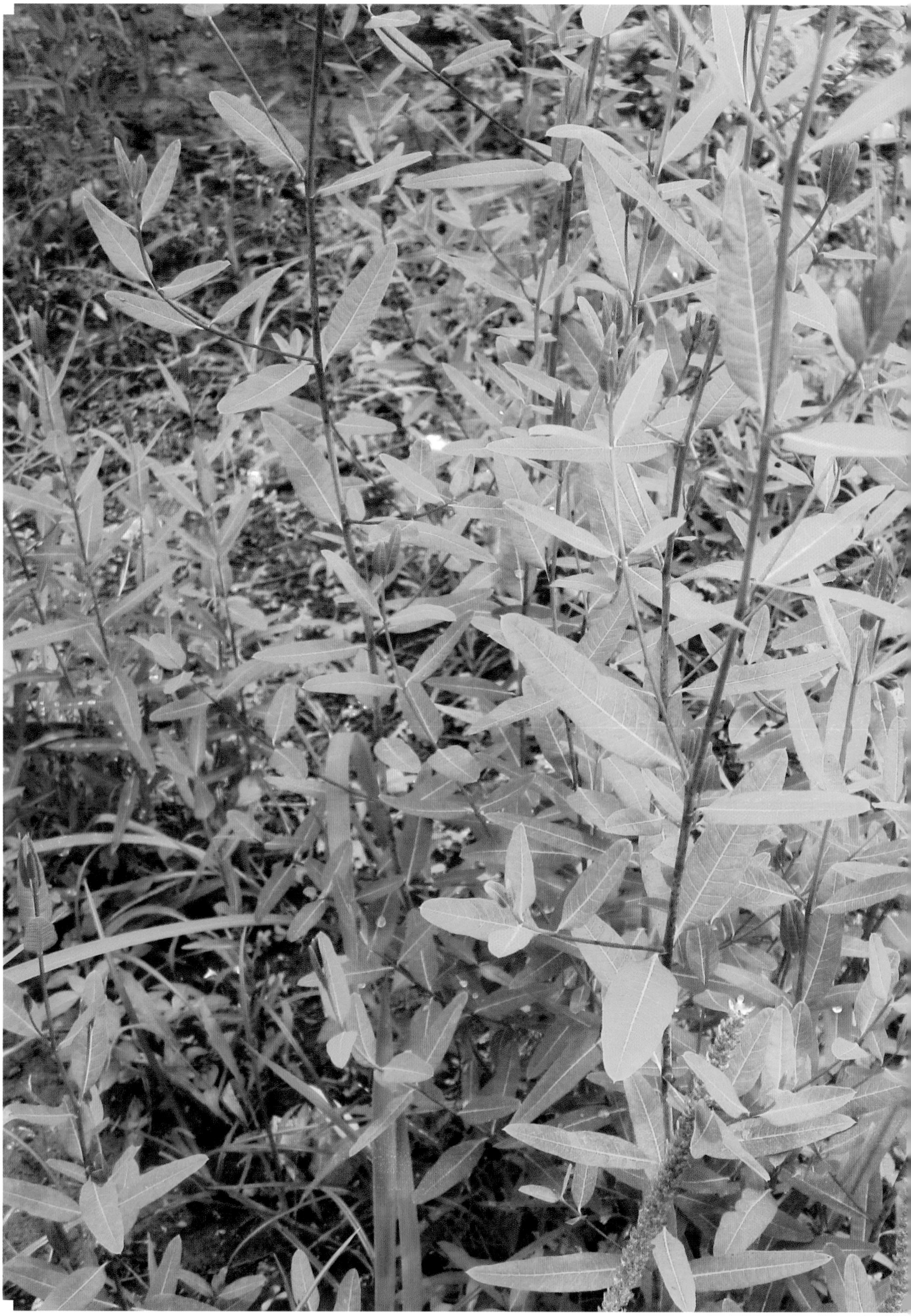

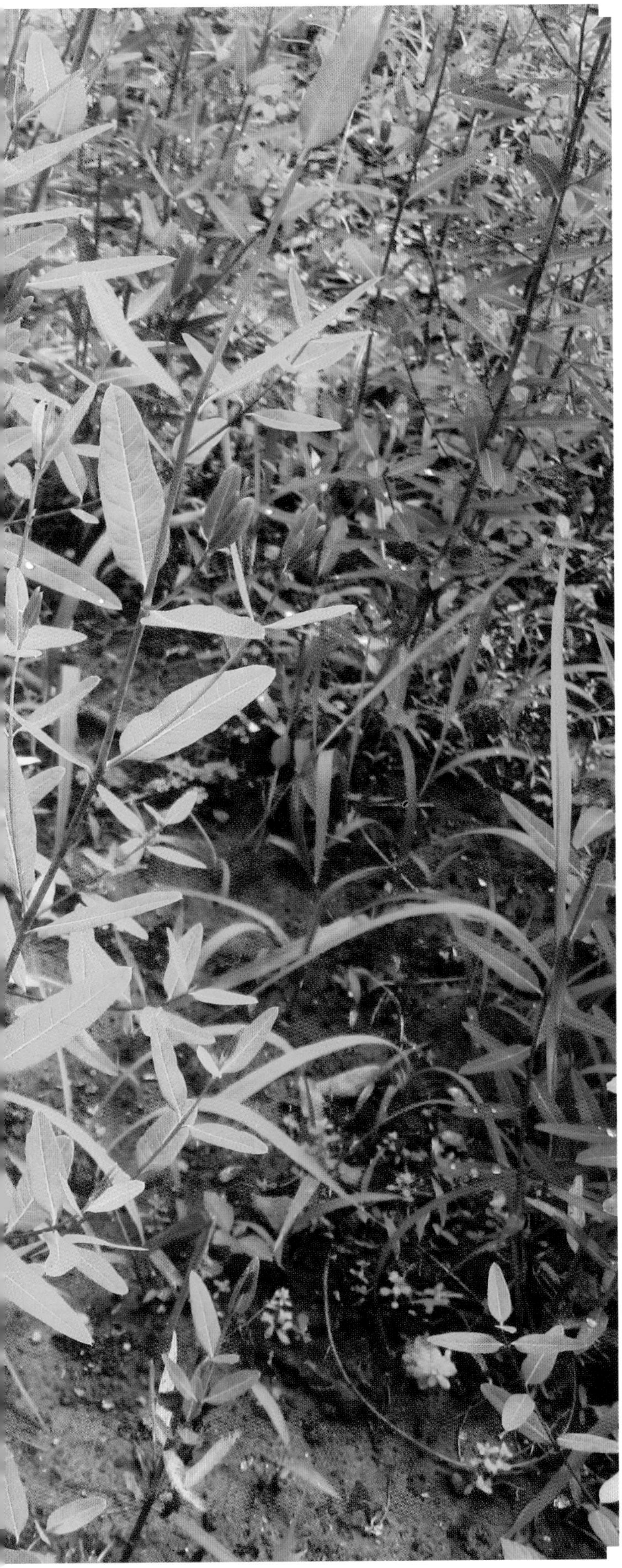

# 罗布麻叶

【维药名】罗布奴尔坎得日。

【别　名】茶叶花、泽漆麻、野茶叶、红根草、野麻。

【来　源】本品为夹竹桃科多年生草本植物罗布麻 *Apocynum venetum* L. 的叶。

【性味归经】甘、苦，凉。归肝经。

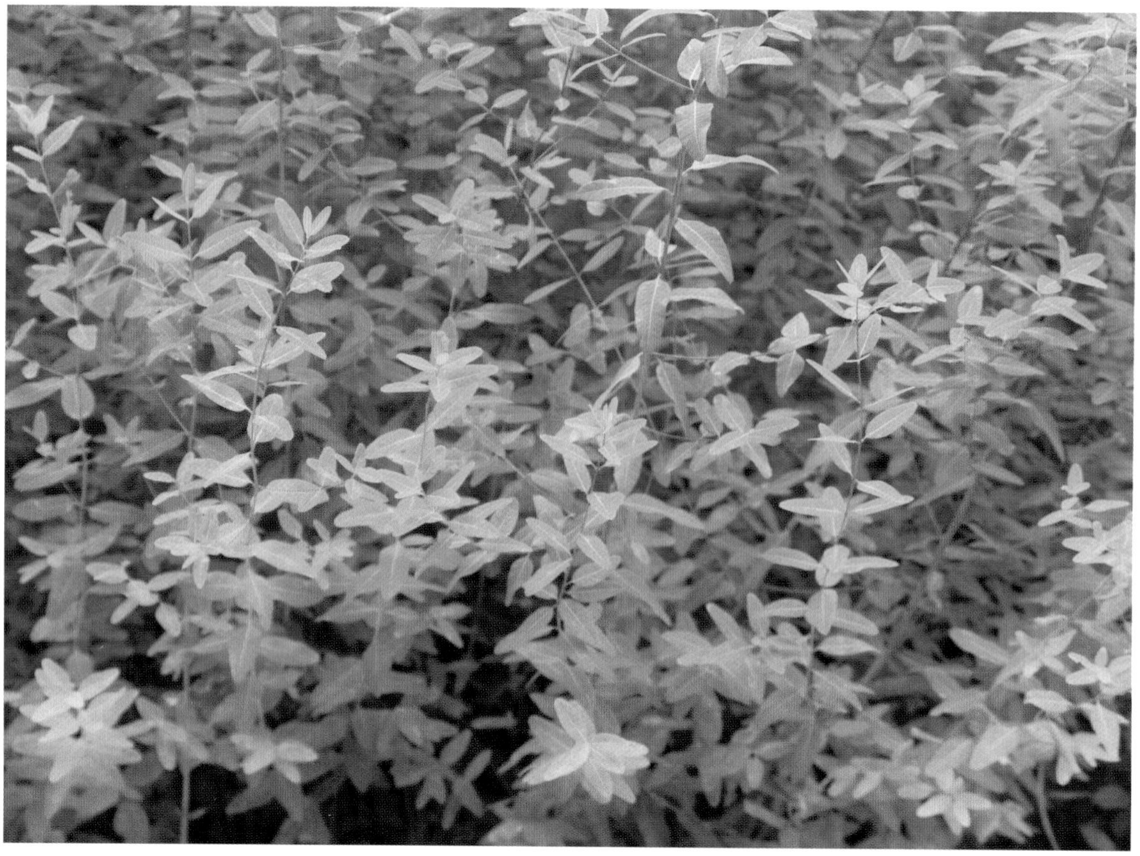

罗布麻

## 识别特征

半灌木，高 1.5 ~ 4.0 m，全株有白色乳汁，枝条常对生，无毛。紫红色或淡红色，背阴部分为绿色。叶对生，在中上部分枝处或互生。单歧聚伞花序顶生，花萼 5 深裂；花冠紫红色或粉红色，钟状，上部 5 裂，花冠内有明显 3 条紫红色脉纹，基部内侧有副花冠及花盘。蓇葖果长角状，叉生。种子多数，顶生一簇白色细长毛。花期 6—8 月，果期 9—10 月。

## 生境分布

生长于河岸、山沟、山坡的砂质地。分布于我国东北、西北、华北等地。

## 采收加工

夏季开花前采摘叶片，除去杂质，干燥。

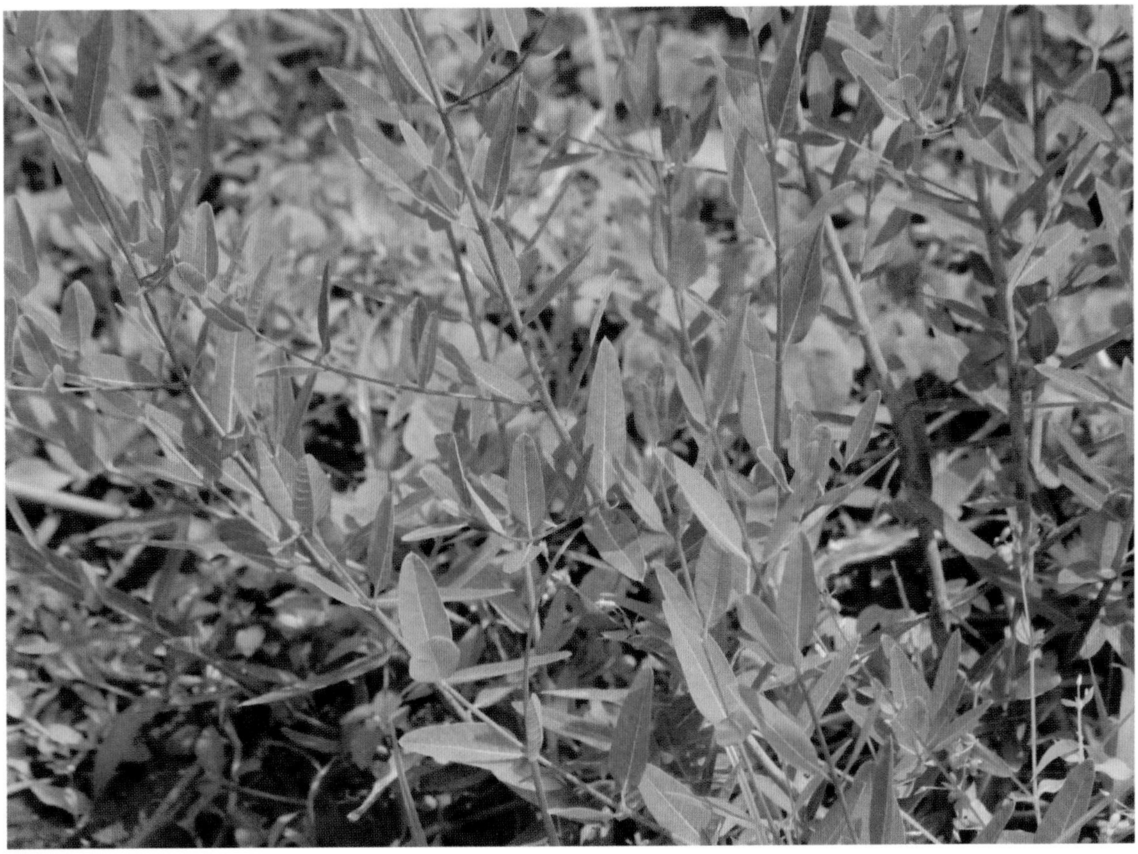

罗布麻

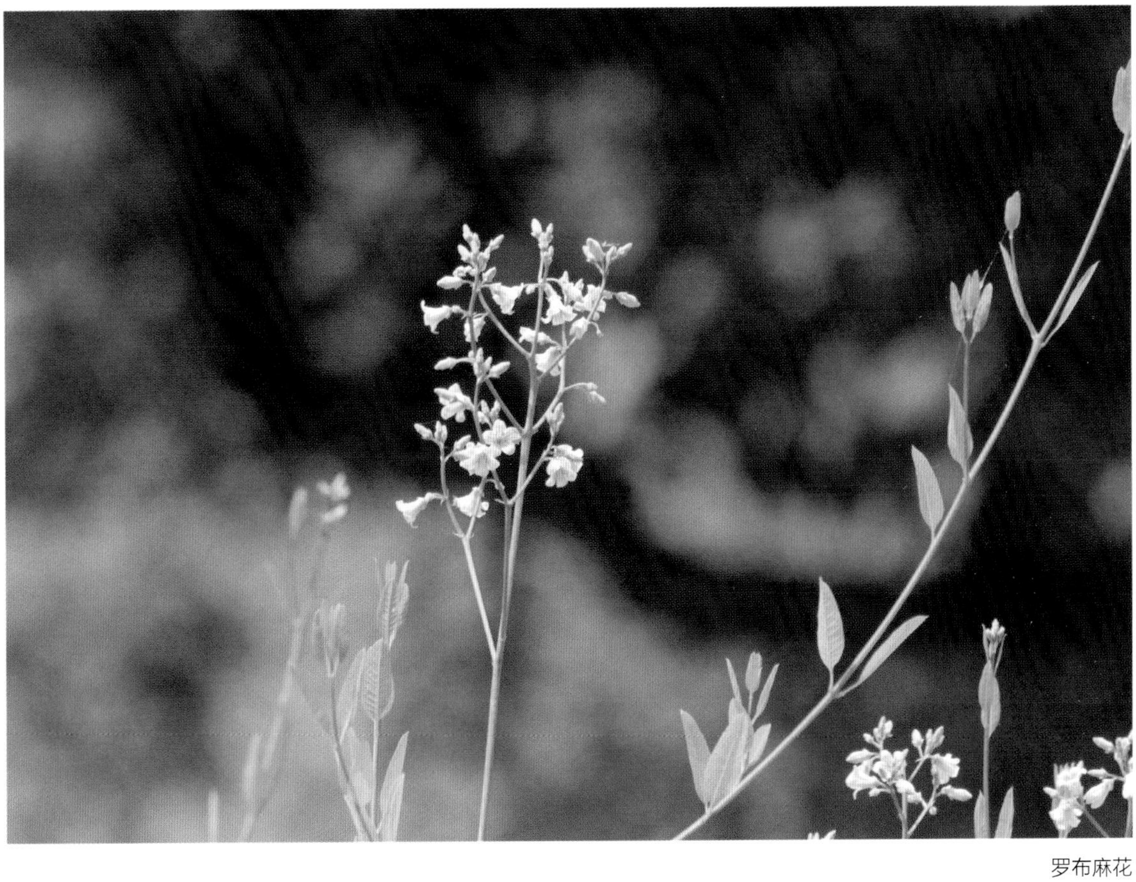

罗布麻花

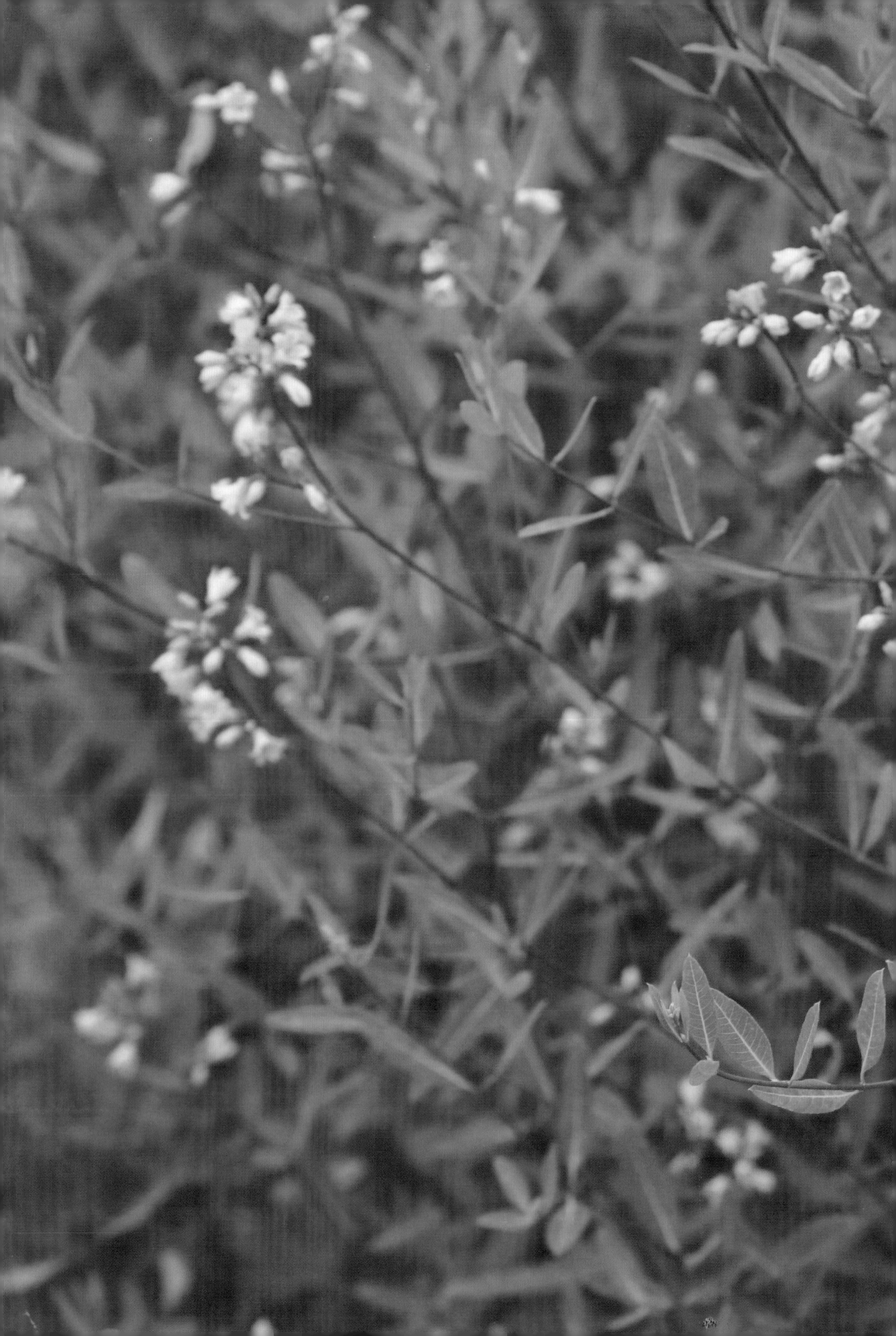

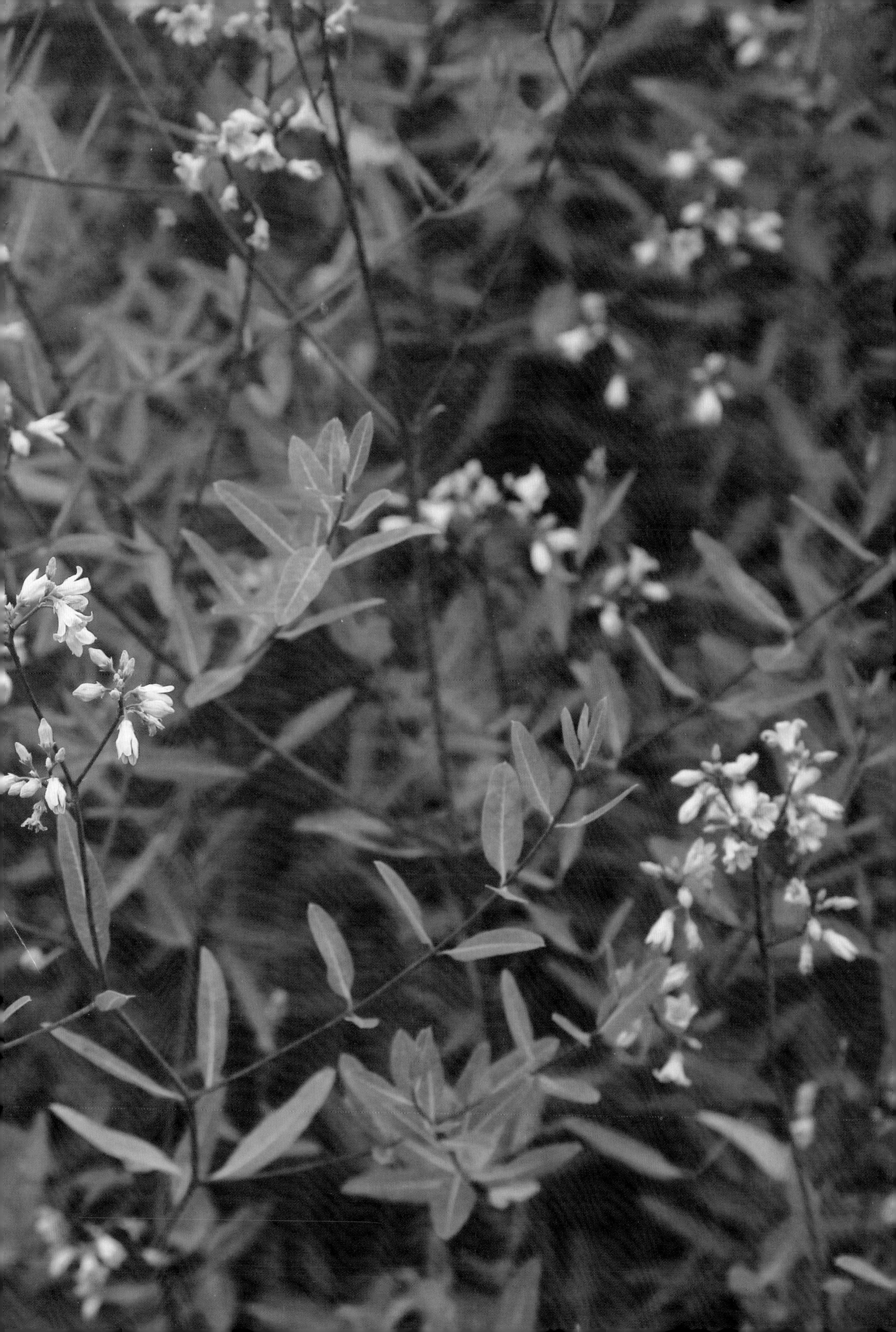

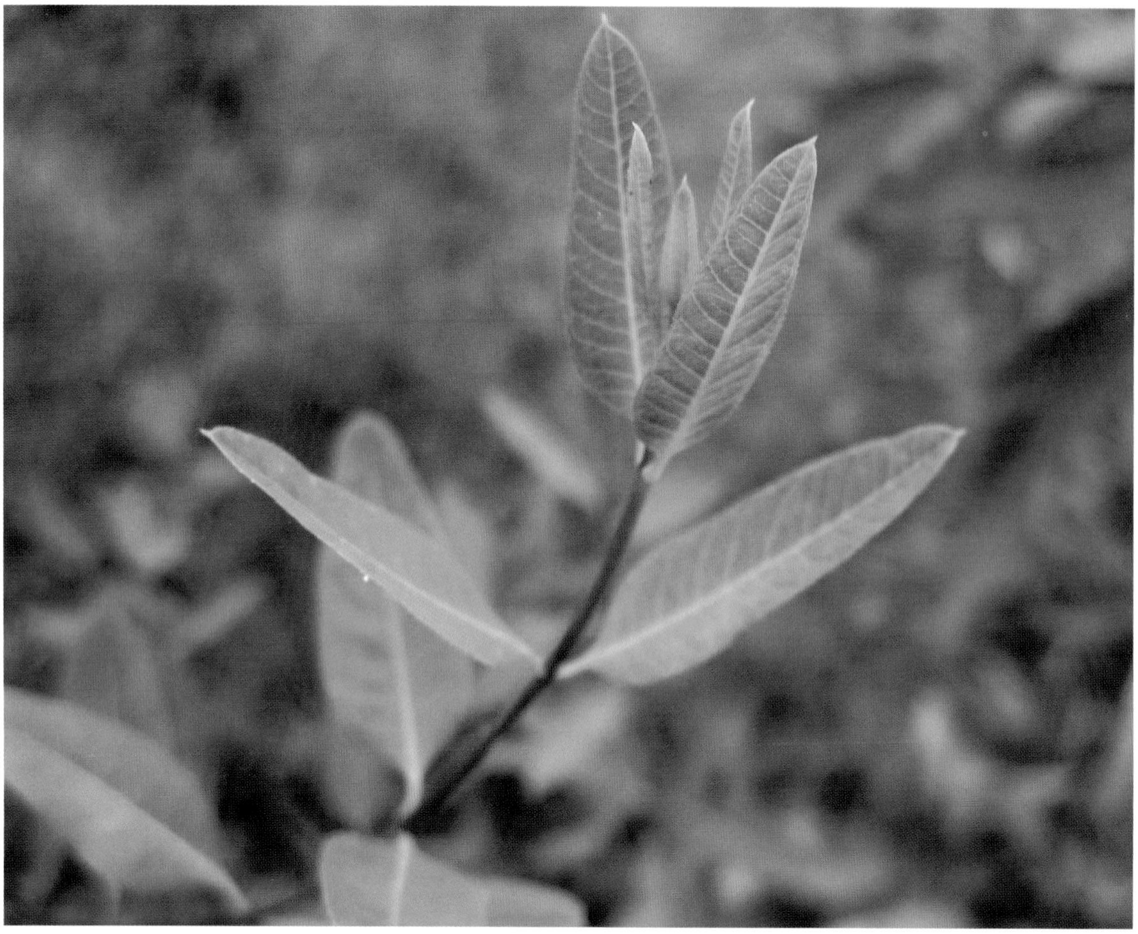

罗布麻

## 药材鉴别

本品多皱缩卷曲，有的破碎，完整者呈椭圆形或卵圆状披针形，灰绿色或淡绿色，先端钝，有小芒尖，基部钝圆或楔形，边缘具细齿，常反卷，两面无毛，叶脉于下表面突起，叶柄细。质脆。气微，味淡。

## 功效主治

平抑肝阳，清热，利尿。本品苦凉，清热降泄，归肝经能泻肝火平抑肝阳，其性清泄以清热利尿。

## 药理作用

罗布麻叶煎剂有降压作用、利尿作用和降血脂作用，也有一定的镇静、抗惊厥作用。

## 用法用量

内服：3 ~ 15 g，煎服或开水泡服。

## 民族药方

**1．高血压** 罗布麻叶 20 g。开水泡，当茶饮用。

**2．急性肾炎高血压** 罗布麻、菊花各 10 g。沸水浸泡，每日 1 剂，分 3 ~ 4 次服。

**3．肝炎腹胀** 罗布麻、延胡索各 10 g，甜瓜蒂 7.5 g，公丁香 5 g，木香 15 g。共研细末，每次 2.5 g，每日 2 次，开水送服。

**4．神经衰弱，眩晕，心悸，失眠** 罗布麻 5 ~ 10 g。开水冲泡当茶喝，不可煎煮。

**5．水肿** 罗布麻根 20 ~ 25 g。水煎服，每日 2 次。

## 使用注意

脾胃虚寒者，不宜长期服用。

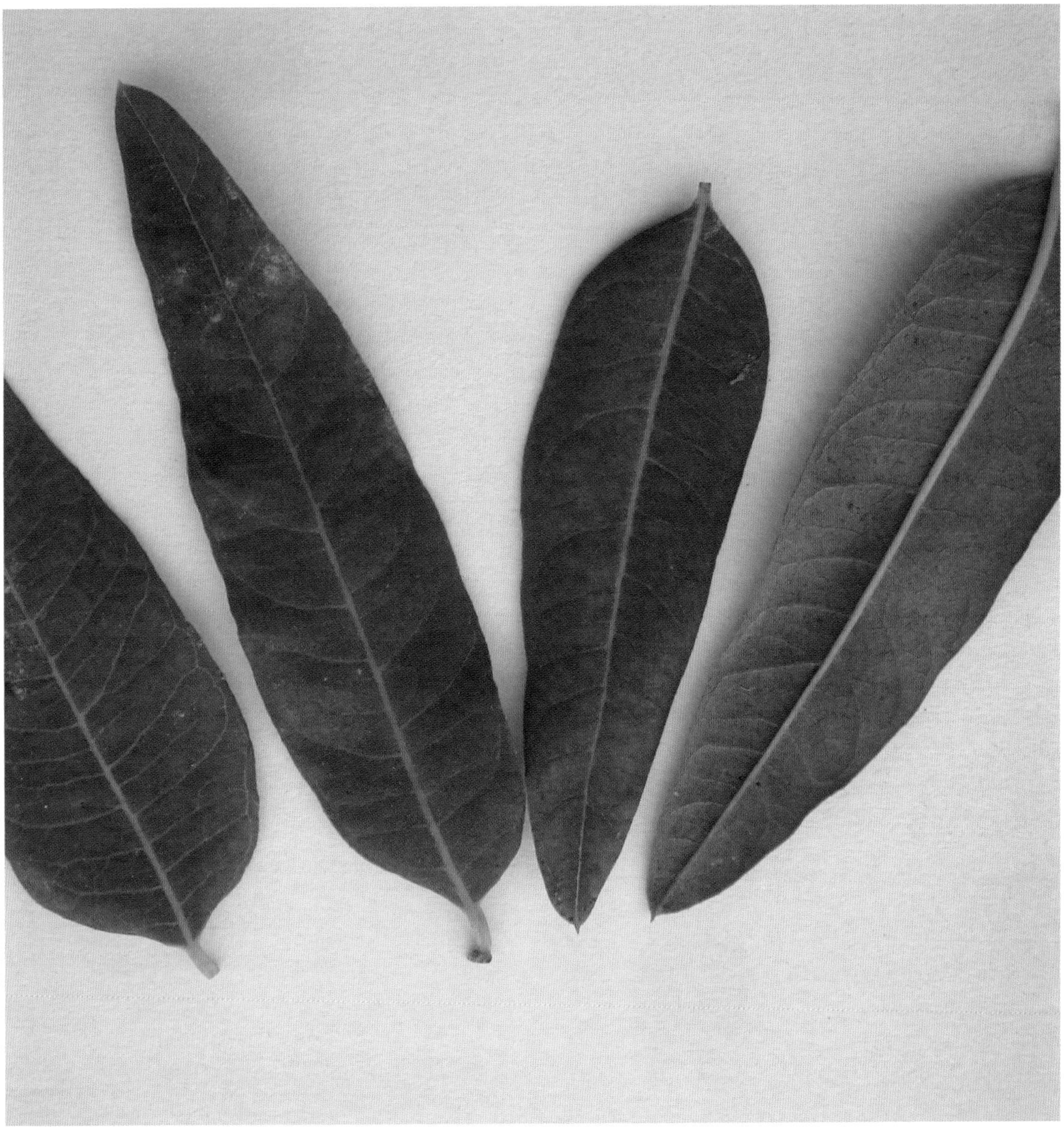

罗布麻叶药材

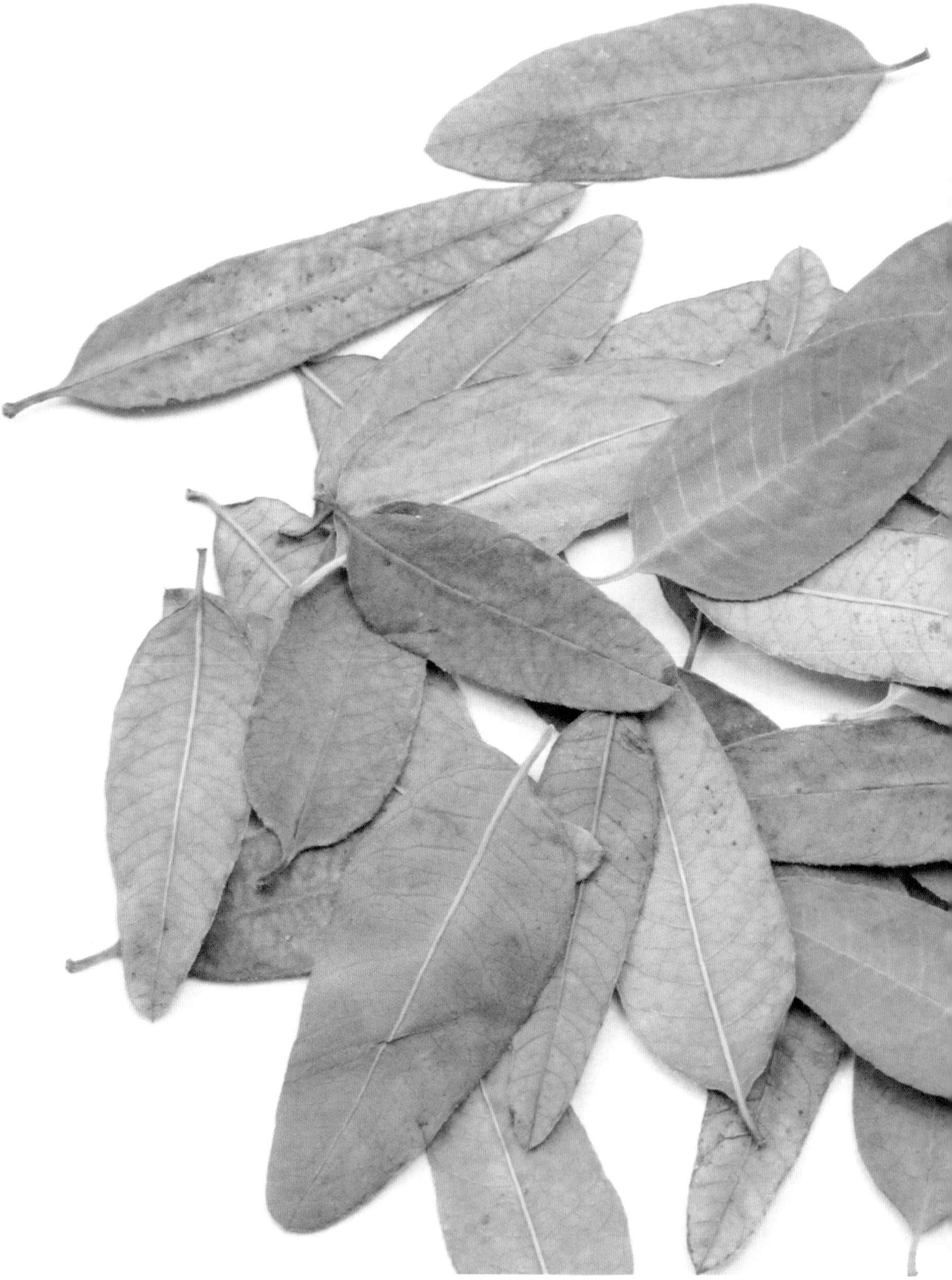

# 罗布麻叶

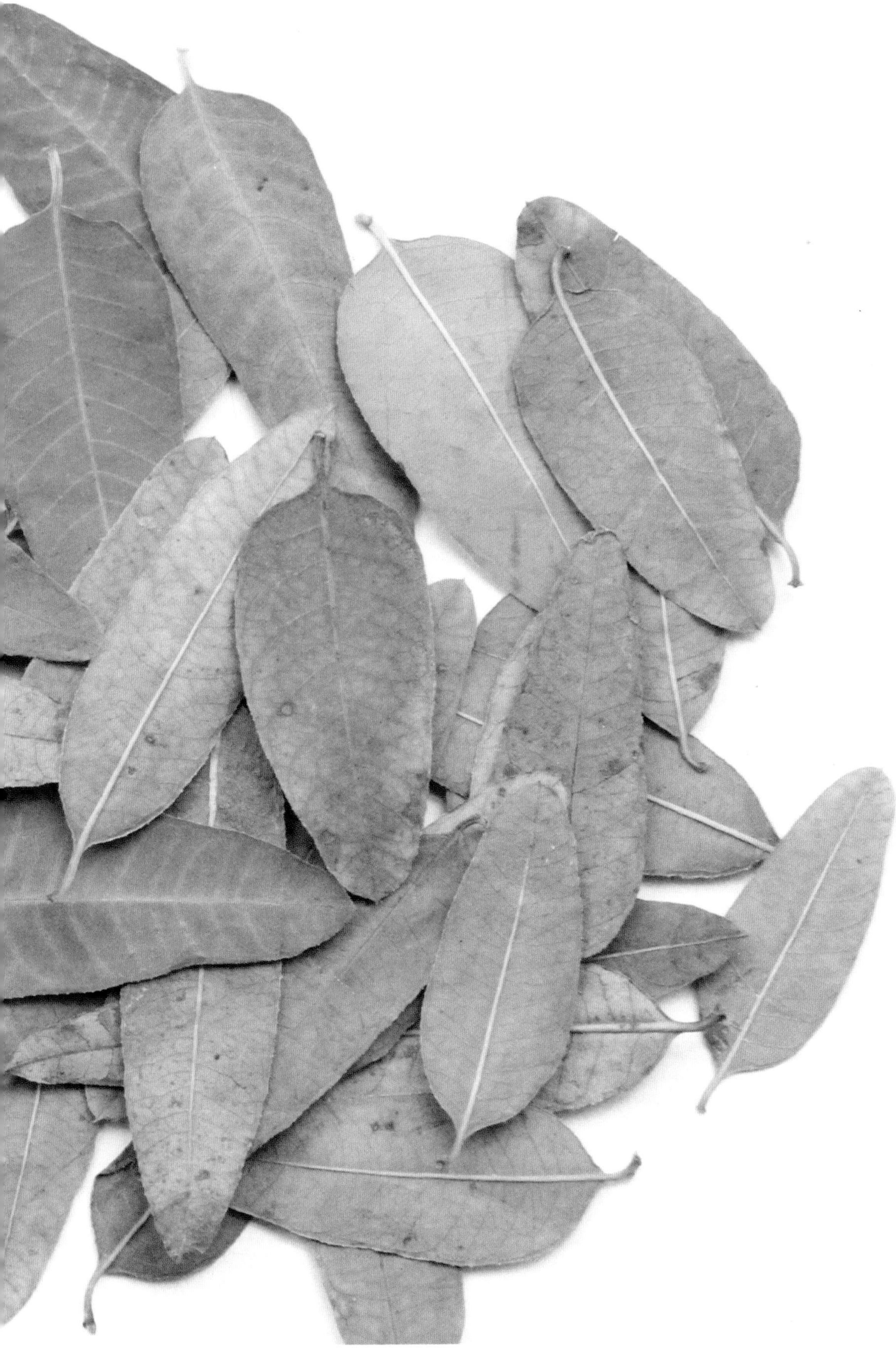

罗布麻叶饮片

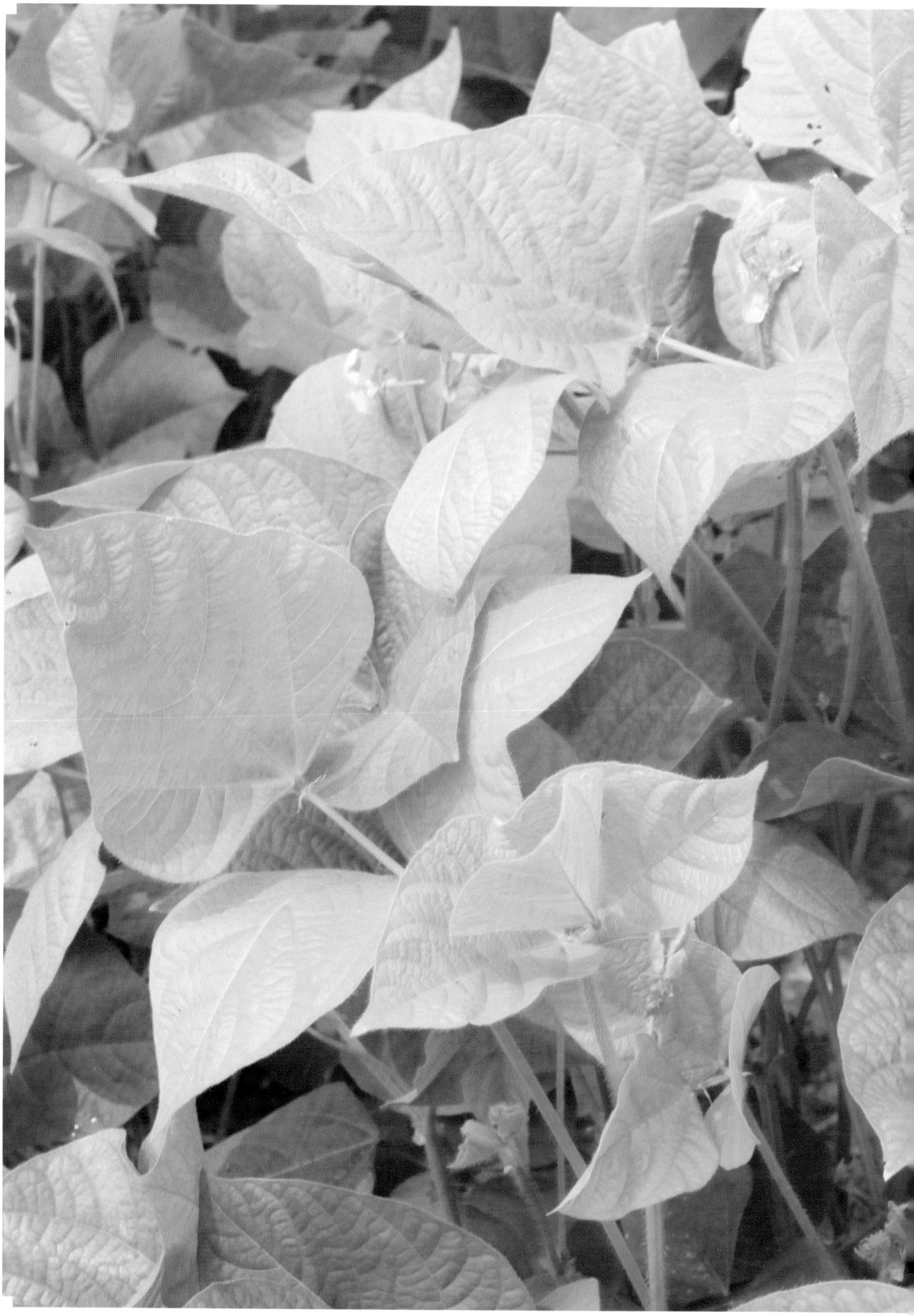

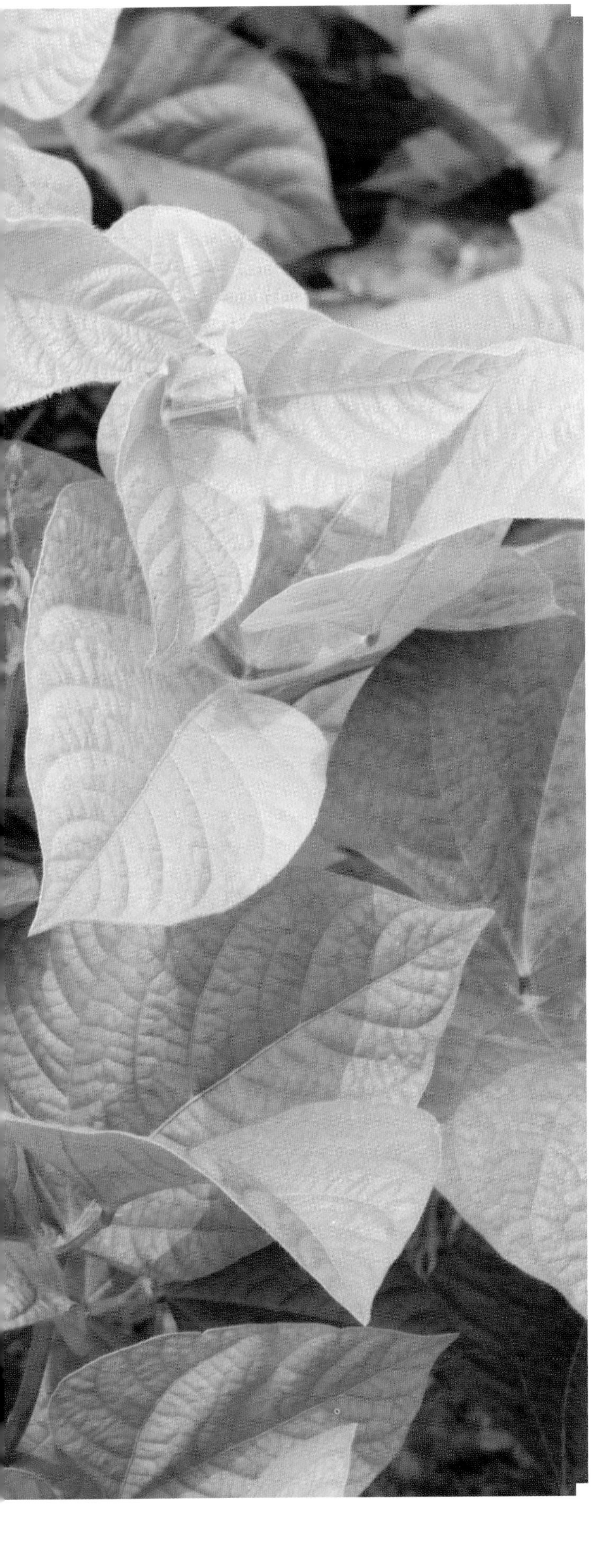

# 绿豆

**【维药名】**扩克马西。

**【别　名】**青小豆。

**【来　源】**本品为豆科一年生草本植物绿豆 *Phaseolus radiatus* L. 的种子。

**【性味归经】**甘，寒。归心、胃经。

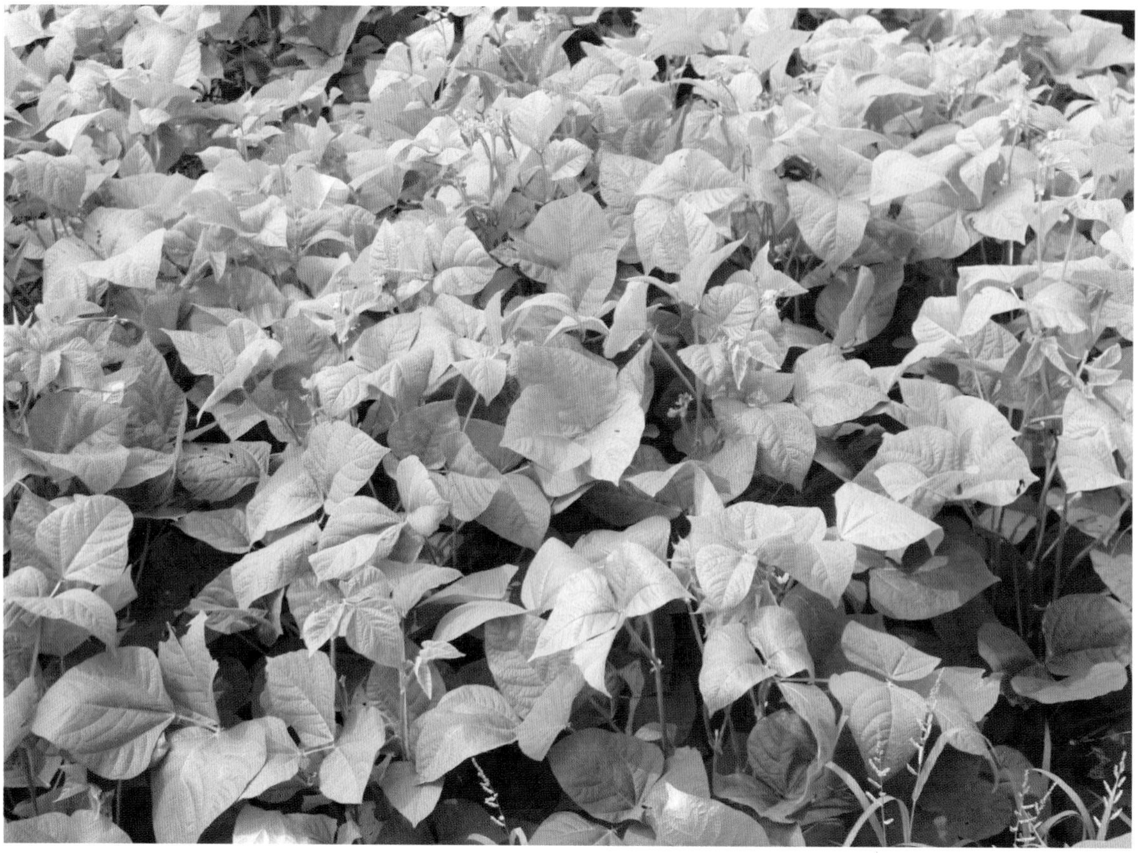

绿豆

## 识别特征

一年生直立或顶端微缠绕草本。高约 60 cm，被短褐色硬毛。3 出复叶，互生；叶柄长 9 ~ 12 cm；小叶 3，叶片阔卵形至菱状卵形，侧生小叶偏斜，长 6 ~ 10 cm，宽 2.5 ~ 7.5 cm，先端渐尖，基部圆形、楔形或截形，两面疏被长硬毛；托叶阔卵形，小托叶线形。总状花序腋生，总花梗短于叶柄或近等长；苞片卵形或卵状长椭圆形，有长硬毛；花绿黄色；萼斜钟状，萼齿 4，最下面 1 齿最长，近无毛；旗瓣肾形，翼瓣有渐窄的爪，龙骨瓣的爪截形，其中一片龙骨瓣有角；雄蕊 10，2 体；子房无柄，密被长硬毛。荚果圆柱形，长 6 ~ 8 cm，宽约 6 mm，成熟时黑色，被疏褐色长硬毛。种子绿色或暗绿色，长圆形。花期 6—7 月，果期 8 月。

## 生境分布

全国大部分地区均产，皆为栽培。

## 采收加工

秋后种子成熟时采收，洗净晒干。打碎入药或研粉用。

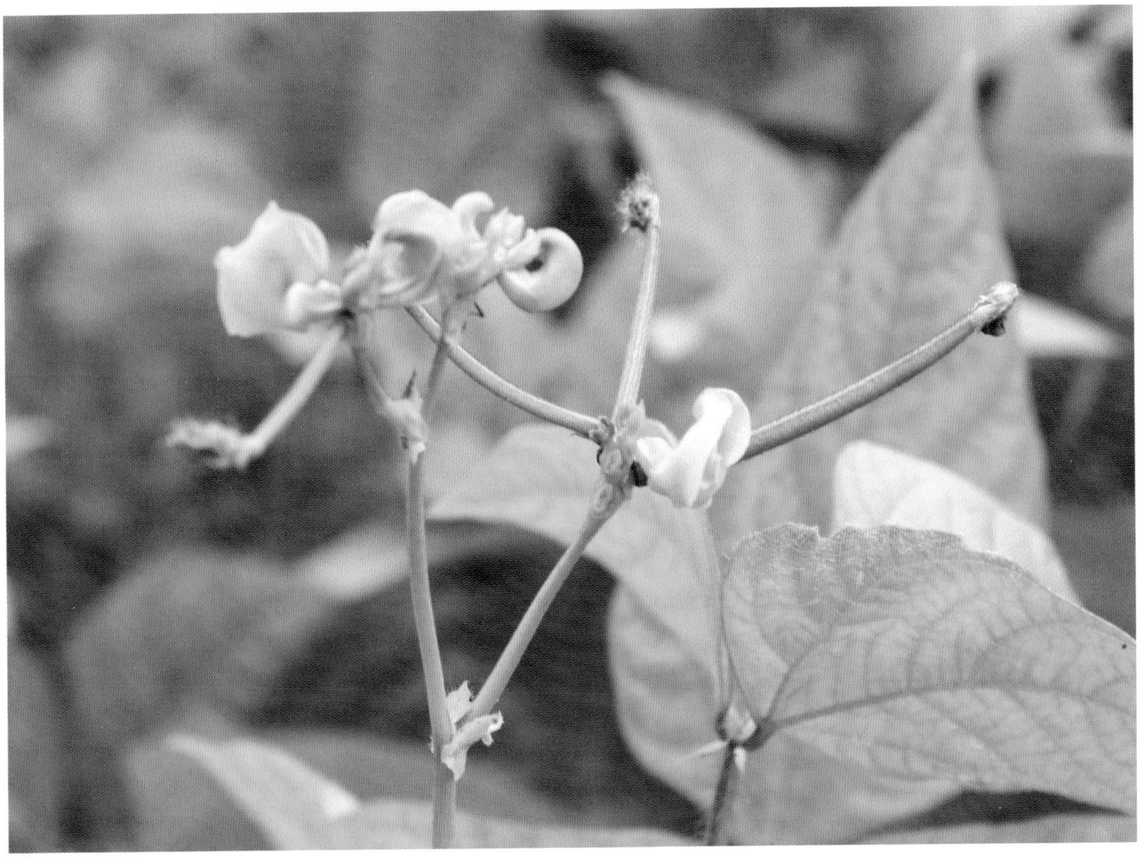

绿豆

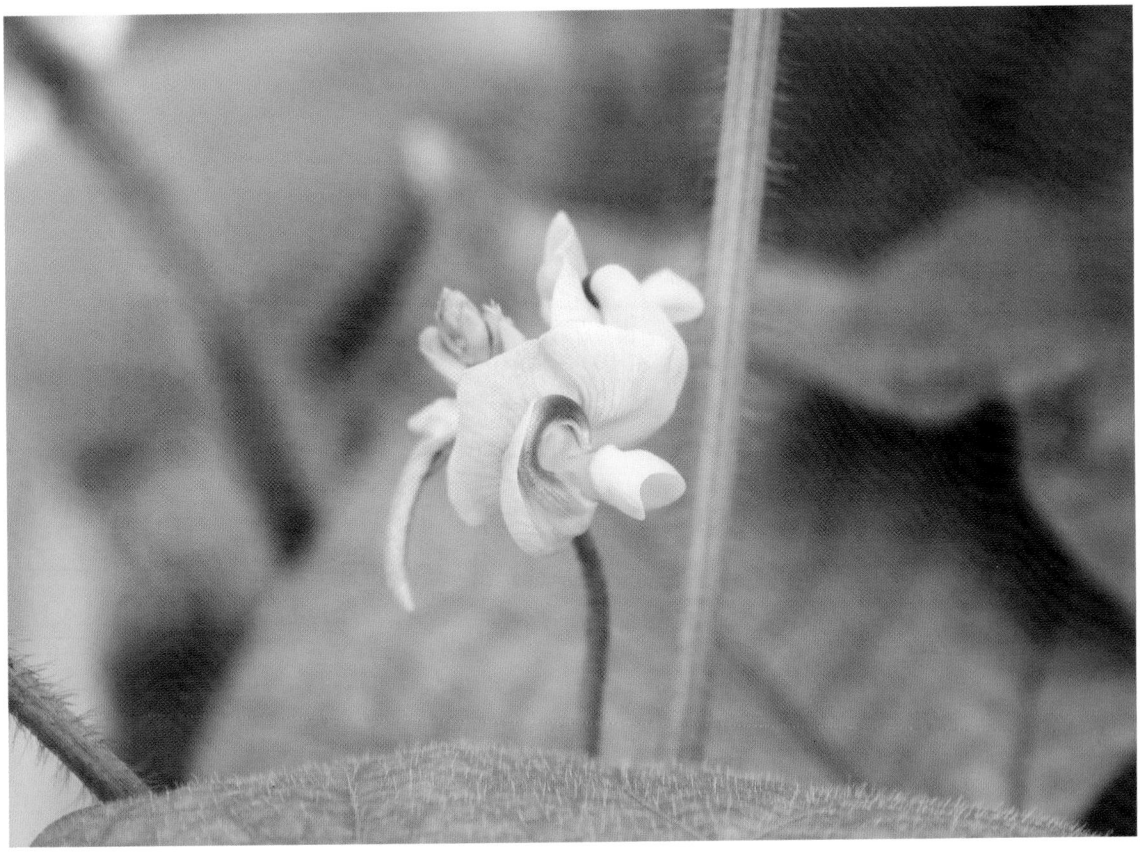

绿豆

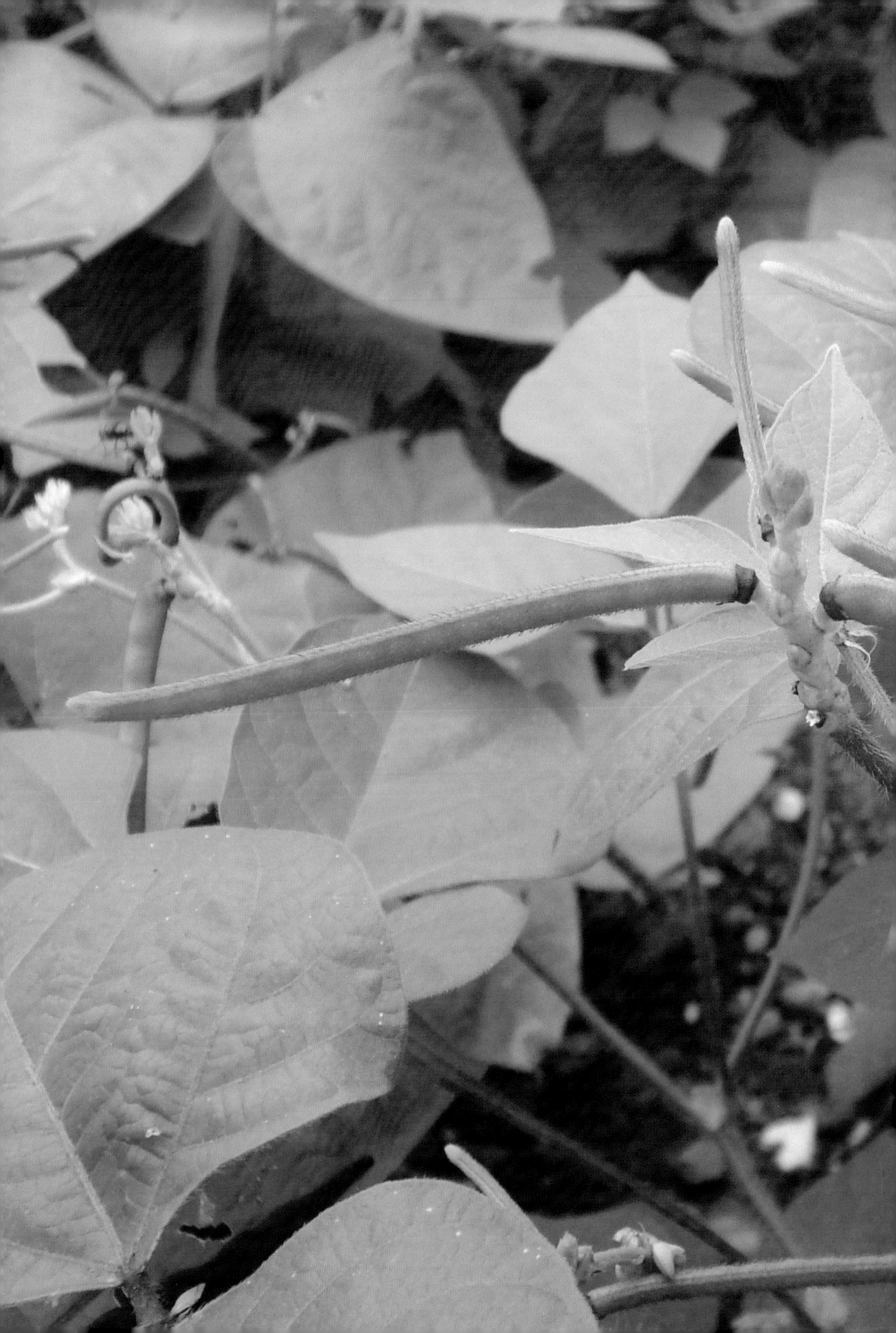

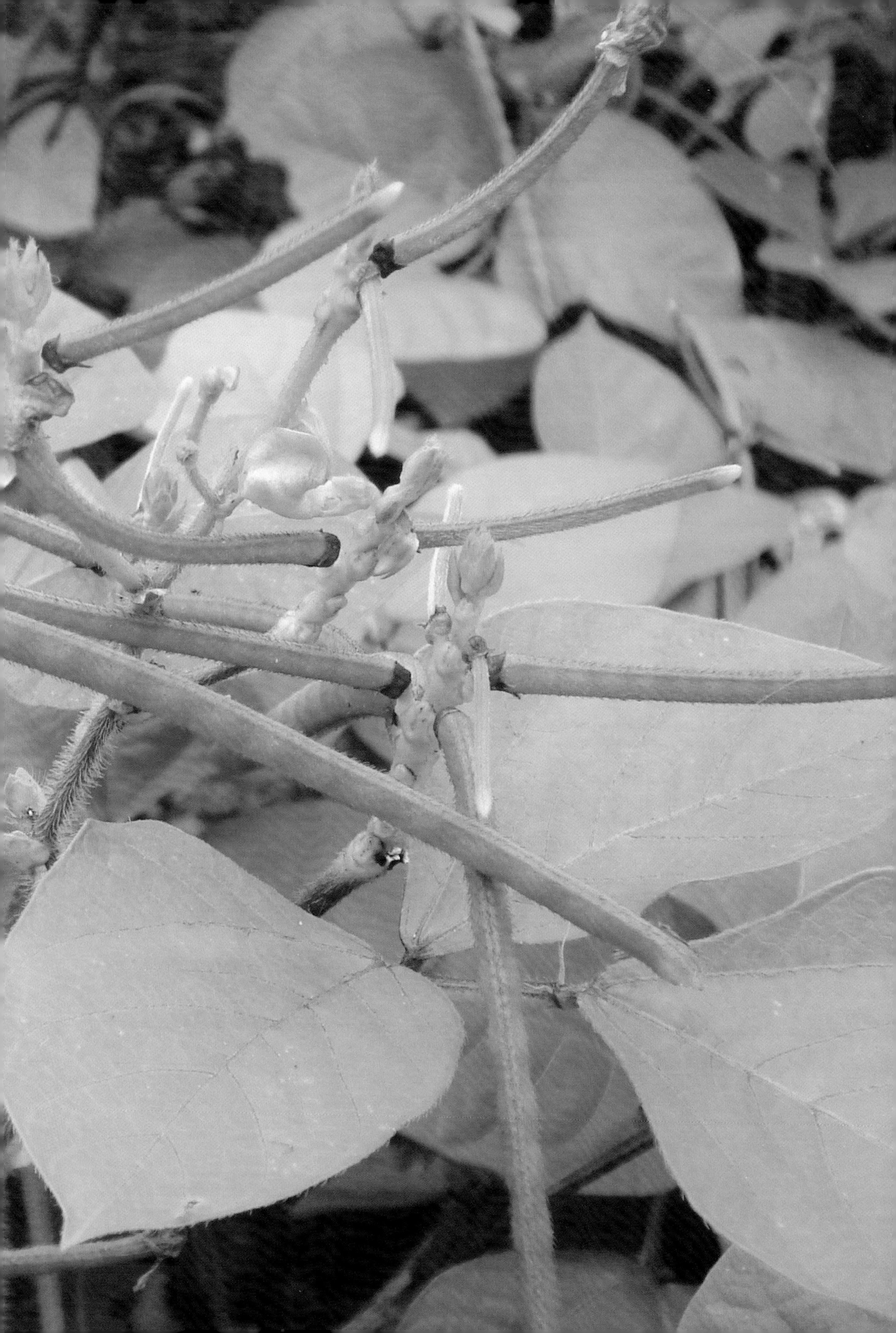

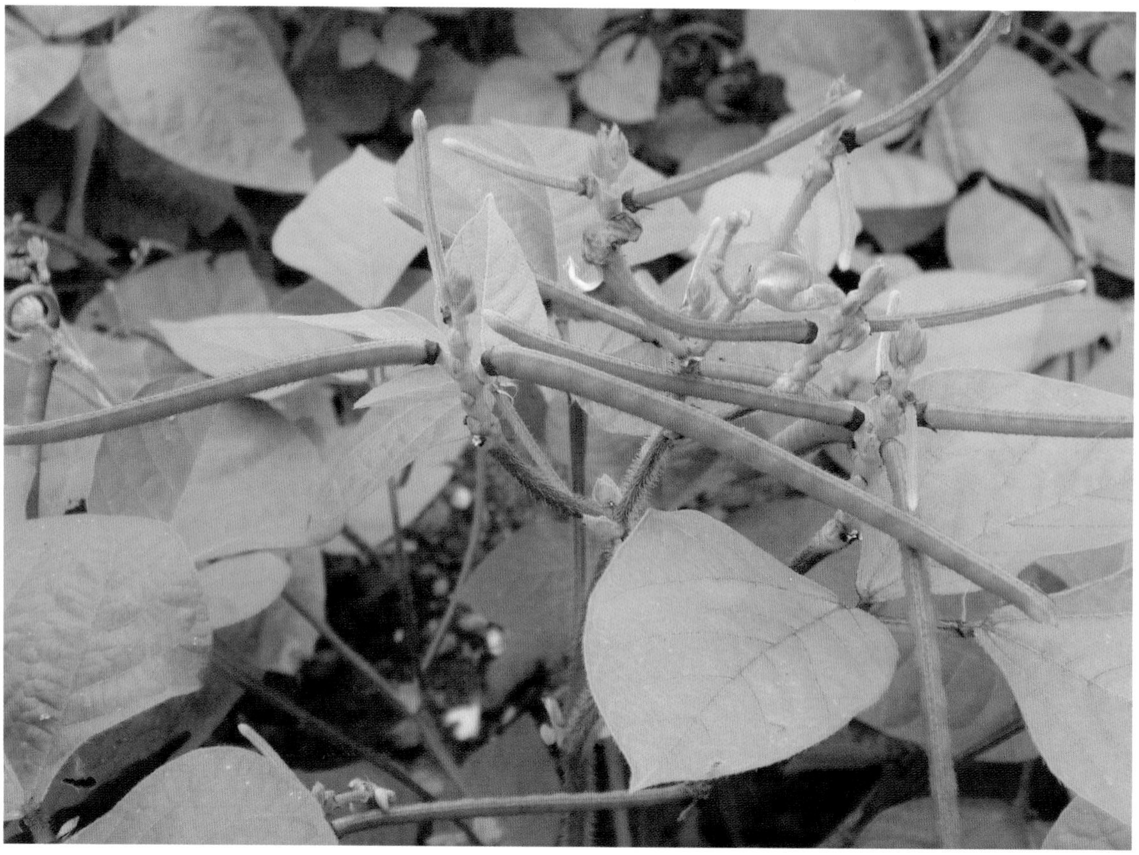

绿豆

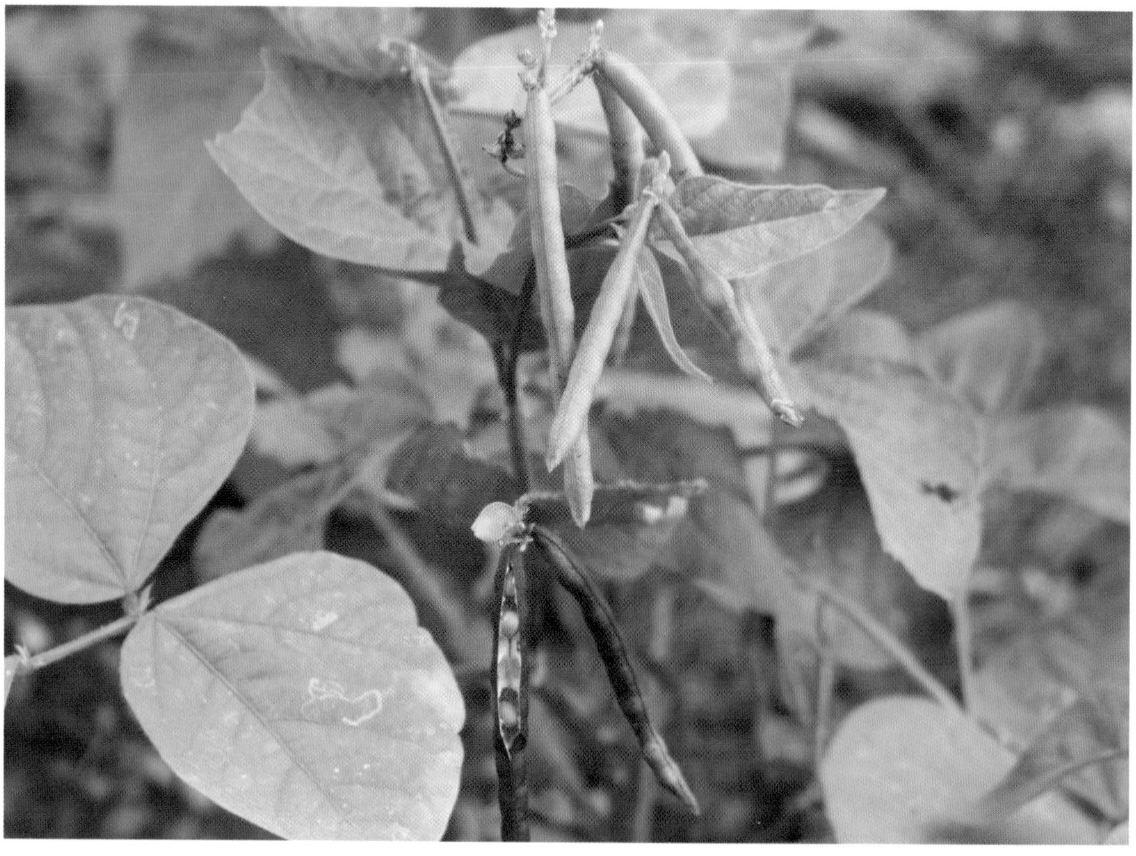

绿豆

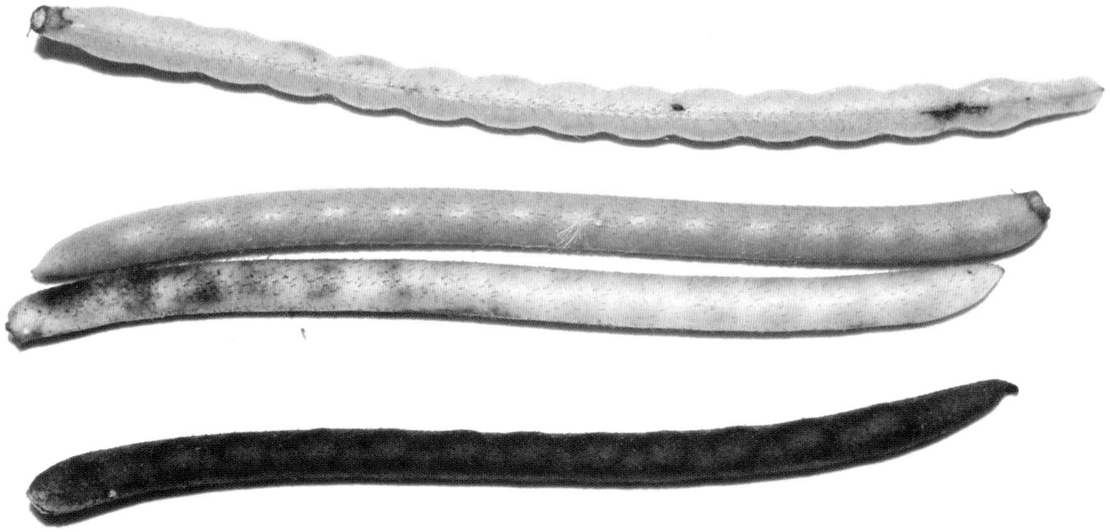

绿豆药材

## 药材鉴别

本品呈短矩圆形，表面绿黄色或暗绿色，有光泽。种脐位于一侧上端。种皮薄而韧，剥离后露出种仁，呈黄白色或淡黄绿色。质坚硬。

## 功效主治

清热，消暑，利水，解毒。主治暑热烦渴，感冒发热，霍乱吐泻，痰热哮喘，头痛目赤，口舌生疮，水肿尿少，疮疡痈肿，风疹丹毒，药物及食物中毒。

## 药理作用

本品能防治实验性高脂血症。对葡萄球菌有抑制作用。

## 用法用量

内服：15 ~ 30 g，煎服。外用：适量。

## 民族药方

**1. 烧伤** 绿豆粉 60 g，75% 乙醇溶液（白酒也可）适量。调成糊状，30 分钟后，加入冰片 9 g 调匀备用，创面清洗后，将药糊涂于创面约 0.5 mm 厚，每日 2 ~ 3 次。

**2. 烫伤** 绿豆粉 30 g，鸡蛋清适量。调匀涂伤处，有水疱者，先刺破水疱，再涂。

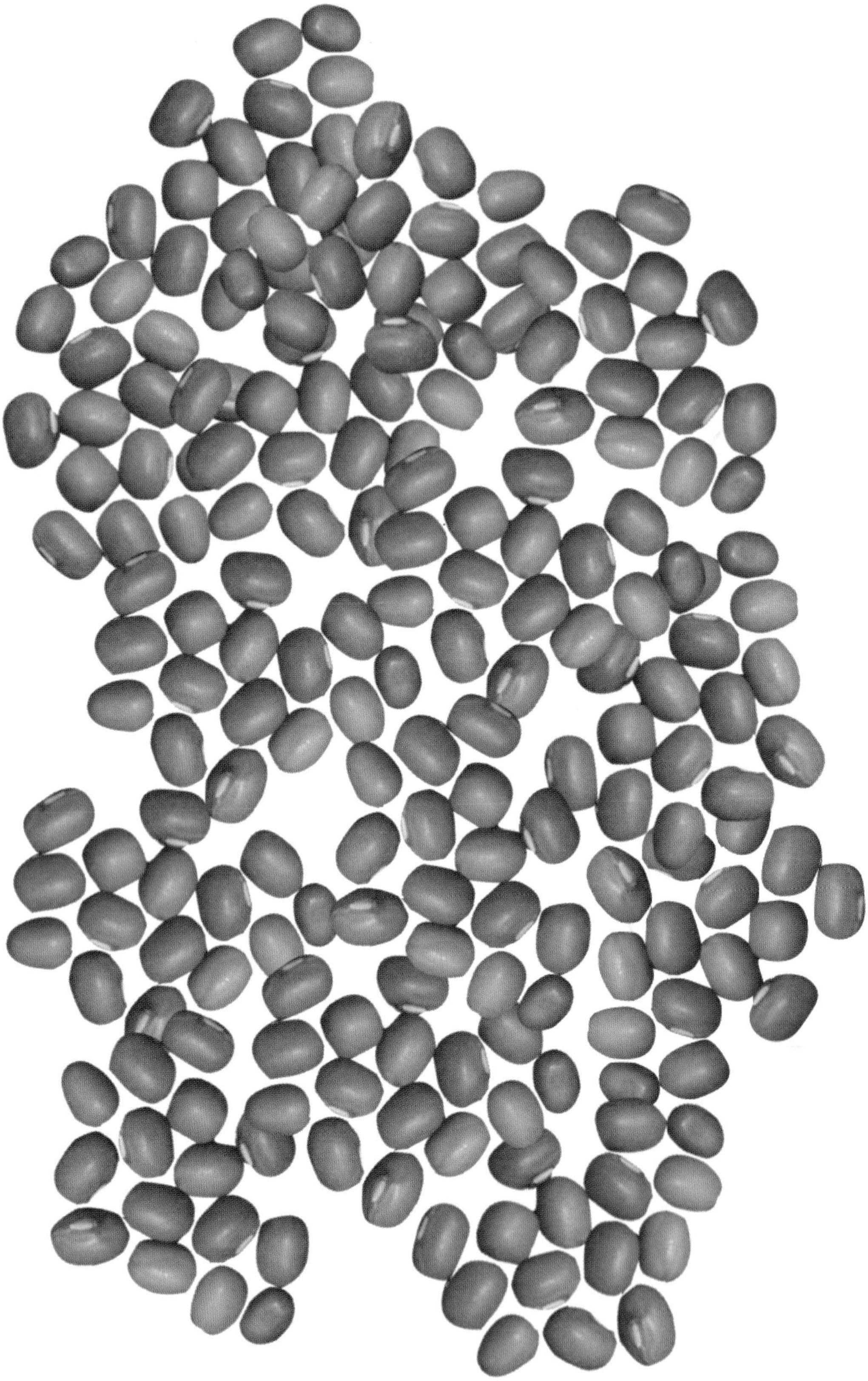

绿豆

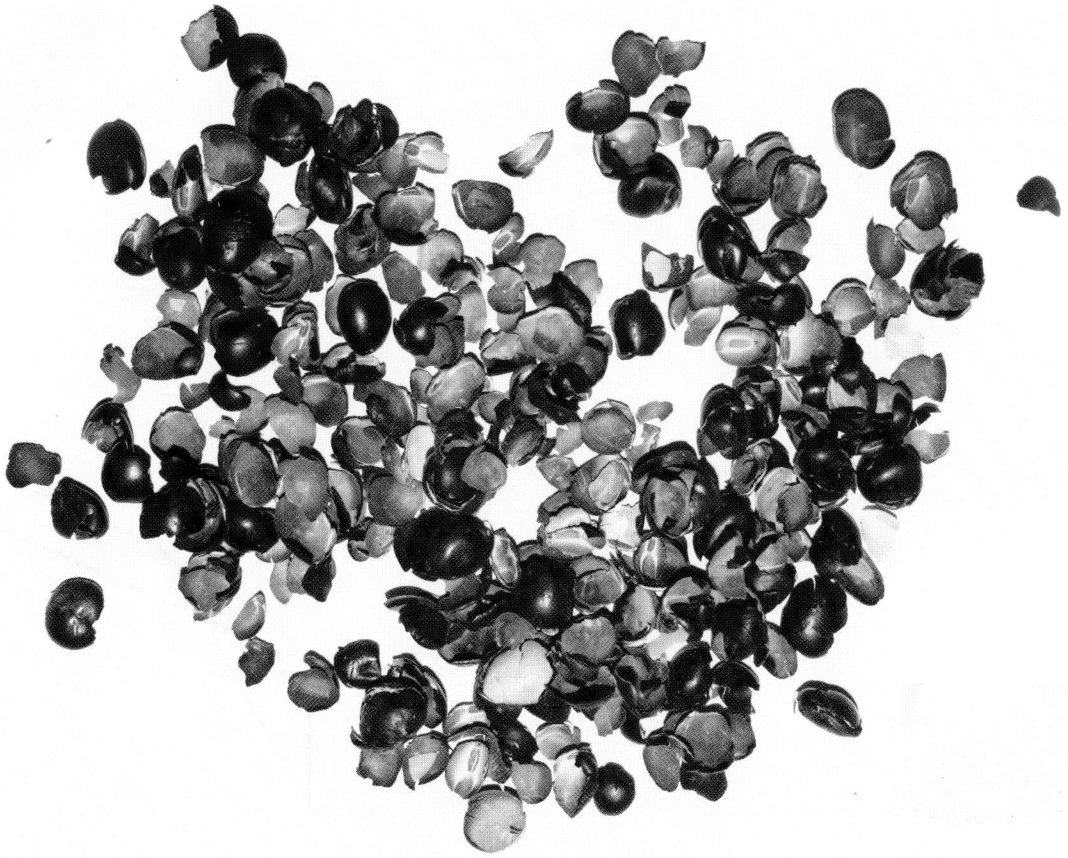

绿豆衣

**3．腮腺炎** 生绿豆 60 g。置小锅内煮至将熟时，加入白菜心 2 ~ 3 个，再煮约 20 分钟，取汁顿服，每日 1 ~ 2 次。

**4．小儿胃肠炎** 绿豆粉 6 g，鸡蛋清 1 个。两味调匀，如呕吐不止敷两脚心一晚；泻不止敷囟会穴（位于督脉百会穴前 10 cm 处）一晚。

**5．中暑** 绿豆粉、苦参各 10 g，茶 30 g，甘草 6 g。苦参、甘草研末，与茶、绿豆粉拌匀，每次取适量，沸水冲，频饮。

**6．慢性咽炎** 绿豆 50 g，白糖 1 匙。绿豆洗净，加冷水适量，中火烧开后加白糖 1 匙，打开锅盖烧 20 分钟，至绿豆裂开，皮发青（未变黄），绿豆已熟时，离火当点心吃，当日吃完，勿过夜。

**7．猩红热** 绿豆 20 g，牡丹皮 6 g，薄荷 3 g。水煎取药汁，每日 1 剂，分 2 ~ 3 次服。

**8．小儿猩红热** 绿豆 30 g，生地黄、金银花各 20 g。将生地黄和金银花加水煎汤，去渣取汁，再加绿豆煎汤。代茶饮，每日 3 次。

## 使用注意

脾胃虚寒、肠滑泄泻者忌用。

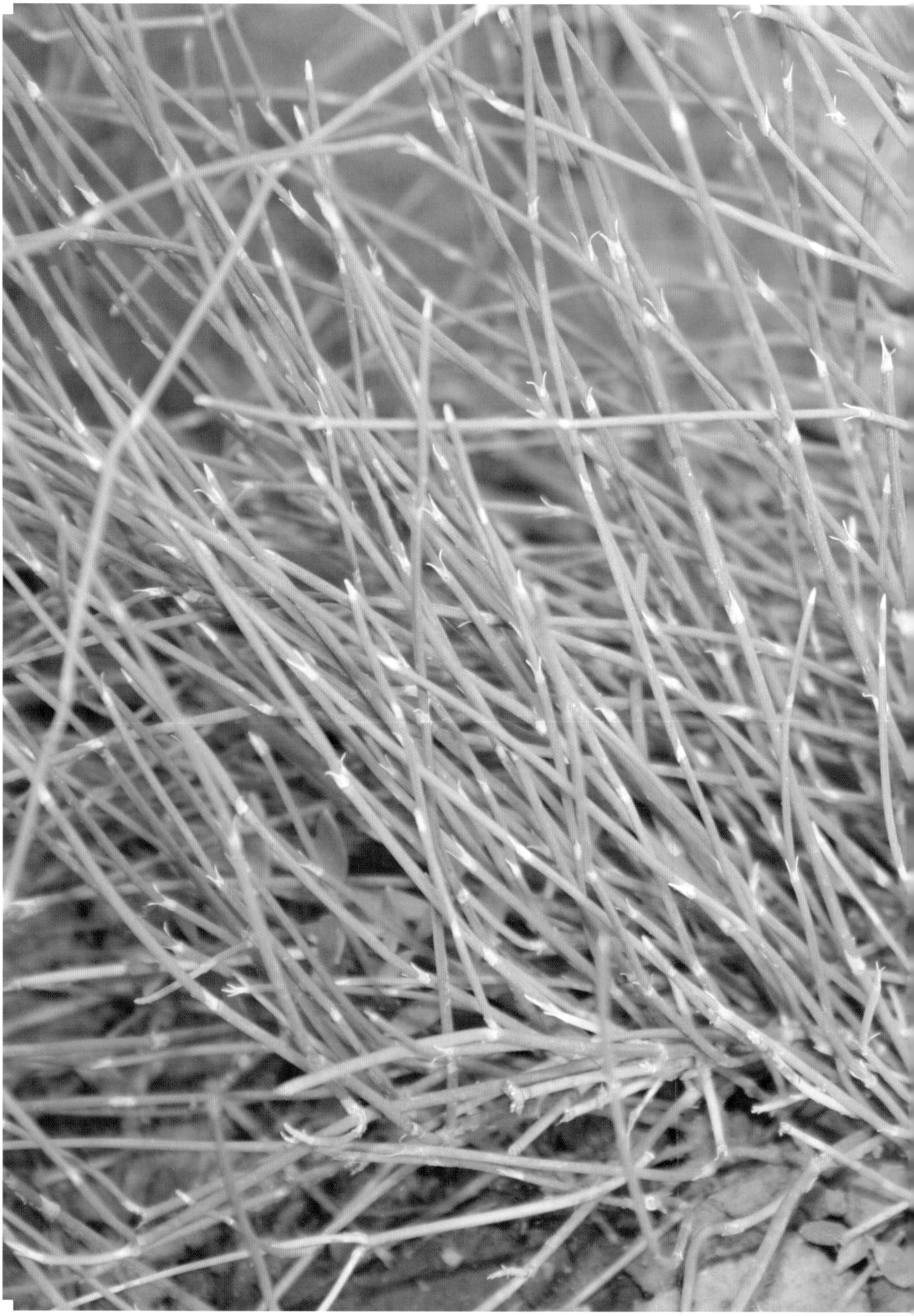

# 麻黄

**【维药名】**查康达。

**【别　名】**卑相、狗骨、龙沙、麻黄绒、净麻黄、炙麻黄。

**【来　源】**本品为麻黄科草本状小灌木草麻黄 *Ephedra sinica* Stapf 等的草质茎。

**【性味归经】**辛、微苦，温。归肺、膀胱经。

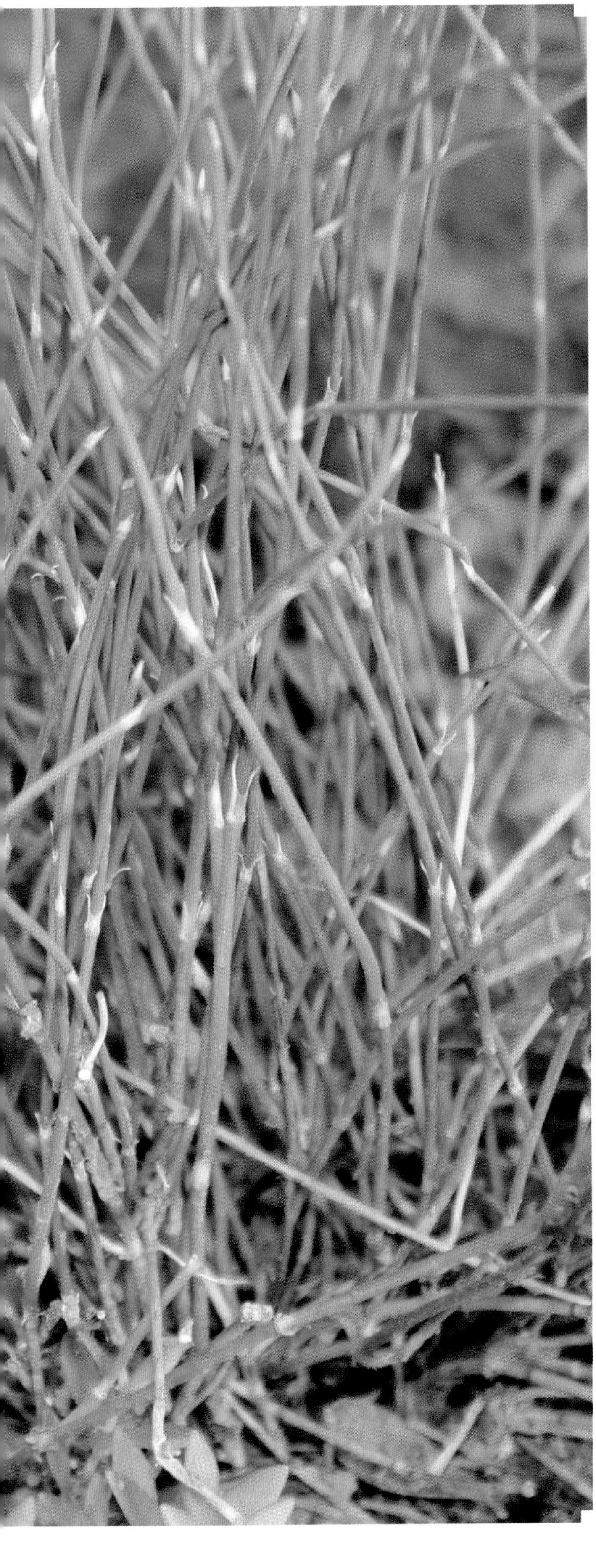

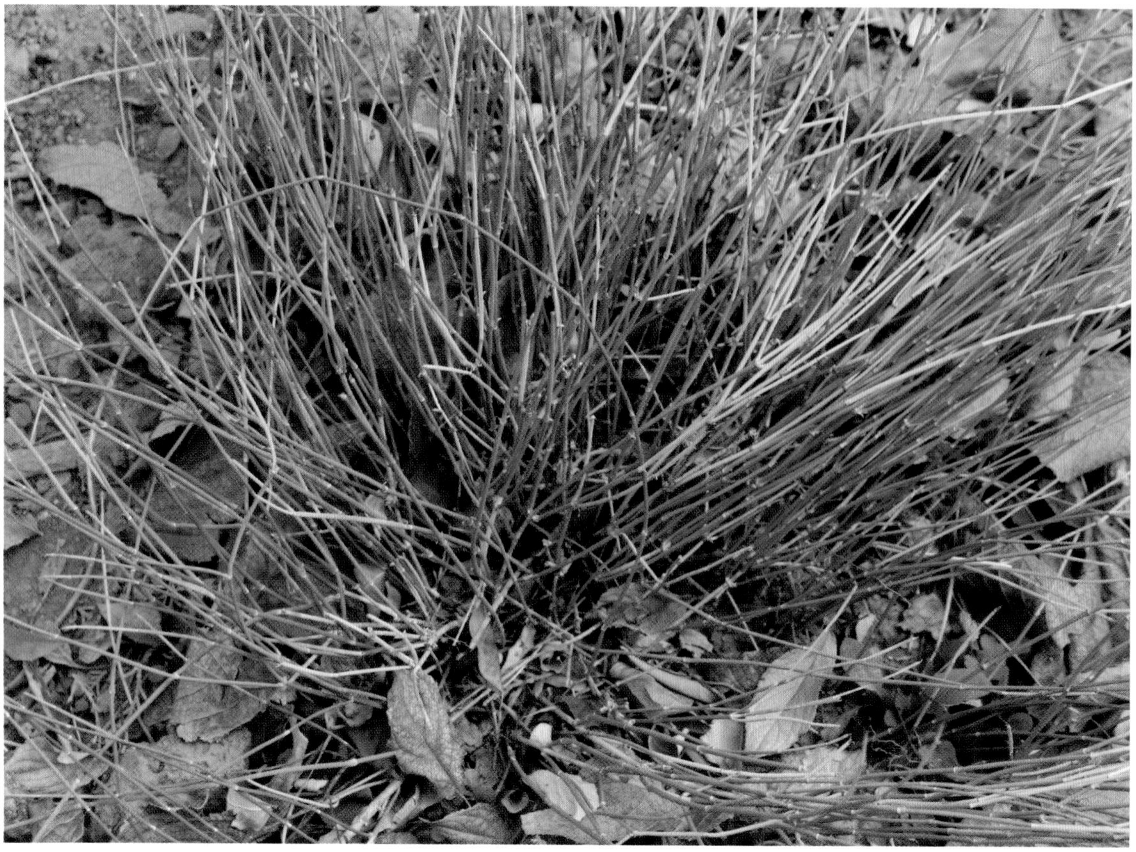

草麻黄

## 识别特征

小灌木，常呈草本状，木质茎短小，匍匐状；小枝圆，对生或轮生，节间长 2.5 ~ 6.0 cm，叶膜质鞘状，上部 1/3 ~ 2/3 分离，2 裂（稀 3 裂），裂片锐三角形，反曲。雌雄异株；雄球花有多数密集雄花，或呈复穗状，雄花有 7 ~ 8 枚雄蕊，雌球花单生枝顶，有苞片 4 ~ 5 对，上面一对苞片内有雌花 2 朵，雌球花成熟时苞片肉质，红色；种子藏于苞片内，通常为 2 粒。中麻黄：茎高达 1 m 以上，叶上部约 1/3 分裂，裂片通常 3（稀 2 裂），三角形或三角形状披针形；雄球花常数个密集于节上，呈团状；雌球花 2 ~ 3 朵生于茎节上，仅先端一轮苞片生有 2 ~ 3 朵雌花。种子通常 3 粒（稀 2 粒）。木贼麻黄：直立灌木，高达 1 m，节间短而纤细，长 1.5 ~ 2.5 cm，叶膜质鞘状，仅上部约 1/4 分离，裂片 2，呈三角形，不反曲；雌花序常着生于节上成对，苞片内有雌花 1 朵。种子通常为 1 粒。花期 5—6 月，果期 8—9 月。

## 生境分布

生长于干燥的山冈、高地、山田或干枯的河床中。分布于吉林、辽宁、内蒙古、河北、河南、山西等省区。

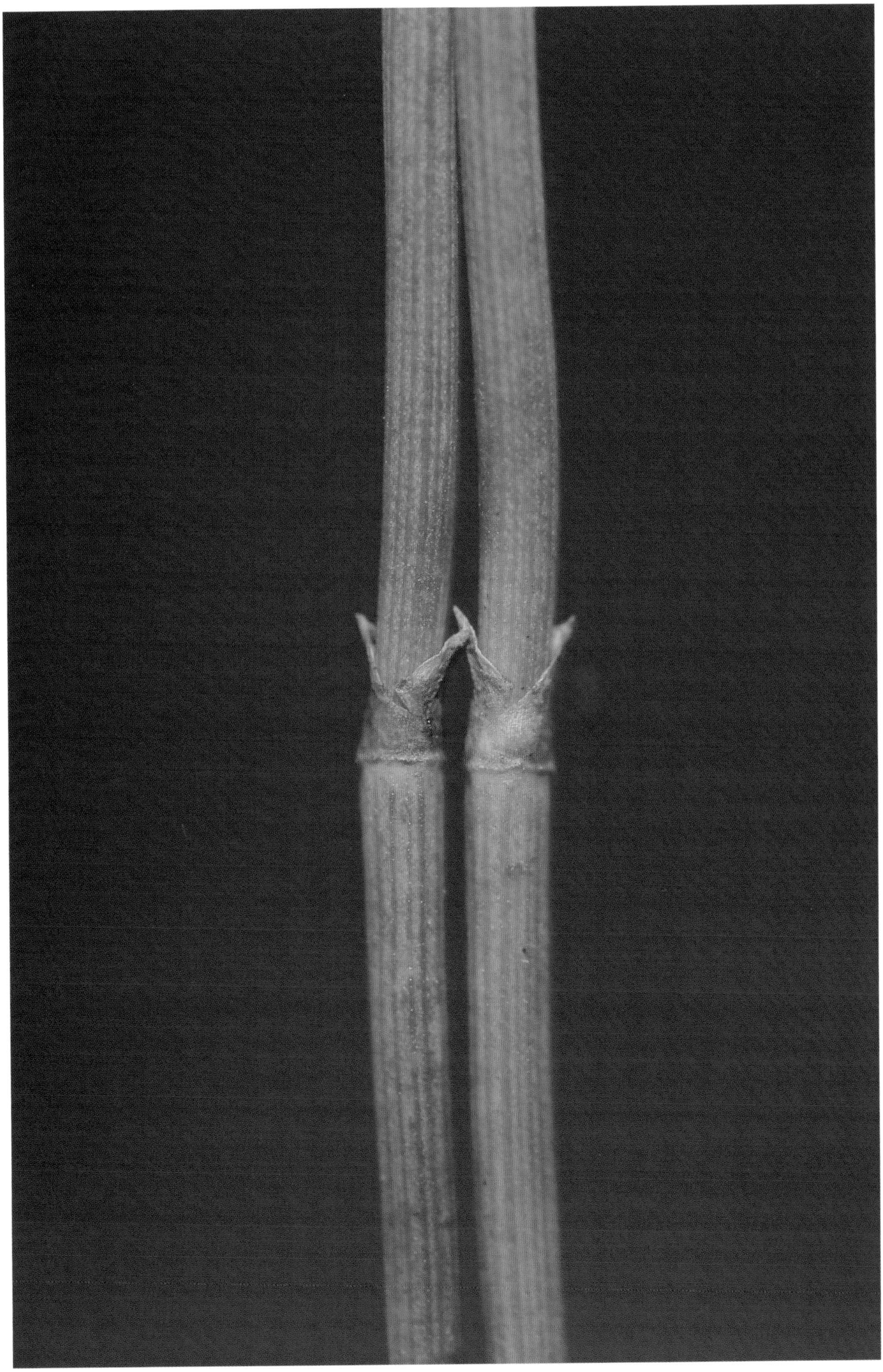

草麻黄

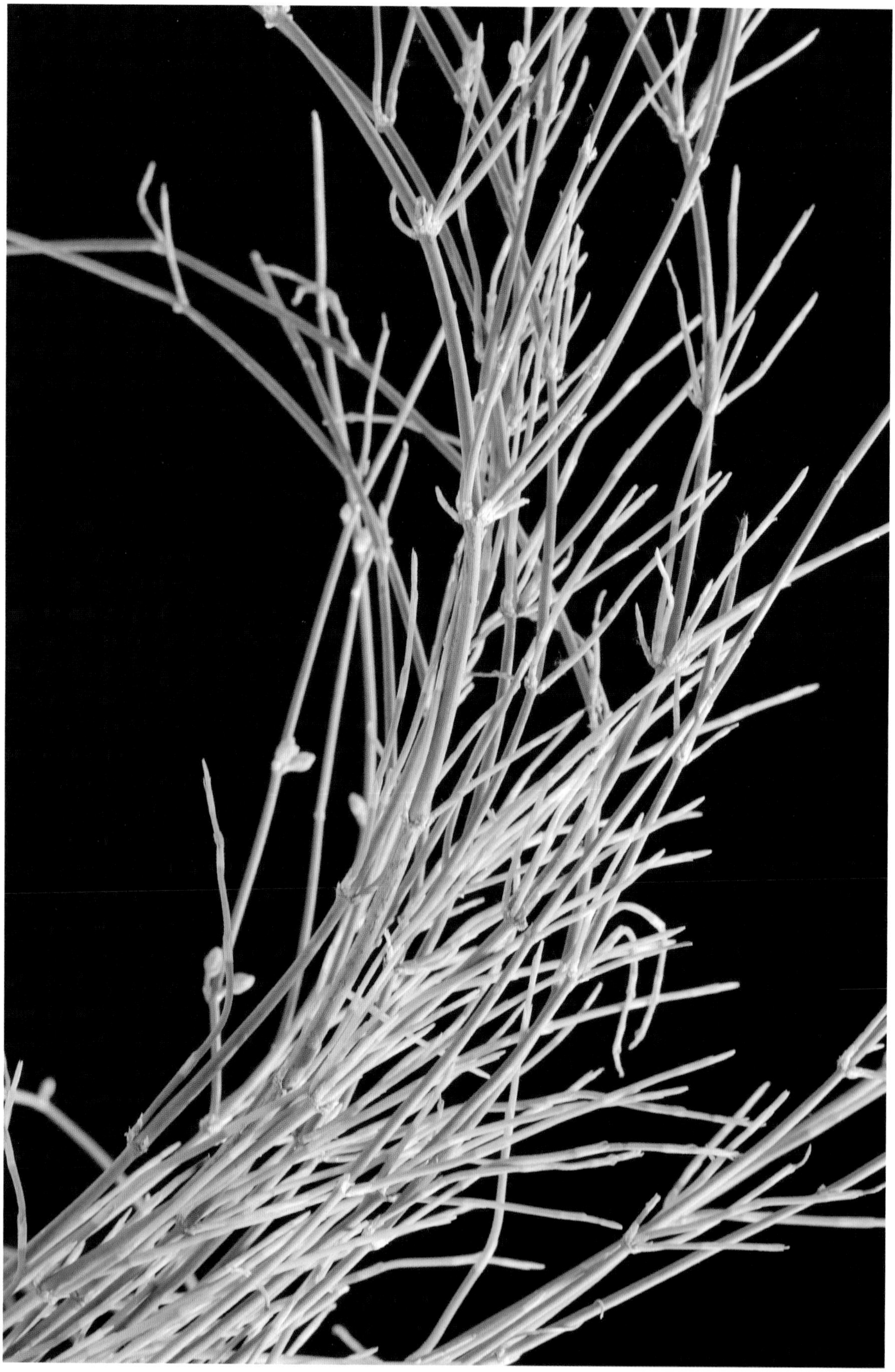

草麻黄

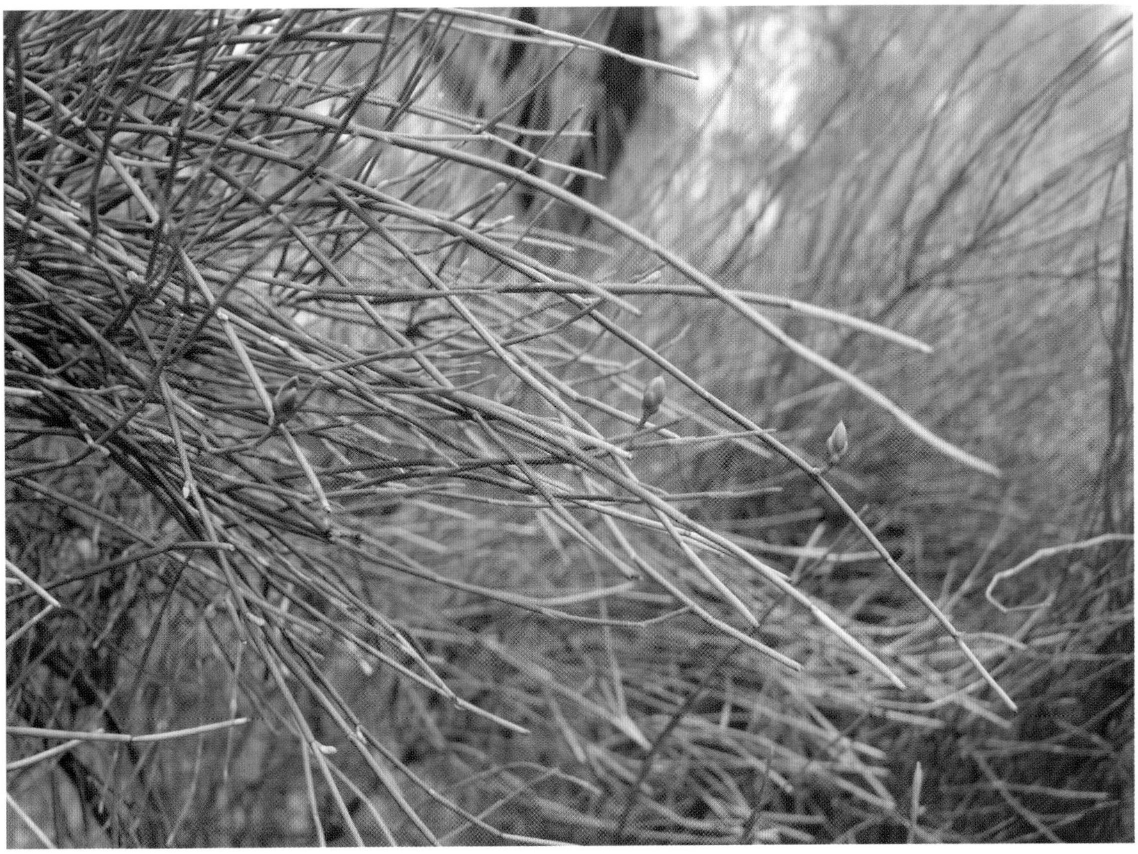

草麻黄

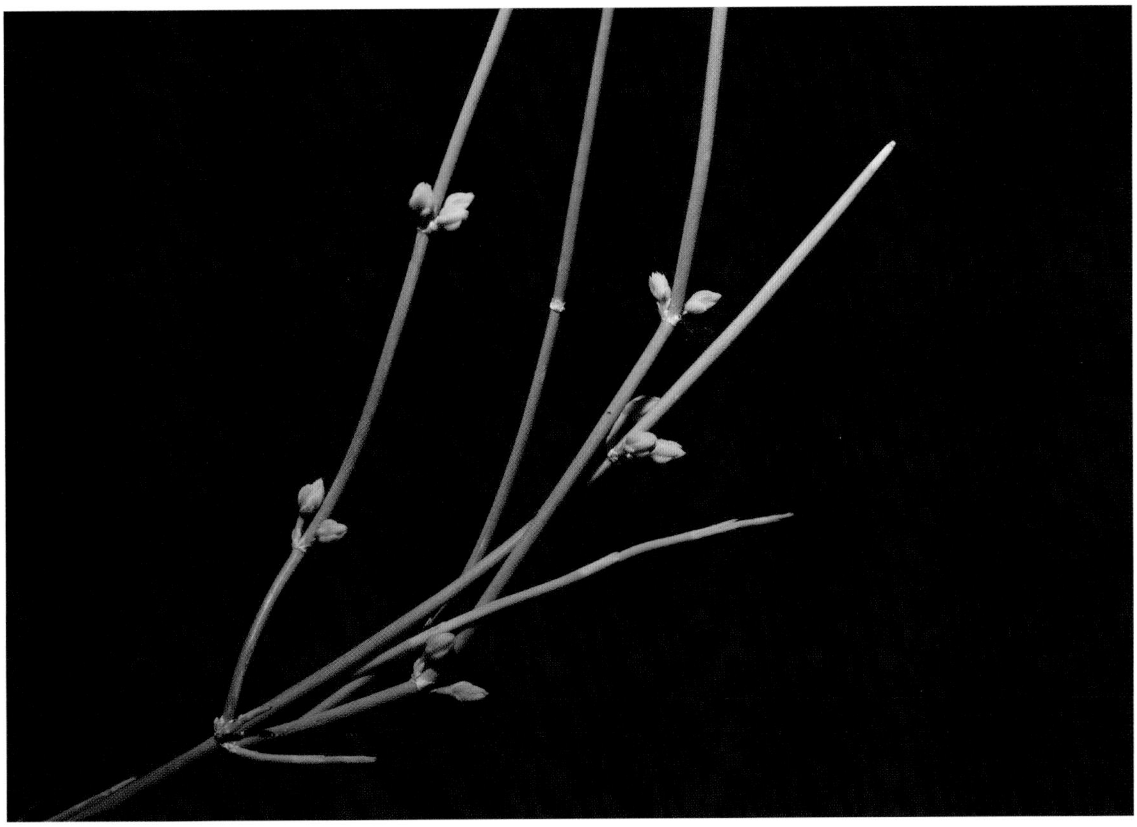

草麻黄

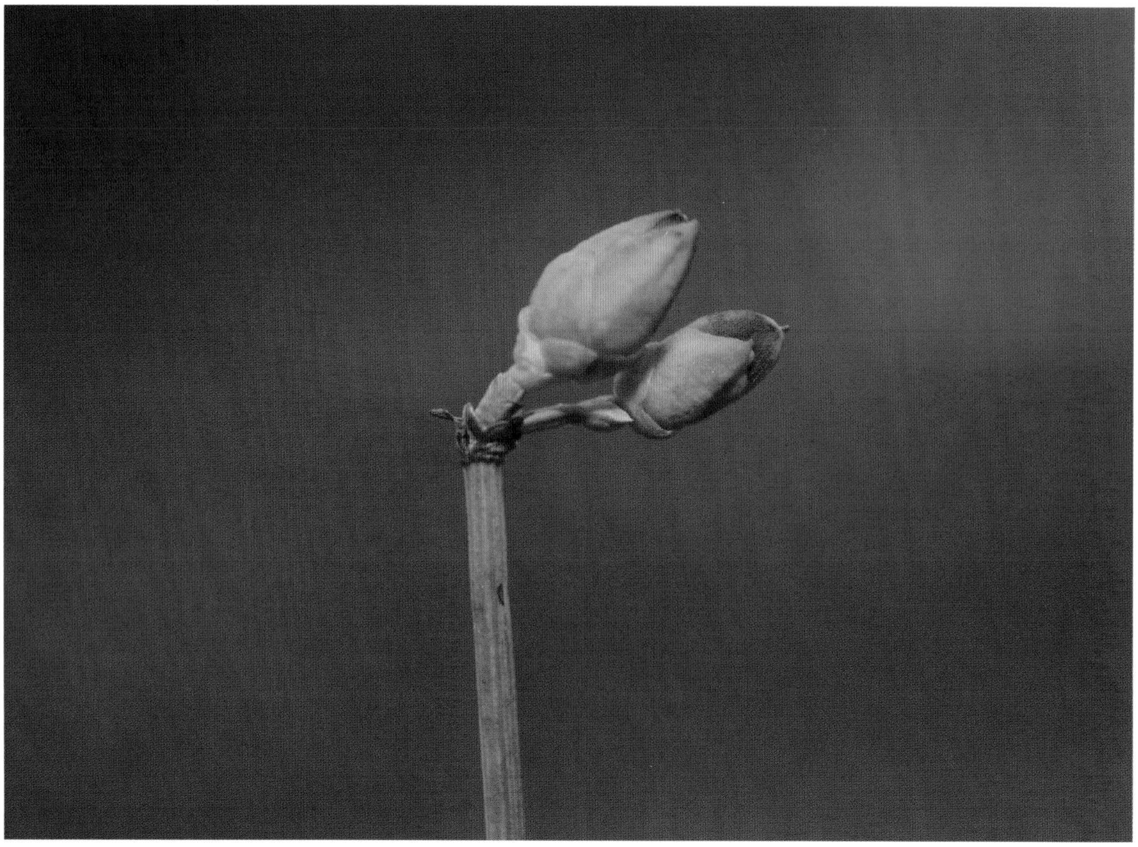

草麻黄

## 采收加工

8—10 月割取地上绿色草质茎，通风处晾干或晒干。

## 药材鉴别

本品呈圆柱形的段，段长 10 ~ 20 mm，直径 1 ~ 2 mm。表面淡黄色至黄绿色，粗糙，有细纵脊线，节上有细小鳞叶，节间长 2 ~ 6 cm。切面中心显红黄色。质脆，易折断，折断面纤维状。切面中心红棕色，边缘绿黄色，气微香，味涩、微苦。

## 功效主治

发汗散寒，宣肺平喘，利水消肿。主治风寒感冒，胸闷喘咳，风水浮肿；支气管哮喘。蜜麻黄润肺止咳。多用于表证已解，气喘咳嗽。

## 药理作用

本品所含的麻黄碱、伪麻黄碱能舒张支气管平滑肌而有平喘作用。伪麻黄碱有明显利尿作用。挥发油有发汗解热作用。麻黄碱能收缩血管，使血压升高，兴奋中枢神经系统，引起兴奋、不安、失眠。

## 用法用量

内服：3 ~ 10 g，水煎服。发汗解表常用生麻黄，止咳平喘多用炙麻黄。

## 民族药方

**1．小儿腹泻** 麻黄 2 ~ 4 g，前胡 4 ~ 8 g。水煎，加少量白糖送服，每日 1 剂。

**2．变应性鼻炎** 麻黄（先煎）5 g，桂枝、杏仁各 10 g，葛根 20 g，炙甘草 6 g，细辛 3 g，白芷 15 g。水煎服。

**3．小儿百日咳** 麻黄、甘草各 3 g，橘红 5 g，杏仁、百部各 9 g。水煎服。

**4．荨麻疹** 麻黄、蝉蜕、槐花、黄柏、乌梅、板蓝根、甘草、生大黄各 10 g。水煎服。

**5．头痛发热（恶风无汗而喘）** 麻黄 9 g，桂枝 6 g，炙甘草 3 g，杏仁 10 g。煎服发汗。

**6．支气管哮喘** 麻黄、前胡、杏仁、黄芩、炙桑白皮、炙枇杷叶各 10 g，生甘草 6 g。共同加水煎煮 2 次，将两次药液混合起来，分早、晚 2 次温服，每日 1 剂。

**7．喘息性支气管炎** 生麻黄、细辛各 3 g，半夏、桔梗、五味子、桂枝各 9 g，生石膏 30 g。水煎服，每日 1 剂。

## 使用注意

本品发散力强，多汗、虚喘患者当慎用。能升高血压、兴奋中枢神经系统，故高血压、失眠患者也须慎用。

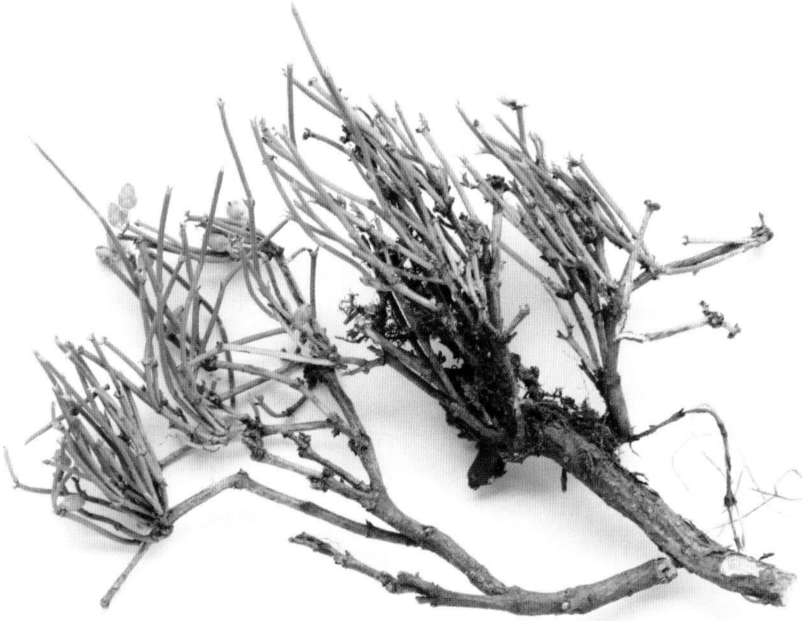

麻黄药材

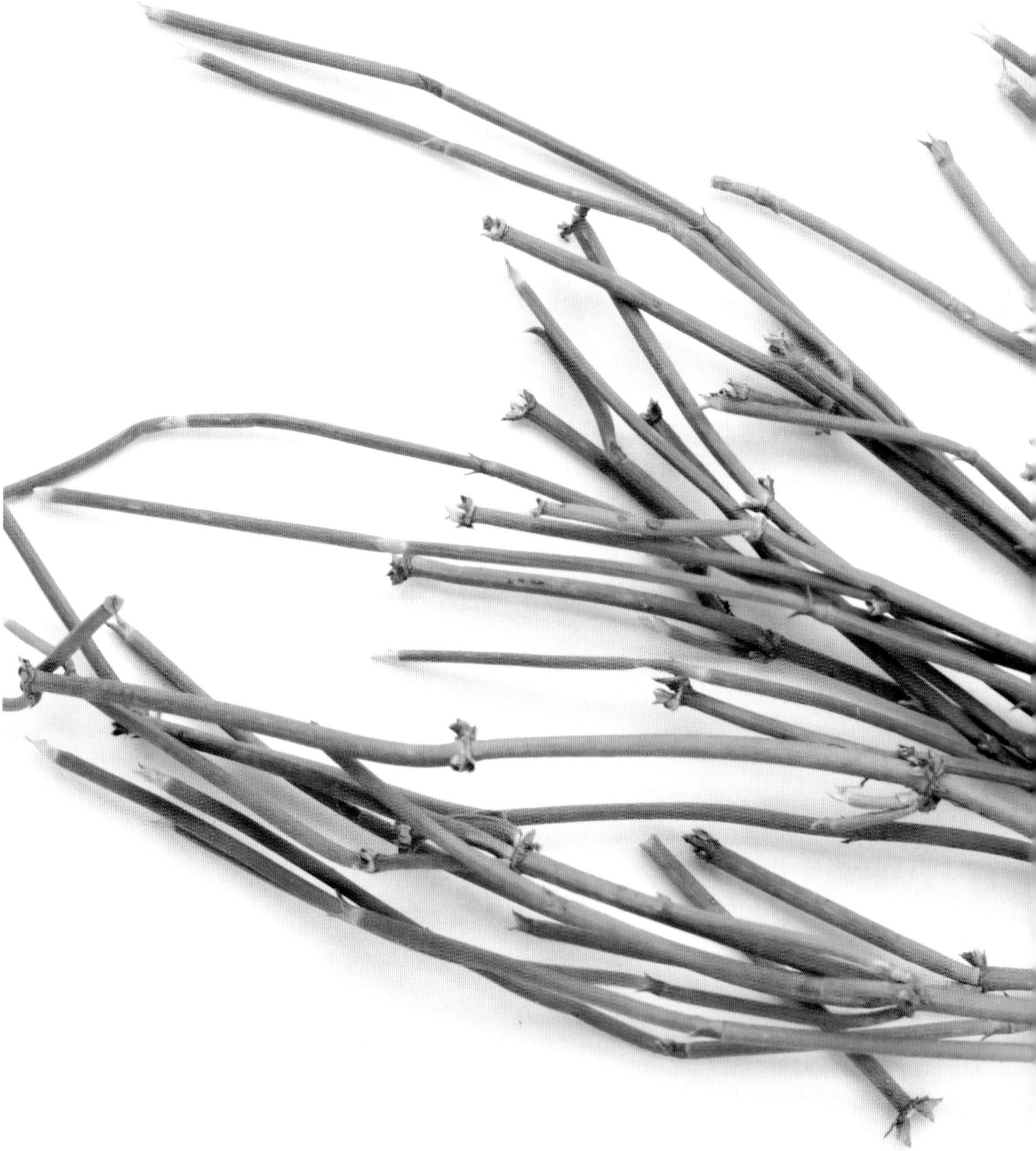

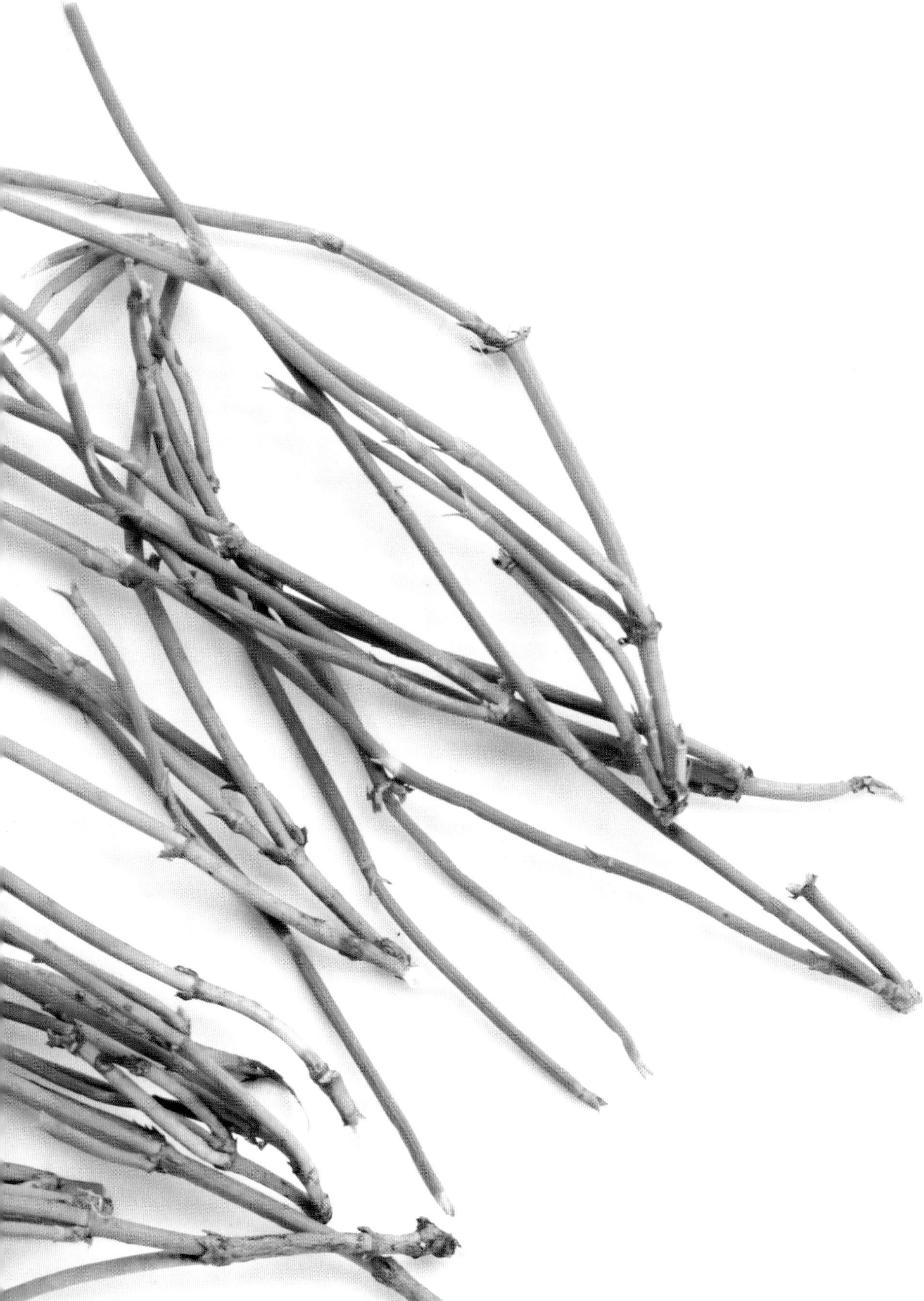

麻黄药材

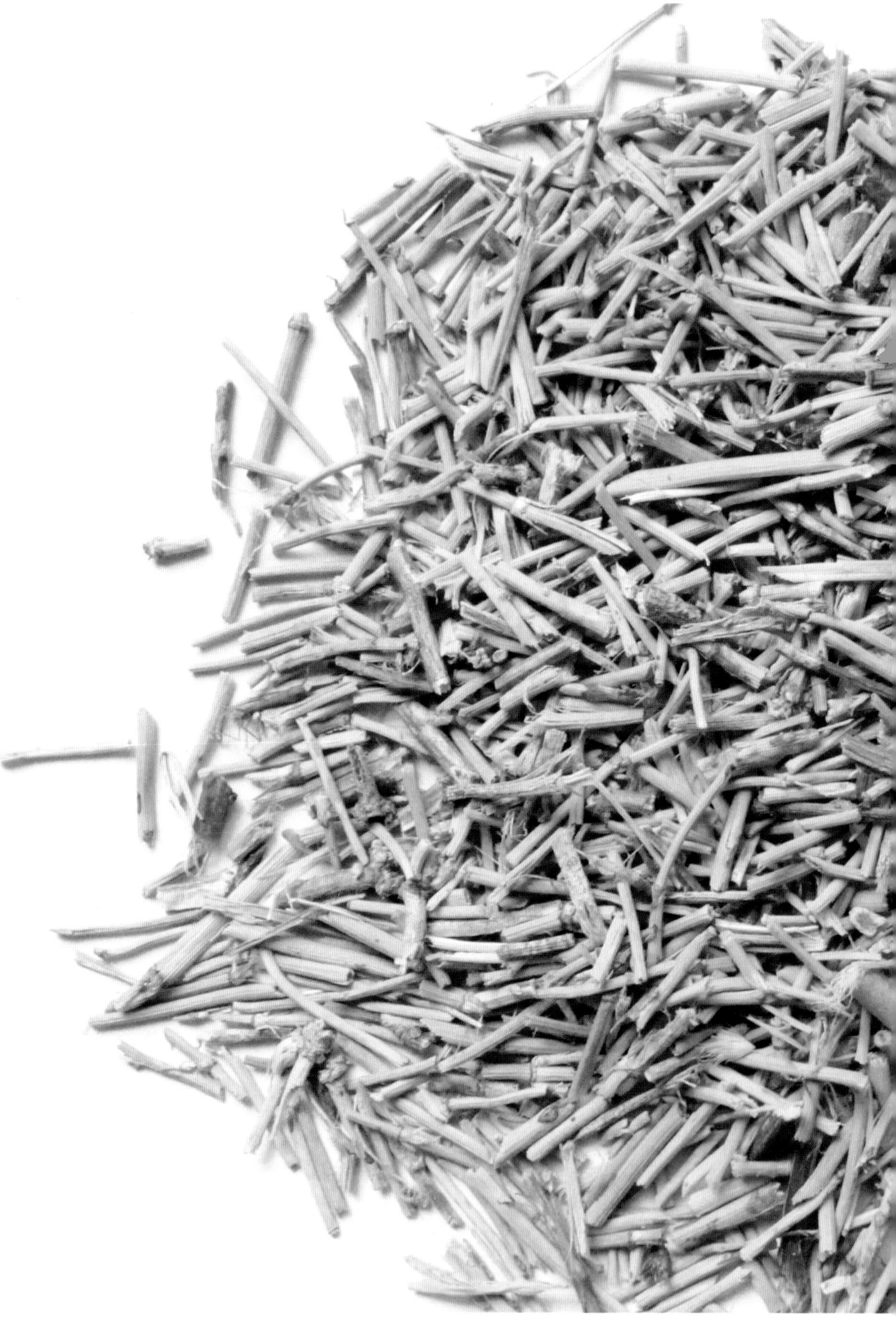

麻黄

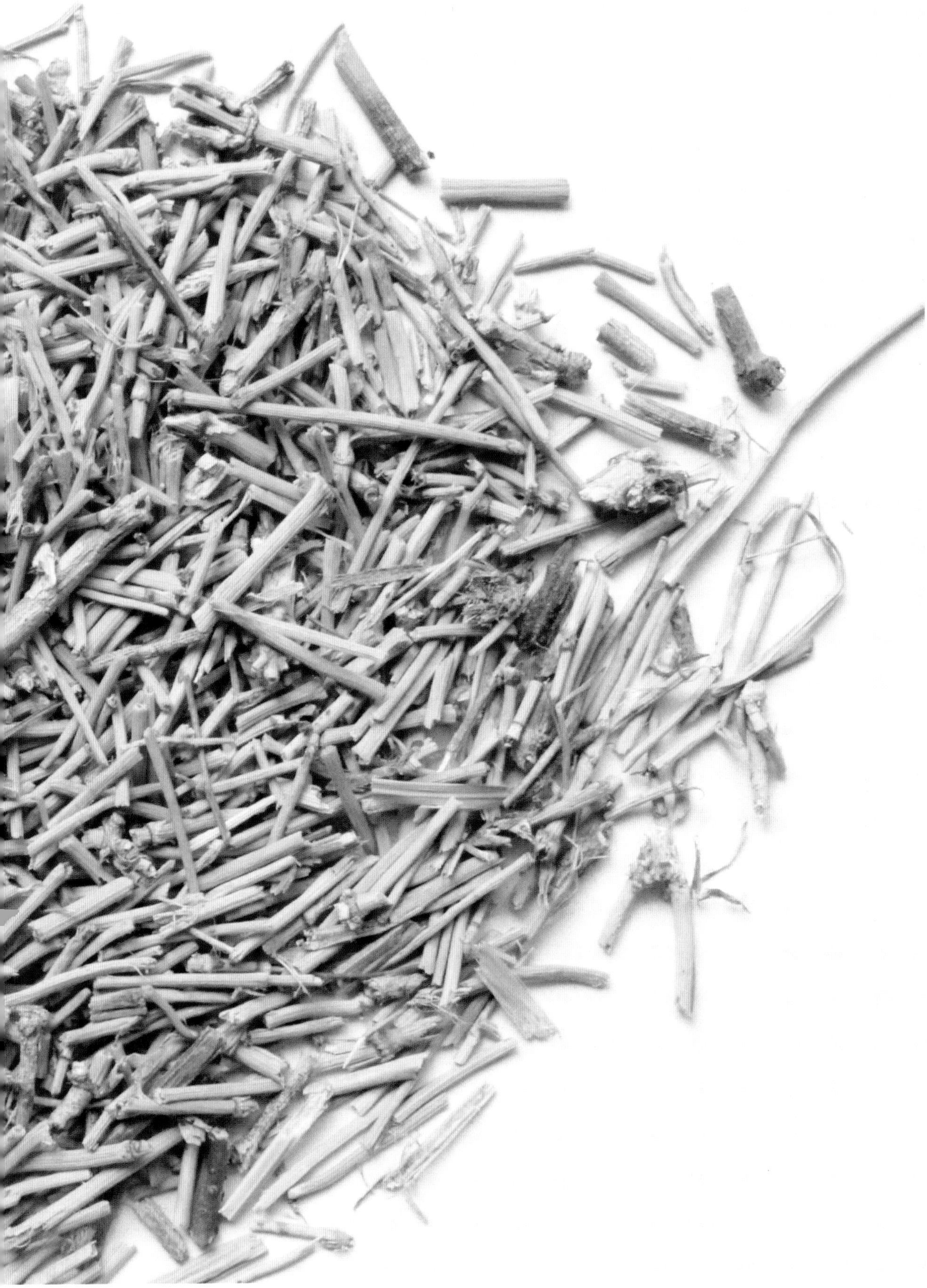

麻黄饮片

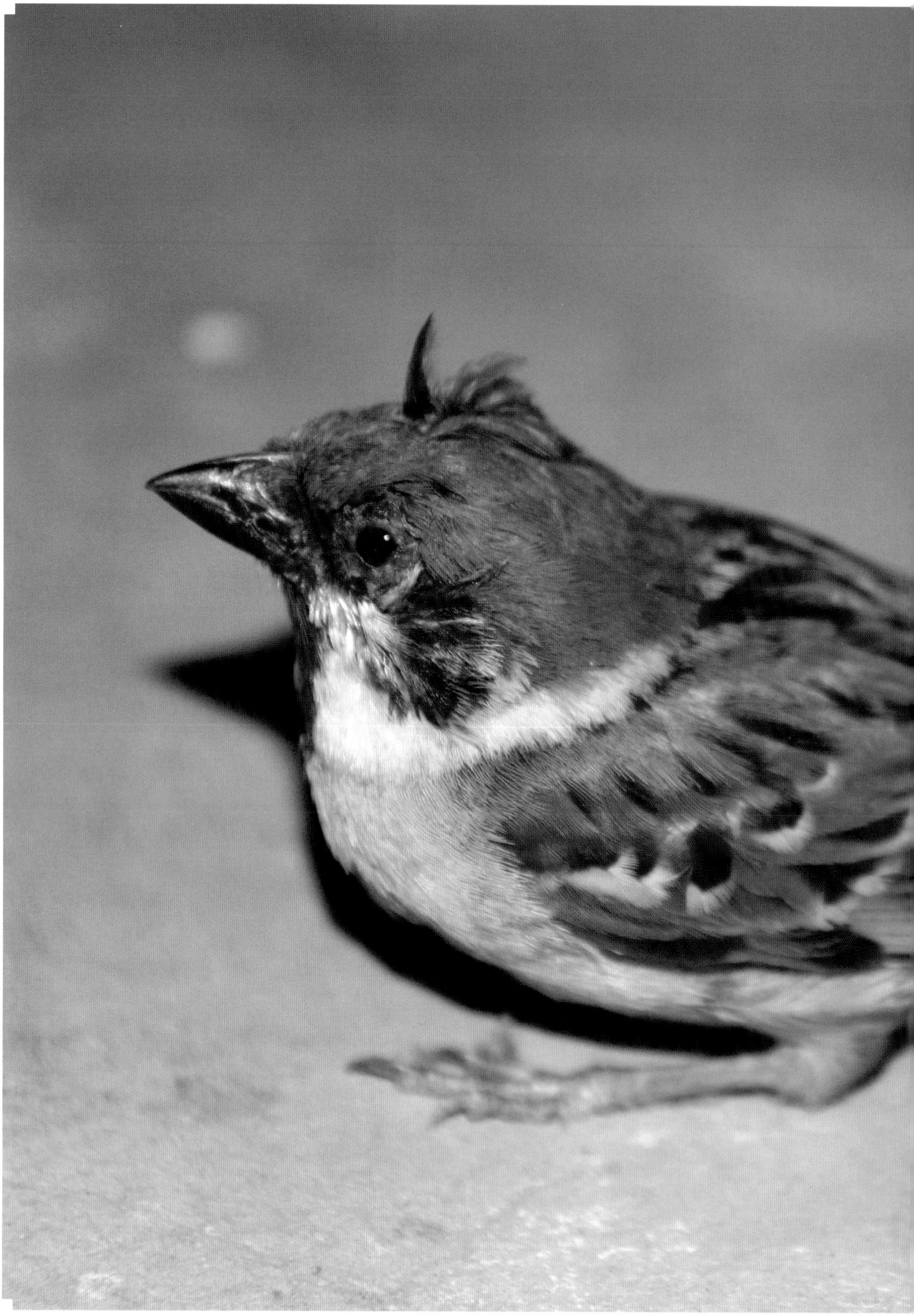

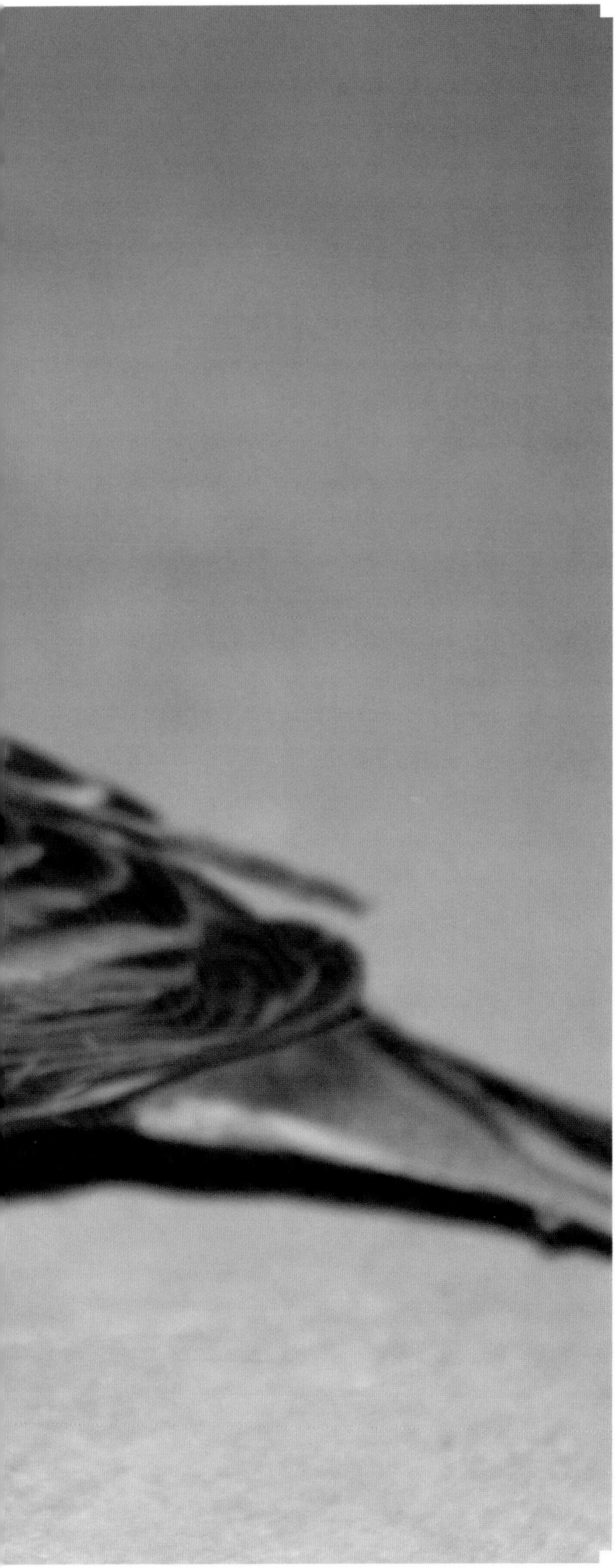

# 麻雀肉

**【维药名】**库西卡其古西。

**【别　名】**雀肉、麻雀肉。

**【来　源】**本品为文鸟科动物麻雀 *Passer montanus saturatus* Stejueger 的肉。

**【性味归经】**甘，温。归肾、肝、膀胱经。

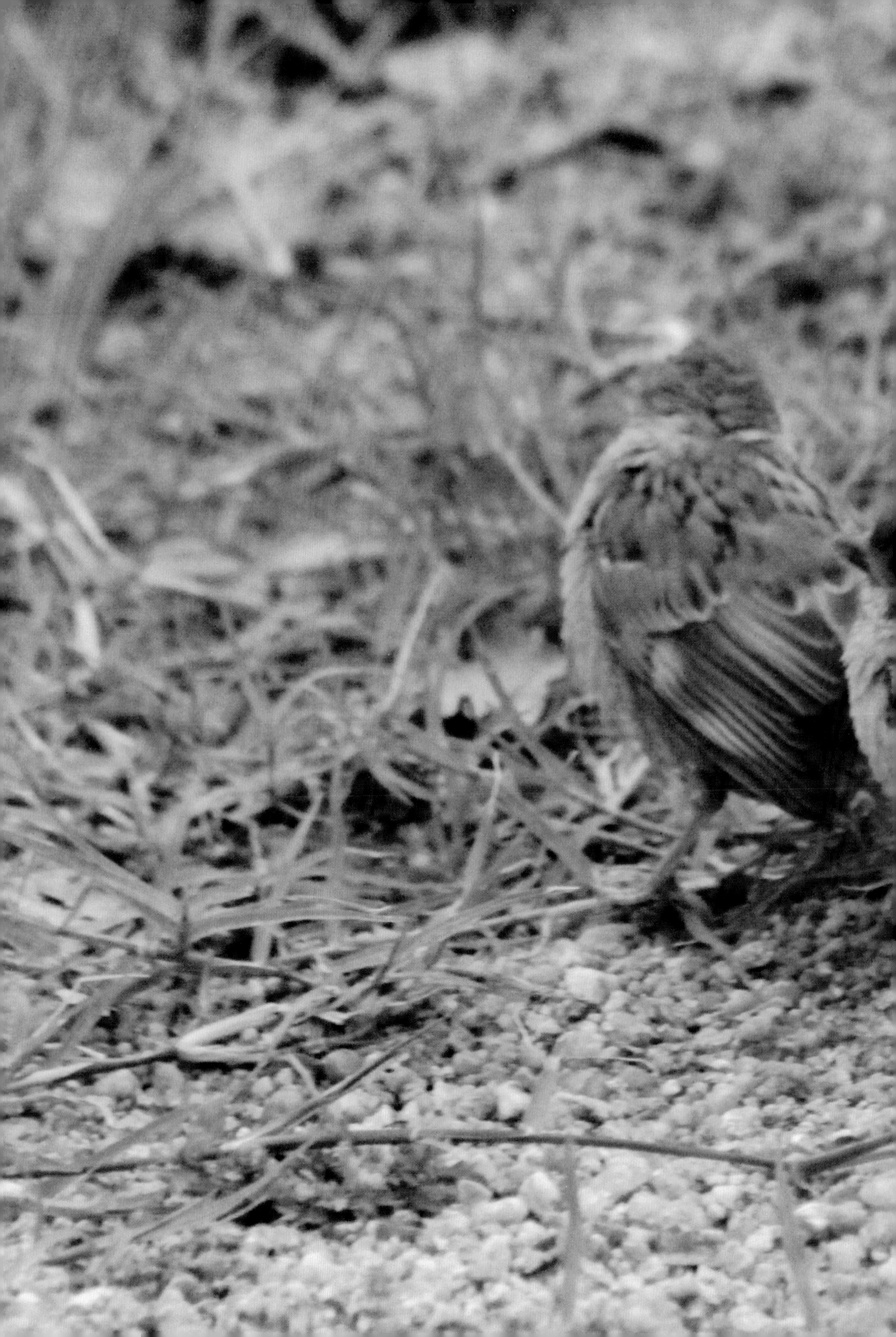

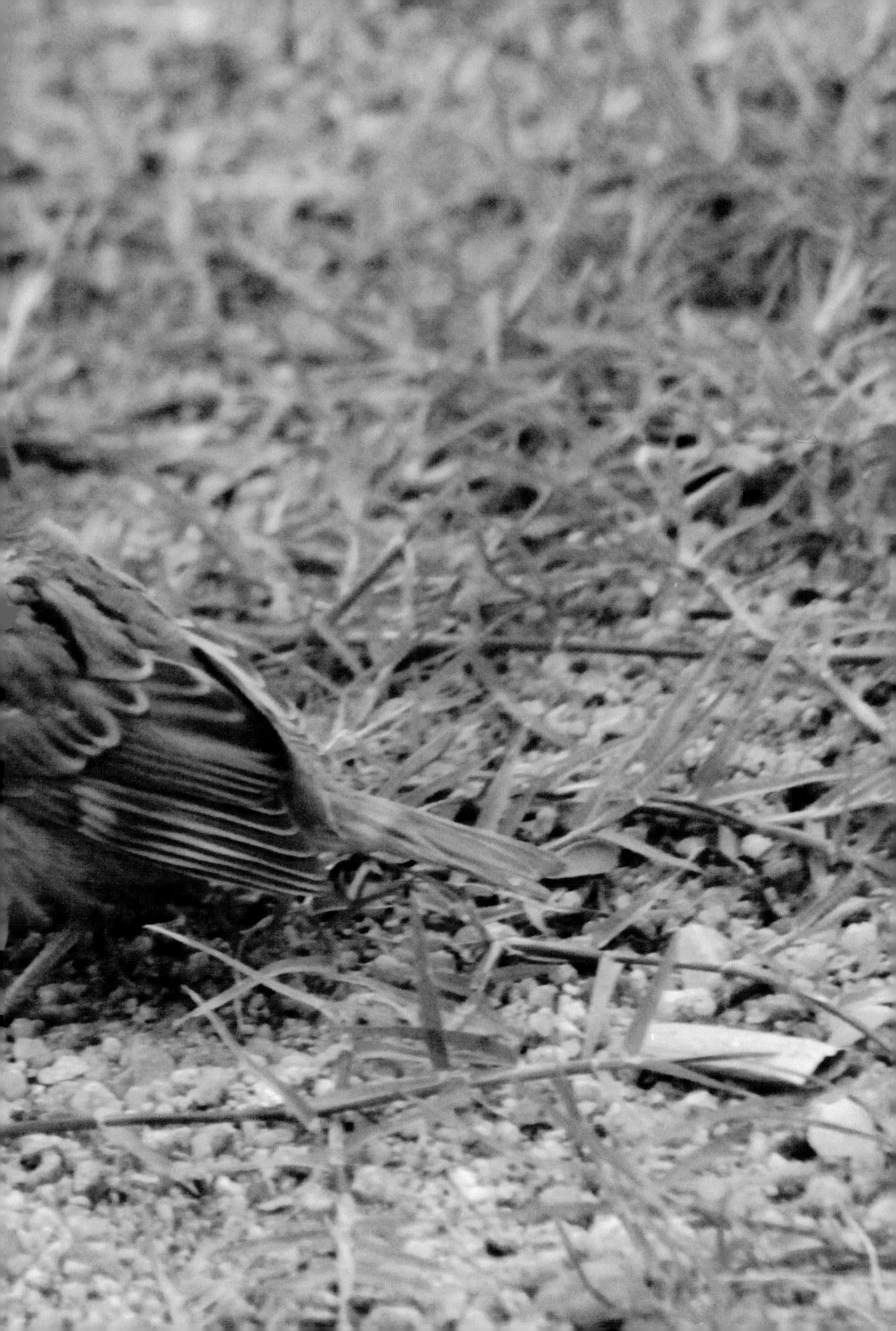

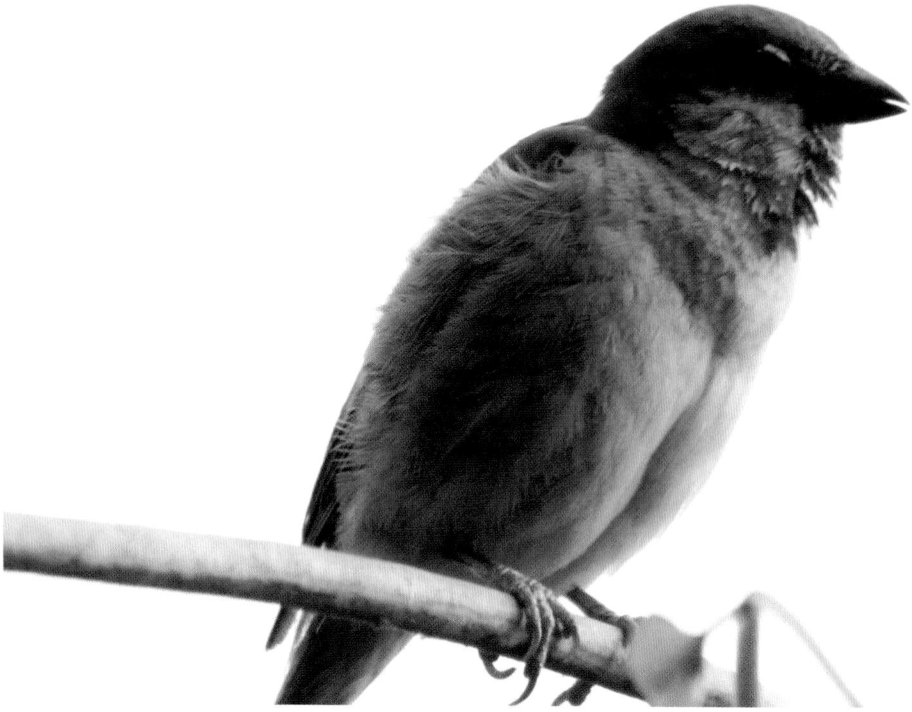

麻雀

## 识别特征

嘴短而强健，呈圆锥形，稍向下弯；初级飞羽 9 枚，外缘具 2 道淡色横斑。麻雀属晚成鸟。麻雀因为其个头小，一指那么大，有的地方如河南将麻雀称之为小雏。它是常见的一种鸟类。麻雀是与人类伴生的鸟类，栖息于居民点和田野附近。白天四处觅食，活动范围在 2500 ~ 3000 m 以内。在地面活动时双脚跳跃前进，翅短圆，不耐远飞。鸣声喧噪。主要以谷物为食。当谷物成熟时，多结成大群飞向农田掠食谷物。繁殖期食部分昆虫，并以昆虫育雏。繁殖力强。在北方，3—4 月开始繁殖，每年至少可繁殖 2 窝。在南方，几乎每月可见麻雀繁殖雏鸟。每窝产卵 4 ~ 6 枚。卵灰白色，满布褐色斑点。雌雄轮流孵卵。孵化期 11 ~ 12 日。雏鸟全身裸露，15 日以后才能出飞自行寻食。

## 生境分布

栖息于居民点和田野附近。分布于平原及丘陵地区。

## 采收加工

捕捉后，杀死、去毛和内脏，洗净现用。

## 功效主治

补肾阳，益精髓，暖腰膝，缩小便，调经固带。主治小儿疳积，神经衰弱经常失眠者，抵抗力差，容易感冒，夜盲症，精力不足。

## 药理作用

本品甘温，有补肾壮阳之功效，又可益精补髓，暖腰膝，缩小便，可药可食。煨、炸、炒，熬膏，烧存性研末或为丸。

## 用法用量

内服：煎汤 6 ~ 15 g；或入丸、散剂。外用：煎水洗。

## 民族药方

**1．肾虚阳衰，腰膝酸软，体倦乏力，小便频数或肾虚阳痿** 麻雀 5 只，粟米 100 g，葱白少许。先将雀肉用食用油炒熟，再用米酒 1 杯略煮，加水适量，下粟米同煮，待米将熟时，下葱白及油、盐、花椒调味。

**2．预防感冒** 麻雀肉适量。去肠与胆，加油盐酱醋煮食当小菜吃，成人每日可吃 8 只，小儿酌减。

**3．百日咳** 麻雀肉、冰糖各适量。煮烂吃。

## 使用注意

阴虚火旺者忌食，孕妇忌用。

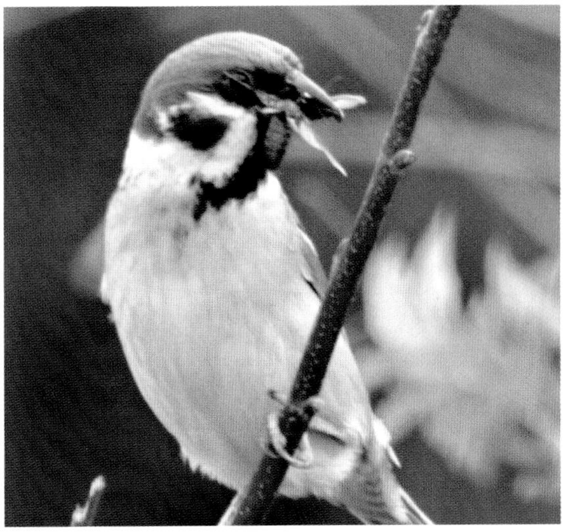

麻雀

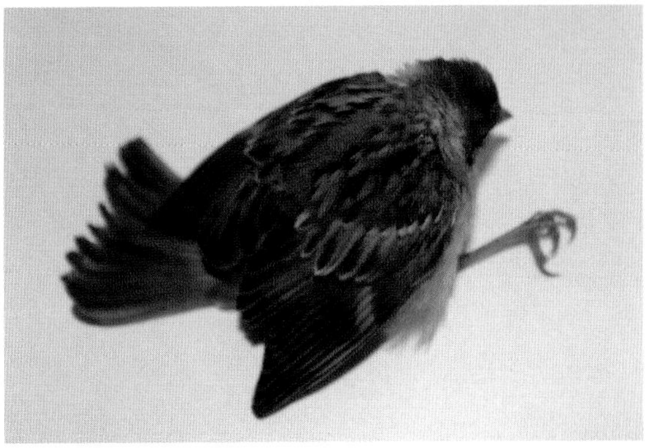

麻雀

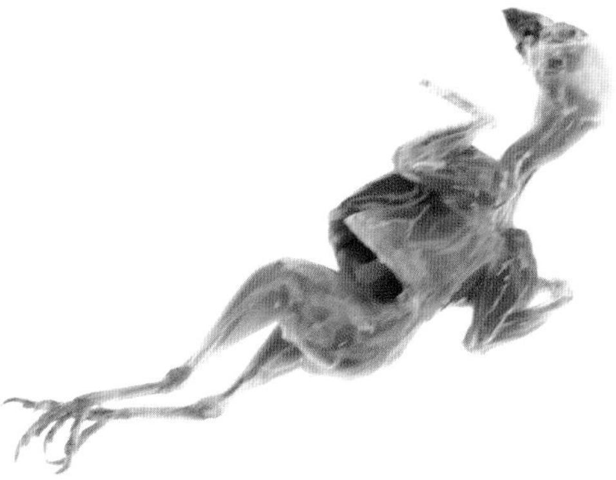

麻雀肉药材

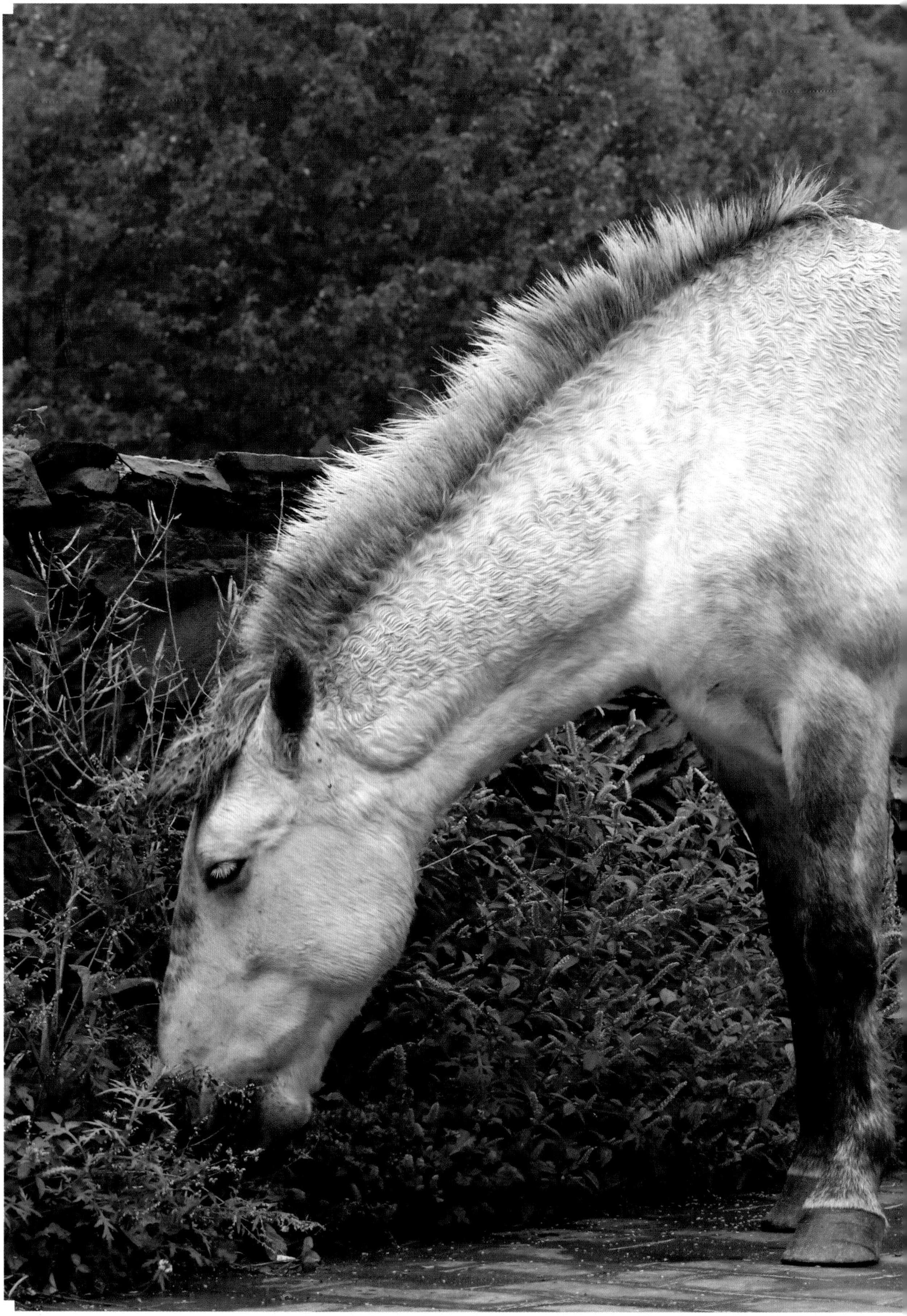

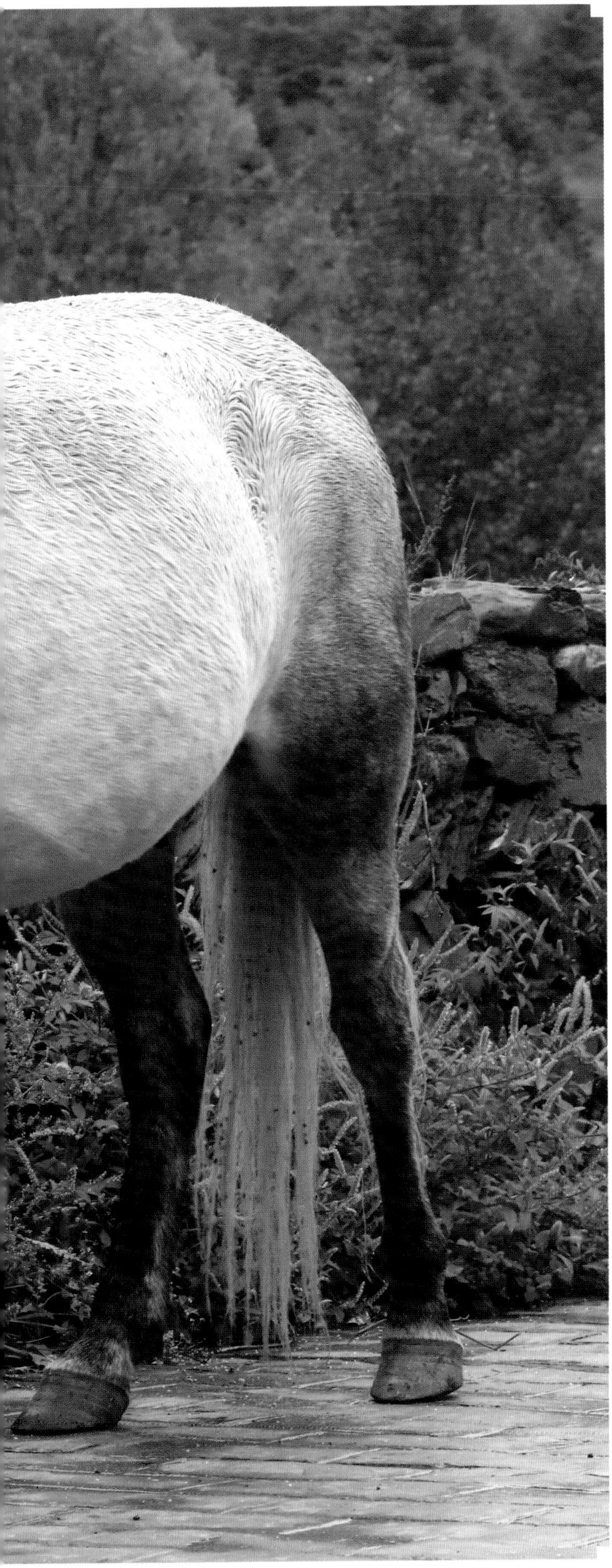

# 马宝

【维药名】阿提亚达特西。

【别　名】马粪石、马结石。

【来　源】本品为马科动物马 *Equus caballus*（L.）胃肠道中所生的结石。

【性味归经】甘、咸，凉。归肝、心经。

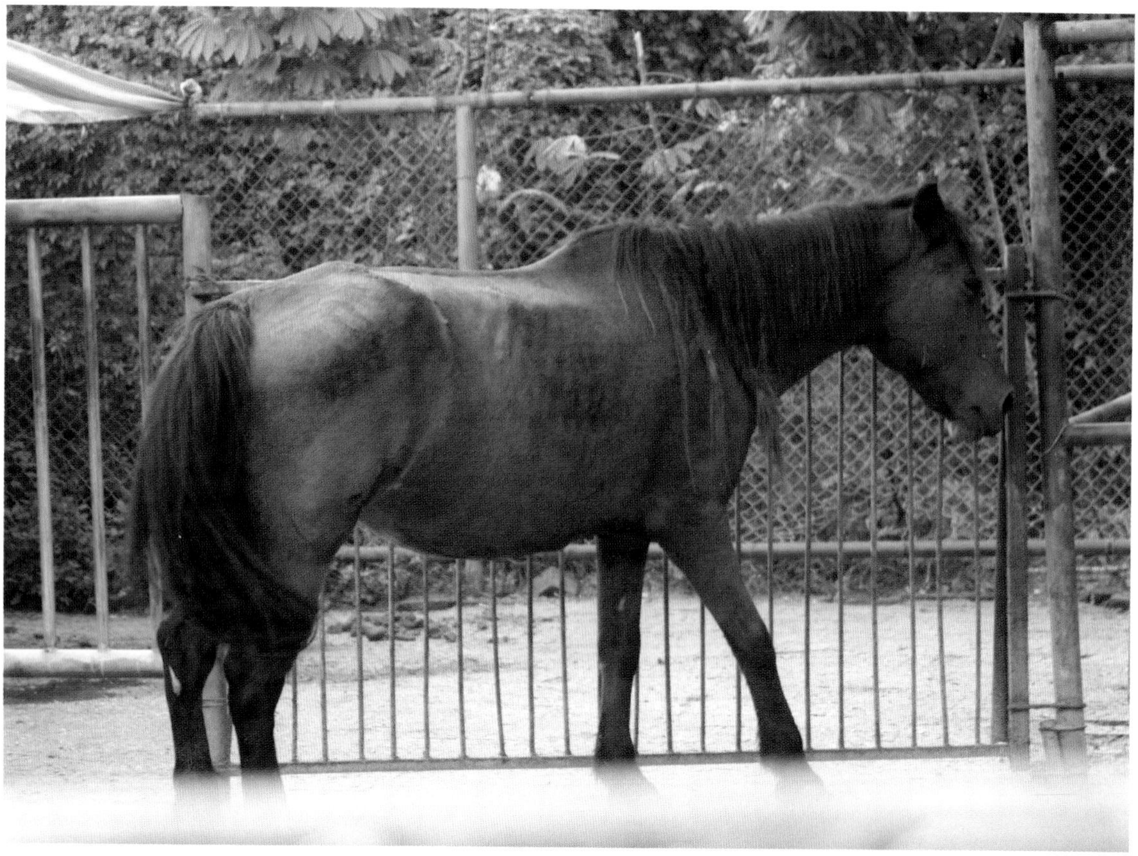

马

## 识别特征

马的体格高大，骨骼肌发达，四肢强劲有力。体高 1.27 ~ 1.60 m，体重 225 ~ 773 kg。雌雄差异很大。马头面部狭长，耳小而尖，直立。鼻宽，眼大。从头顶起沿颈背至肩胛，具有长毛（即鬃毛）。两耳间垂向额部的长毛称门鬃。身体余部皆被短而均匀的毛。我国马的品种较多，有蒙古、河曲、伊犁、三河、黑河等种，因品种不同，身体大小、毛色也有差异，主要毛色有青毛、花毛、黑毛、栗毛等。

## 生境分布

主产于河北、内蒙古、东北、新疆、甘肃、西藏等牧区。

## 采收加工

当宰病马时，取出结石，用清水洗净，晾干。

## 药材鉴别

本品呈球形、卵圆形或扁圆形，大小不一，直径 6 ~ 20 cm，重 250 ~ 2500 g，但也有小如豆粒者。表面灰色、青灰色或油棕色，光滑，略有光泽或附有杂乱的细草纹。

质坚体重，断面可见明显的同心层纹，中心部位常有金属或其他粒状异物，无气味或微有臊臭。

## 功效主治

镇惊化痰，清热解毒。主治惊痫癫狂，痰热内盛，神志昏迷，吐血衄血，恶疮肿毒。

## 用法用量

内服：研末服，0.6 ~ 1.5 g。不入煎剂。

## 民族药方

**1．癫痫，小儿抽搐**　马宝 20 克，朱砂 10 g，天竺黄、僵蚕、全蝎各 15 g，茯苓、半夏、远志、石菖蒲、龙齿各 20 g，白术、川贝母各 25 g。共研细粉，每次服 10 g，每日 3 次。

**2．肺结核**　马宝、百部各 6 g，白及 12 g。共研细末，每次服 1.5 ~ 3.0 g，每日 3 次。

**3．小儿癫痫，妇女癔症，惊厥**　马宝 0.3 ~ 0.6 g（小儿酌减）。同研细末，每日 2 ~ 3 次，凉开水送服。

## 使用注意

中寒痰湿者忌用。

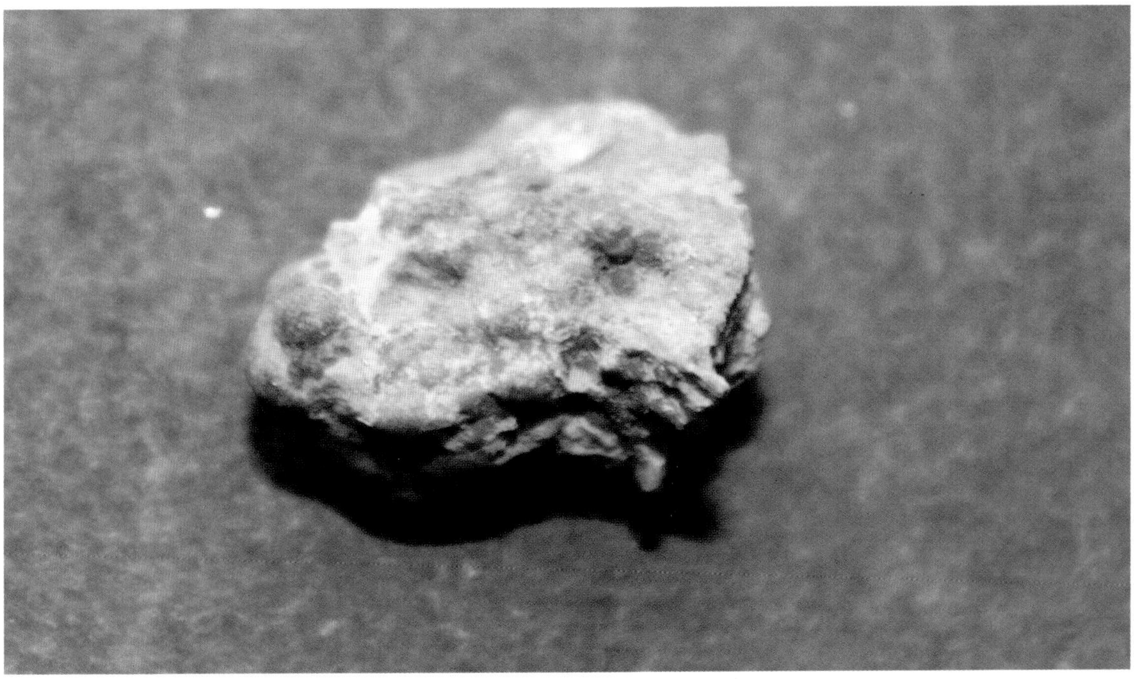

马宝药材

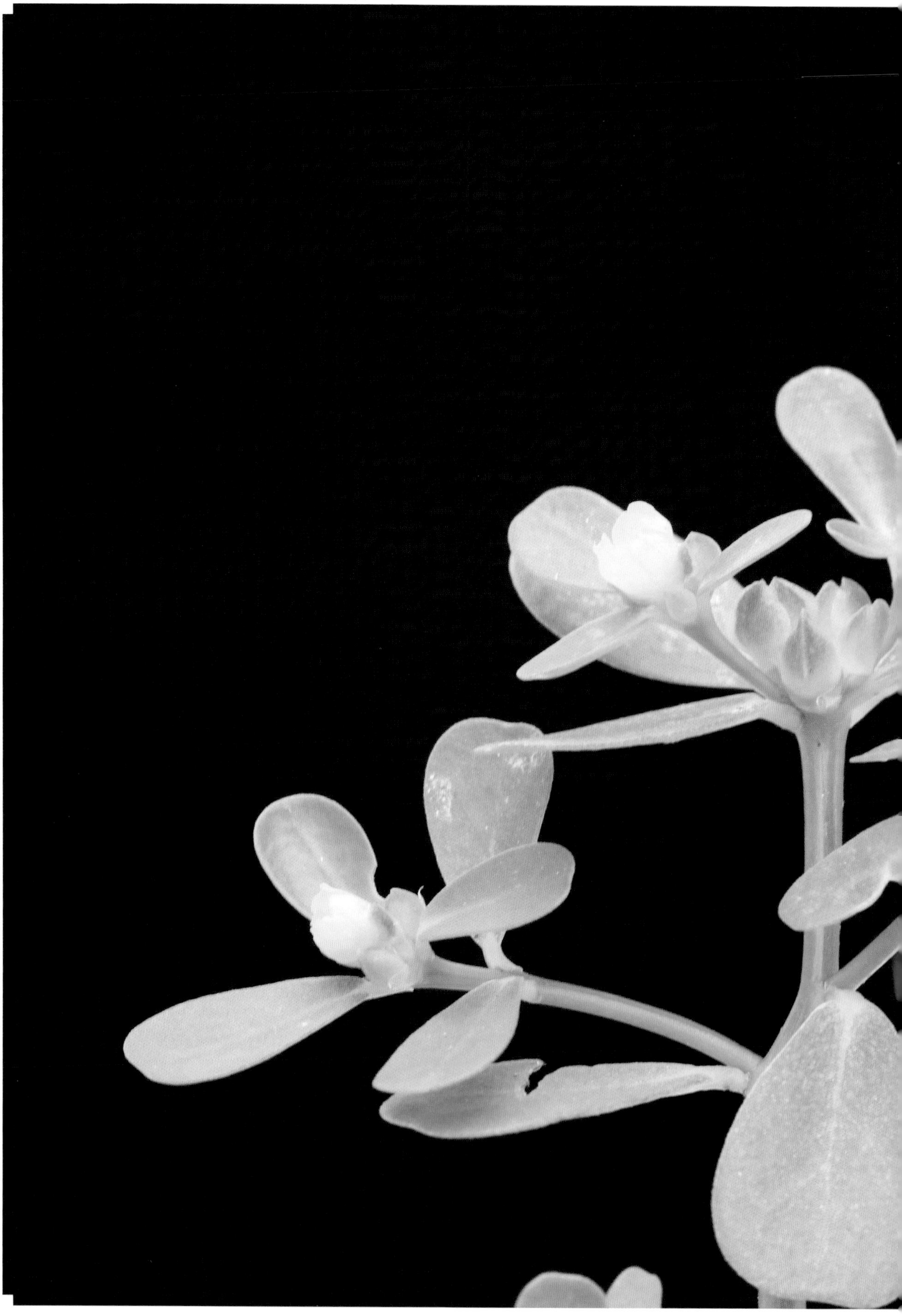

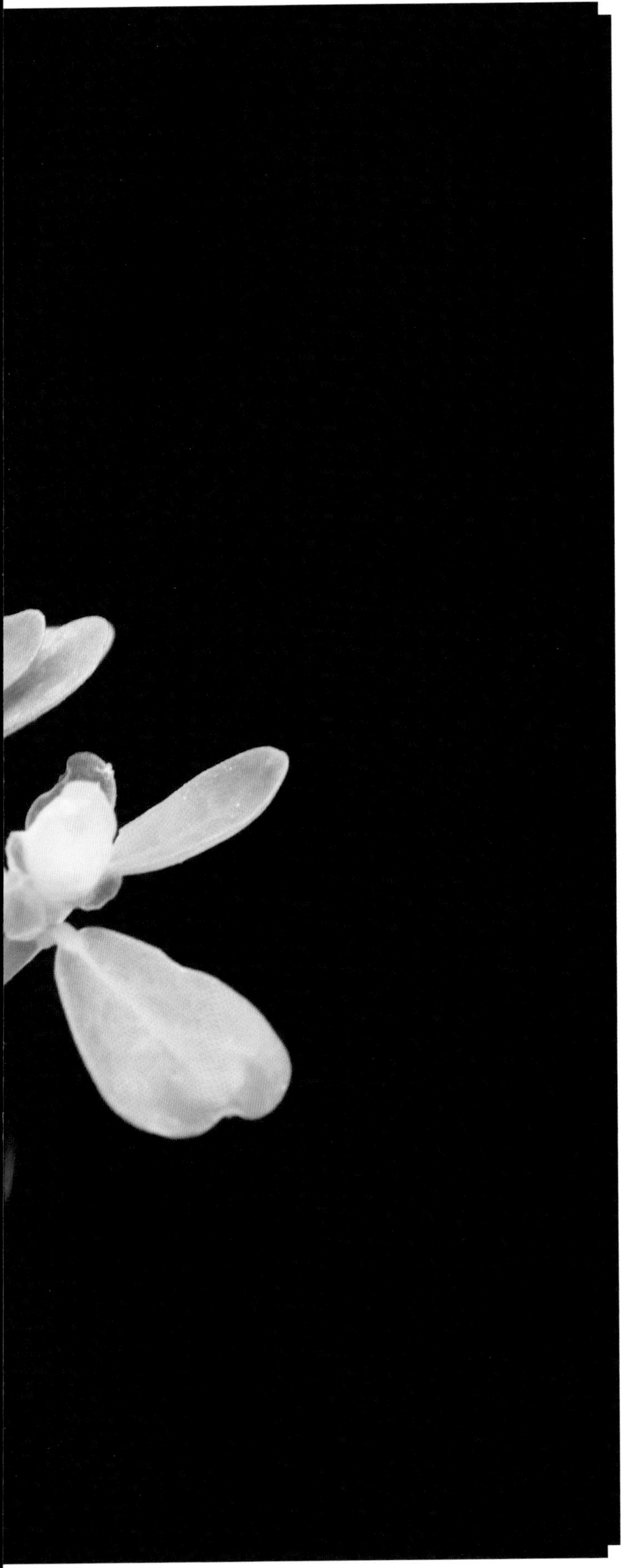

# 马齿苋

【维药名】斯米孜欧提。

【别　名】酸苋、马齿草、马齿菜、长命菜、马齿龙芽。

【来　源】本品为马齿苋科多年生肉质草本植物马齿苋 *Portulaca oleracea* L. 的干燥地上部分。

【性味归经】酸，寒。归大肠、肝经。

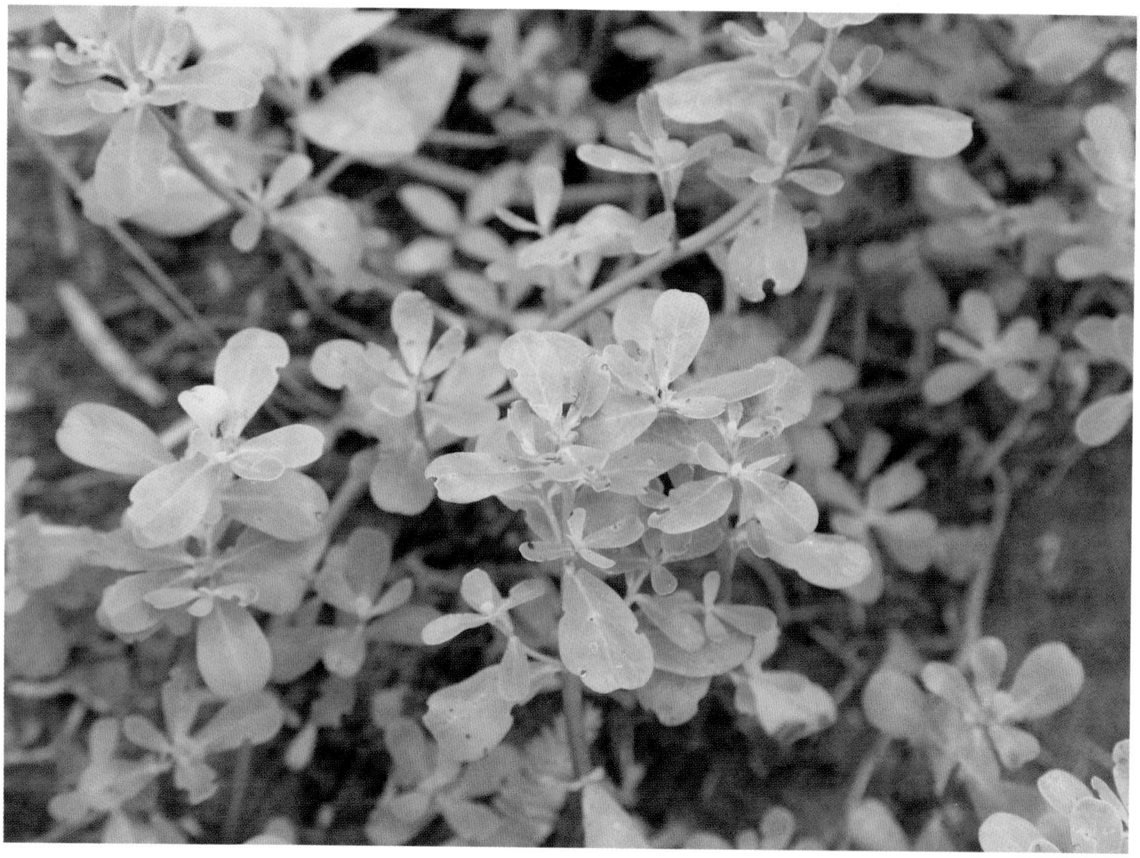

马齿苋

## 识别特征

一年生草本，长可达 35 cm。茎下部匍匐，四散分枝，上部略能直立或斜上，肥厚多汁，绿色或淡紫色，全体光滑无毛。单叶互生或近对生；叶片肉质肥厚，长方形或匙形，或倒卵形，先端圆，稍凹下或平截，基部宽楔形，形似马齿，故名“马齿苋”。夏日开黄色小花。蒴果圆锥形，自腰部横裂为帽盖状，内有多数黑色扁圆形细小种子。花期 5—8 月，果期 6—9 月。

## 生境分布

生长于田野、荒芜地及路旁。南北各地均产。

## 采收加工

夏、秋二季采收，除去残根及杂质，洗净，略蒸或烫后晒干。

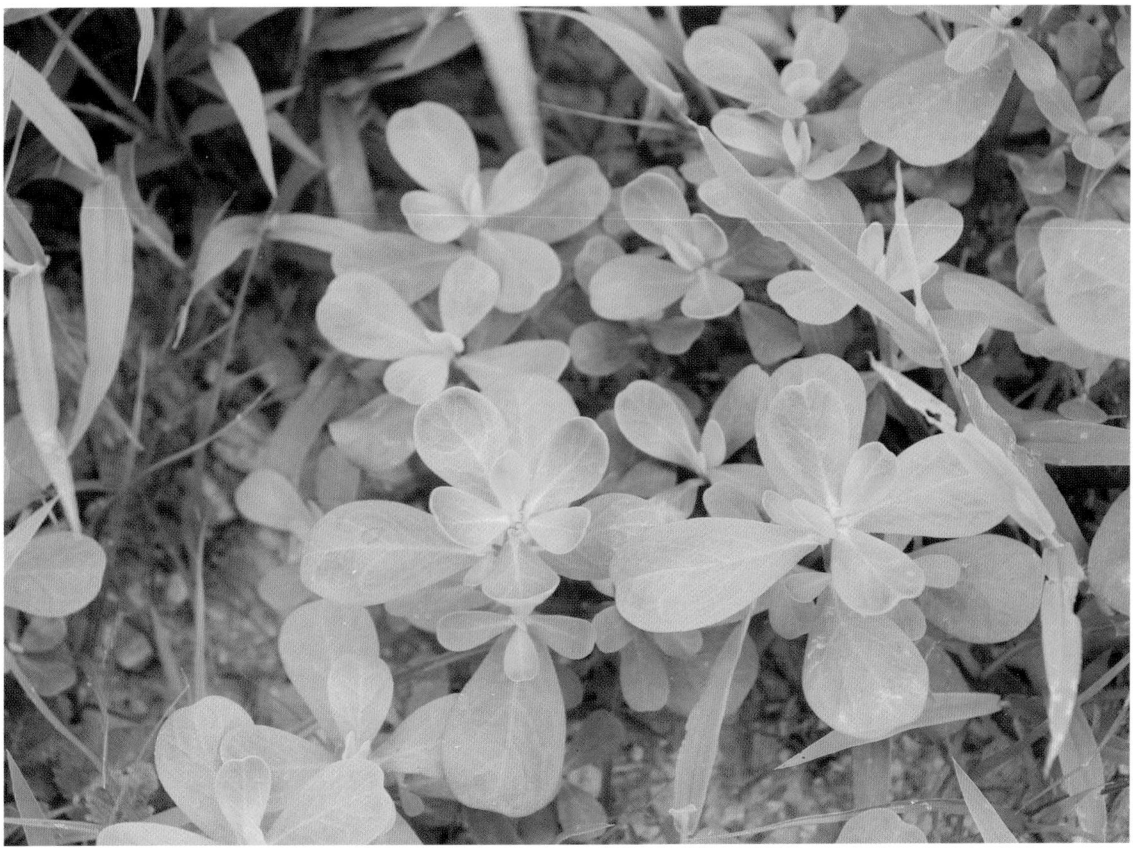

马齿苋

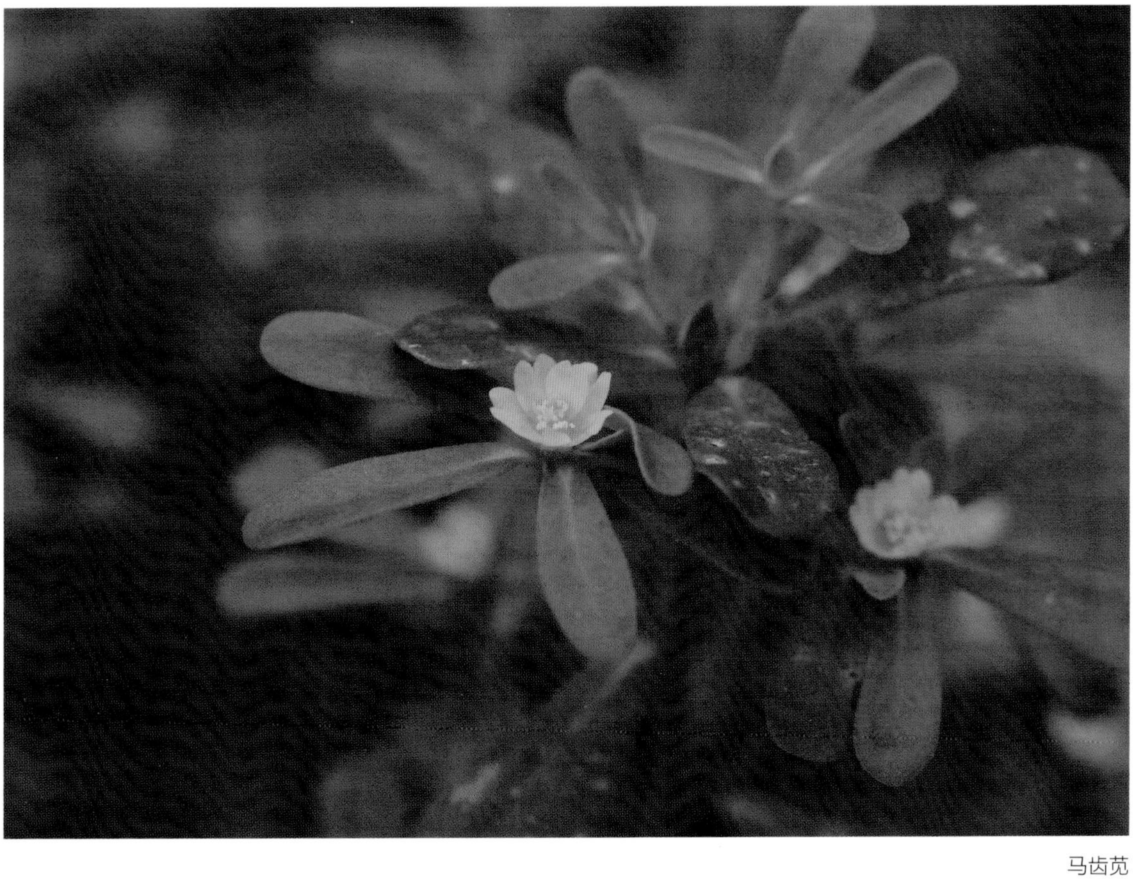

马齿苋

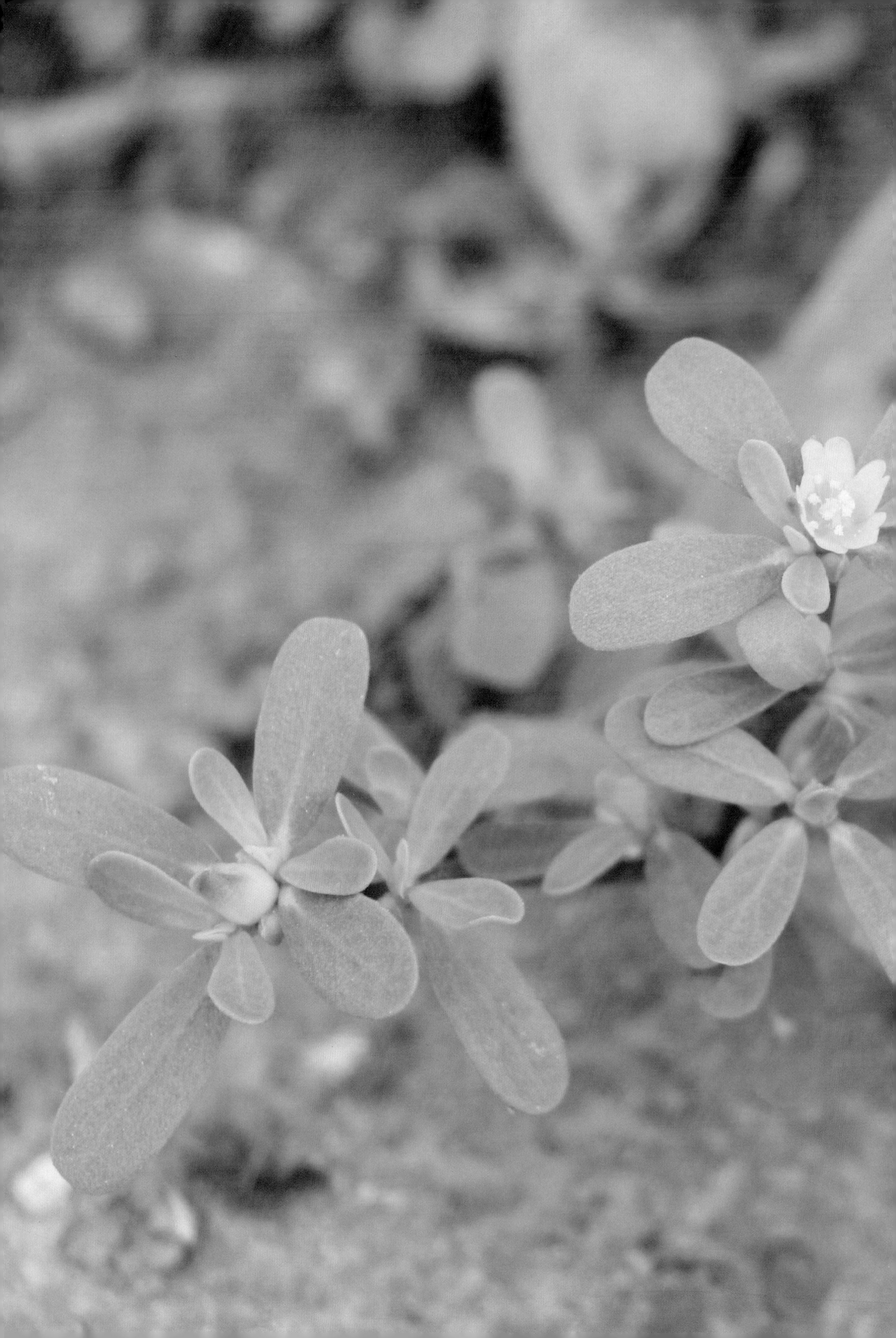

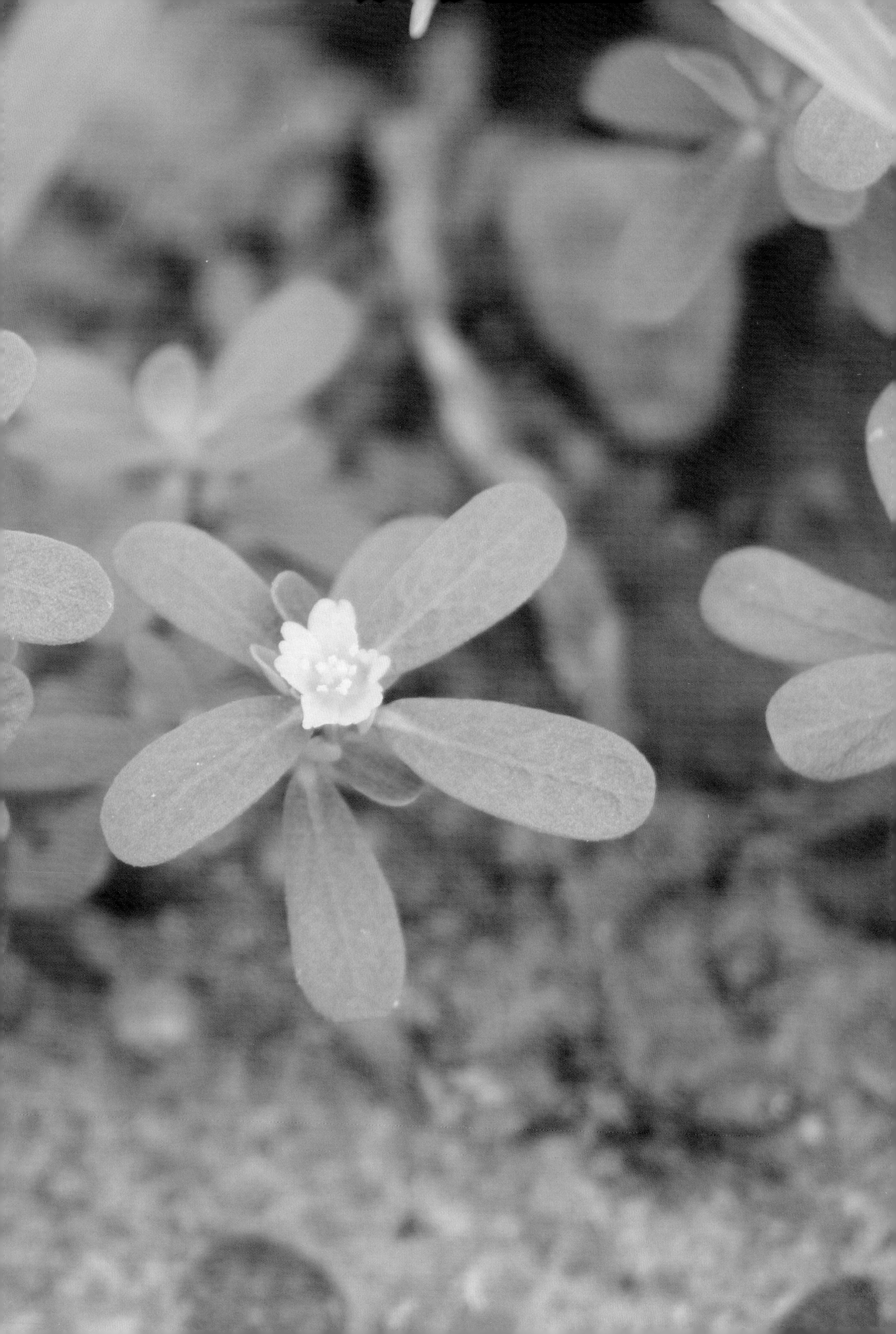

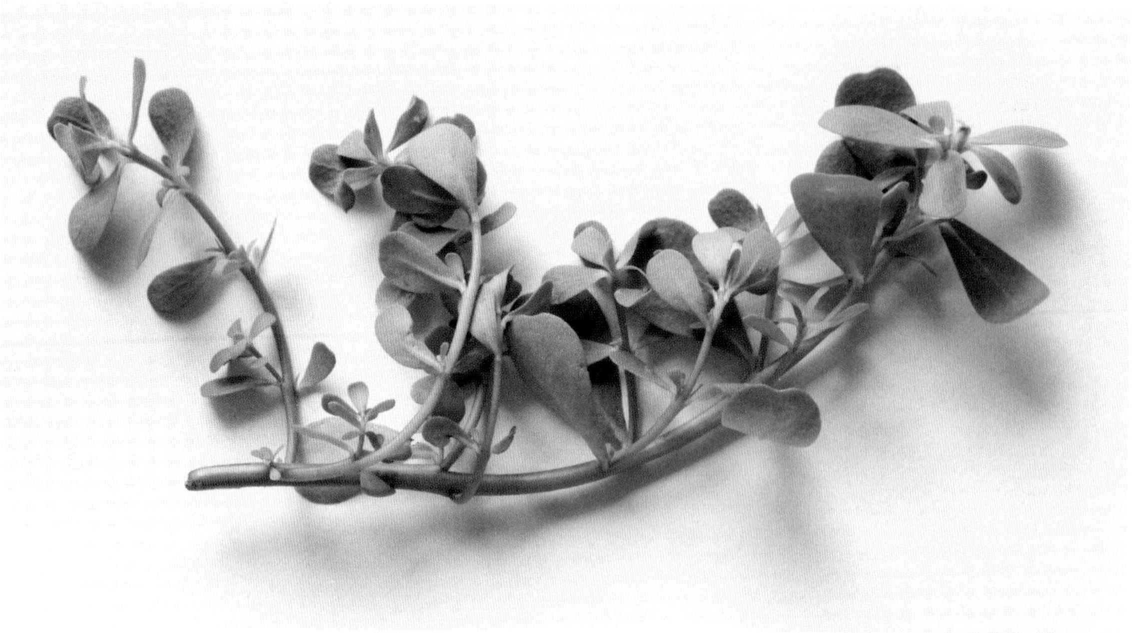

马齿苋药材

## 药材鉴别

本品为不规则形的段。茎圆柱形，表面黄褐色，有明显纵沟纹。叶多破碎，完整者展平呈倒卵形，先端钝平或微缺，全缘。蒴果圆锥形，内含多数黑色细小种子。气微，味微酸而带黏性。

## 功效主治

清热解毒，凉血止痢。本品性寒滑利，入肝经走血分，有清热解毒凉血之功。归大肠而有滑利大肠之效，为解毒治痢之常用要药。

## 药理作用

煎剂在体外对各型志贺菌属、伤寒沙门菌、金黄色葡萄球菌有抑制作用。对某些致病性真菌也有抑制作用。注射液对子宫平滑肌有明显的兴奋作用。此外，还可增强肠蠕动及利尿作用。

## 用法用量

内服：煎服，30 ~ 60 g，鲜品加倍。外用：适量。

## 民族药方

**1. 赤白痢疾** 马齿苋（鲜草加倍）60 ~ 90 g，扁豆花 3 ~ 12 g。水煎加红糖，每日 2 次。

**2．痢疾便血，湿热腹泻** 马齿苋 250 g，粳米 60 g。粳米加水适量，煮成稀粥，马齿苋切碎后下，煮熟，空腹食。

**3．细菌性痢疾，肠炎** 马齿苋 150 g。水煎服。

**4．妇女赤白带** 鲜马齿苋适量，生鸡蛋 2 枚。洗净，捣烂绞汁约 60 g，生鸡蛋去黄，将蛋清加入马齿苋汁中搅和，开水冲服，每日 1 次。

**5．痈肿疮疡，黄水疮，丹毒红肿** 马齿苋 120 g。水煎服，并以鲜品适量捣糊外敷。

**6．湿热下注型痔疮便血** 新鲜马齿苋 100 g，黄连 5 g，绿茶 10 g。将新鲜马齿苋拣去杂质后洗净，切成小段，与黄连一同放入纱布袋中，扎住袋口，再与绿茶同入砂锅，加水浓煎 2 次，每次 20 分钟，合并 2 次煎液即成，代茶频饮。

**7．湿热下注型痔疮** 马齿苋 60 g，车前草 30 g，蜂蜜 20 g。将马齿苋、车前草洗净，入锅，加适量水，煎煮 30 分钟，去渣取汁，待药汁转温后调入蜂蜜，搅匀即成。上午、下午分别服用。

**8．细菌性阴道炎证属湿热或热毒内盛者** 鲜马齿苋 50 g，蜂蜜 25 g。将鲜马齿苋洗净，冷开水再浸洗 1 次，切小段，搅拌机搅烂，榨取鲜汁，加入蜂蜜调匀，隔水炖熟即成，分 2 次饮用。

## 使用注意

脾胃虚寒、肠滑泻痢者忌服。

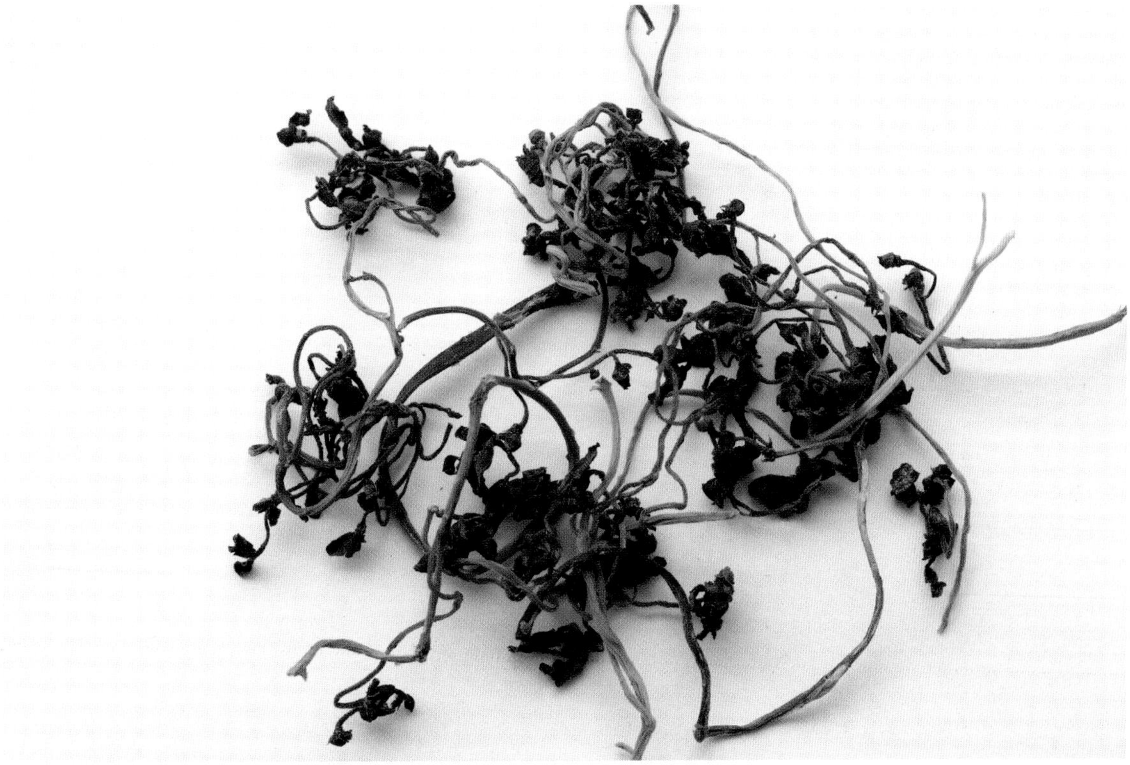

马齿苋药材

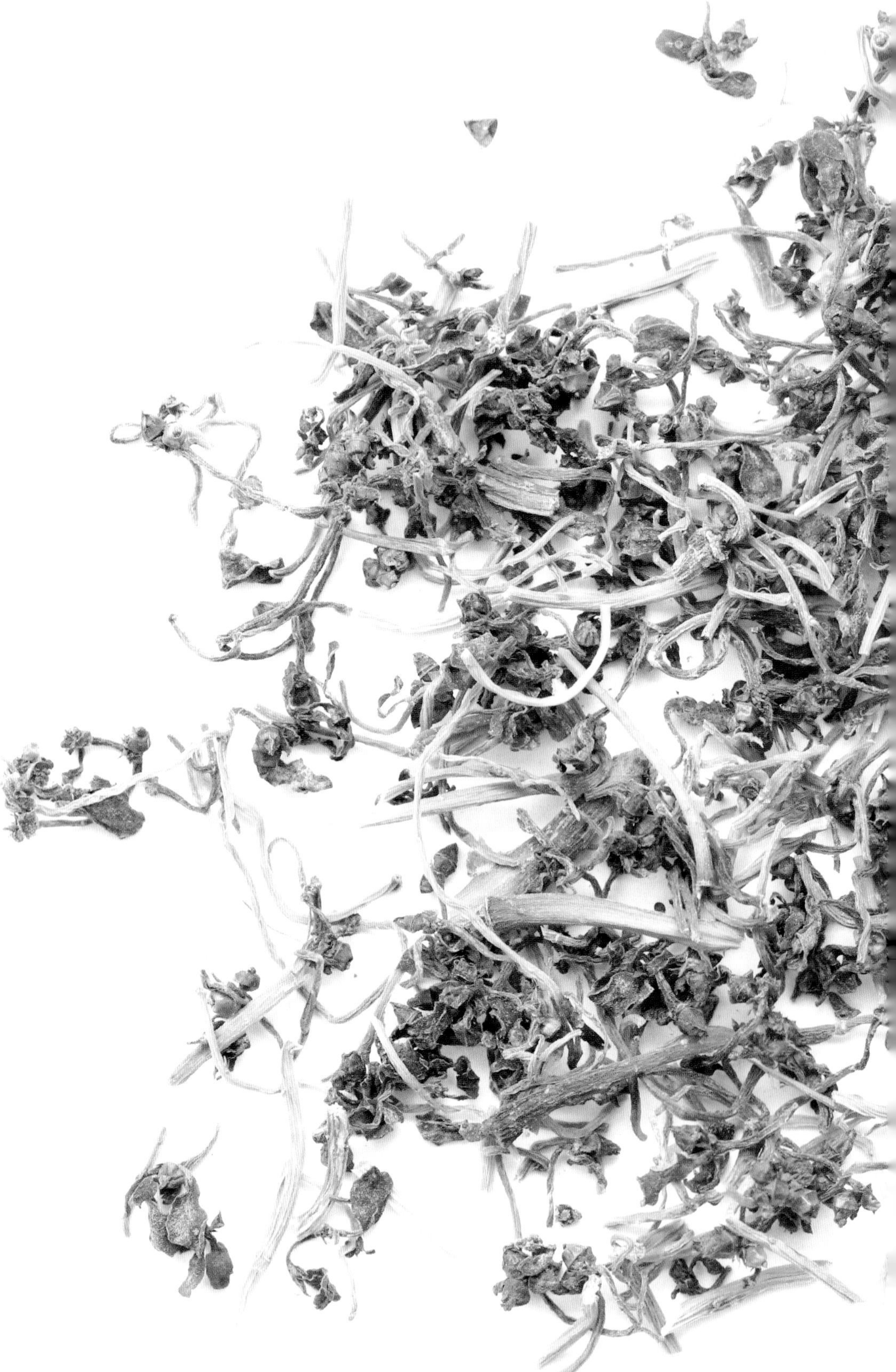

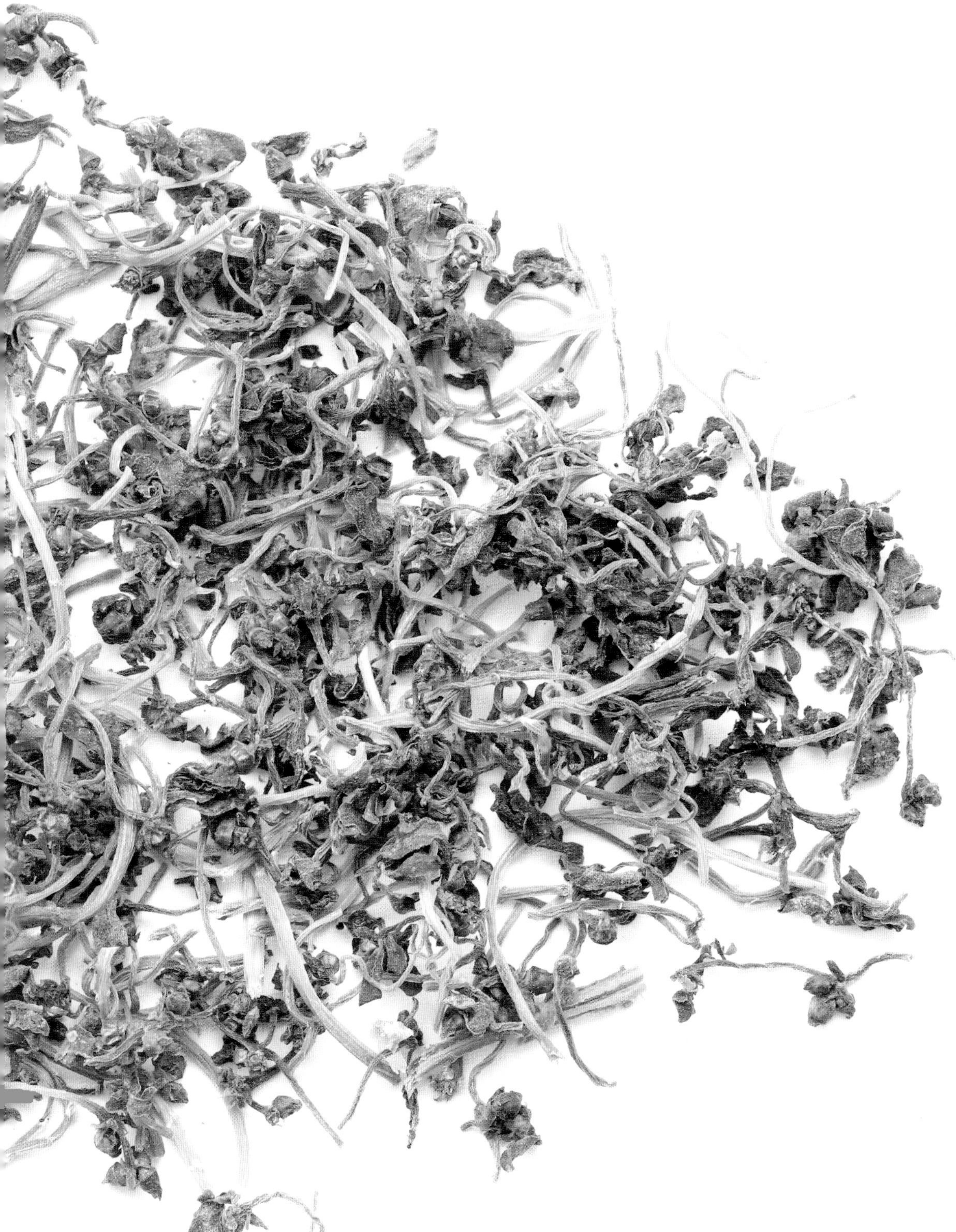

马齿苋饮片

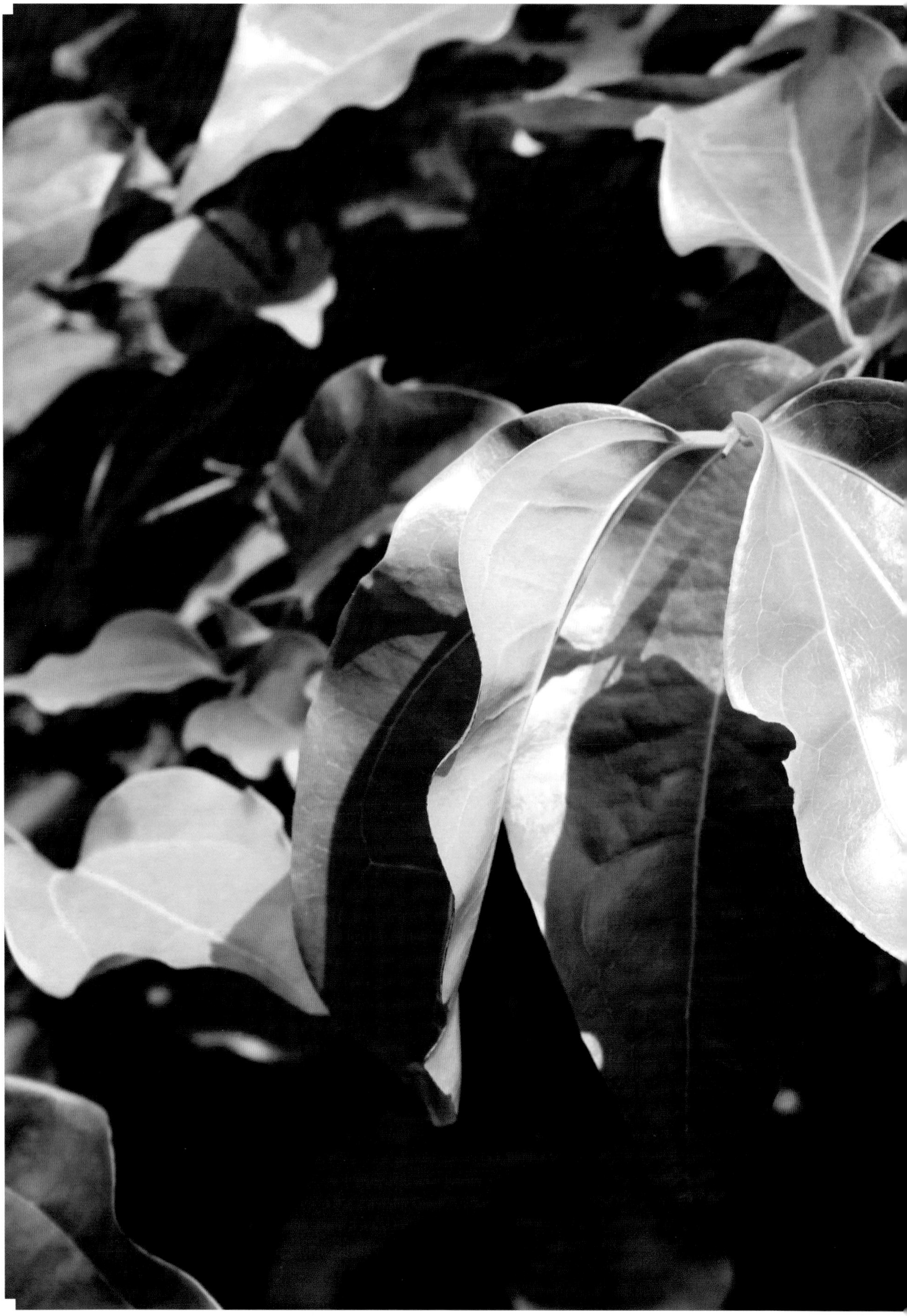

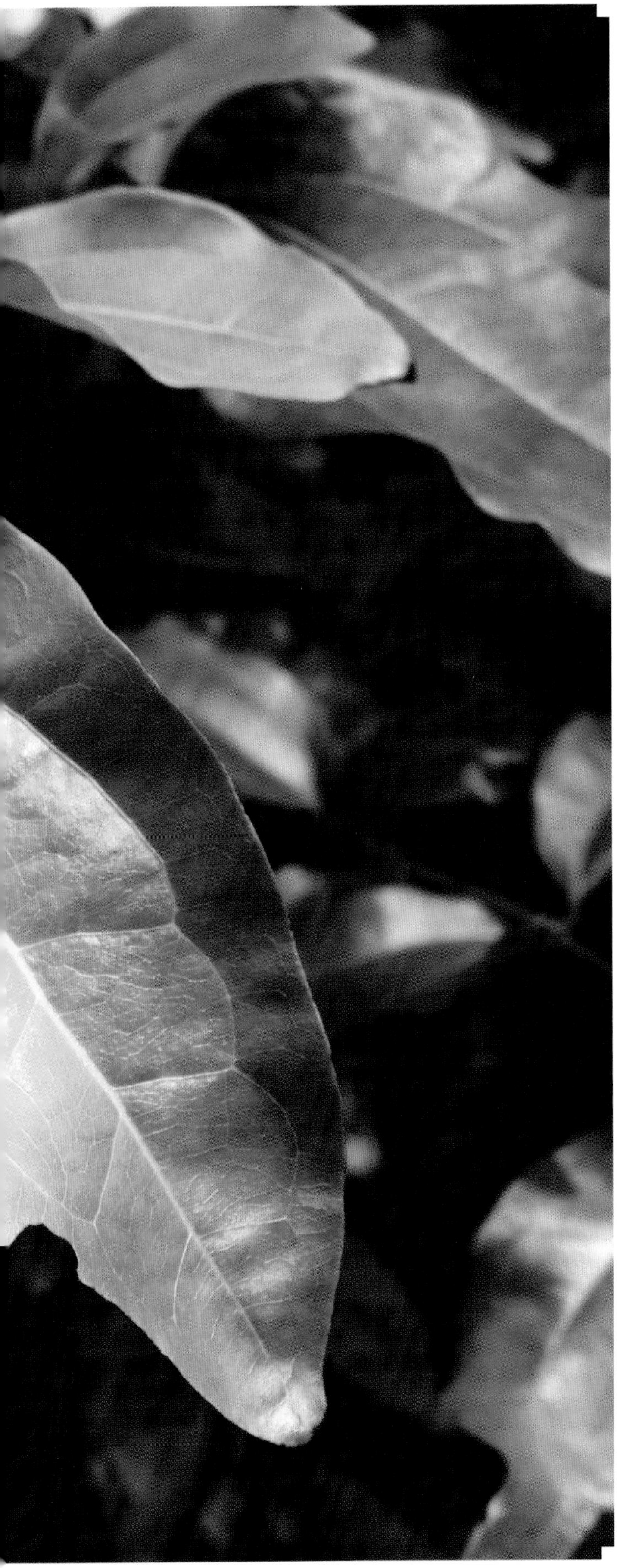

# 马钱子

【维药名】库其拉。

【别　名】马前、番木鳖、大方八、马前子、制马钱子、油马钱子。

【来　源】本品为马钱科植物马钱 *Strychnos nux-vomica* L. 的干燥成熟种子。

【性味归经】苦，寒；有毒。归肝、脾经。

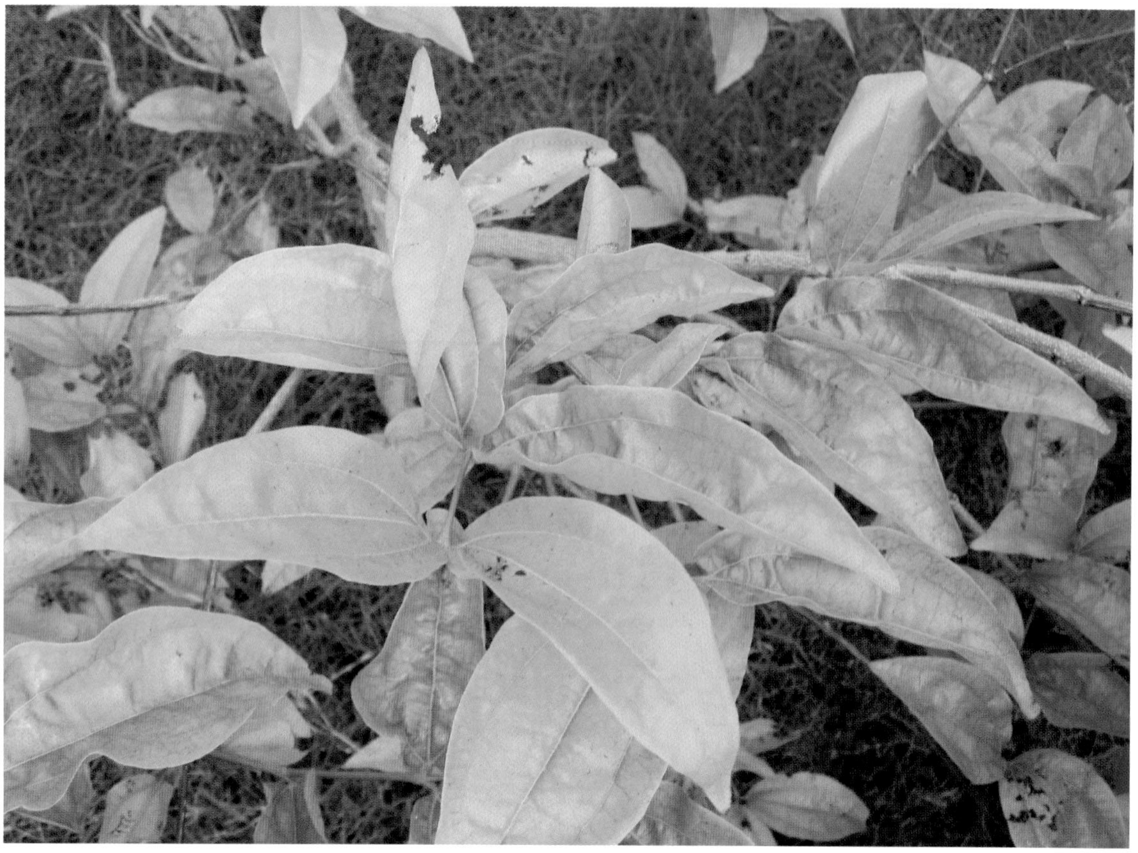
马钱子

## 识别特征

乔木，高 10 ~ 13 m。树皮灰色，具皮孔，枝光滑。叶对生，叶柄长 4 ~ 6 mm；叶片草质，广卵形或近于圆形，长 6 ~ 15 cm，宽 3.0 ~ 8.5 cm，先端急尖或微凹，基部广楔形或圆形，全缘，两面均光滑无毛，有光泽，主脉 3 ~ 5 条，在背面凸起，两侧则较短，不达叶端，细脉呈不规则的网状，在叶的两面均明显；叶腋有短卷须。聚伞花序顶生枝端，长 3 ~ 5 cm，直径 2.5 ~ 5.0 cm，被短柔毛；总苞片及小苞片均小，三角形，先端尖，被短柔毛；花白色，几无梗，花萼绿色，先端 5 裂，被短柔毛；花冠筒状，长 10 ~ 12 mm，先端 5 裂，裂片卵形，长 2.5 ~ 4.0 mm，内面密生短毛；雄蕊 5，花药黄色，椭圆形，无花丝；子房卵形，光滑无毛，花柱细长，柱头头状。浆果球形，直径 6 ~ 13 cm，幼时绿色，成熟时橙色，表面光滑。种子 3 ~ 5 粒或更多，圆盘形，直径 1.5 ~ 2.5 cm，表面灰黄色，密被银色茸毛，柄生于一面的中央，另一面略凹入，有丝光。花期春、夏二季，果期 8 月至翌年 1 月。

## 生境分布

生长于山地林中。主要分布于印度、越南、缅甸、泰国等国，我国云南、广东、海南等省区也有栽培。

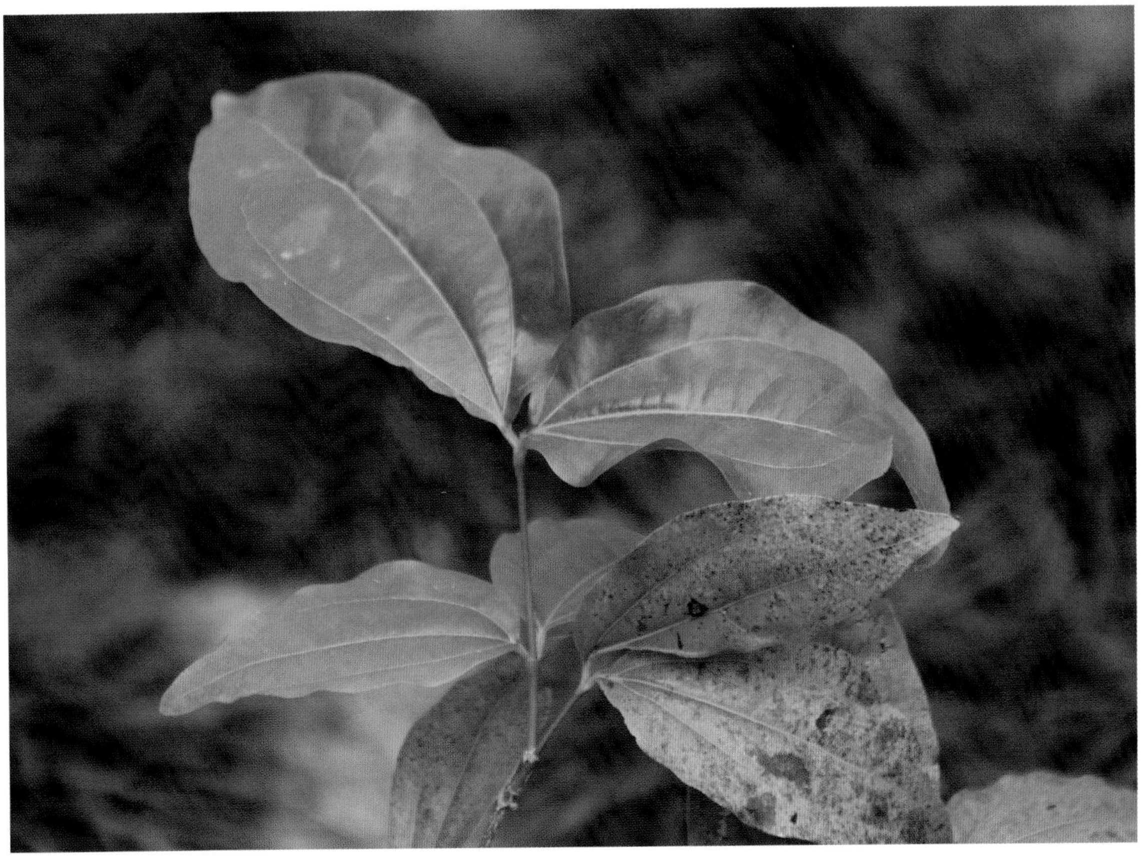

马钱子

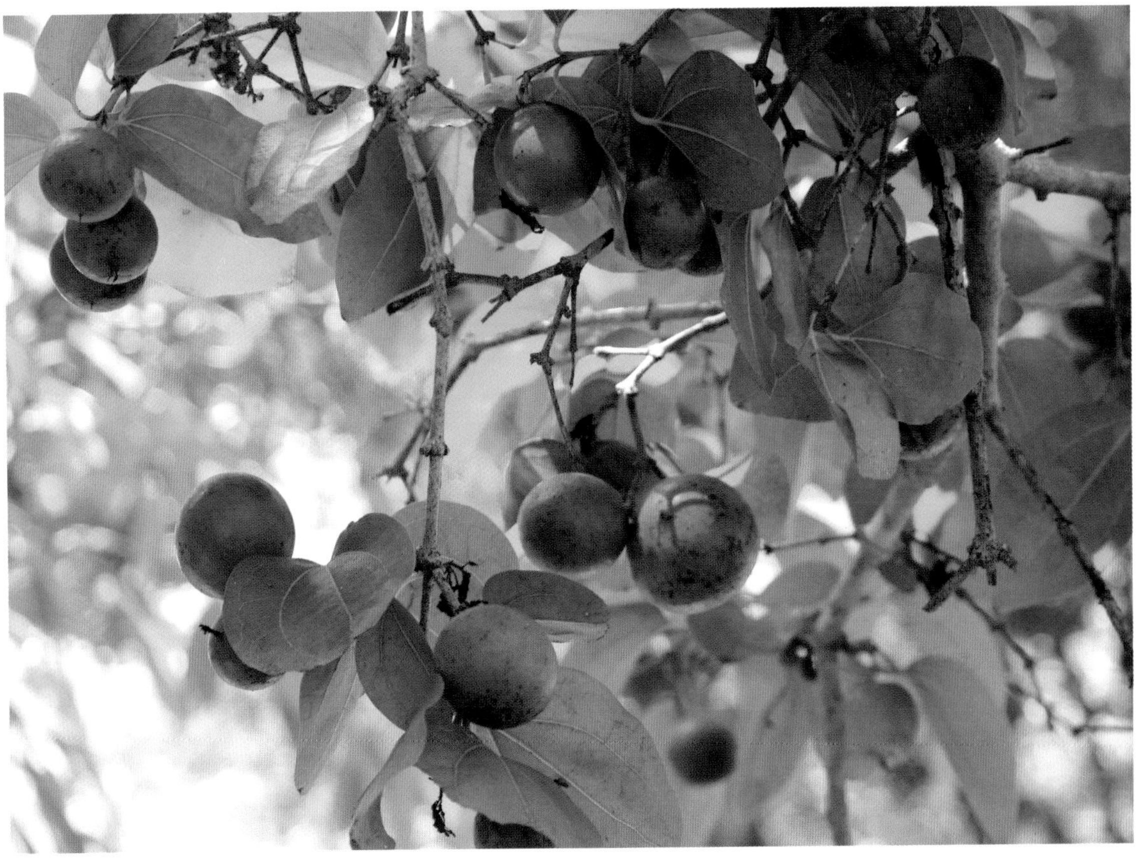

马钱子

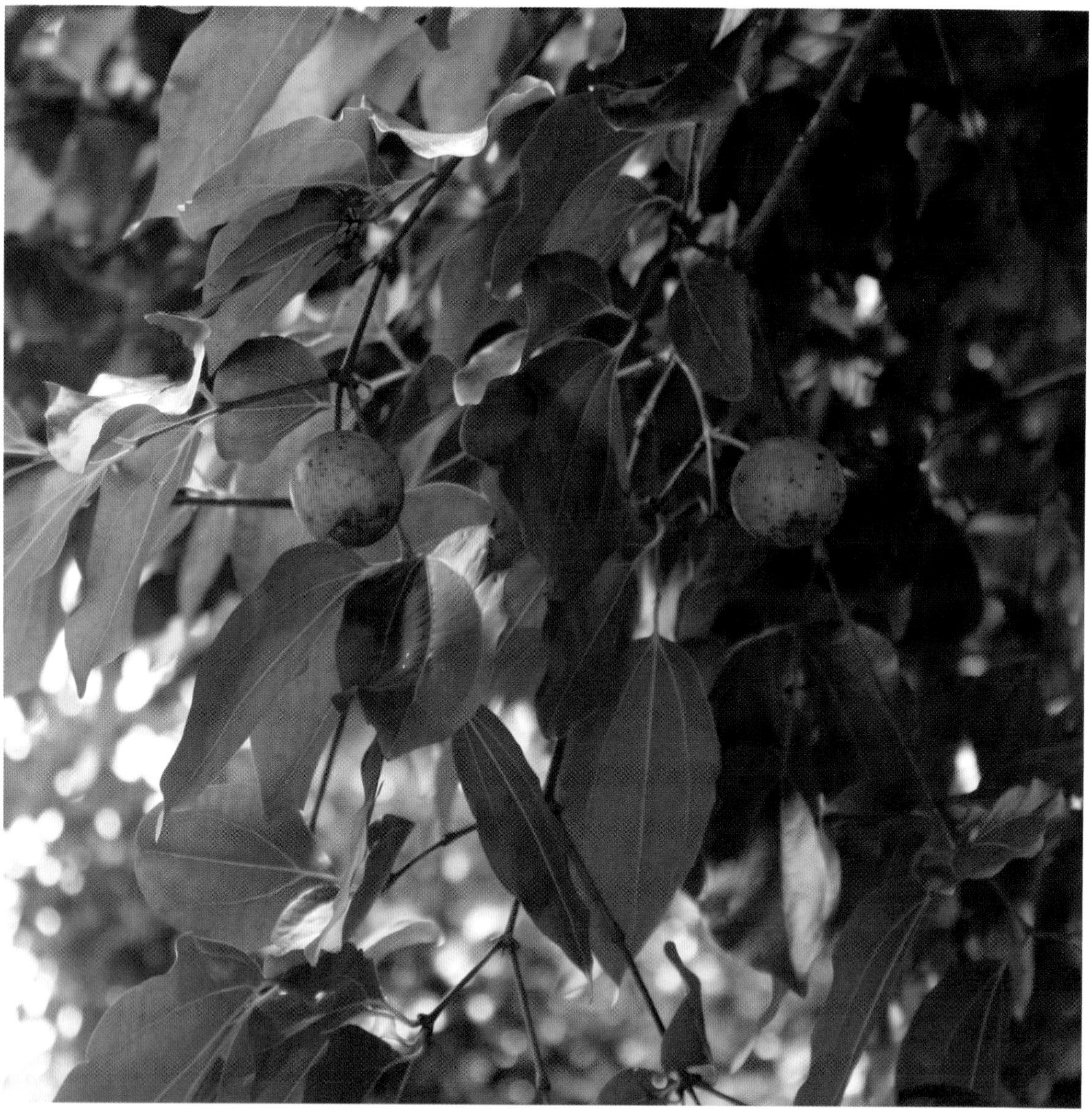

马钱子

## 采收加工

冬季采取成熟果实，取出种子，晒干。

## 药材鉴别

本品呈扁圆状，中间略鼓起，棕褐色或深棕色。质松脆，味苦。

## 功效主治

消肿散结，通络止痛。本品味苦性寒，其毒强烈，开通经络，透达关节之力甚捷，兼可攻毒。故具有消肿散结，通络止痛之功。

## 药理作用

本品对中枢神经系统有兴奋作用，首先，兴奋脊髓的反射功能，其次，兴奋延髓的呼吸中枢及血管运动中枢，能提高大脑皮质的感觉中枢功能，大剂量引起惊厥；番木鳖碱刺激味觉感受器反射性增加胃酸分泌；马钱子碱有明显的镇咳作用，对感觉神经末梢有麻痹作用；水煎剂对皮肤真菌有抑制作用。

## 用法用量

内服：0.3 ~ 0.6 g，入丸、散。外用：适量，研末，吹喉或调涂。

## 民族药方

**1．喉炎肿痛** 马钱子、青木香、山豆根各等份。研为末，吹入喉中。

**2．面神经麻痹** 马钱子适量。湿润后切成薄片，6 g可切成 18 ~ 24 片，排列于橡皮膏上，贴敷于患侧面部（向左歪贴右，向右歪贴左），7 ~ 10 日调换 1 张，至恢复正常为止。

## 使用注意

为行血散瘀之品，不宜久服，凡阴虚火旺、阴虚无瘀者，均应慎用。

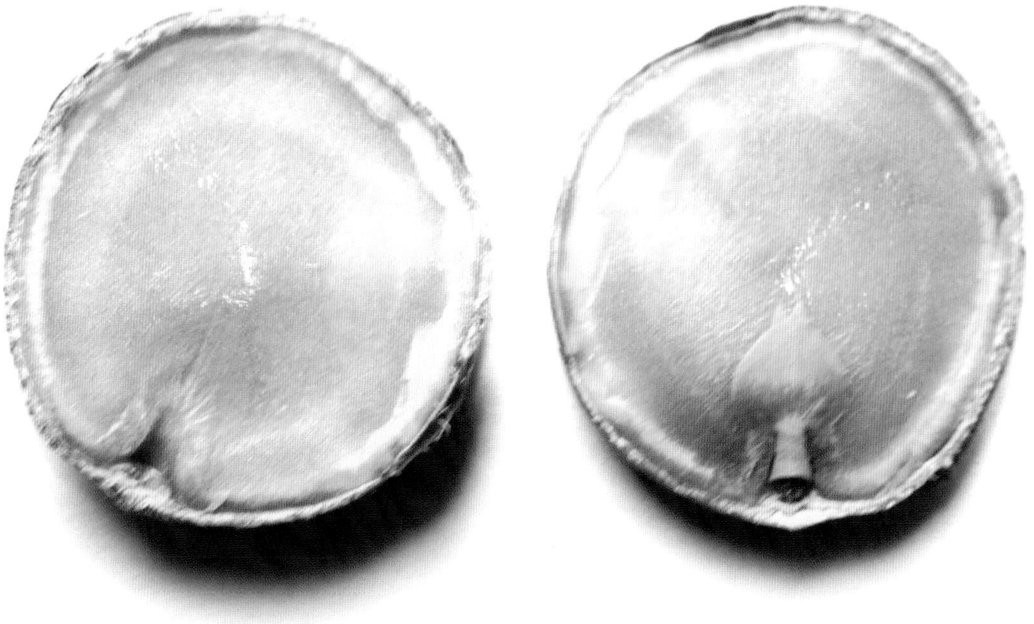

马钱子药材

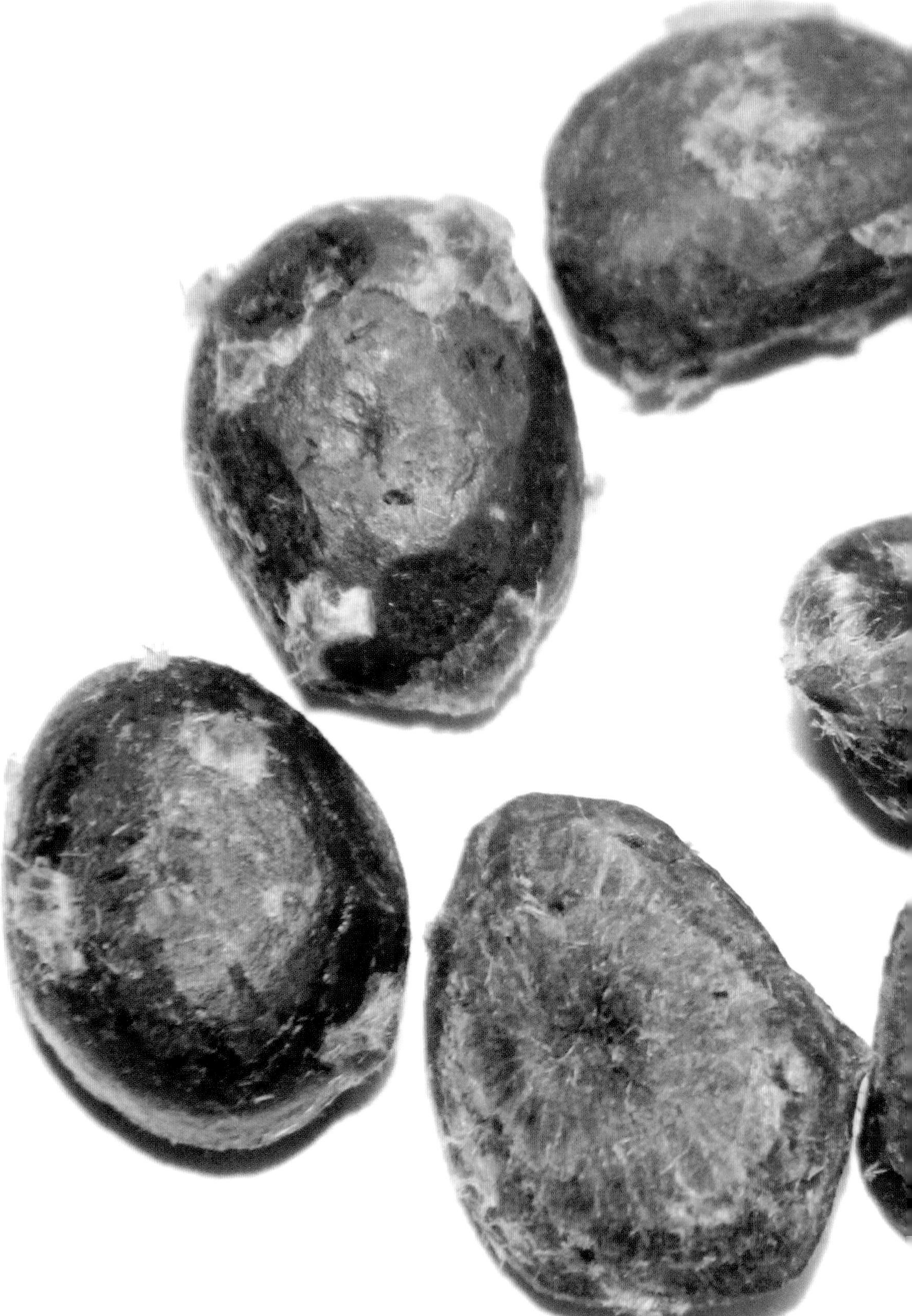

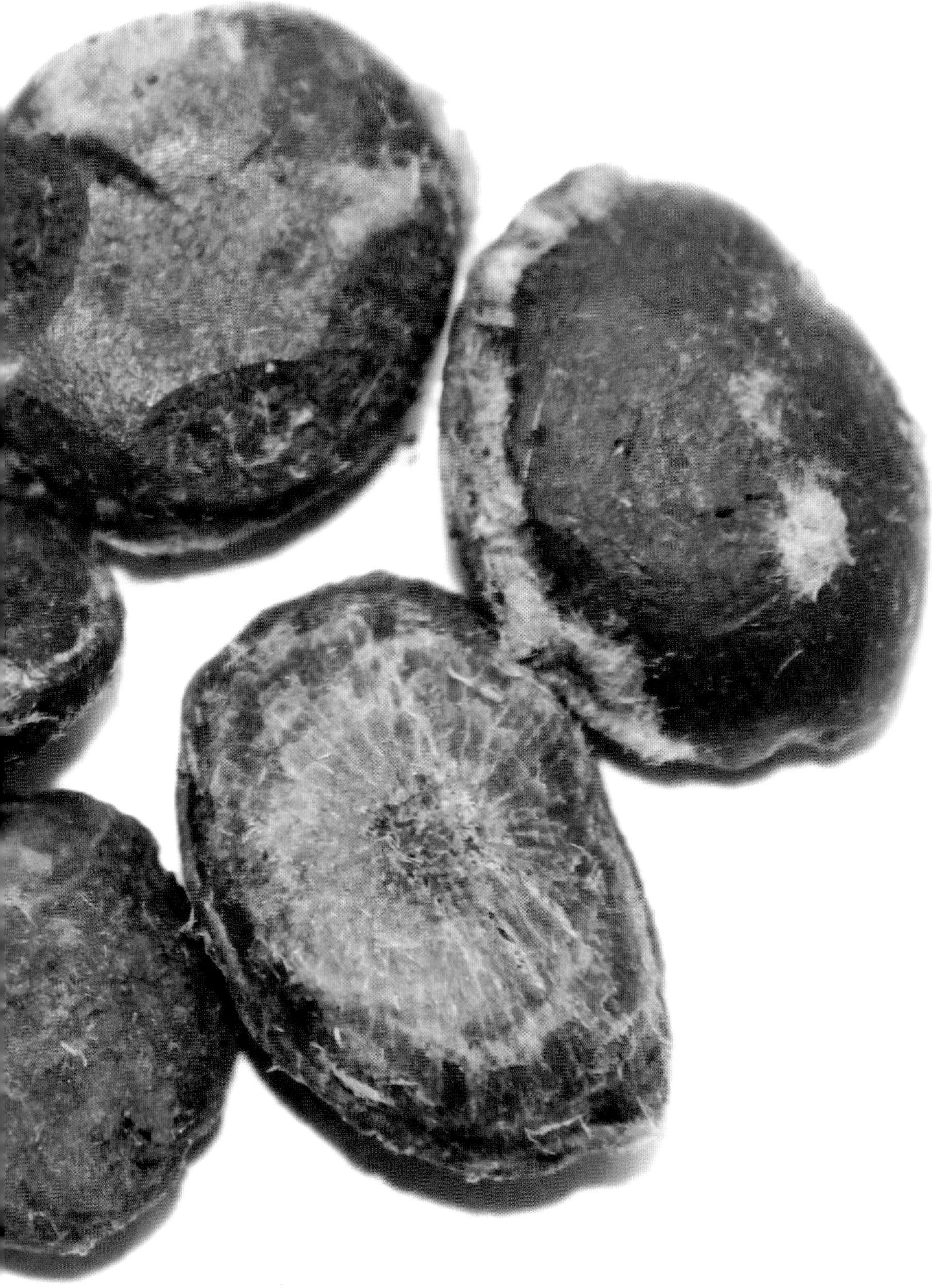

马钱子饮片

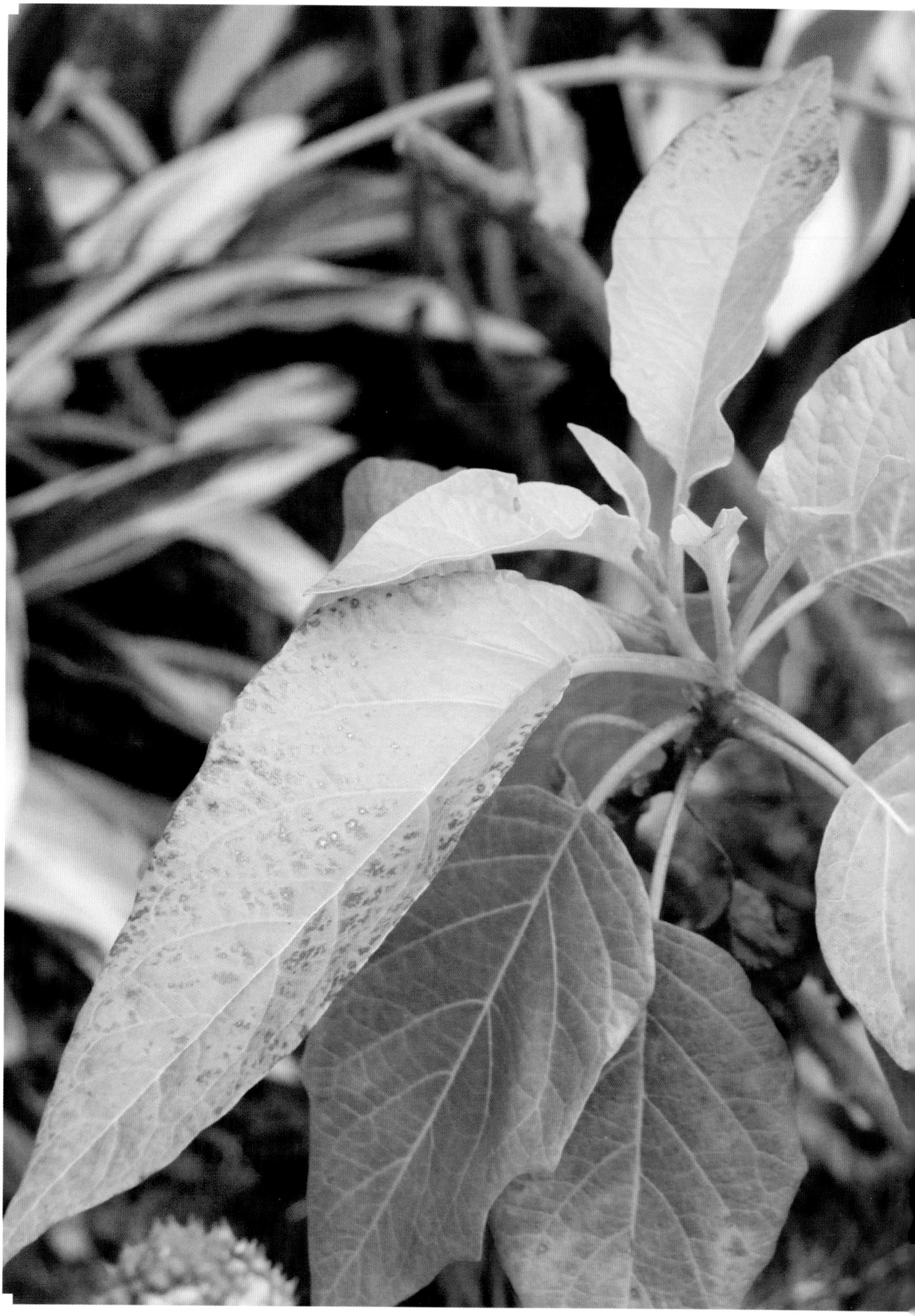

# 曼陀罗

【维药名】衣提洋克欧如合。

【别　名】洋金花、曼陀罗花、曼陀罗子、曼陀罗叶、曼陀罗根。

【来　源】本品为茄科植物白曼陀罗 *Datura metel* L. 或毛曼陀罗 *D.innoxia* Mill. 的花、叶、种子和根。

【性味归经】辛，温；有毒。归心、肺、肝、脾经。

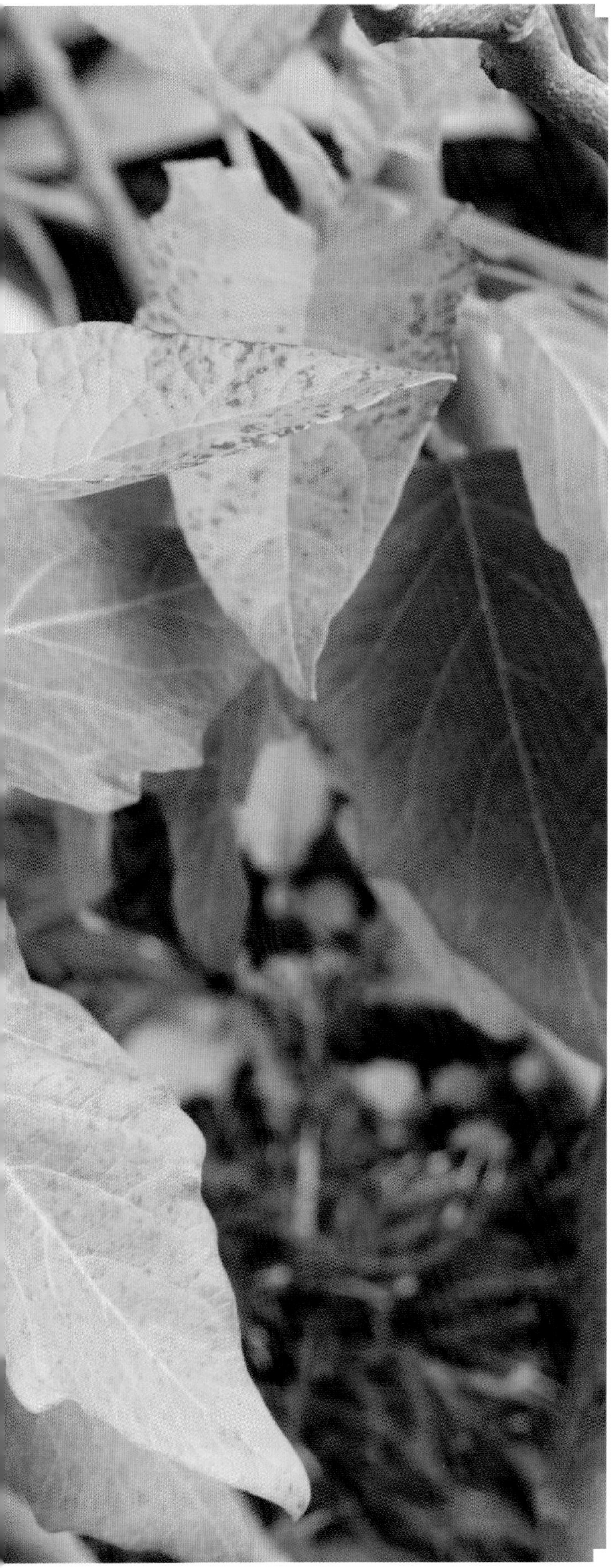

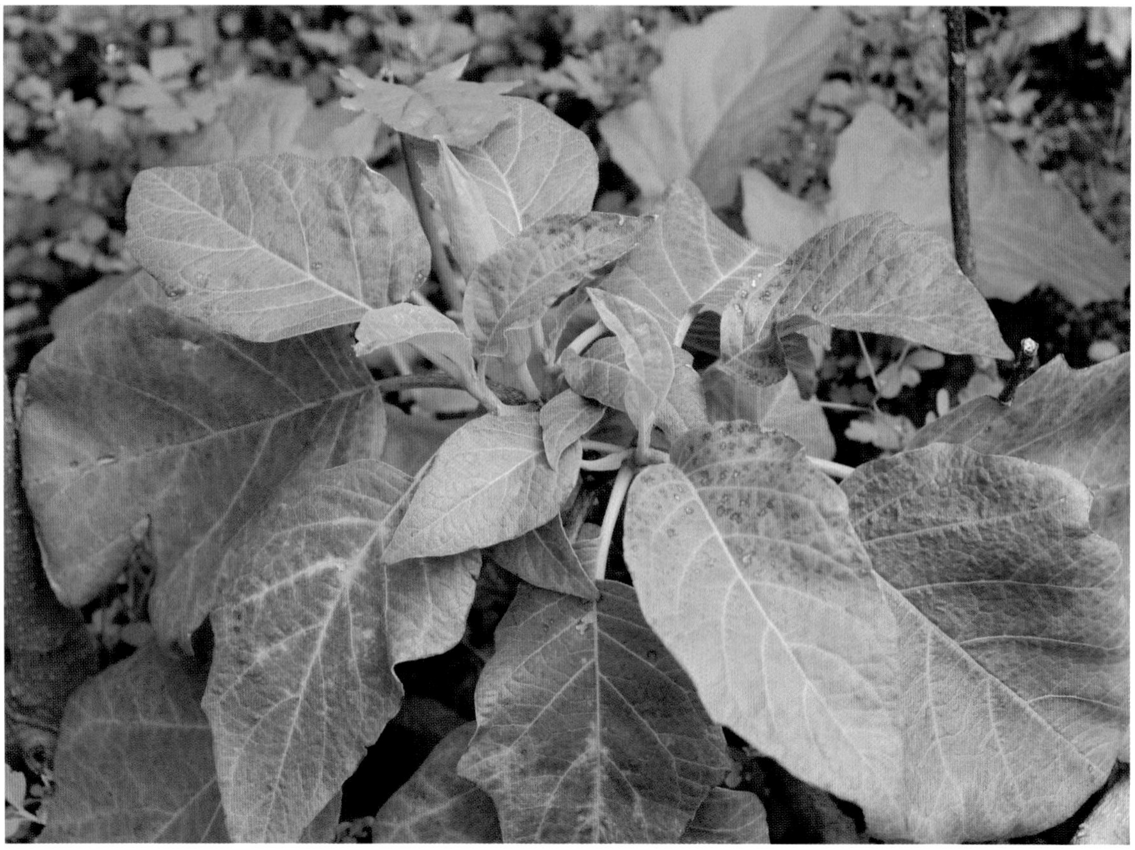

白曼陀罗

## 识别特征

一年生草本，高 0.5 ~ 2.0 m，全体近无毛。茎上部呈 2 歧分枝。单叶互生，上部常近对生，叶片卵形至广卵形，先端尖，基部两侧不对称，全缘或有波状短齿。花单生于枝的分叉处或叶腋间；花萼筒状，黄绿色，先端 5 裂，花冠大漏斗状，白色，有 5 角棱，各角棱直达裂片尖端；雄蕊 5 枚，贴生于花冠管；雄蕊 1 个，柱头棒状。蒴果表面具刺，斜上着生，成熟时由顶端裂开，种子宽三角形。花常干缩呈条状，长 9 ~ 15 cm，外表面黄棕或灰棕色，花萼常除去。完整的花冠浸软后展开，呈喇叭状，顶端 5 浅裂，裂开顶端有短尖。质脆易碎，气特异，味微苦。花期 6—10 月，果期 7—11 月。

## 生境分布

生长于山坡草地或住宅附近。多为栽培，也有野生。白曼陀罗的花称南洋金花，分布于江苏、福建、广东；毛曼陀罗的花称北洋金花，分布于河北、山东、河南。

## 采收加工

8—11 月，花初开放时采下，阴干、晒干或烘干；采叶多在 7—8 月，晒干或烘干；采种子多在夏、秋果实成熟期。

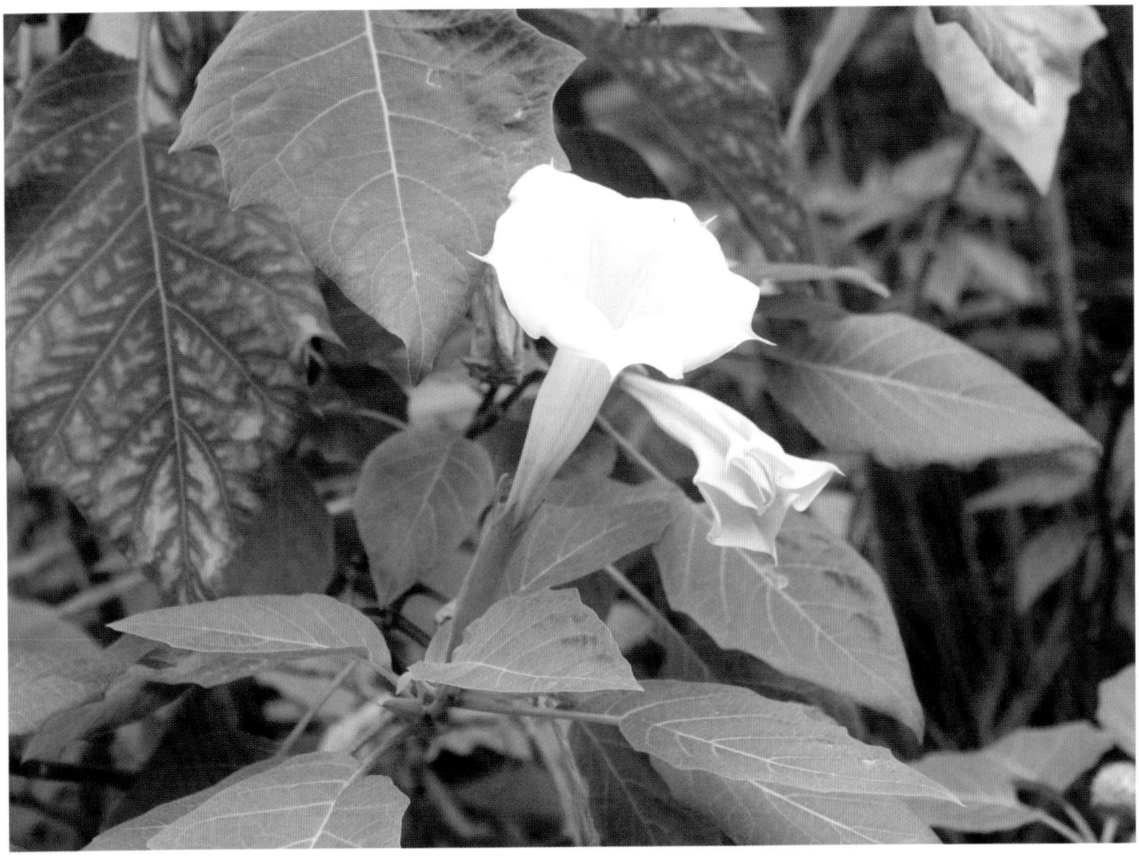

白曼陀罗

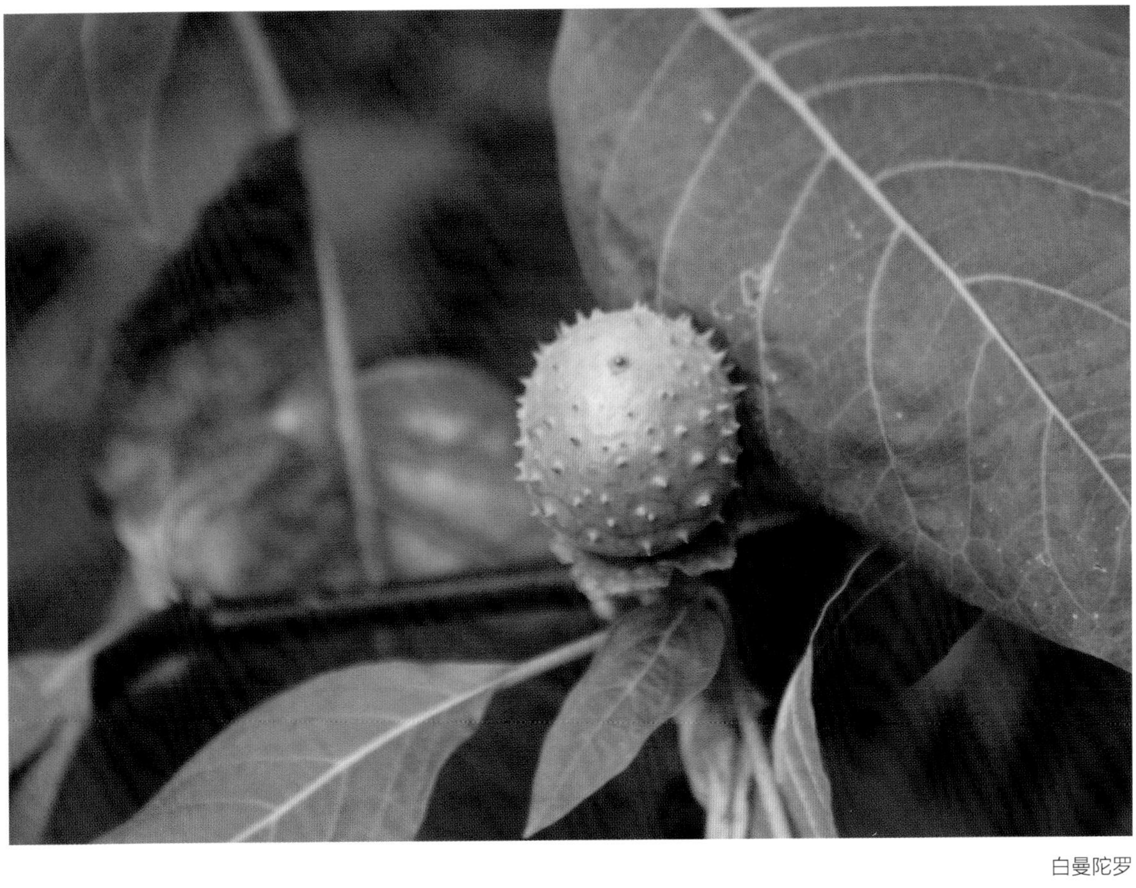

白曼陀罗

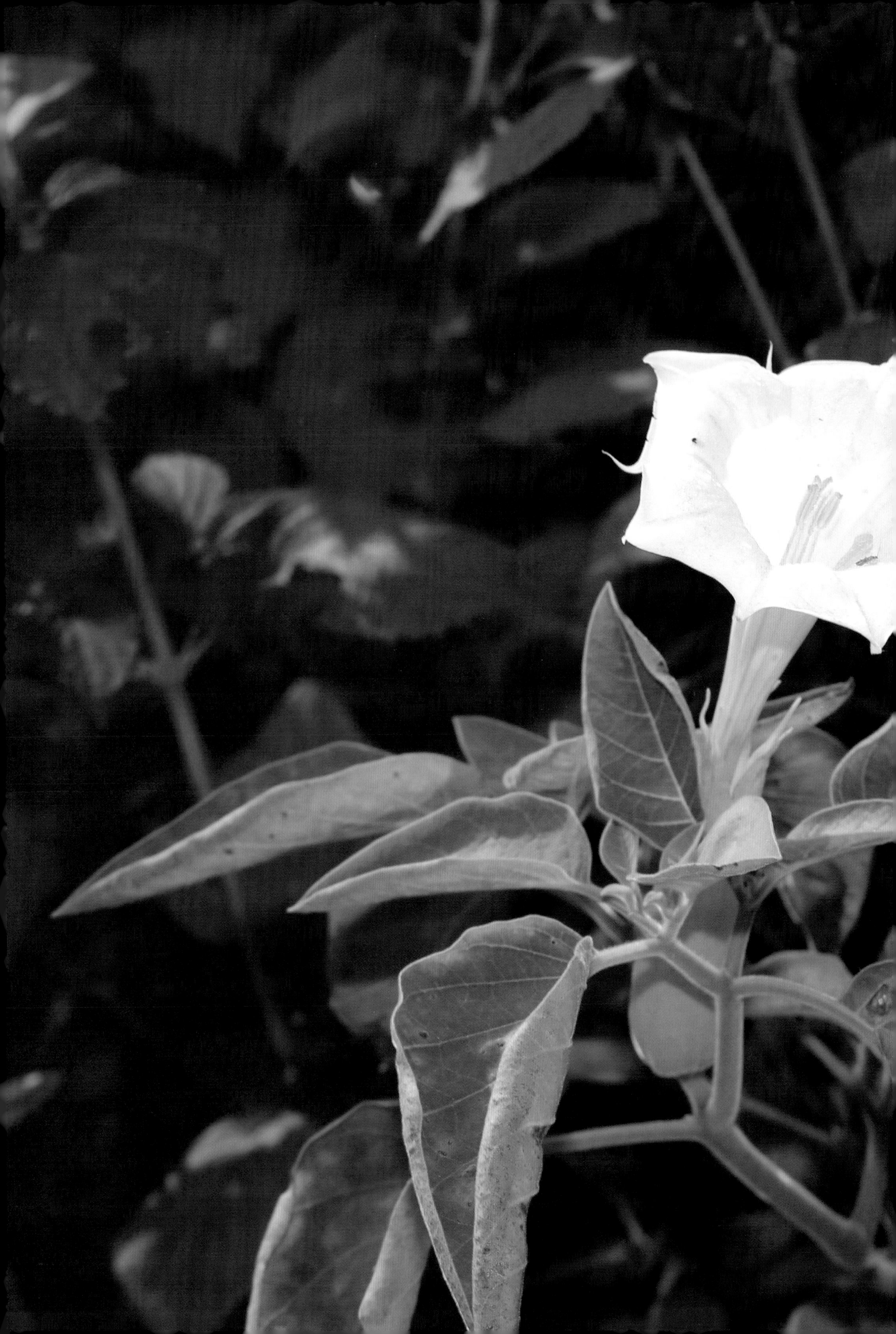

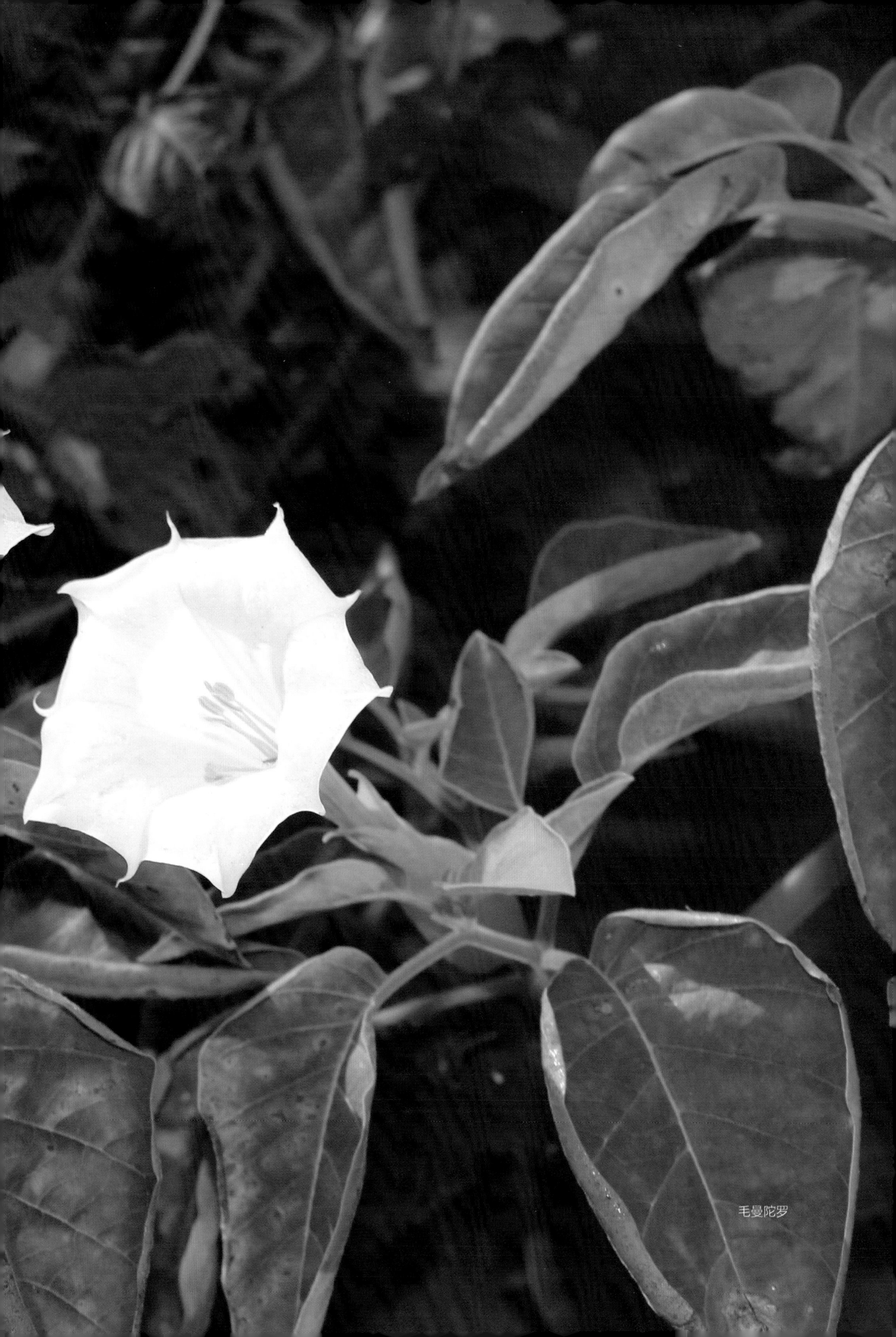

毛曼陀罗

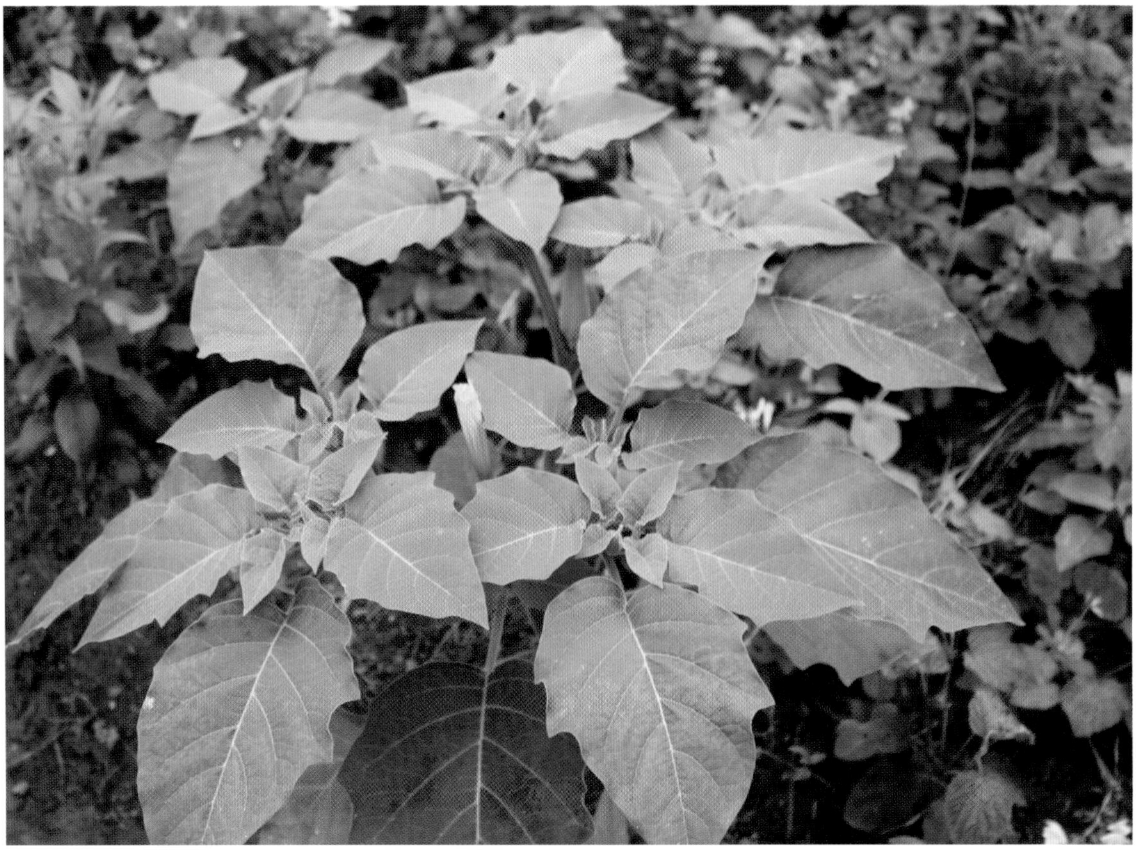

毛曼陀罗

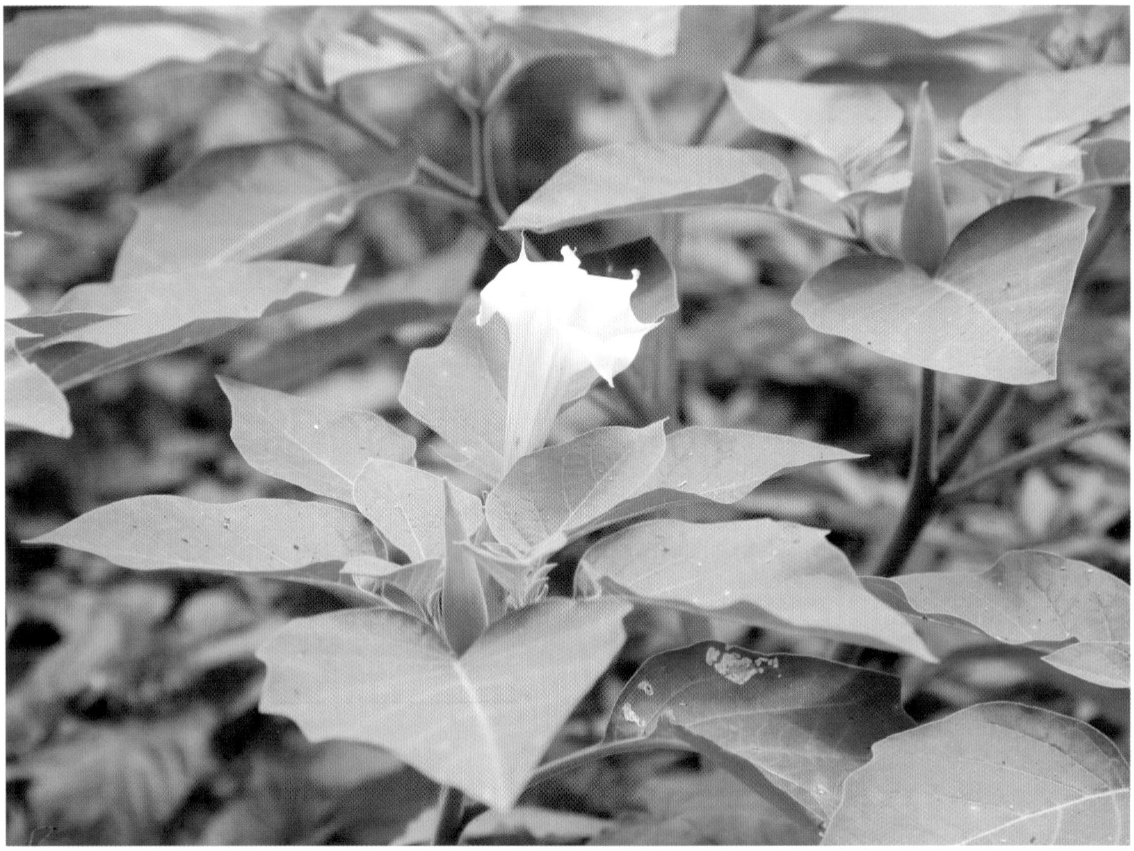

毛曼陀罗

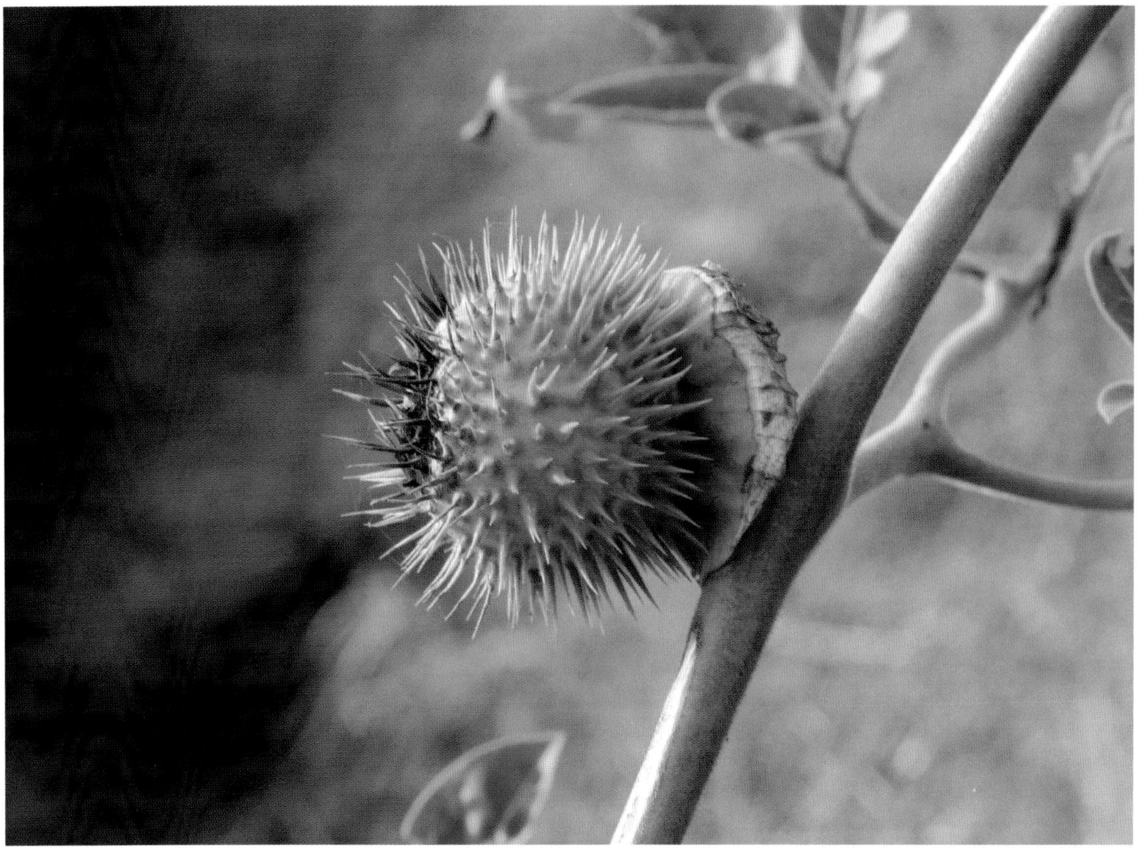

毛曼陀罗

## 药材鉴别

**1. 白曼陀罗子** 蒴果近球形或扁球形，直径约 3 cm，茎部有浅盘状宿萼及短果柄。表面黄绿色，疏生粗短刺。果皮木质化，成熟时作不规则 4 瓣裂。种子多数，扁平，三角形，宽约 3 mm，淡褐色。气特异，味微苦。有毒。

**2. 毛曼陀罗子** 蒴果近珠形或卵球形，直径 3 ~ 4 cm，基部宿萼略呈五角形，向阳处刺细而有韧性。果皮由上部作不规则形裂开。种子扁肾形，长约 5 mm，宽约 3 mm，淡褐色。以果实饱满、种子数多、成熟者为佳。

## 功效主治

平喘，祛风，止痛。主治喘咳，惊痫，风寒湿痹，泻痢，脱肛，跌打损伤。

## 药理作用

本品有显著的中枢镇静作用，可使动物进入麻醉状态，但对呼吸中枢则有兴奋作用。

## 用法用量

内服：花 0.3 ~ 0.6 g，果实 0.9 ~ 2.4 g，根 1.5 ~ 3.0 g，煎服；入丸、散或酒剂时酌减。外用：适量。

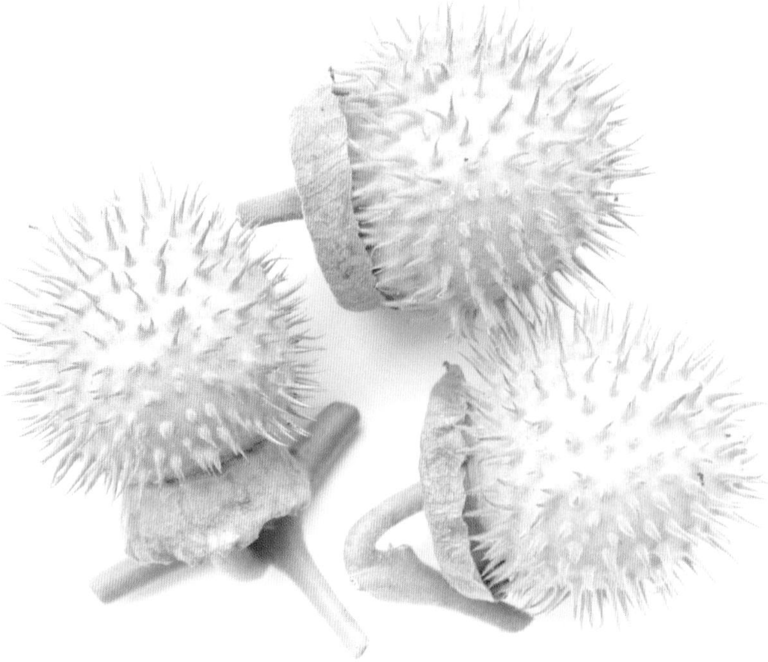
毛曼陀罗果药材

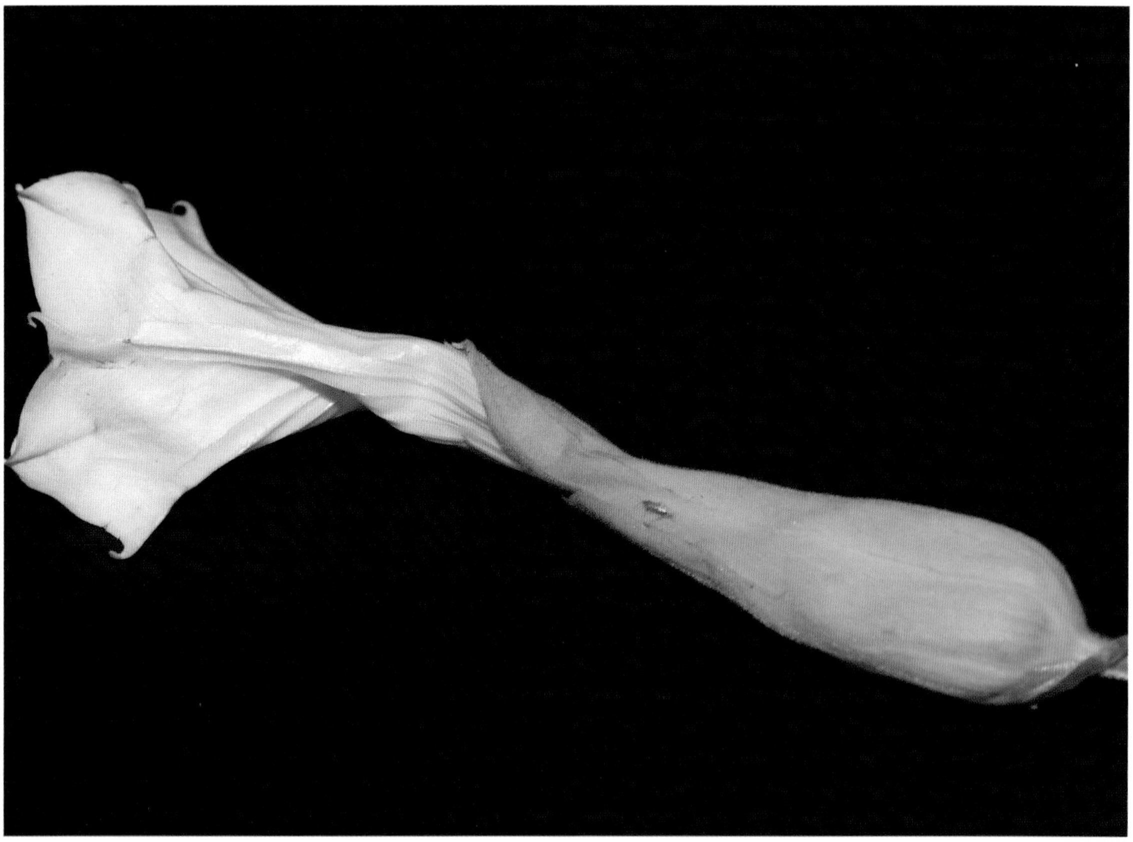
毛曼陀罗花

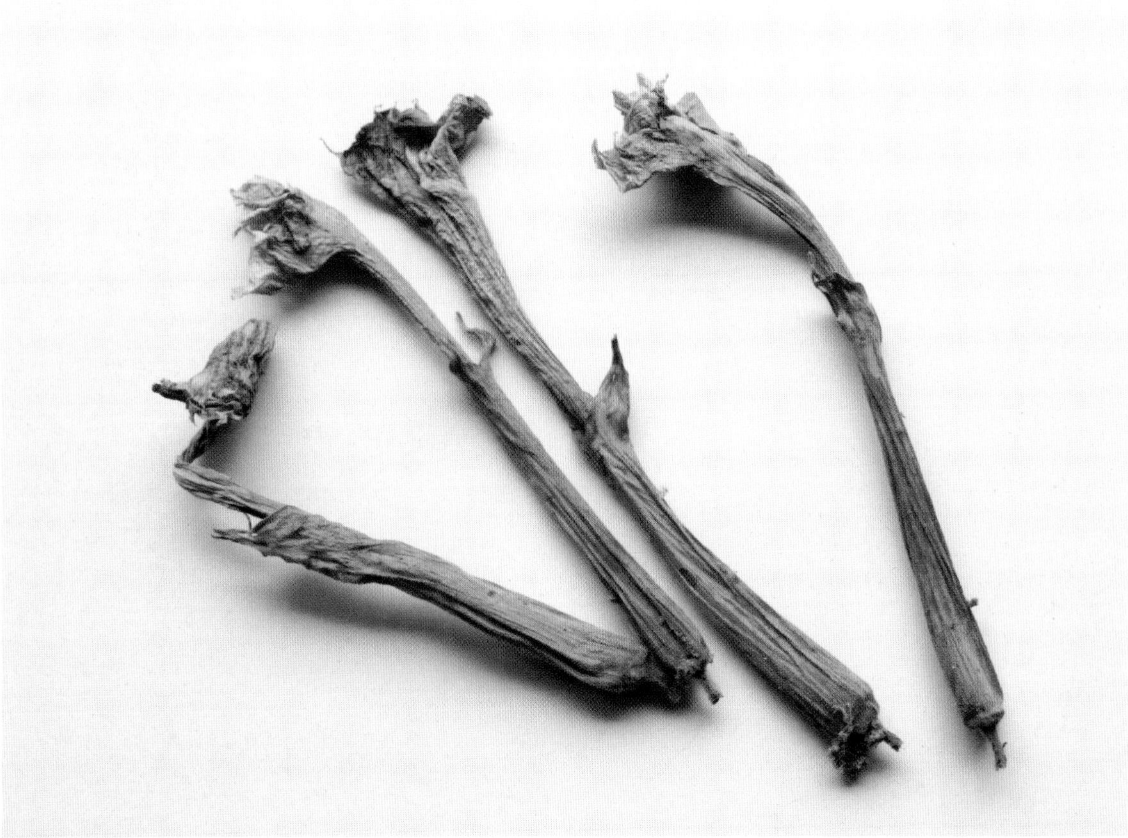

毛曼陀罗花药材

## 民族药方

**1．慢性气管炎**　曼陀罗花 0.15 g，金银花、远志、甘草各 0.8 g（每丸含量）。共研细末，加适量蜂蜜制成蜜丸。每次 1 丸，每日 2 次，连服 30 日。

**2．哮喘**　曼陀罗花（洋金花）、烟叶各等份。搓碎，作烟吸，喘止即停。此法限于成年人、老年人哮喘。作为临时平喘用，用量为 0.01 ~ 0.04 g，不可过量，以防中毒。儿童忌用。

**3．风湿性关节痛**　曼陀罗花 5 朵，白酒 500 ml。泡半个月，1 次饮半小酒盅，每日 2 次。

**4．骨折疼痛，关节疼痛**　曼陀罗全草适量。晒干研末，每次服 0.05 g 或配伍用。

## 使用注意

本品剧毒，应严格控制剂量。青光眼患者忌用；心脏病、高血压、体弱、孕妇、表证未解、热痰咳嗽、咳痰稠黏不利者慎用。

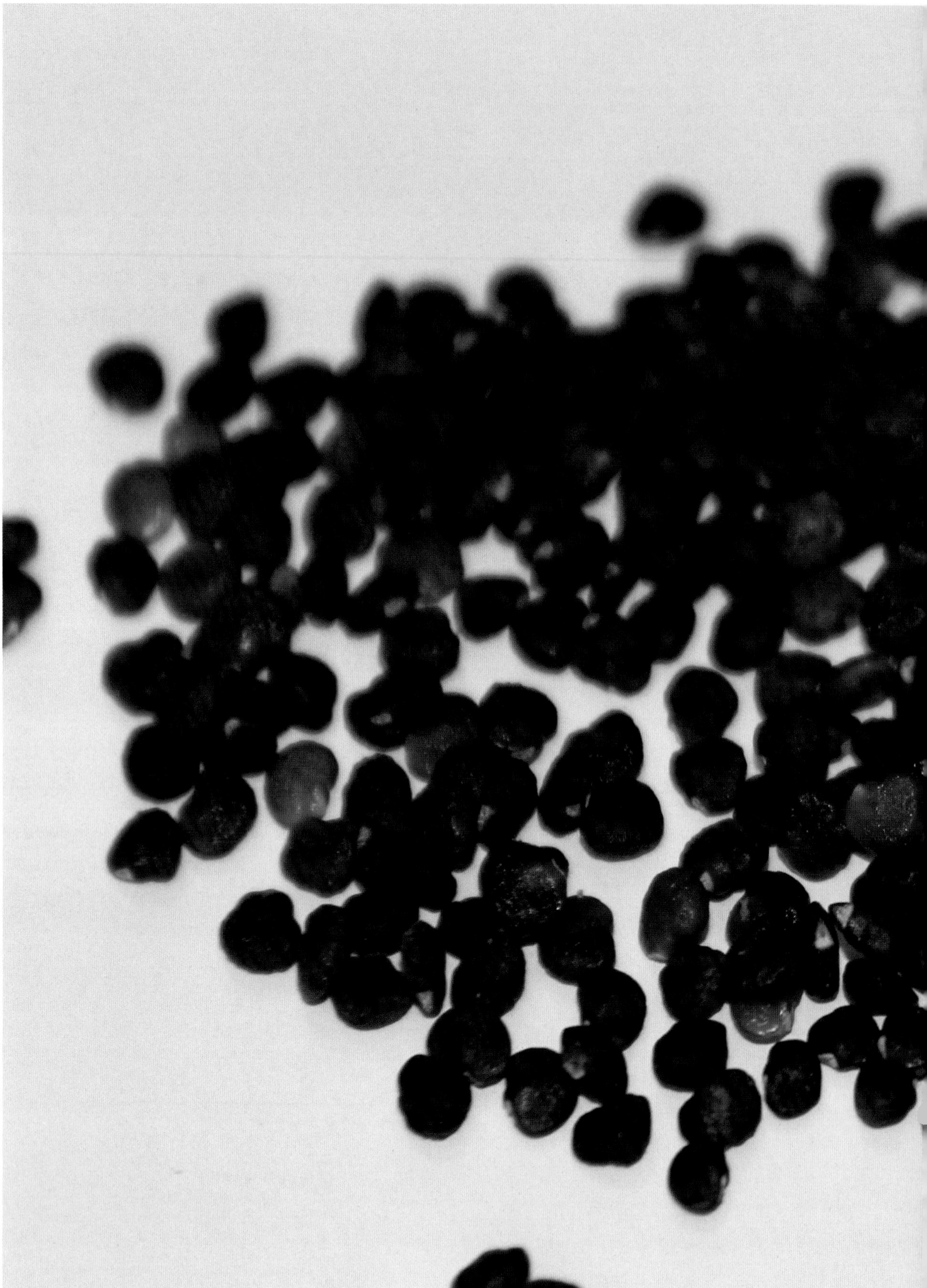

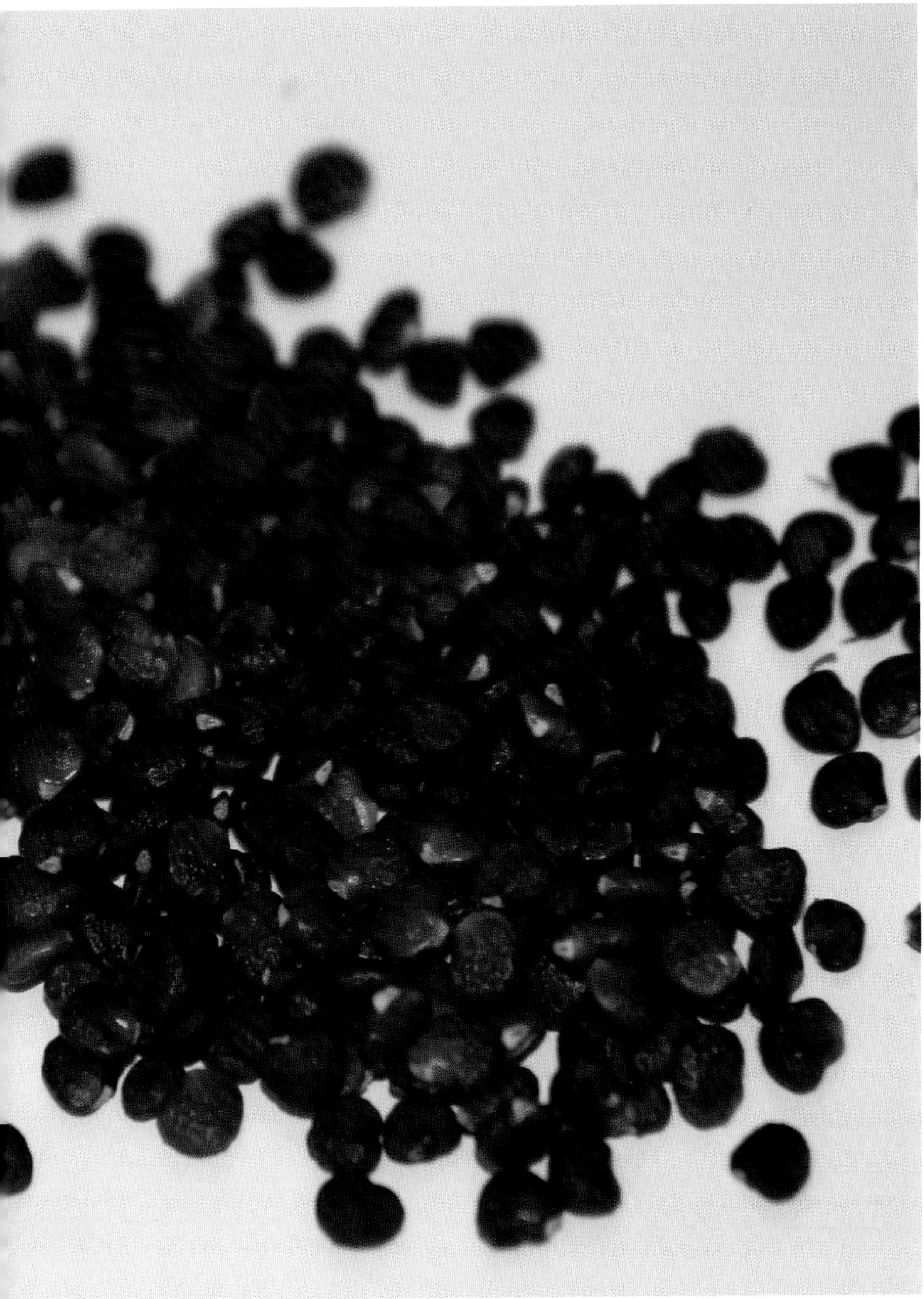

曼陀罗子药材

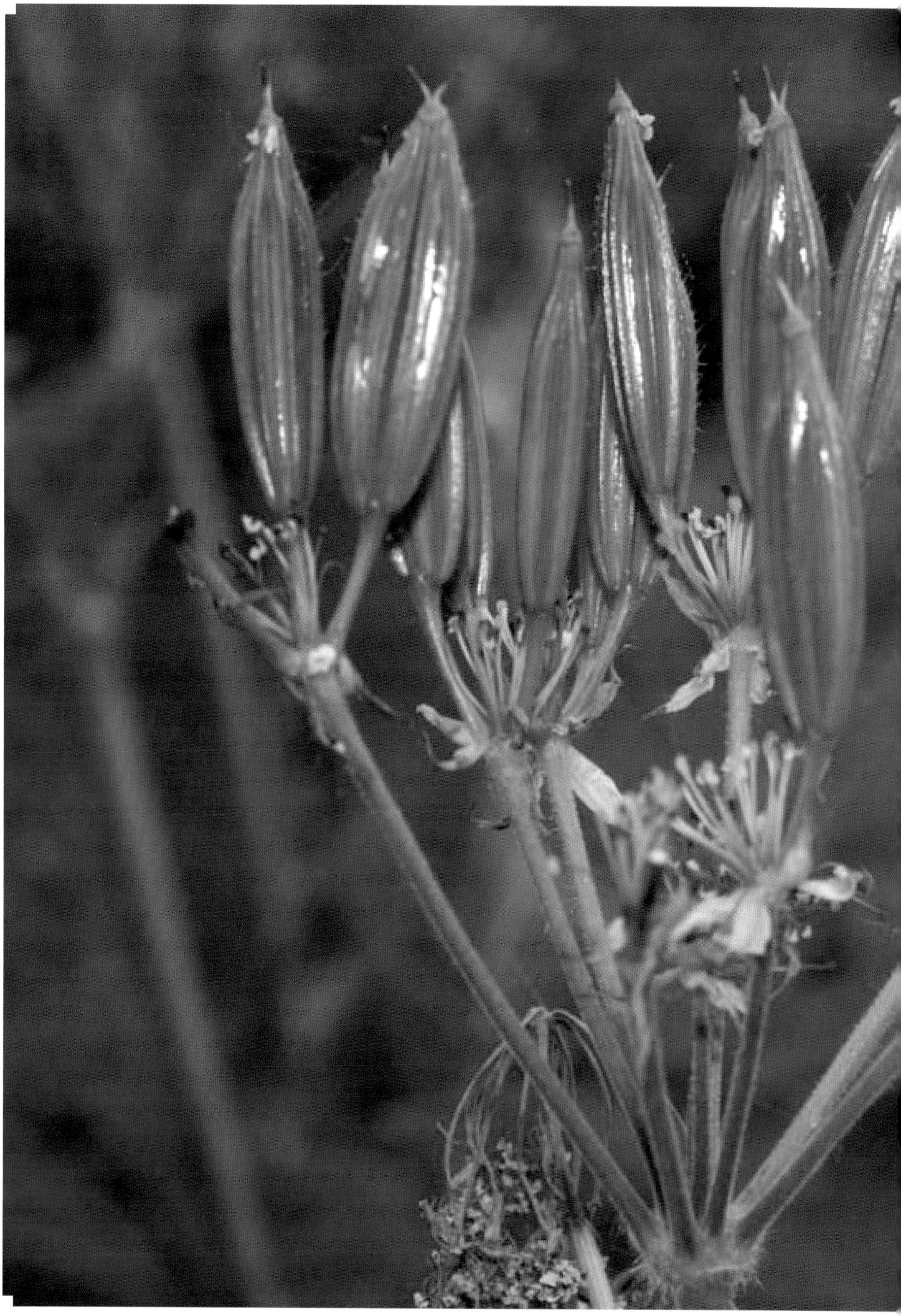

# 没药

【维药名】木尔买克。

【别　名】末药、醋制没药。

【来　源】本品为橄榄科植物没药树 *Commiphora myrrha* Engl. 或其他同属植物皮部渗出的油胶树脂。

【性味归经】苦、辛，平。归心、肝、脾经。

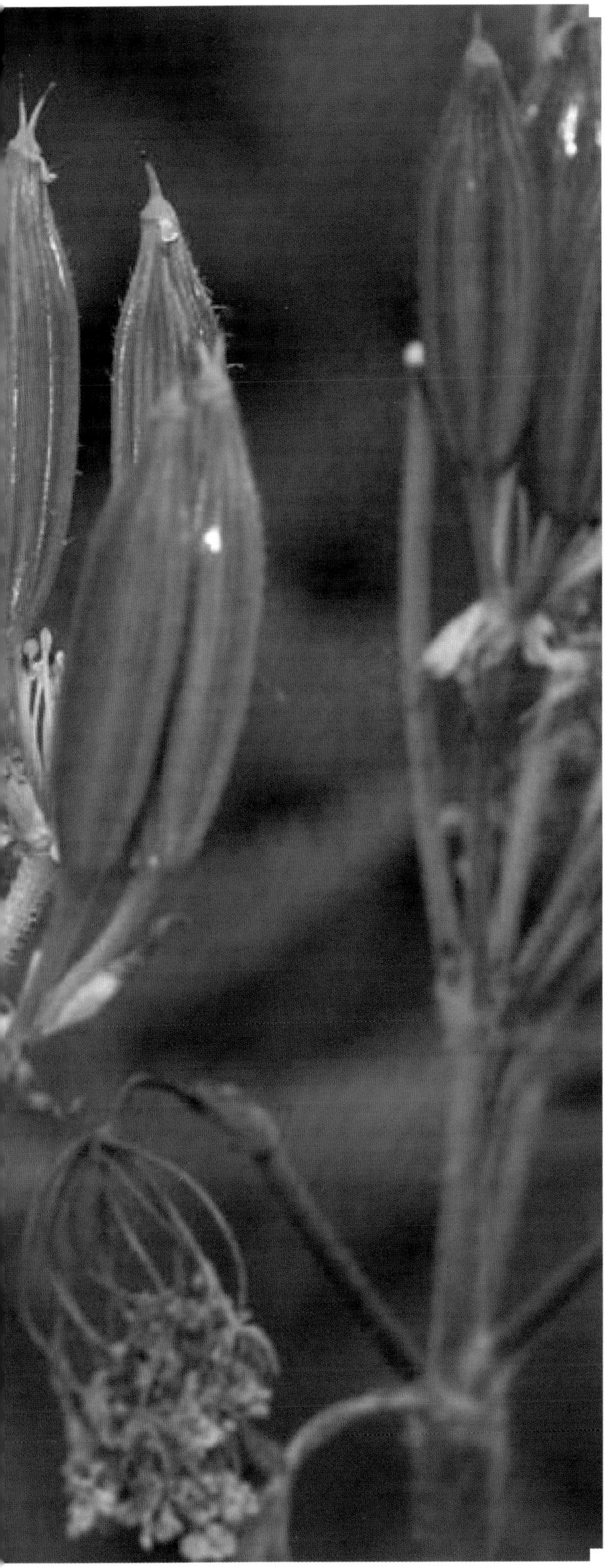

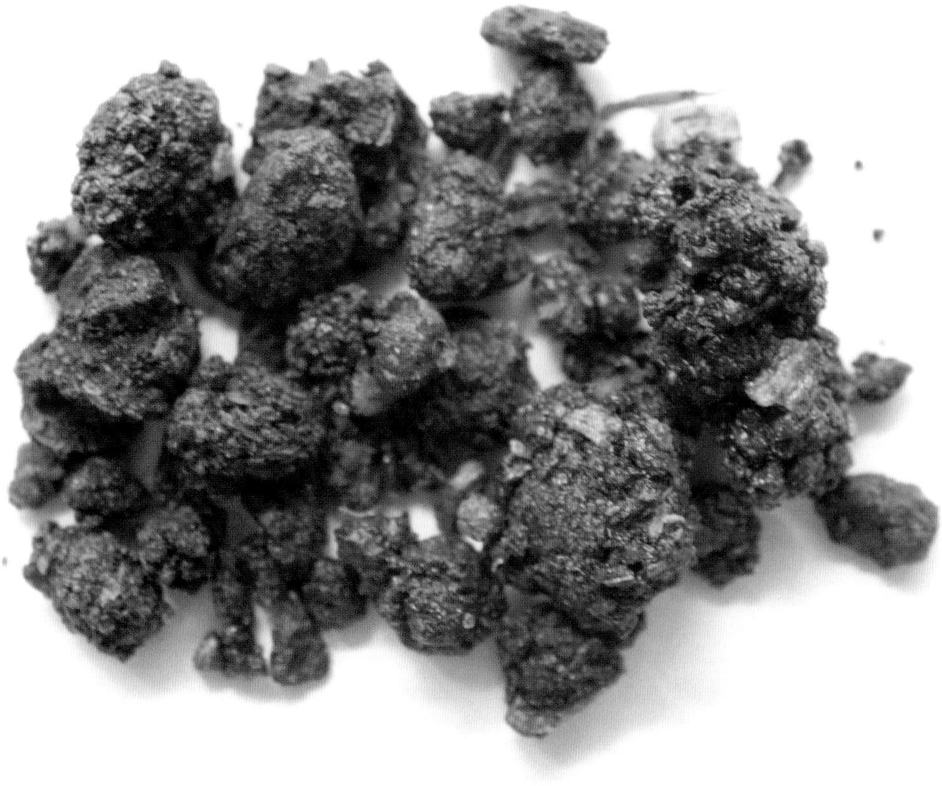

没药药材

## 识别特征

灌木或矮乔木，高 3 m。树干粗，具多数不规则尖刺状粗枝；树皮薄，光滑，常有片状剥落。叶单生或丛生，多为 3 出复叶，小叶倒长卵形或倒披针形，中央一片较大；叶柄短。总状花序腋生或丛生于短枝上，花杂性，萼呈杯状，宿存；花冠 4 瓣，白色，雄蕊 8；子房 3 室。核果卵形，棕色。种子 1 ~ 3 枚。本品呈不规则颗粒状或黏结成团块，状似红砂糖。大小不一，一般直径为 2.5 cm。表面红棕色或黄棕色，凹凸不平，被有粉尘。花期夏季。

## 生境分布

生长于海拔 500 ~ 1500 m 的山坡地。分布于非洲索马里、埃塞俄比亚以及印度等地。

## 采收加工

每年 11 月至翌年 2 月，采集由树皮裂缝处渗出于空气中变成红棕色坚硬块的油胶树脂，去净树皮及杂质，打碎后炒用。

## 药材鉴别

本品呈颗粒状或不规则块状。红棕色或黄棕色，表面粗糙，附有粉尘。质坚脆。气特殊，味苦而微辛。

## 功效主治

活血止痛，消肿生肌。本品味辛芳香，能走窜而善行，故能活血行气，血行气利则疼痛止，肿疡消，故有此功。

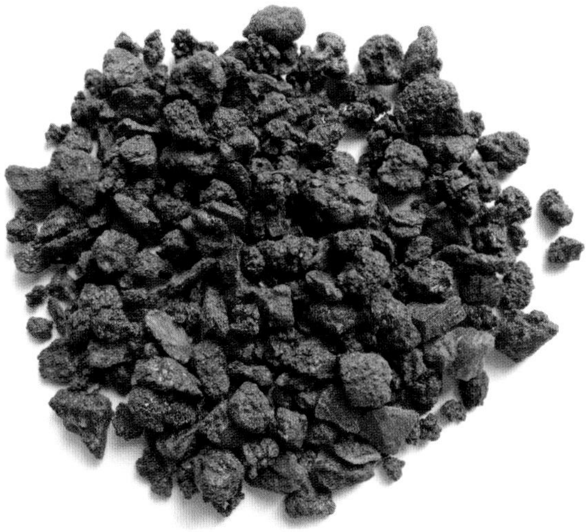
没药饮片

## 药理作用

本品能抑制多种致病性真菌局部刺激作用，并能降血脂。

## 用法用量

炒用。内服：煎汤，3 ~ 9 g；或入丸、散。外用：适量，研末调敷。

## 民族药方

**1. 高脂血症** 以没药胶囊（每粒含没药浸膏 0.1 g）。每次 2 ~ 3 次，每日 3 次，全日量相当于原生药 2 ~ 3 g，2 个月为 1 个疗程。

**2. 急性腰腿扭伤** 用乳没糊剂（乳香、没药等份为末，30% 乙醇溶液调糊）外敷，每日 1 ~ 2 次，连用 3 ~ 5 日。

**3. 异位妊娠（包块型）** 没药、赤芍、乳香、桃仁各 10 ~ 15 g，丹参 15 ~ 25 g，三棱、莪术各 5 ~ 10 g。水煎服。

**4. 心绞痛** 赤槐丸：没药 5 g，赤芍、槐花各 20 g，丹参 15 g，桃仁 10 g。为每日量，制成水丸，每日 20 ~ 30 g。

## 使用注意

孕妇及血虚无瘀者禁服。本品气浊味苦，易致呕吐，胃弱者不宜多服。

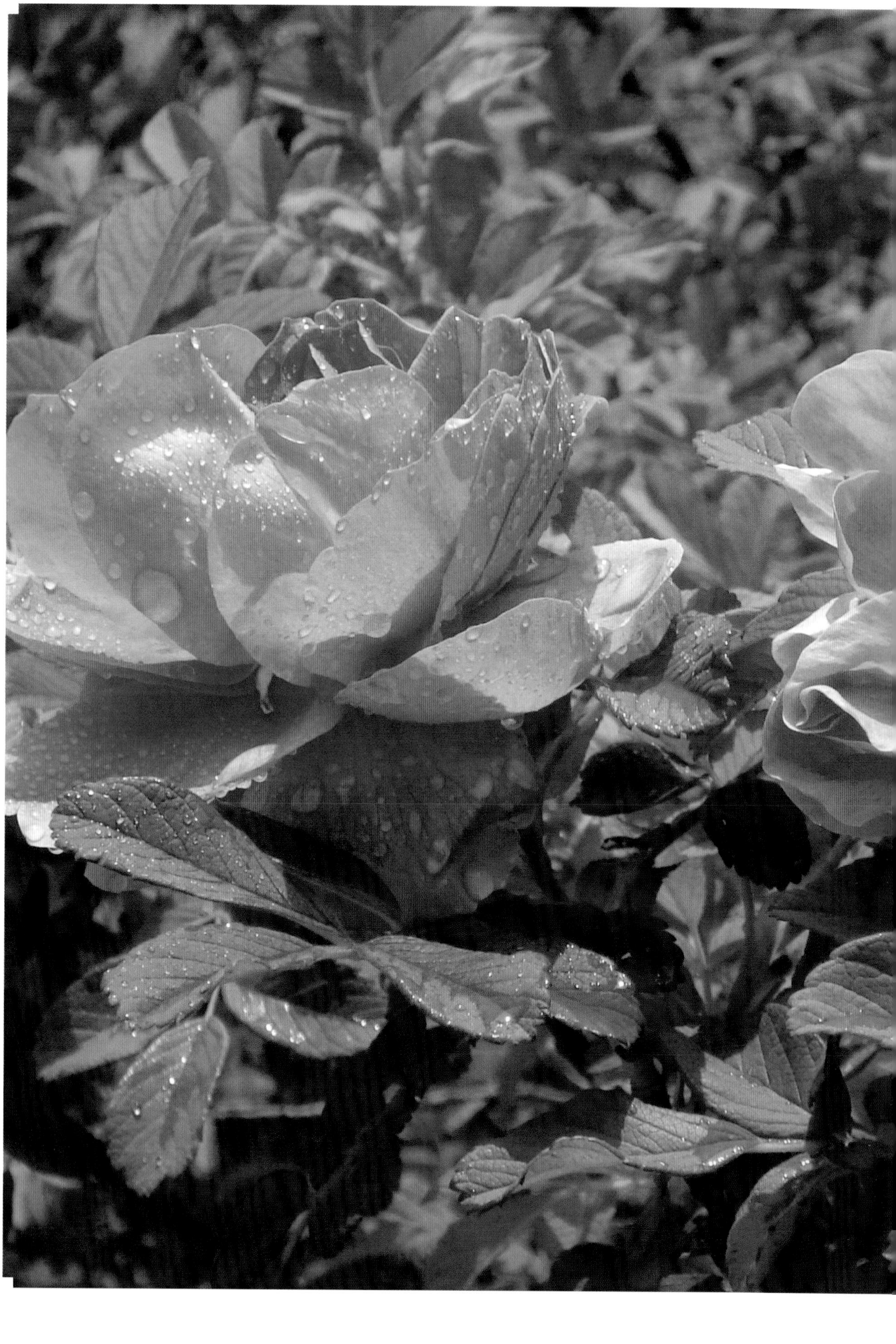

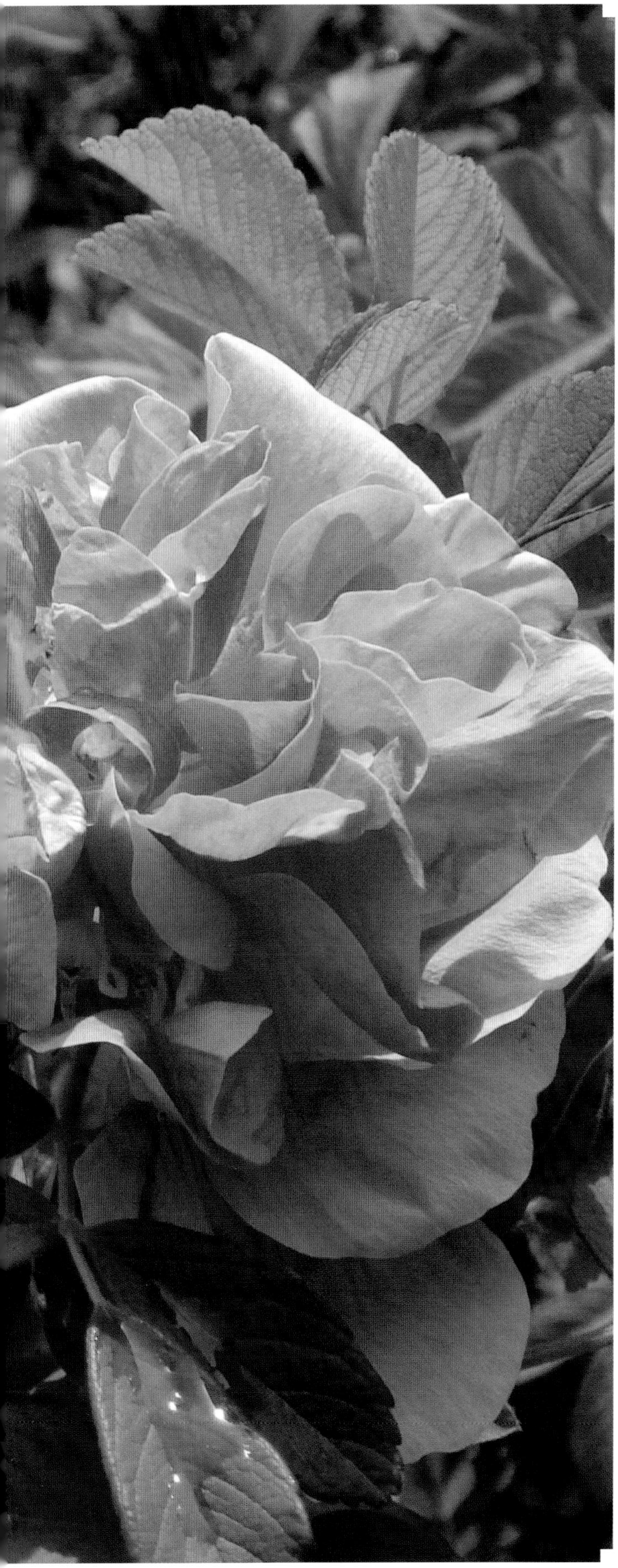

# 玫瑰花

【维药名】克孜力古丽。

【别　名】徘徊花、刺客、穿心玫瑰。

【来　源】本品为蔷薇科植物玫瑰 *Rosa rugosa* Thunb. 的干燥花蕾。

【性味归经】甘、微苦，温。归肝、脾经。

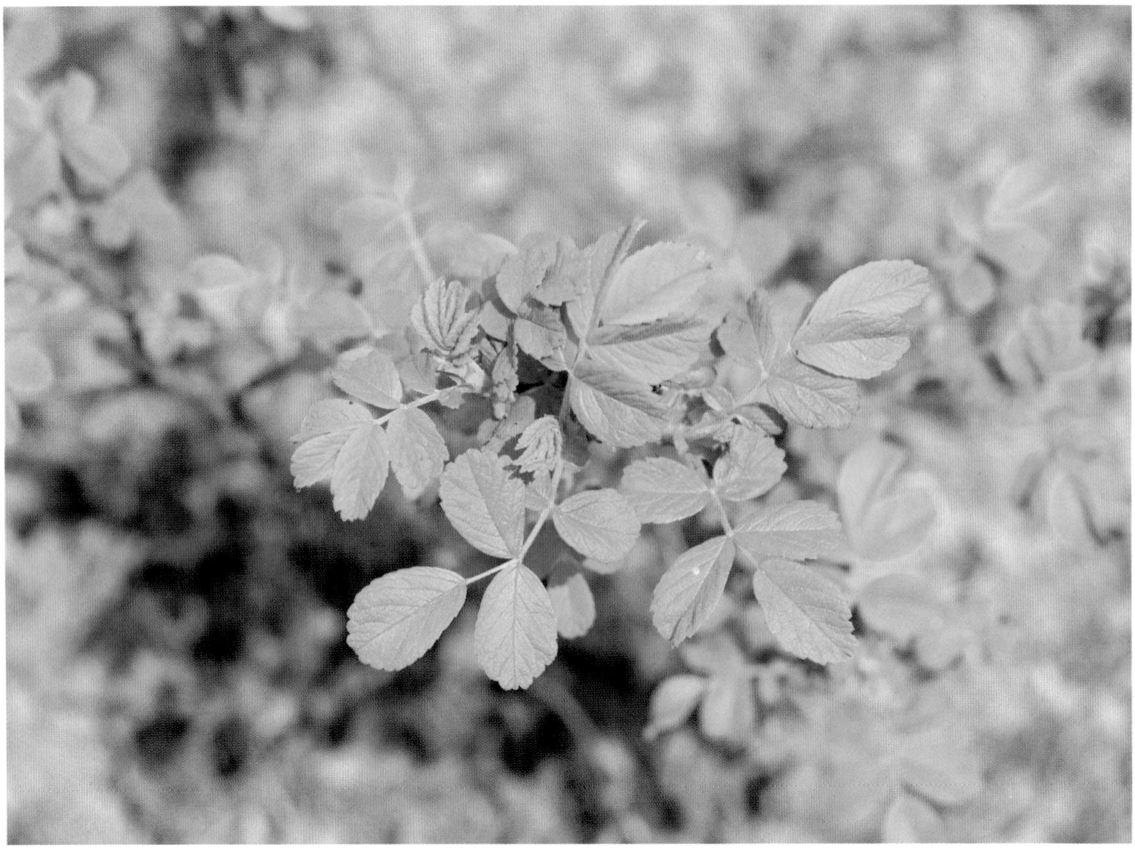

玫瑰

## 识别特征

直立灌木，茎丛生，有茎刺。单数羽状复叶互生，椭圆形或椭圆形状倒卵形，先端急尖或圆钝，叶柄和叶轴有茸毛，疏生小茎刺和刺毛。花单生于叶腋或数朵聚生，苞片卵形，边缘有腺毛，花冠鲜艳，紫红色，芳香。花期 5—6 月，果期 8—9 月。

## 生境分布

均为栽培。分布于江苏、浙江、福建、山东、四川等省区。

## 采收加工

春末夏初花将要开放时分批采摘，及时低温干燥。

## 药材鉴别

本品略呈半球形或不规则形的团状，直径 1.0 ~ 2.5 cm。花托半球形，与花萼基部合生；萼片 5，披针形，黄绿色或棕绿色；花瓣多皱缩，展平后宽卵形，紫红色，有的为黄棕色。体轻，质脆。气芳香浓郁，味微苦涩。

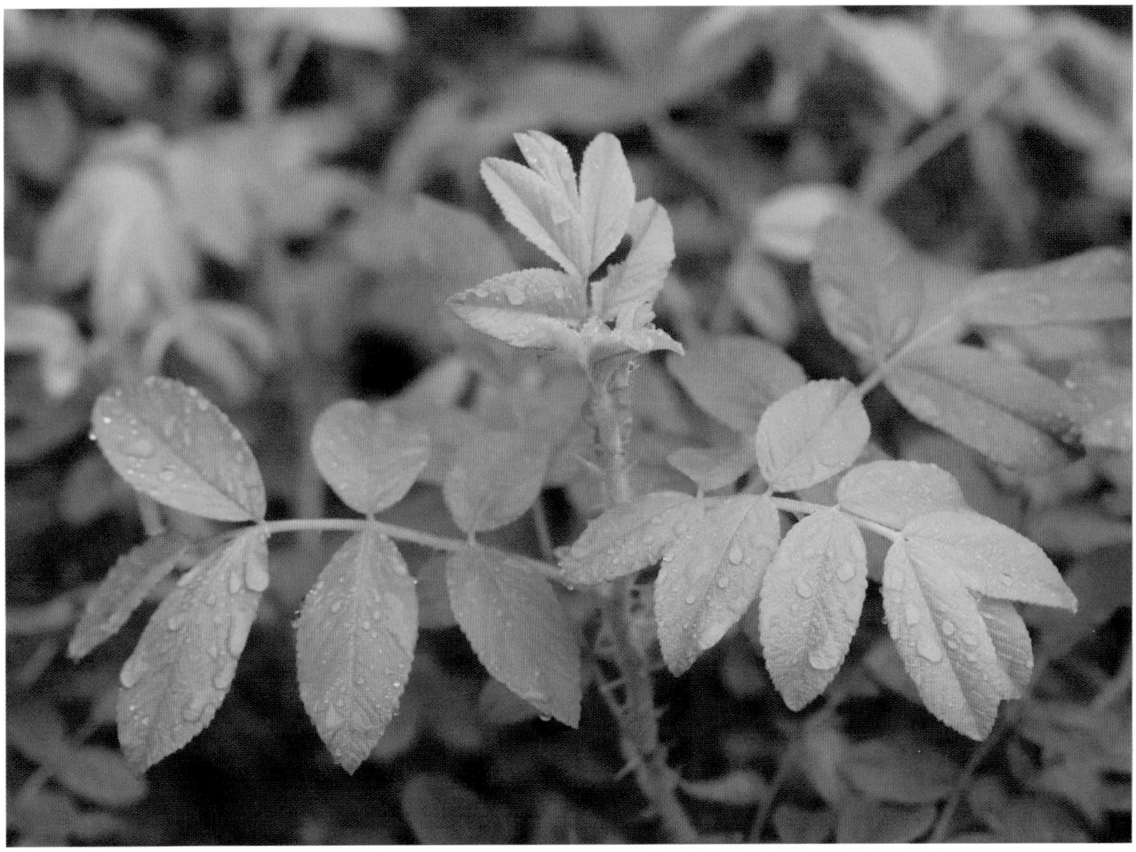

玫瑰

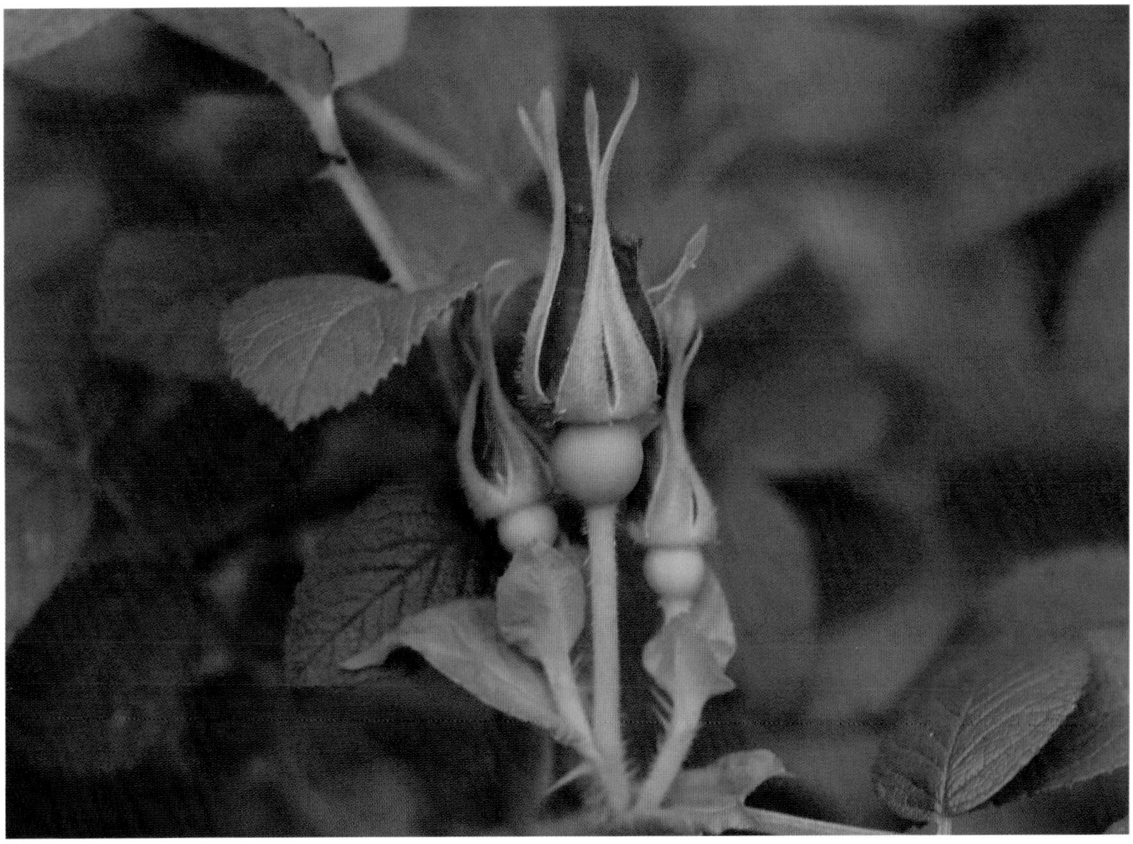

玫瑰

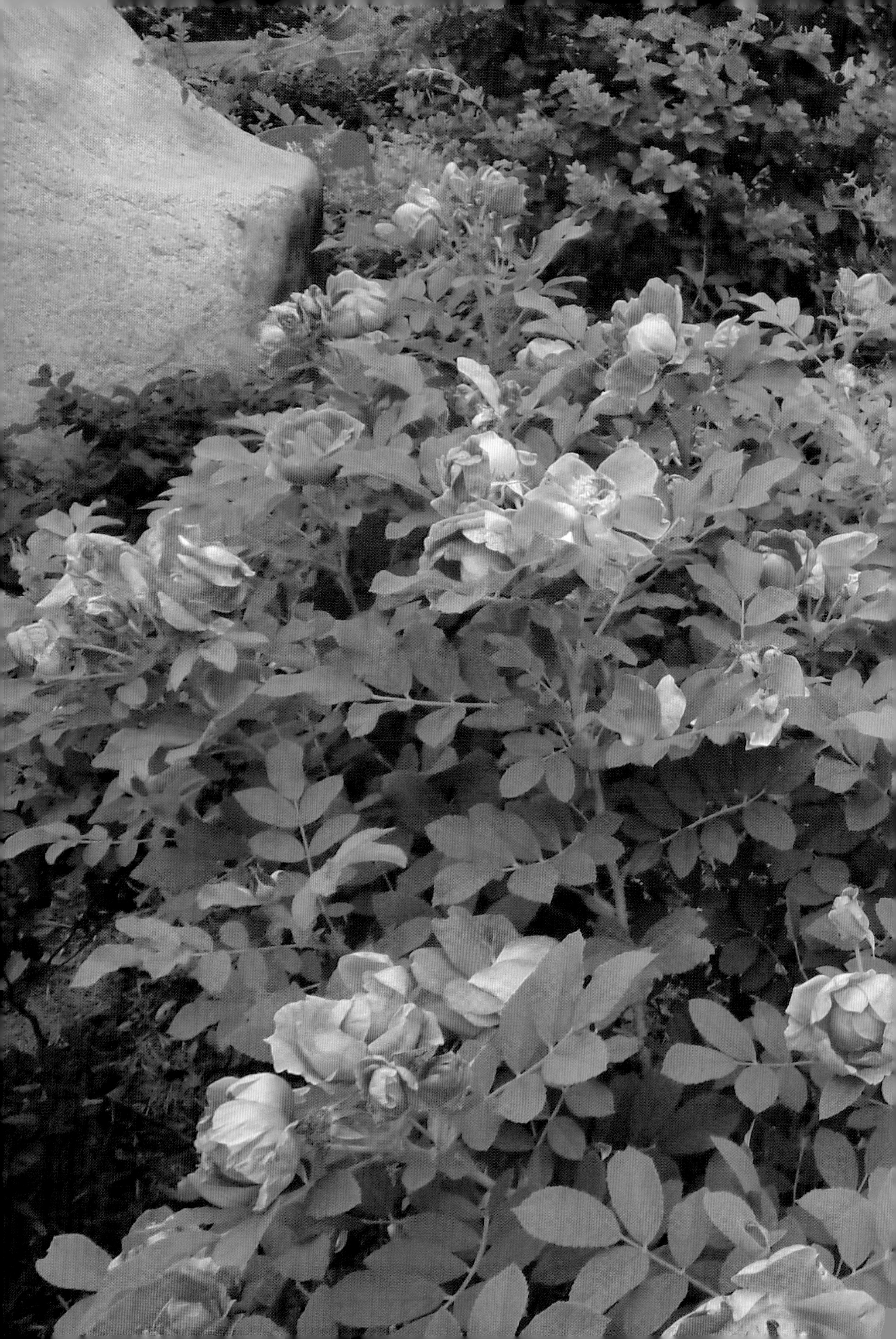

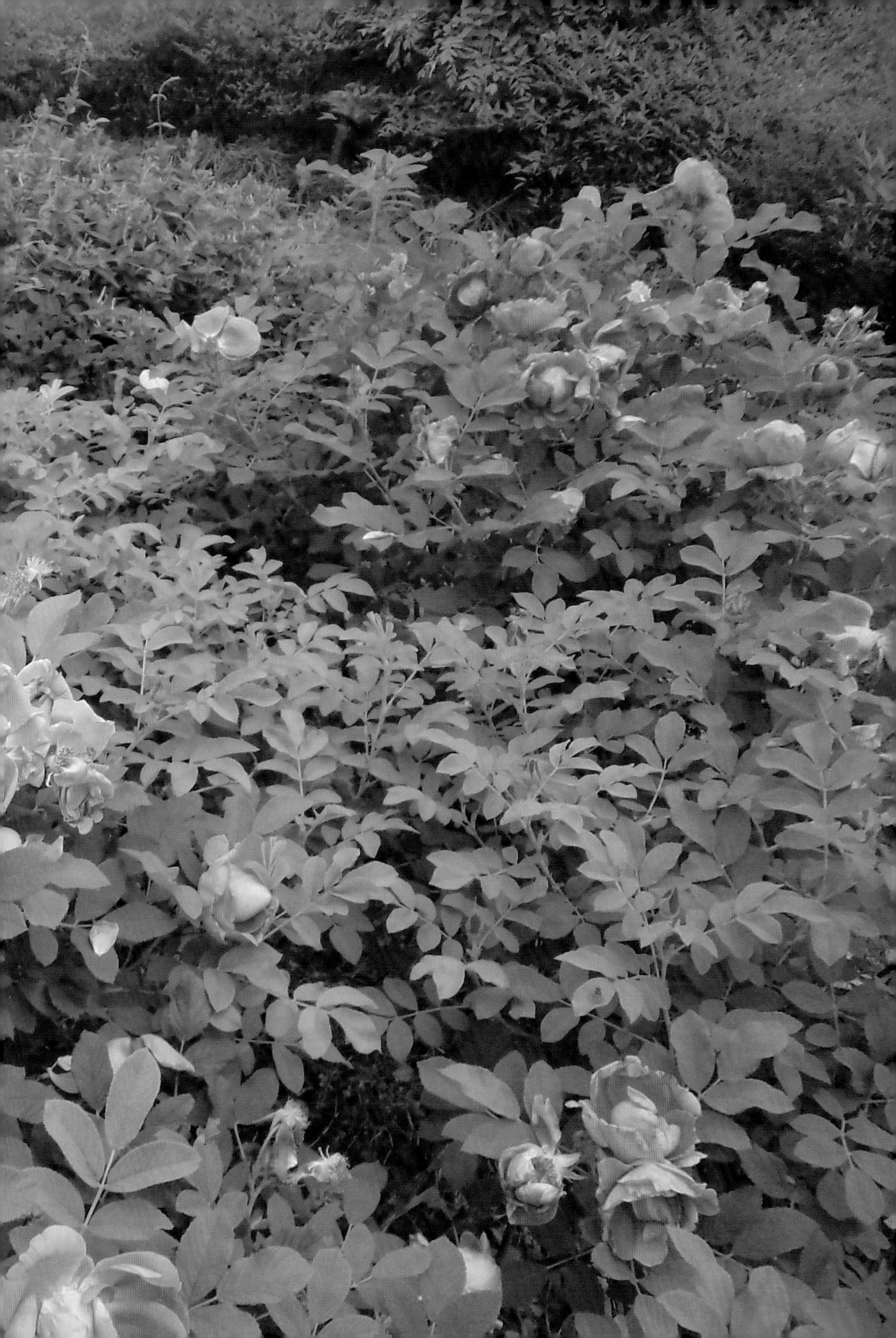

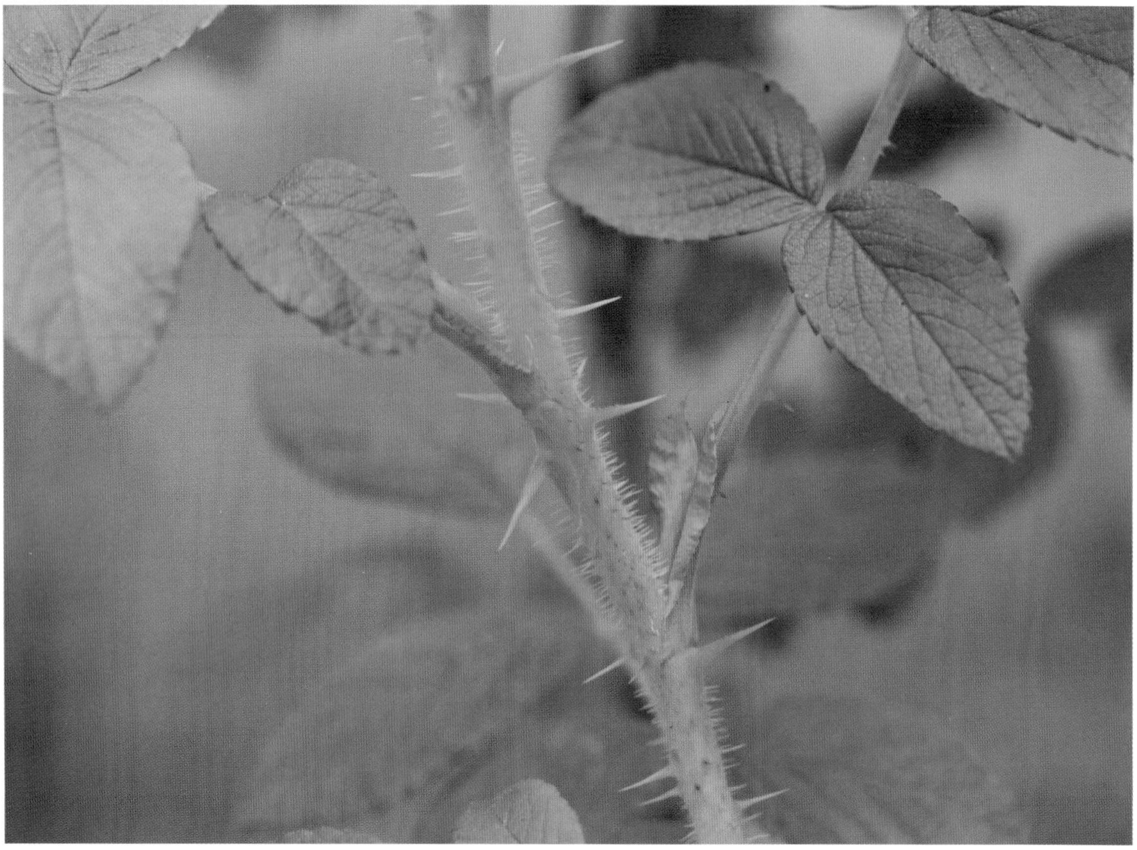

玫瑰

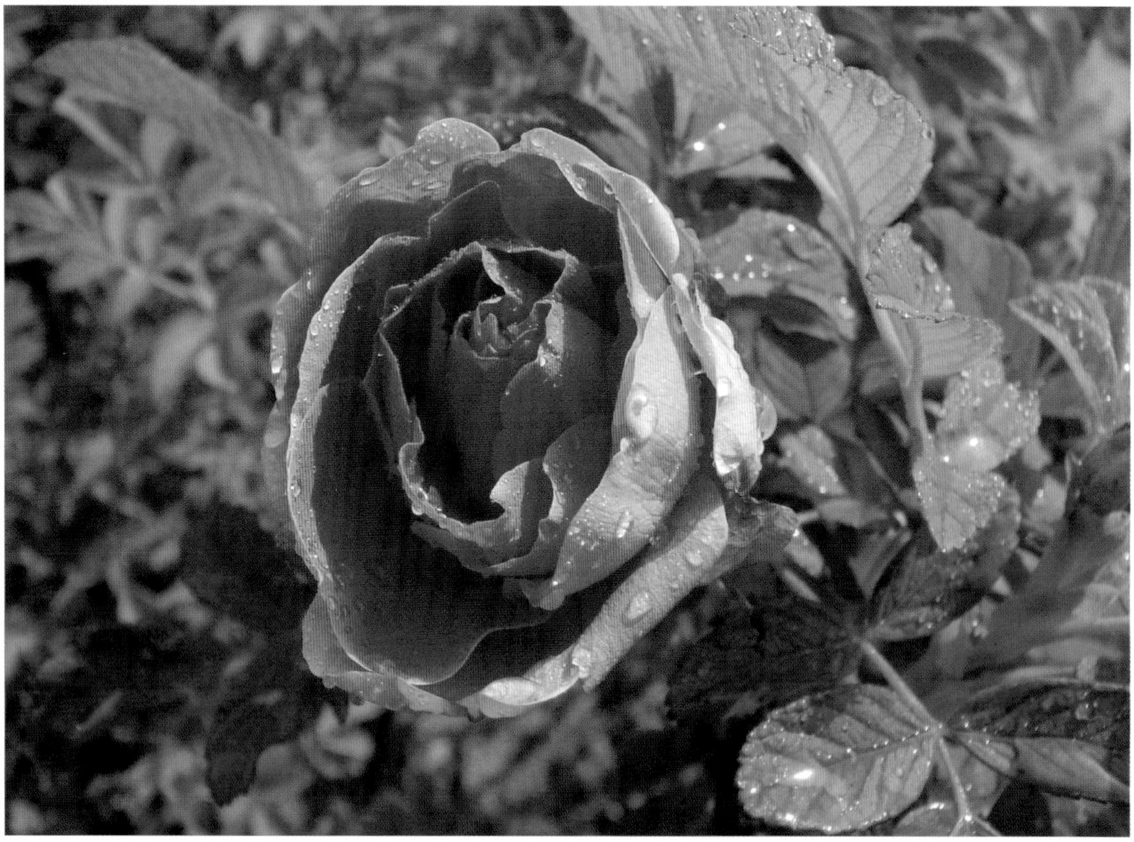

玫瑰花

## 功效主治

行气解郁，活血止痛。本品甘缓苦泄温通，芳香走散，能疏解肝郁，缓和肝气，醒脾和胃，活血散瘀以止痛，故有行气解郁、活血止痛之功。

## 药理作用

玫瑰油对大鼠有促进胆汁分泌的作用。

## 用法用量

内服：3 ~ 6 g，煎服。

## 民族药方

**1. 功能失调性子宫出血** 玫瑰花蕊（初开放者）300 朵。去心蒂，新汲水砂锅内煎取浓汁，滤去渣，再煎，白冰糖 500 g 收膏，早、晚开水冲服。

**2. 乳腺炎** 玫瑰花（初开放者）30 朵。阴干，去蒂，陈酒煎，饭后服。

**3. 慢性胃炎** 玫瑰花适量。阴干，冲汤代茶服。

**4. 慢性肠炎** 玫瑰花（干花）6 g，大黄 3 g。水煎，每日 1 剂，分 3 次服。

**5. 胃癌** 玫瑰花瓣 10 g，茉莉花、绞股蓝、绿茶各 5 g。合置一大杯中，沸水冲泡即成。每日频饮。

**6. 肥胖症** 玫瑰花、茉莉花、荷叶、川芎各 5 g。用沸水冲泡 15 分钟，代茶饮，晚上服。

**7. 气滞血瘀型急性宫颈炎** 玫瑰花、佛手各 10 g，败酱草 40 g。洗净后一起放入药煲中，加水 300 ml，水煎取汁。代茶饮，每日 2 次。

**8. 气滞血瘀型子宫肌瘤** 干玫瑰花瓣、干茉莉花各 5 g，绿茶 9 g。用冷水 500 ml，煮沸后把绿茶、玫瑰花、茉莉花放在大茶壶内，将开水徐徐冲入，等茶叶沉底后，先把茶汁倒出冷却，再续泡 2 次，待冷后一并装入玻璃瓶，放入冰箱冷冻，成为冰茶。经常饮用。

## 使用注意

阴虚火旺者慎服。

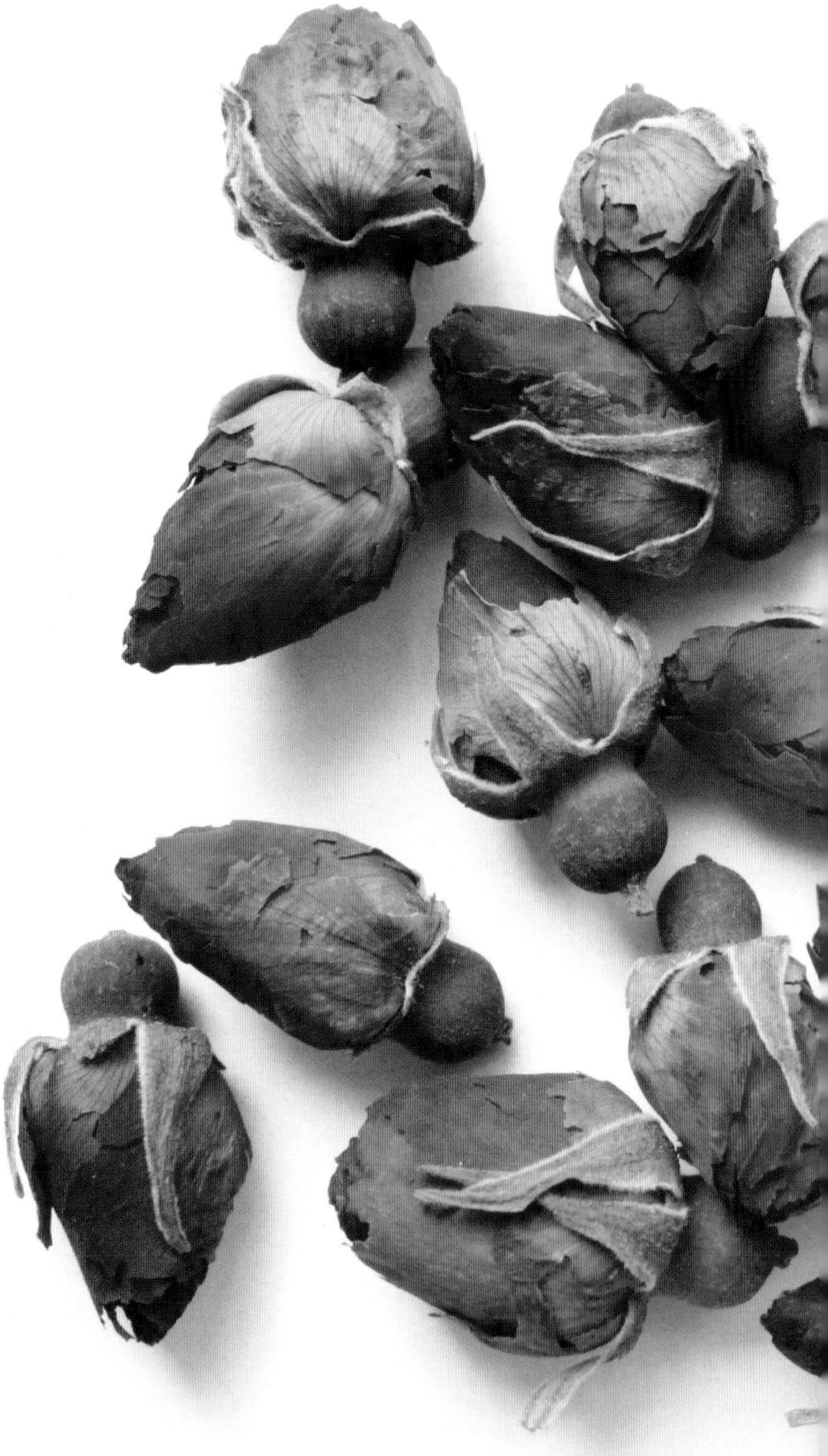

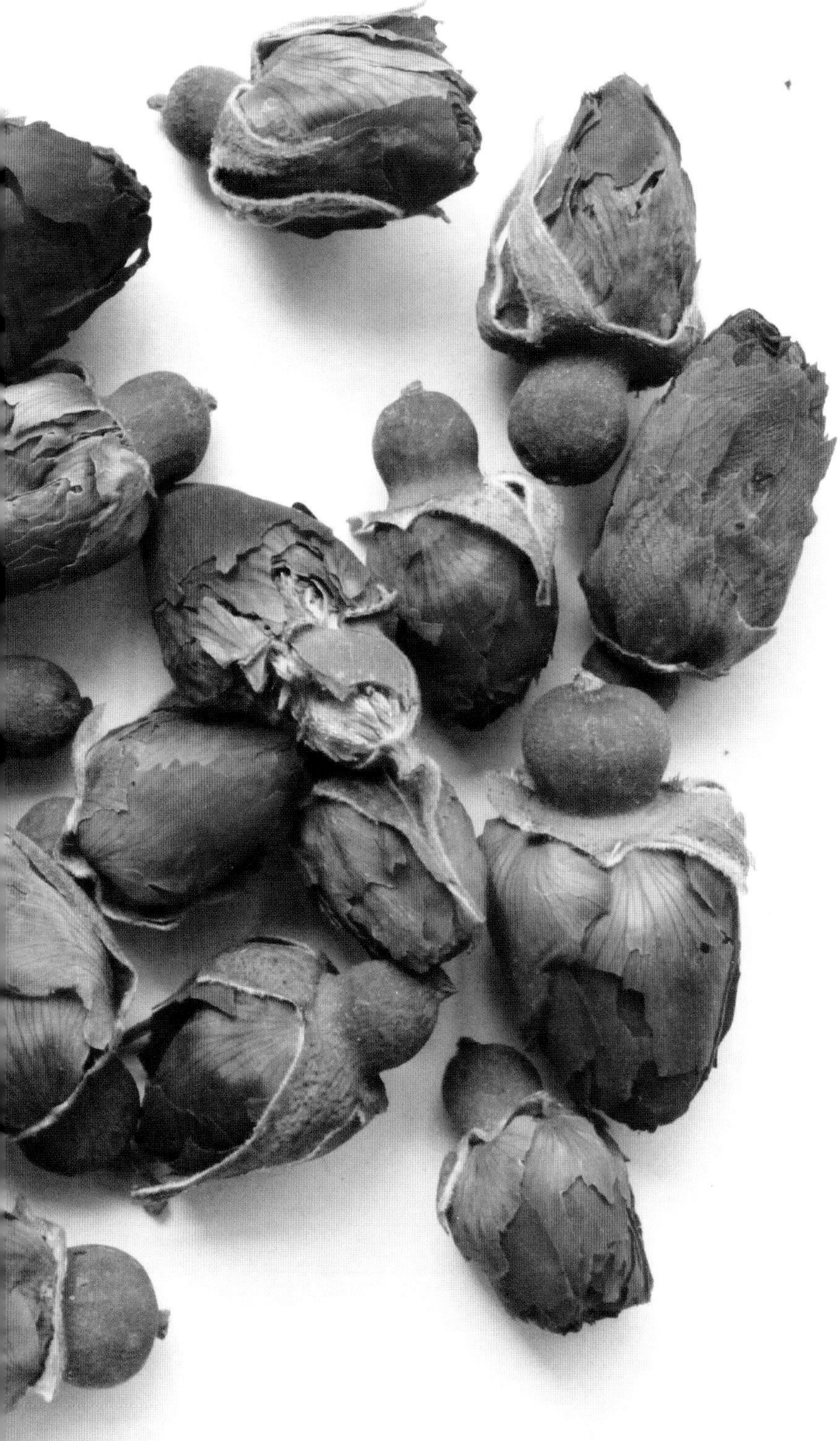

玫瑰花饮片

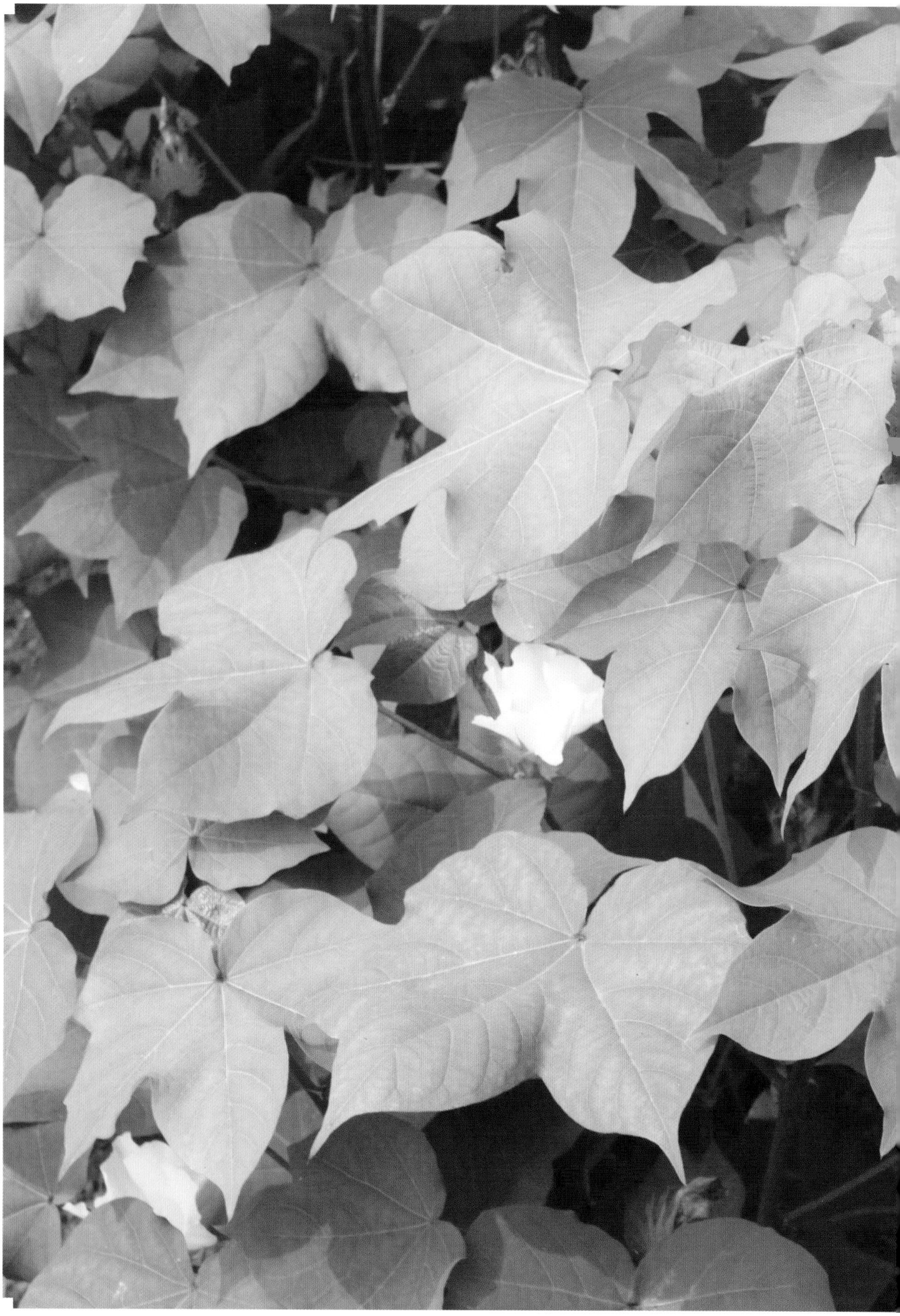

# 棉花子

【维药名】其格提。

【别　名】棉籽。

【来　源】本品为锦葵科植物草棉 *Gossypium herbaceum* L. 等的种子。

【性味归经】辛，热；有毒。归肾、脾经。

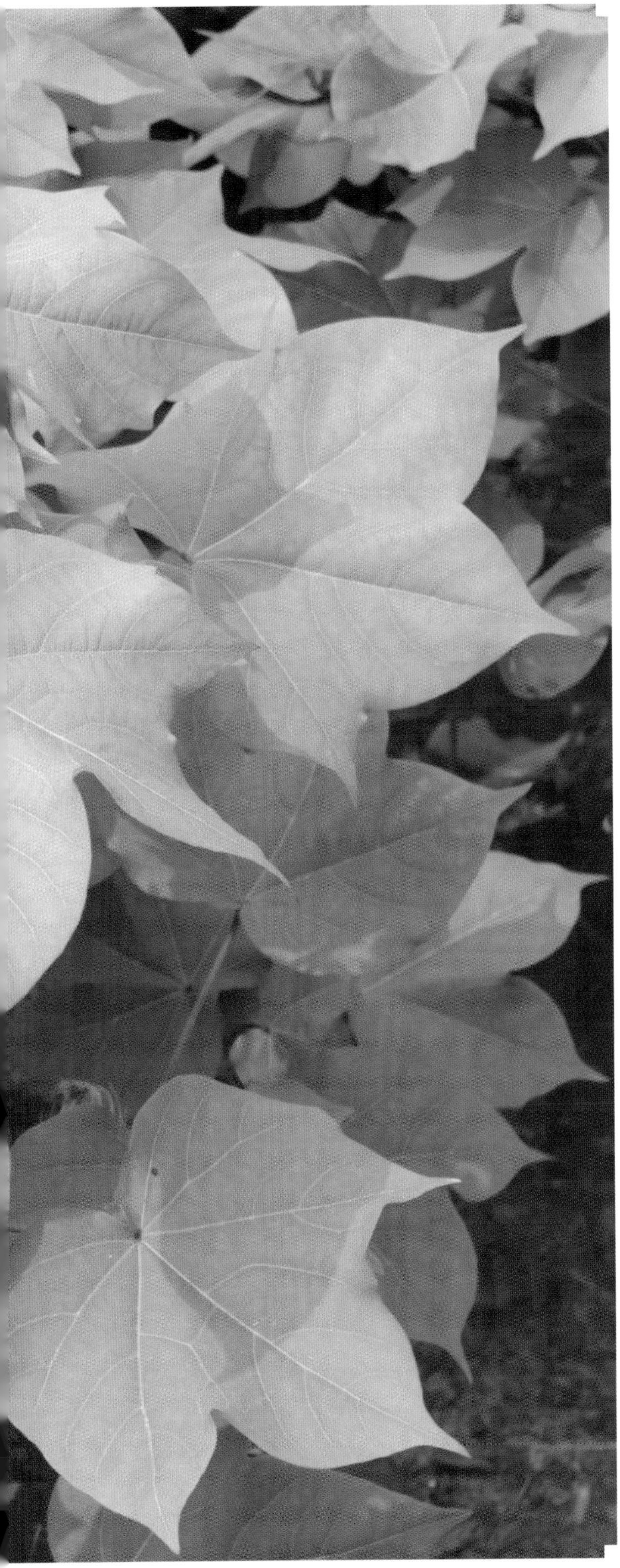

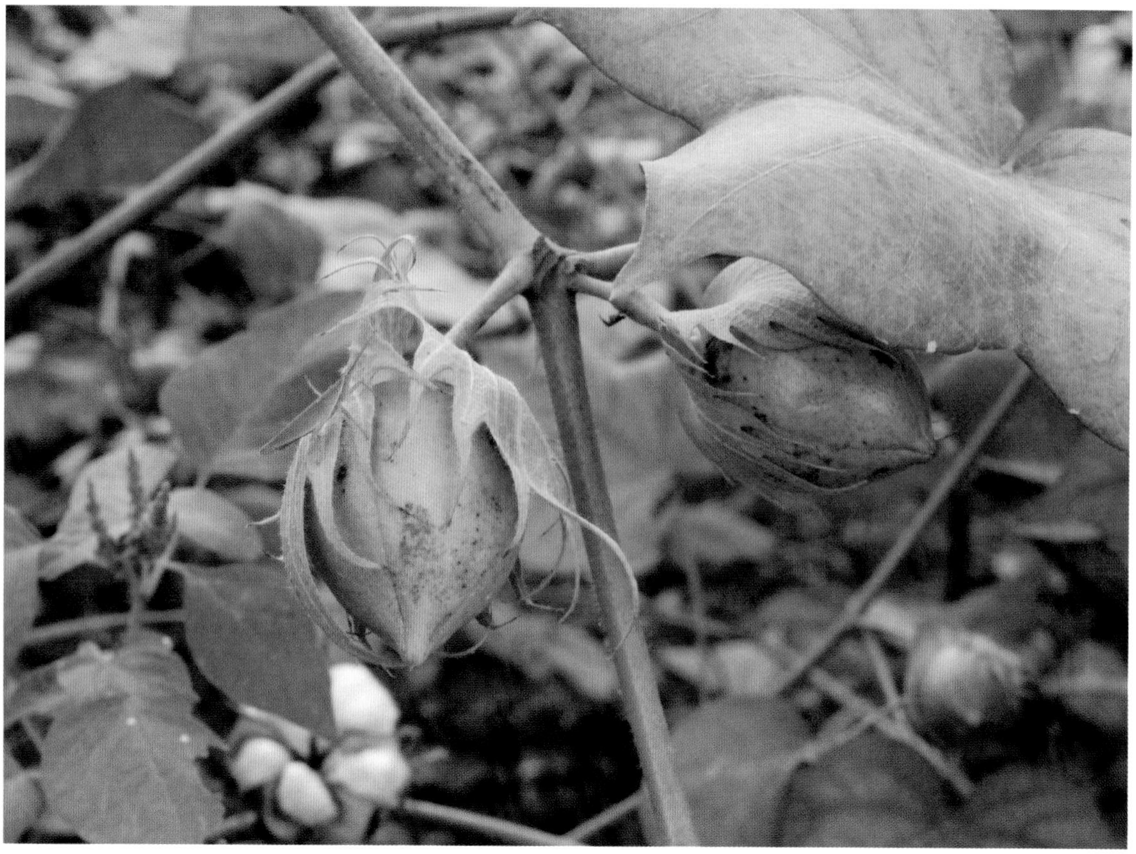

棉花

## 识别特征

一年生草本至亚灌木，高达 1.5 m。疏被柔毛，叶互生；叶柄长 2.5 ~ 8.0 cm，被长柔毛；托叶线形，长 5 ~ 10 mm，早落；叶掌状 5 裂，直径 5 ~ 10 cm，通常宽超过于长，裂片宽卵形，深裂不到叶片的中部，先端短尖，基部心形，上面被星状长硬毛，下面被细茸毛，沿脉被长柔毛。花单生于叶腋，花梗长 1 ~ 2 cm，被长柔毛；小苞片基部合生，阔三角形，长 2 ~ 3 cm，宽超过于长，先端具 6 ~ 8 齿，沿脉被疏长毛；花萼杯状，5 浅裂；花黄色，内面基部紫色，直径 5 ~ 7 cm。蒴果卵圆形，长约 3 cm，具喙，通常 3 ~ 4 室。种子大，大约 1 cm，分离，斜圆锥形，被白色长棉毛和短棉毛。花期 7—9 月。

## 生境分布

我国大部分地区有栽培。

## 采收加工

秋季采收，除去棉毛。

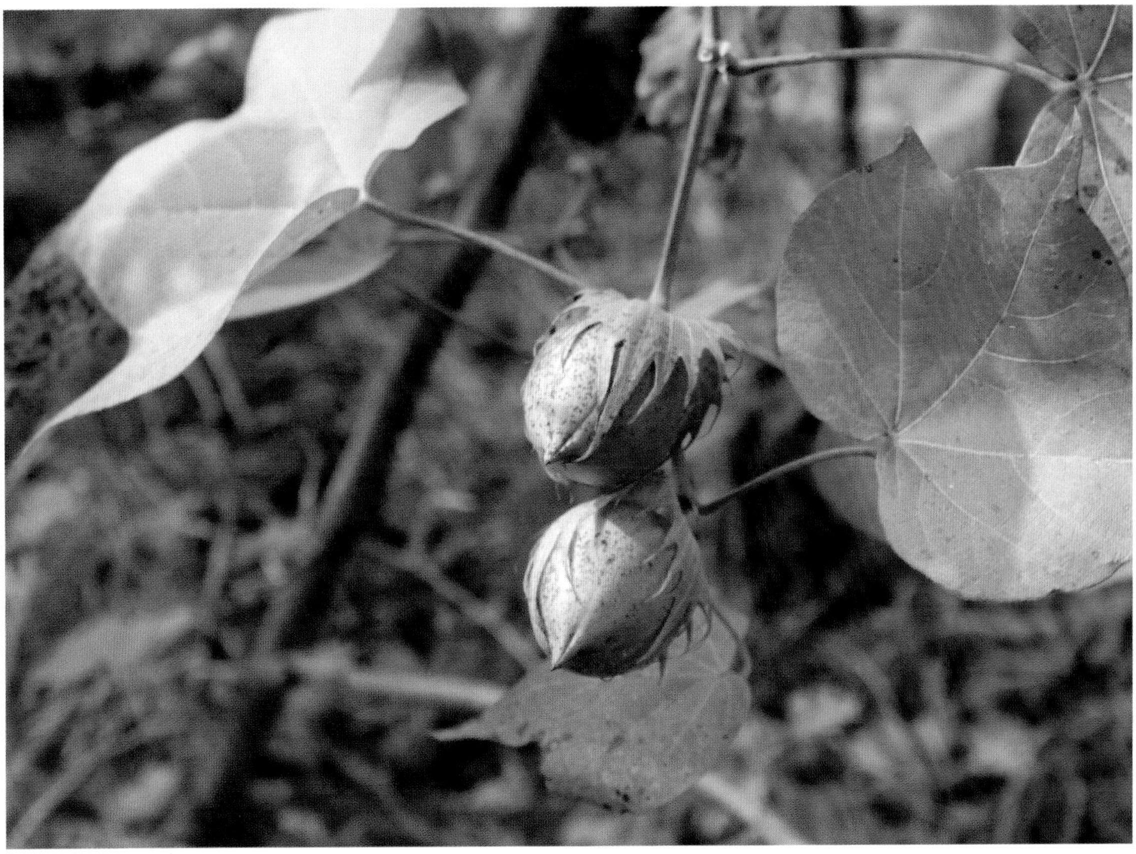

棉花

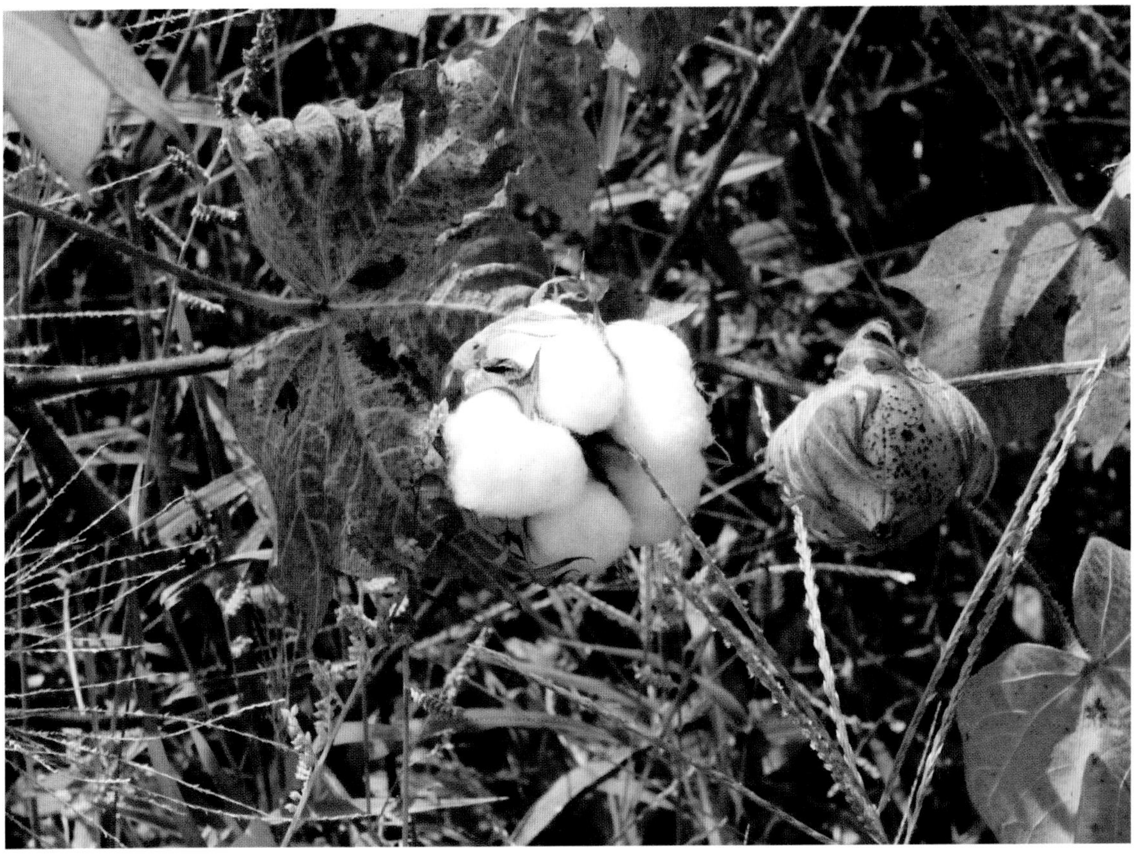

棉花

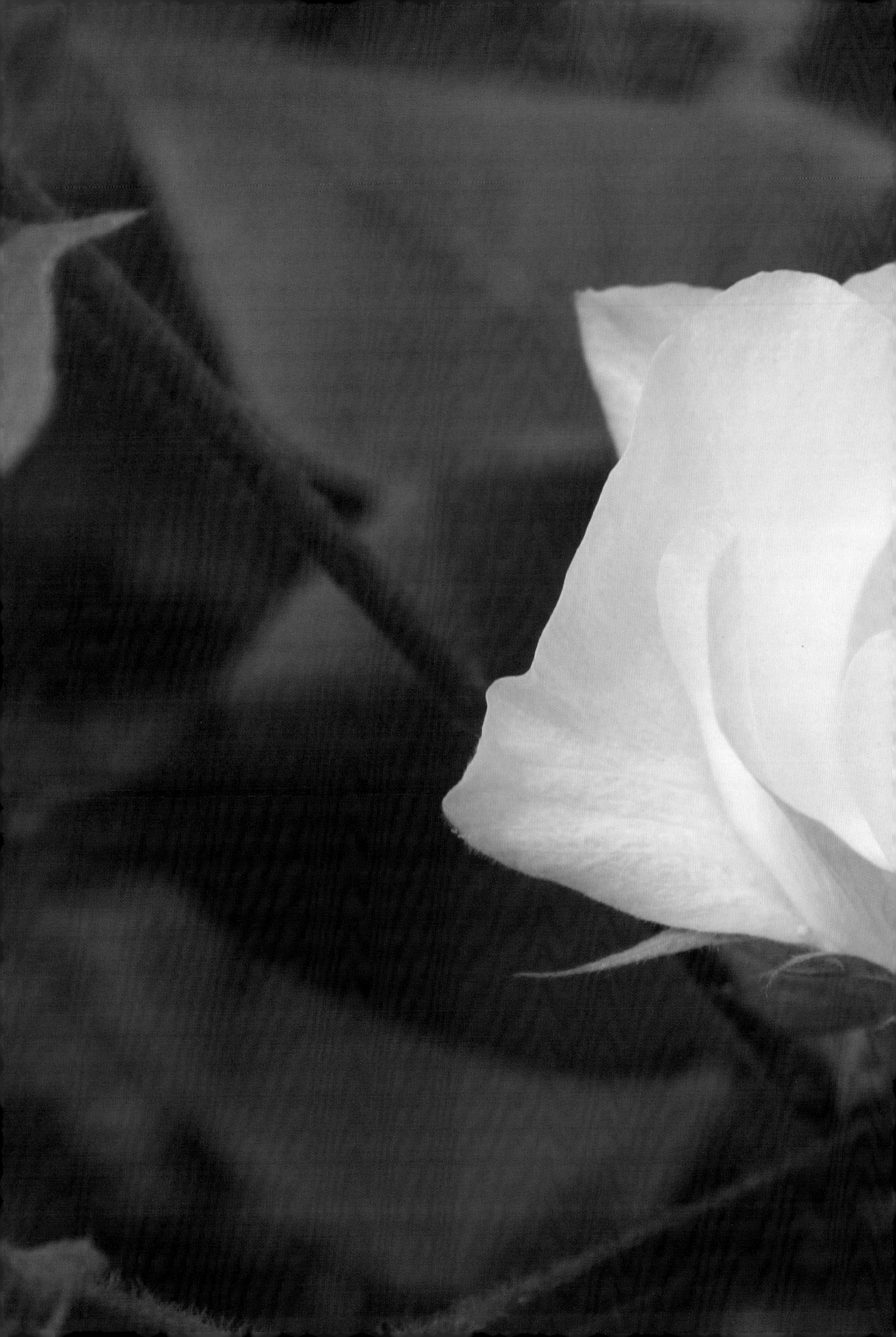

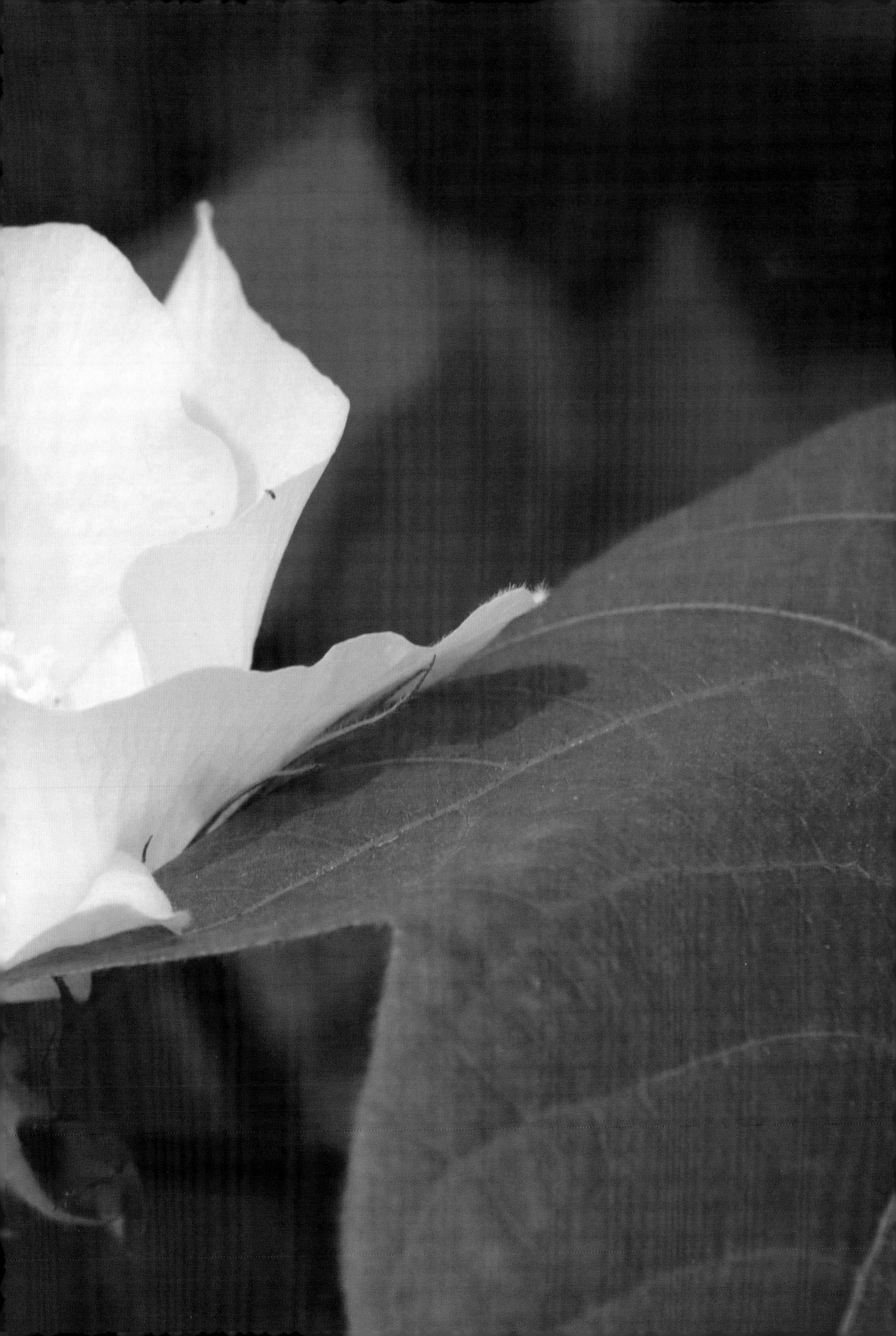

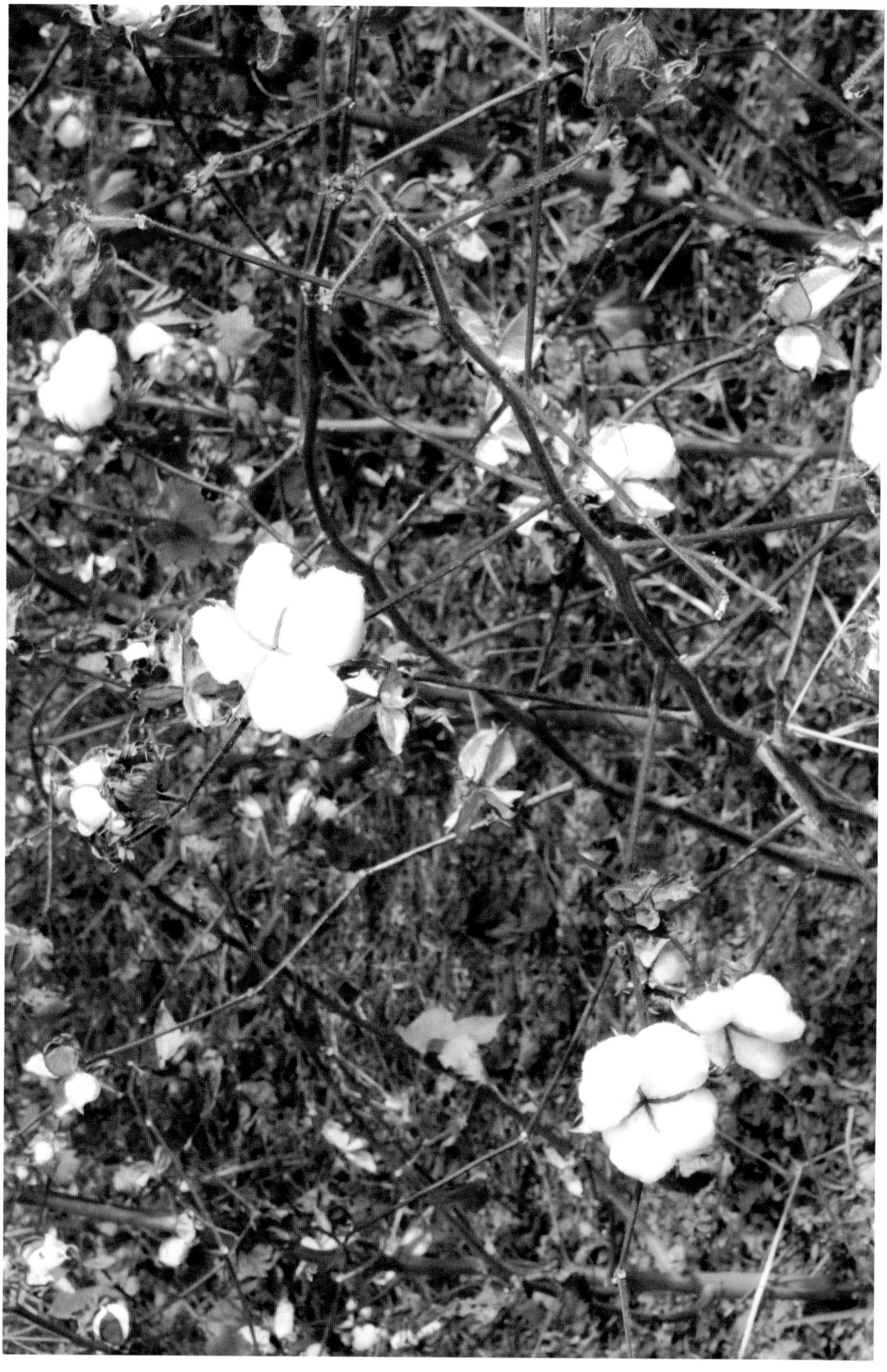

棉花

## 药材鉴别

本品呈卵圆形或长卵形，长6 ~ 8 mm，直径3 ~ 5 mm。表面黄棕色至棕褐色，具灰黄色茸毛，多数附生于两端。用水浸泡后，可见重叠的子叶2片，蝶形，有众多散在的黑色小点。质坚。气微，味涩。

## 功效主治

温肾，通乳，活血止血。主治阳痿，腰膝冷痛，白带，胃痛，乳汁不通，崩漏，痔血。

## 药理作用

本品有止咳、祛痰、平喘、抗菌、抗病毒、抗癌作用。对子宫有兴奋作用。

## 用法用量

内服：6 ~ 12 g，煎汤；或入丸、散。外用：煎汤熏洗。

## 民族药方

**1．盗汗不止** 棉花子9 ~ 12 g。每日煎汤1碗服用，连服3 ~ 4 日。

**2．乳汁缺少** 棉花子9 g。打碎，加黄酒2匙，水适量，煎服。

**3．胃寒作痛** 新棉花子适量。炒黄黑色，研末，每次10 g，每日1 ~ 2次，用淡姜汤或温开水调服。

## 使用注意

肾阴不足，相火易动，精关不固，下焦湿热者不宜服用。

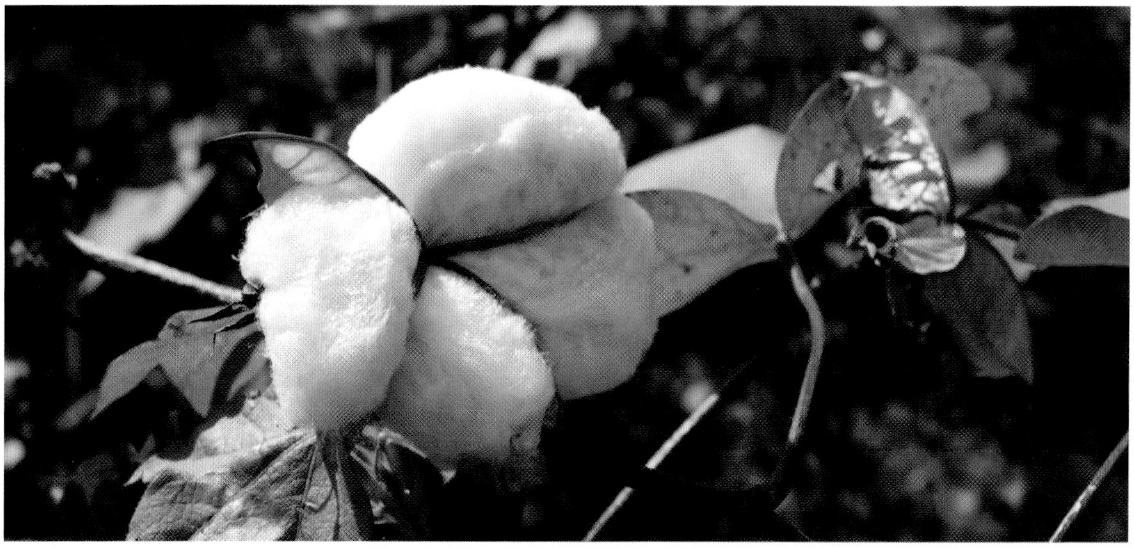

棉花

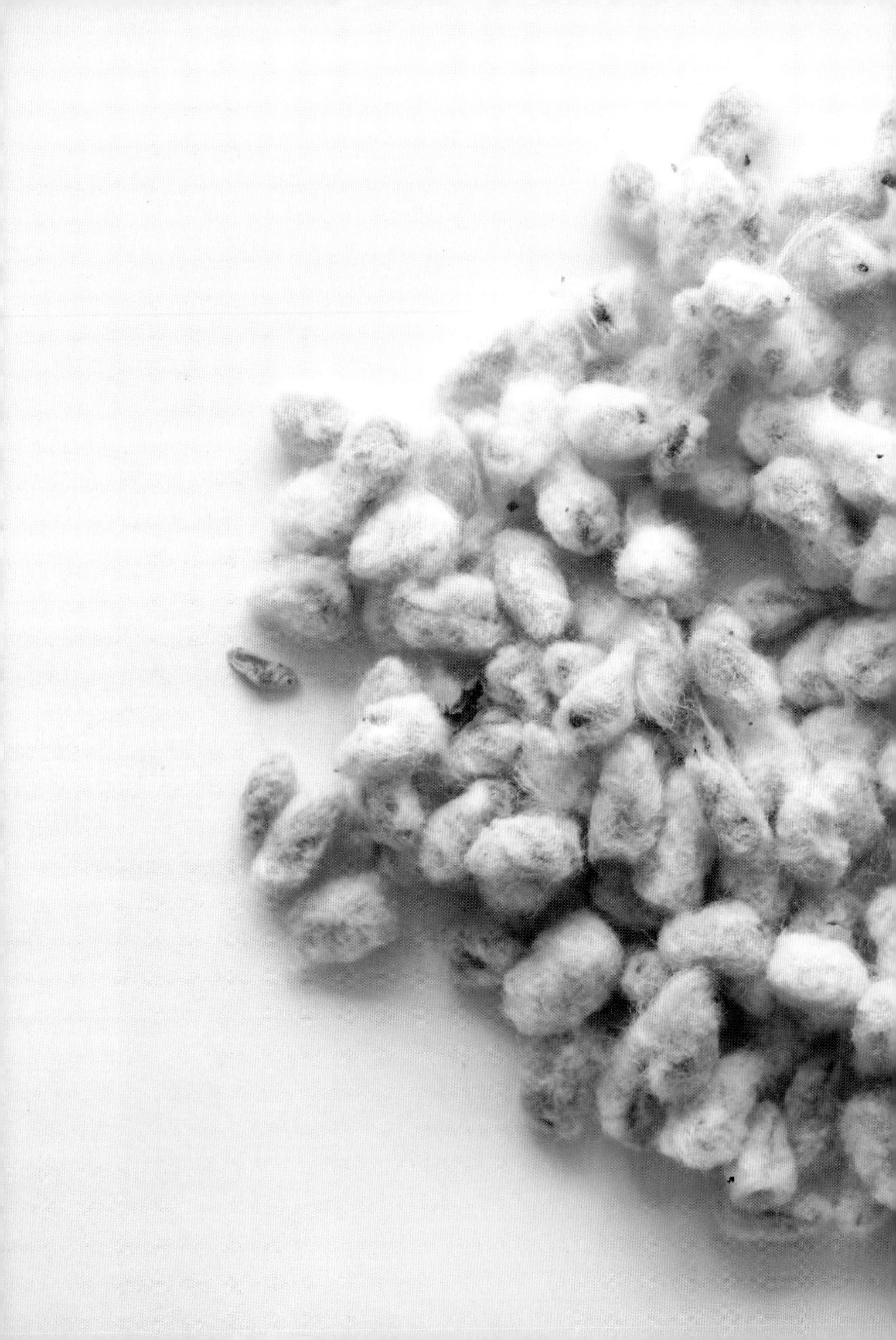

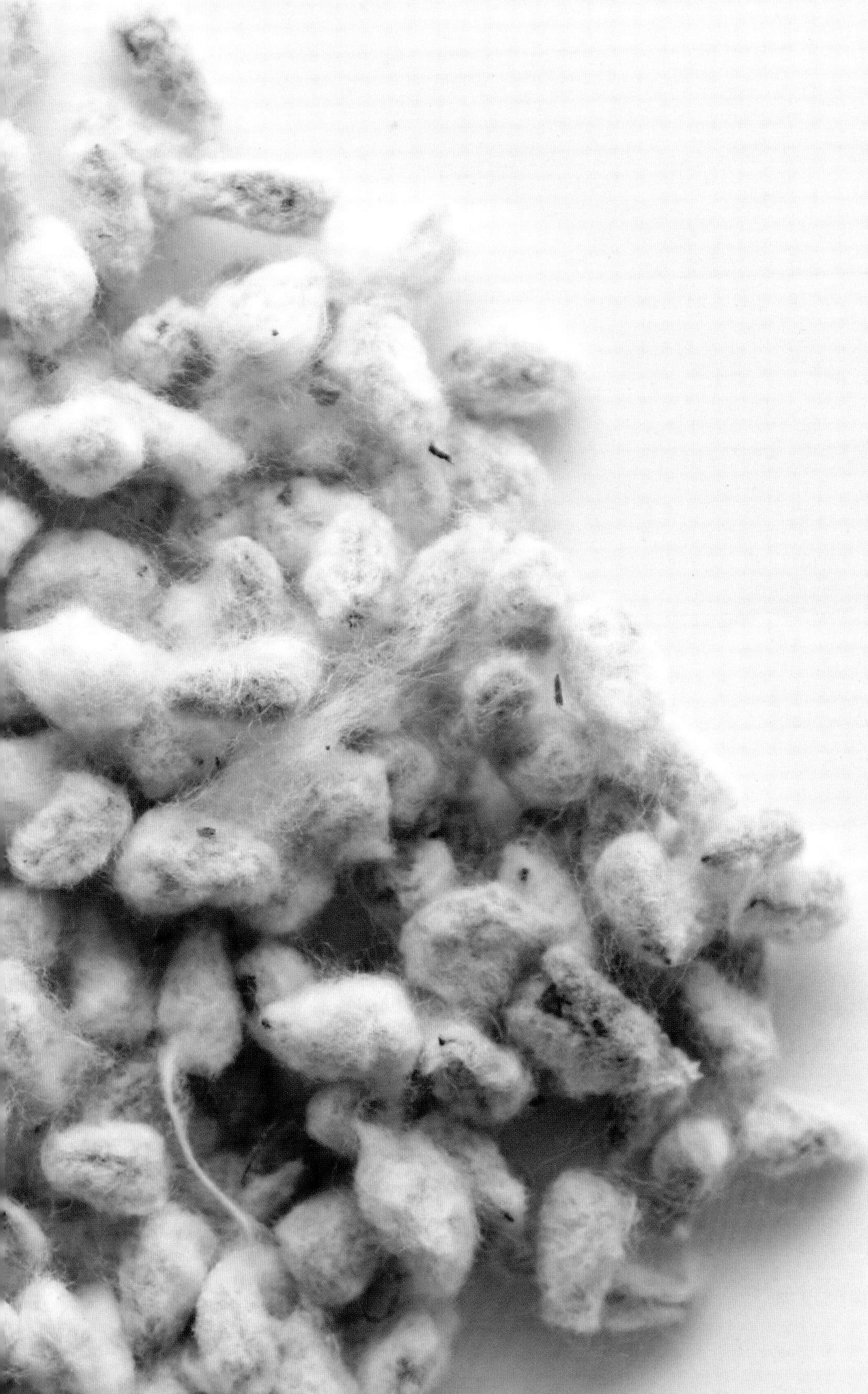

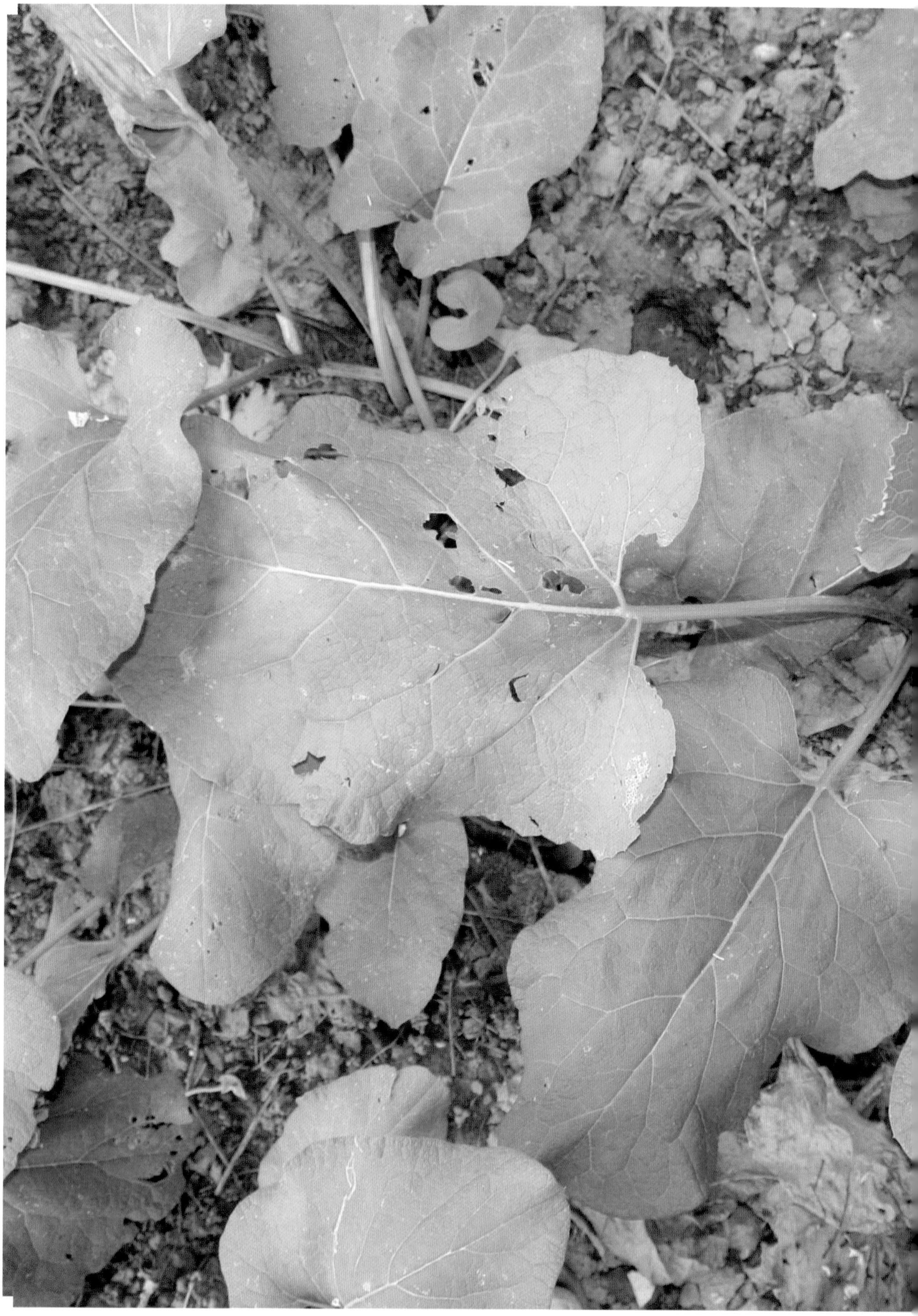

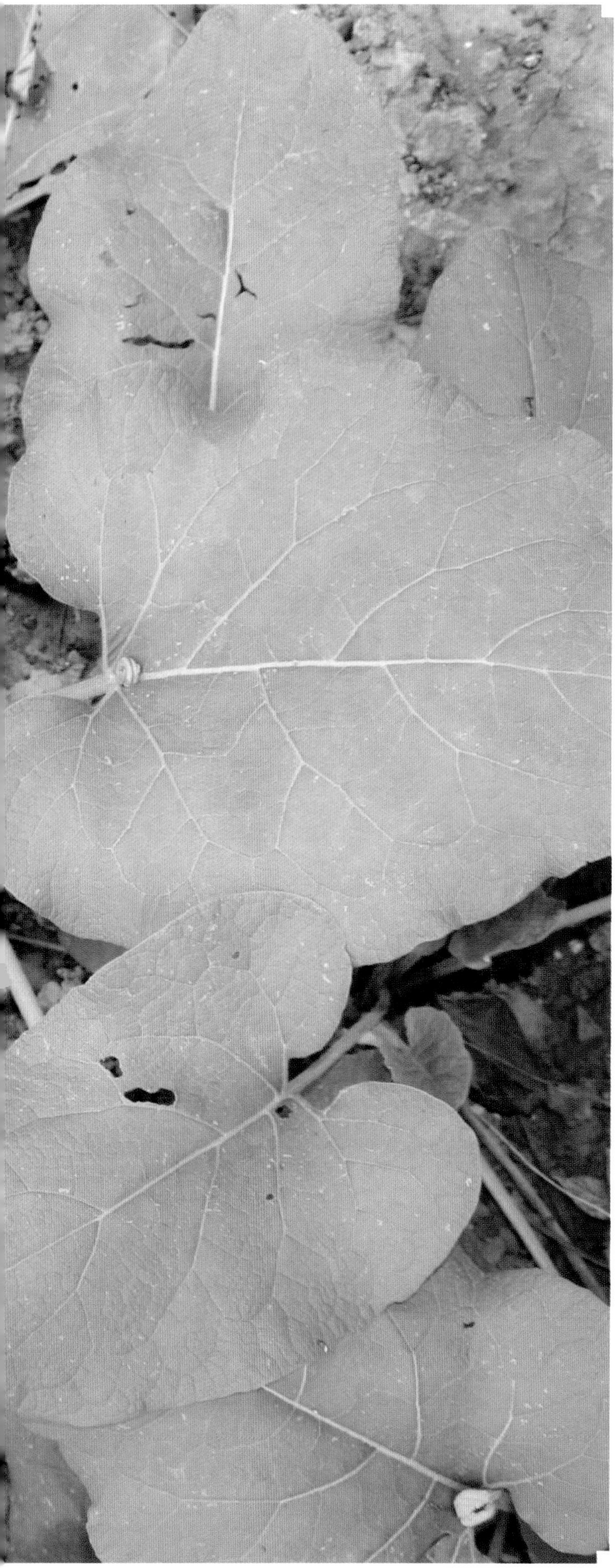

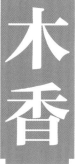

# 木香

【维药名】库斯台。

【别　名】广木香、川木香、云木香、煨木香。

【来　源】本品为菊科植物木香 *Aucklandia lappa* Decne. 的干燥根。

【性味归经】辛、苦，温。归脾、胃、大肠、胆、三焦经。

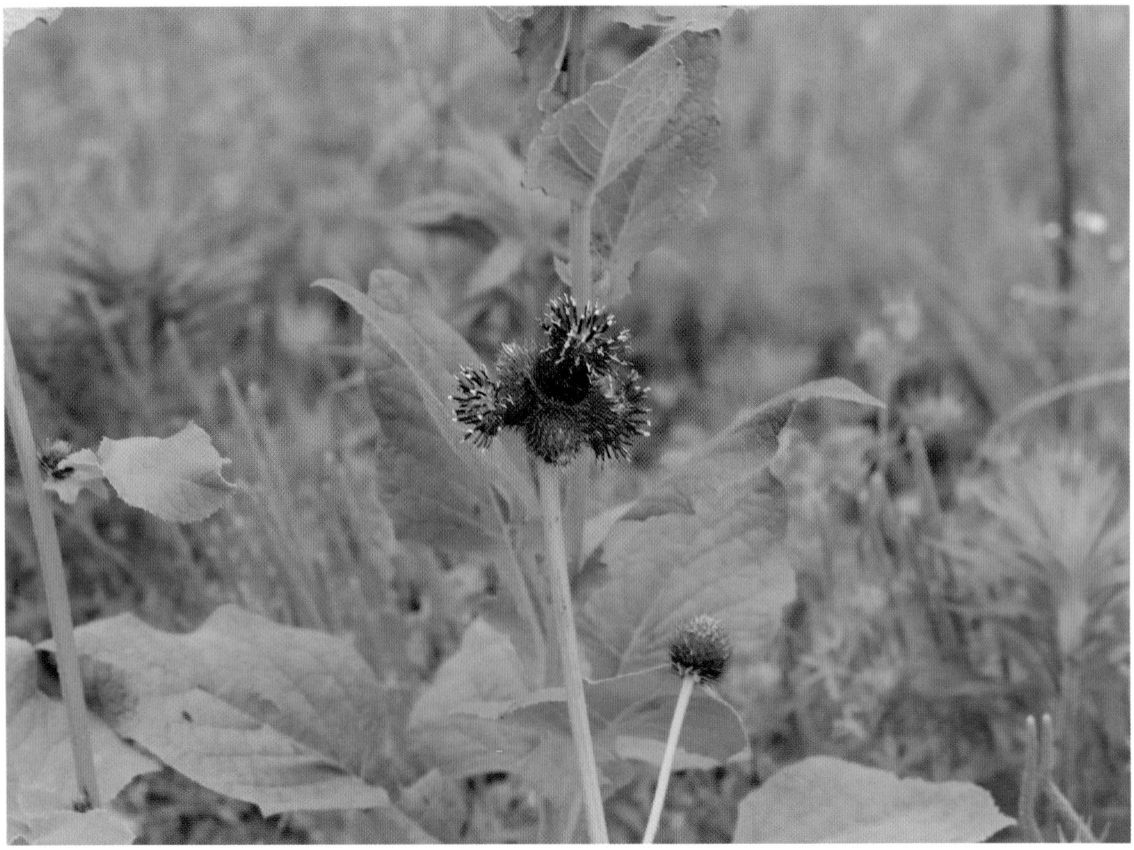

木香

## 识别特征

多年生草本，高 1 ~ 2 m。主根粗壮，圆柱形。基生叶大型，具长柄，叶片三角状卵形或长三角形，基部心形，边缘具不规则的浅裂或呈波状，疏生短刺；基部下延成不规则分裂的翼，叶面被短柔毛；茎生叶较小呈广椭圆形。头状花序 2 ~ 3 个丛生于茎顶，叶生者单一，总苞由 10 余层线状披针形的薄片组成，先端刺状；花全为管状花。瘦果线形，有棱，上端着生一轮黄色直立的羽状冠毛。花期夏、秋二季，果期 9—10 月。

## 生境分布

生长于高山草地和灌木丛中。分布于云南、广西者，称云木香；分布于印度、缅甸者，称广木香；分布于四川、西藏等省区者，称川木香。

## 采收加工

秋、冬二季采挖，除去泥土及须根，切段，大的再纵剖成瓣，干燥后撞去粗皮。

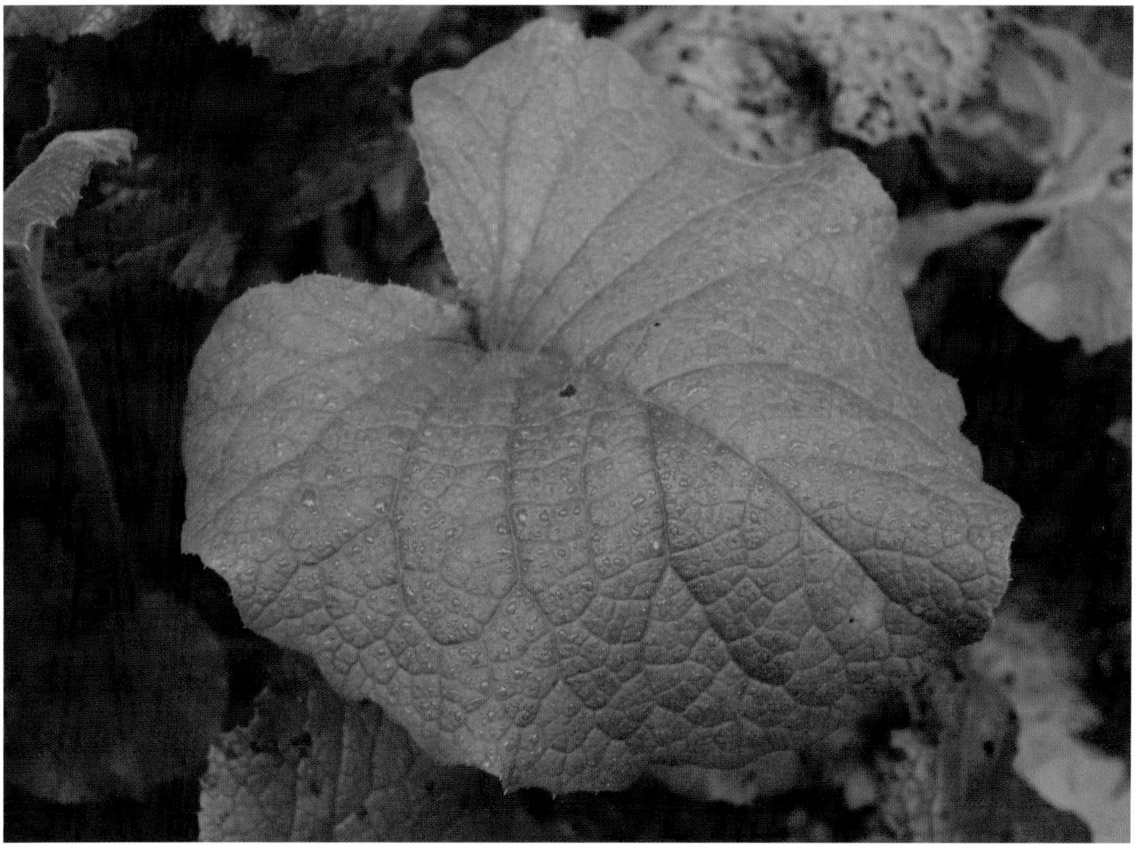

木香

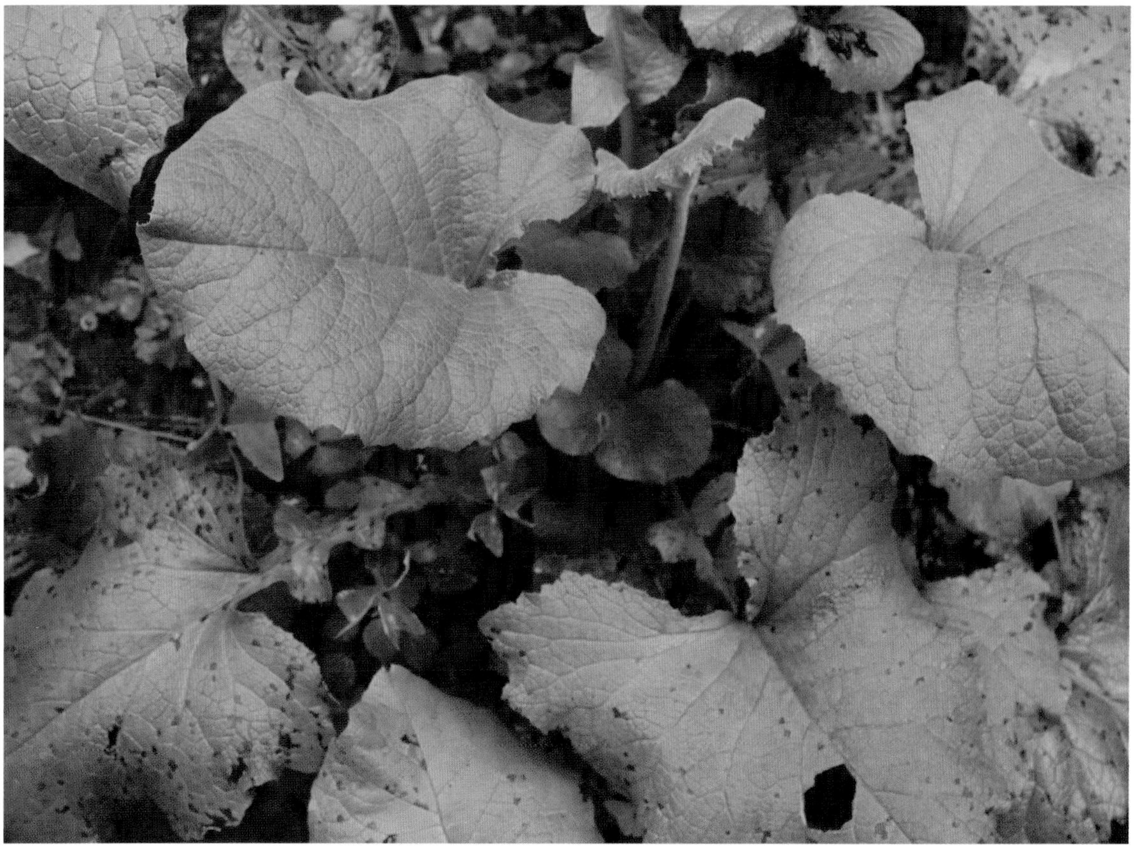

木香

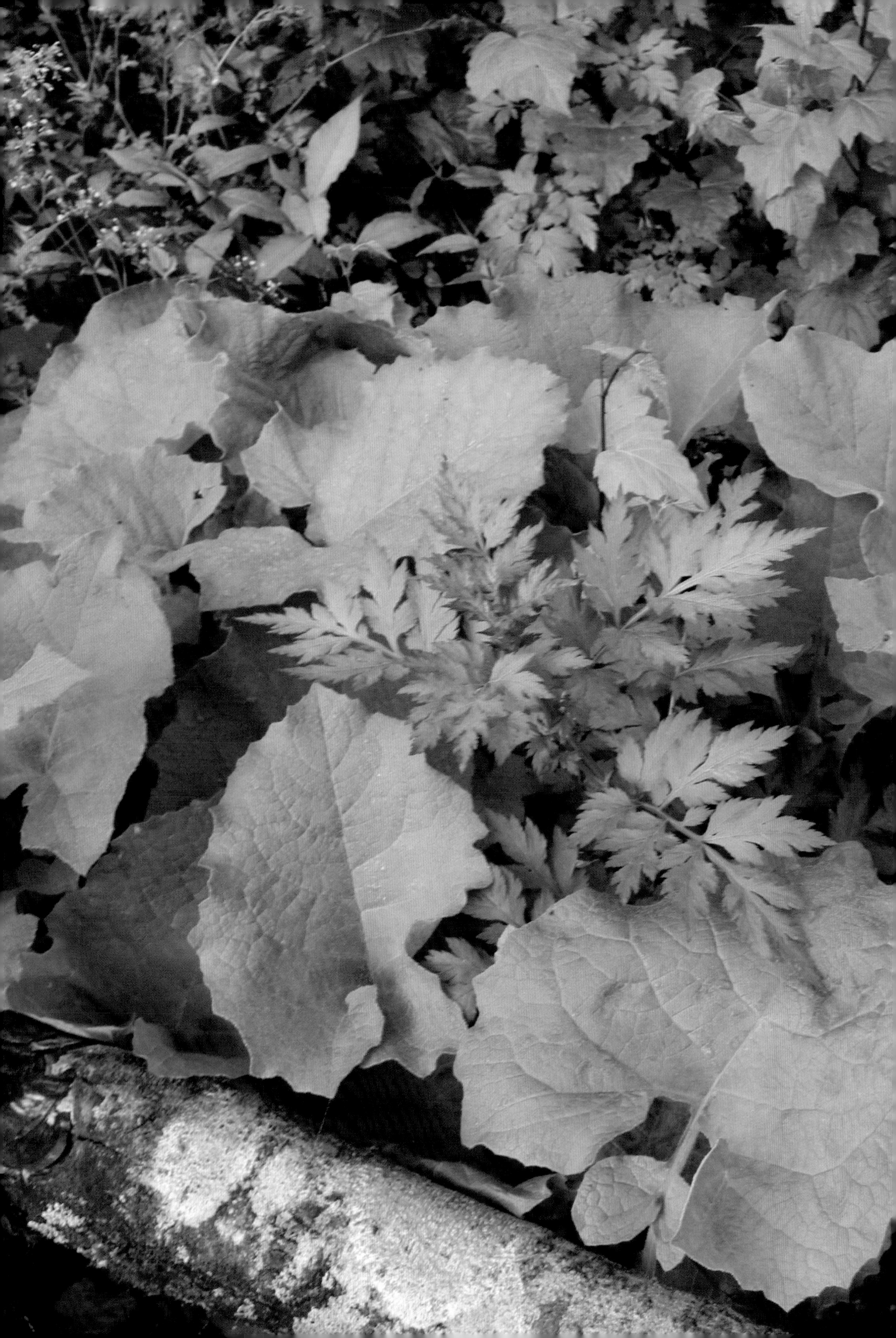

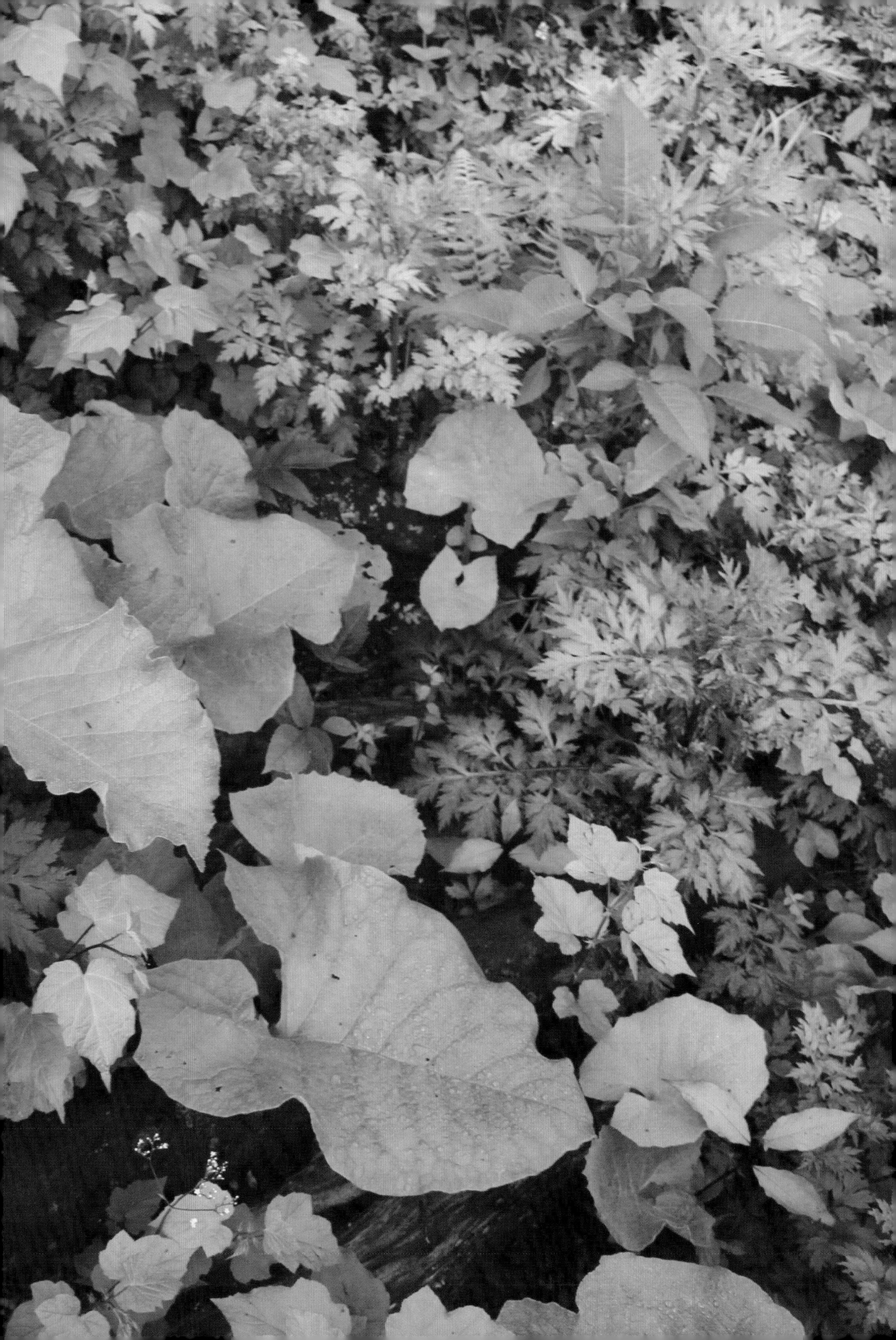

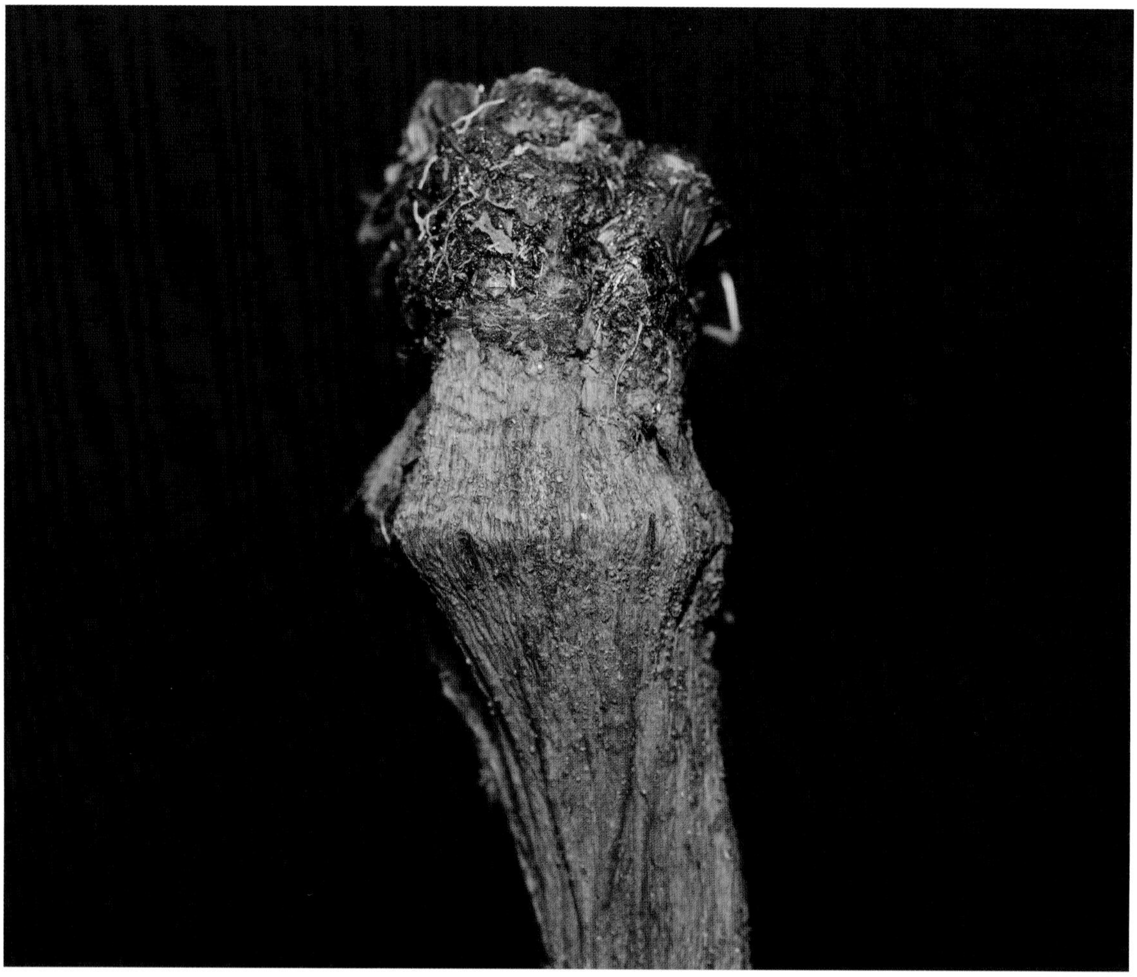

木香药材

## 药材鉴别

本品为类圆形或不规则形的厚片。外表皮黄棕色至灰褐色，有明显的皱纹、纵沟及侧根痕。质坚，不易折断。切面棕黄色至暗褐色，中部有明显菊花心状的放射纹理，形成层环棕色，褐色油点（油室）散在。气香特异，味微苦。

## 功效主治

行气止痛。本品辛行苦降温通，芳香气烈而味厚，为脾胃大肠经之主药。又能通行三焦气分，故有行气止痛之效。

## 药理作用

本品对胃肠道有兴奋或抑制的双向作用。有促进消化液分泌、松弛气管平滑肌的作用，还有抑制伤寒沙门菌、志贺菌属、大肠埃希菌及多种真菌的作用。有利尿及促进纤维蛋白溶解等作用。

## 用法用量

内服：3 ~ 10 g，煎服。生用行气力强，煨用行气力缓而多用于止泻。

## 民族药方

**1．肝炎** 木香适量。研细末，每日 9 ~ 18 g，分 3 ~ 4 次服。

**2．痢疾腹痛** 木香 6 g，黄连 12 g。水煎服。

**3．糖尿病** 木香 10 g，川芎、当归各 15 g，黄芪、葛根、山药、丹参、益母草各 30 g，苍术、赤芍各 12 g。水煎服。

**4．便秘** 木香、厚朴、番泻叶各 10 g。用开水冲泡，当茶饮。

**5．胃气痛** 木香 0.9 g，荔枝核（煅炭）2.1 g。共研细末，烧酒调服。

**6．脾虚气滞久泻** 木香 9 g，大枣 10 枚。先将大枣煮沸，入木香再煎片刻，去渣温服。

**7．胆绞痛** 木香 10 g，生大黄 10 ~ 20 g。加开水 300 ml 浸泡 10 分钟，频频饮服。

## 使用注意

阴虚、津液不足者慎用。

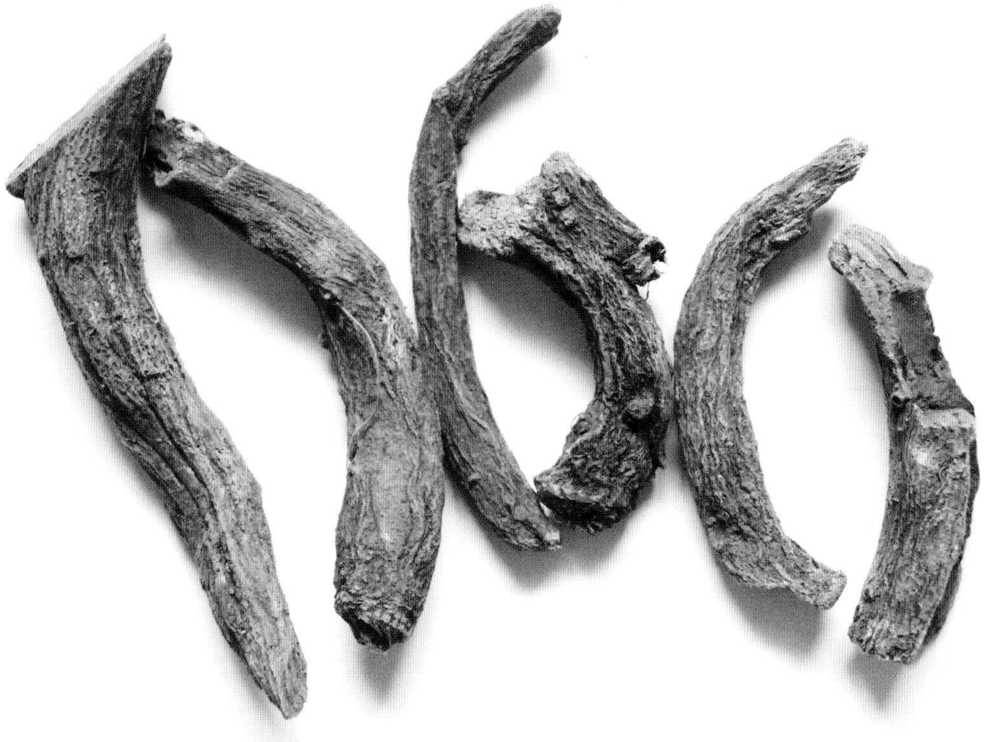

木香药材

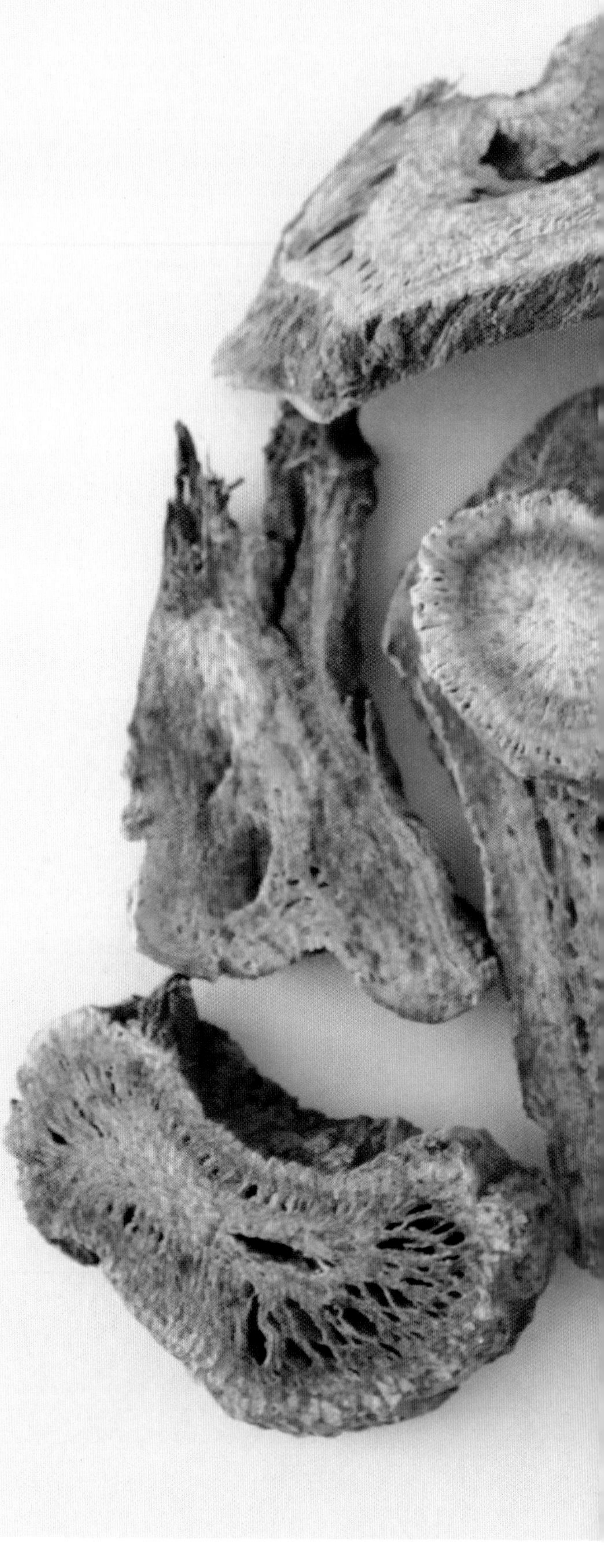

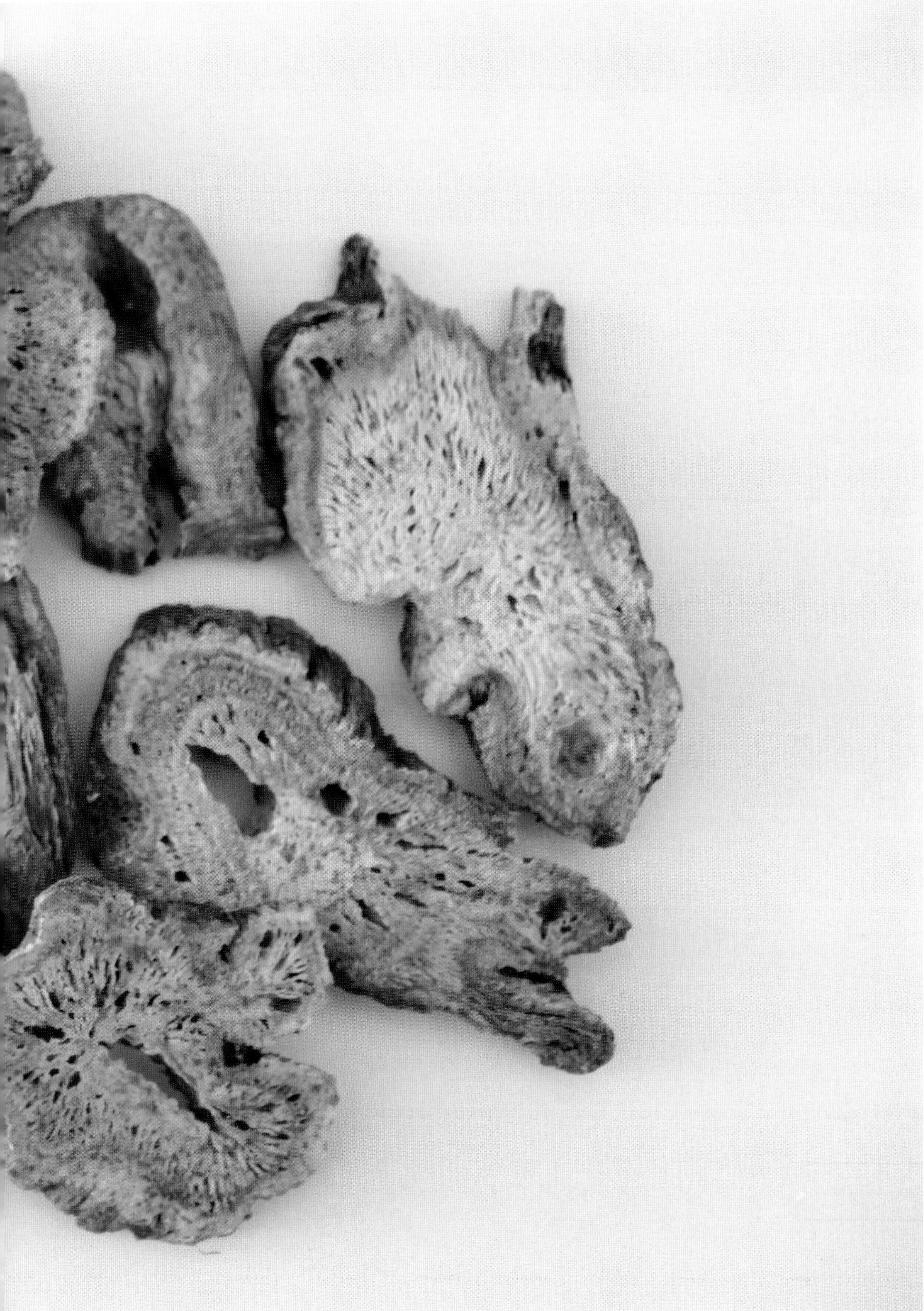

木香饮片

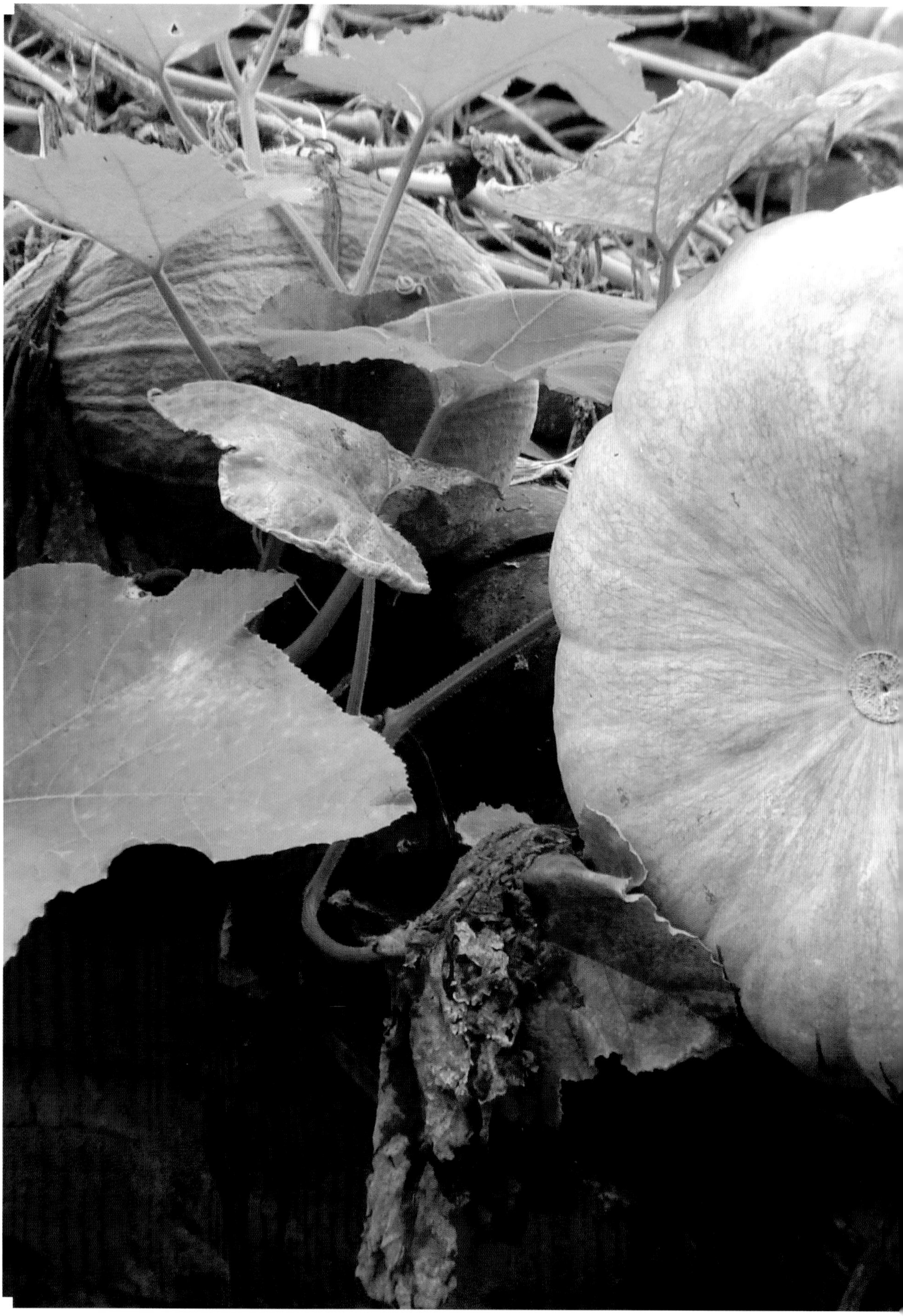

# 南瓜子

**【维 药 名】**扩克卡瓦欧如合。

**【别　名】**南瓜仁、白瓜子。

**【来　源】**本品为葫芦科一年生蔓生藤本植物南瓜 *Cucurbita moschata* Duch. 的种子。

**【性味归经】**甘，平。归胃、大肠经。

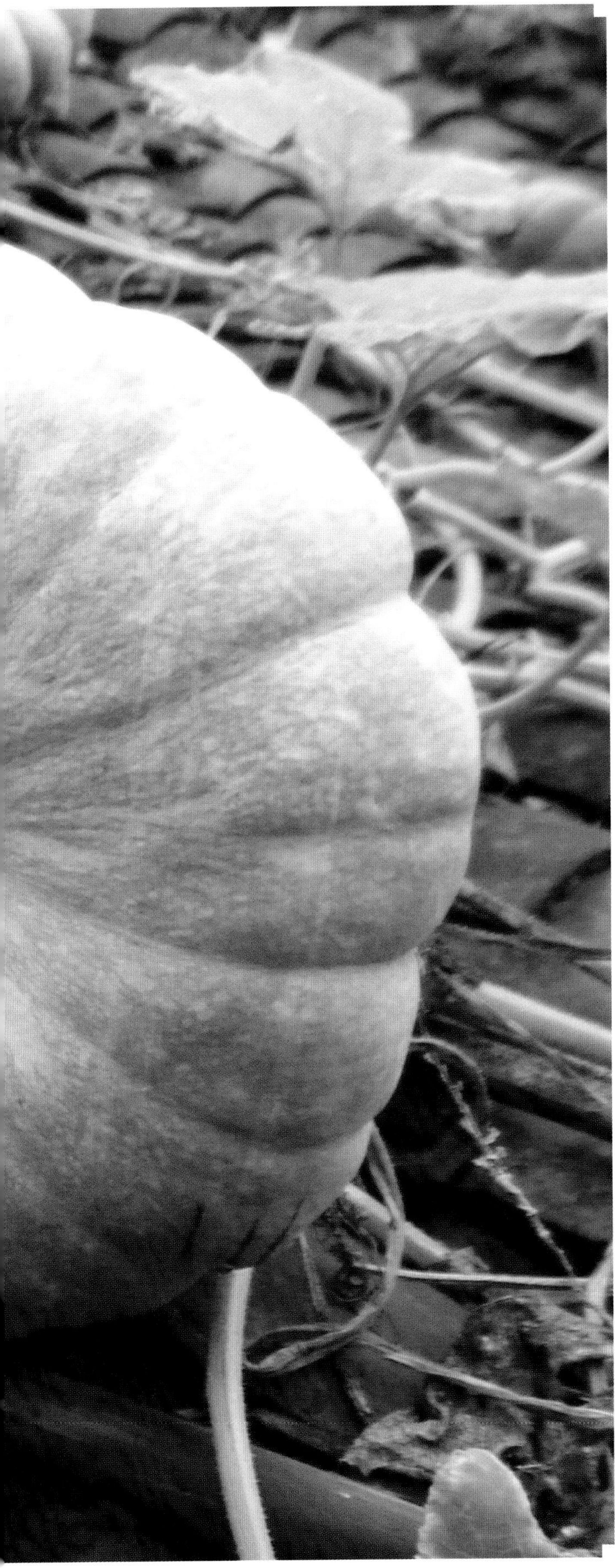

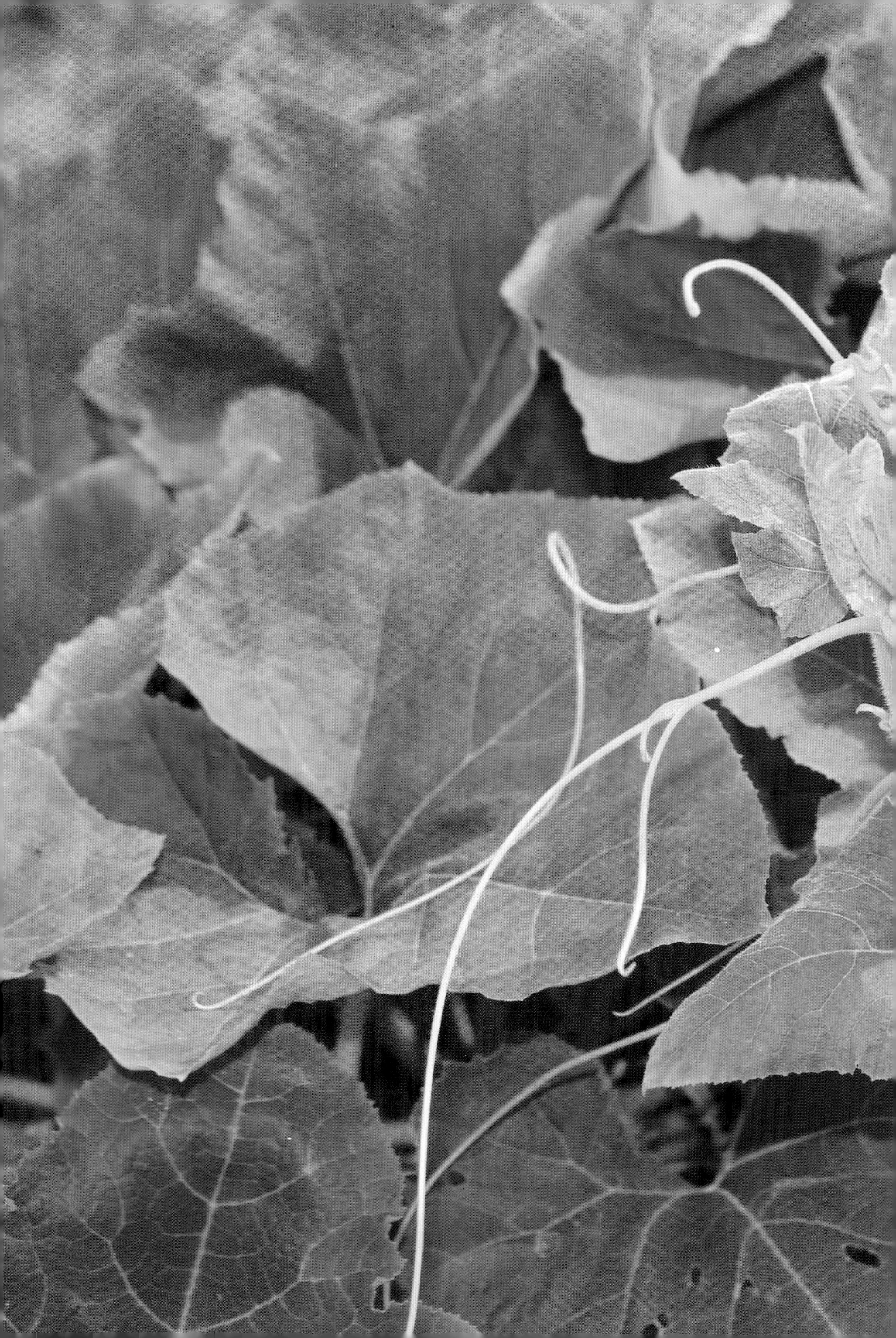

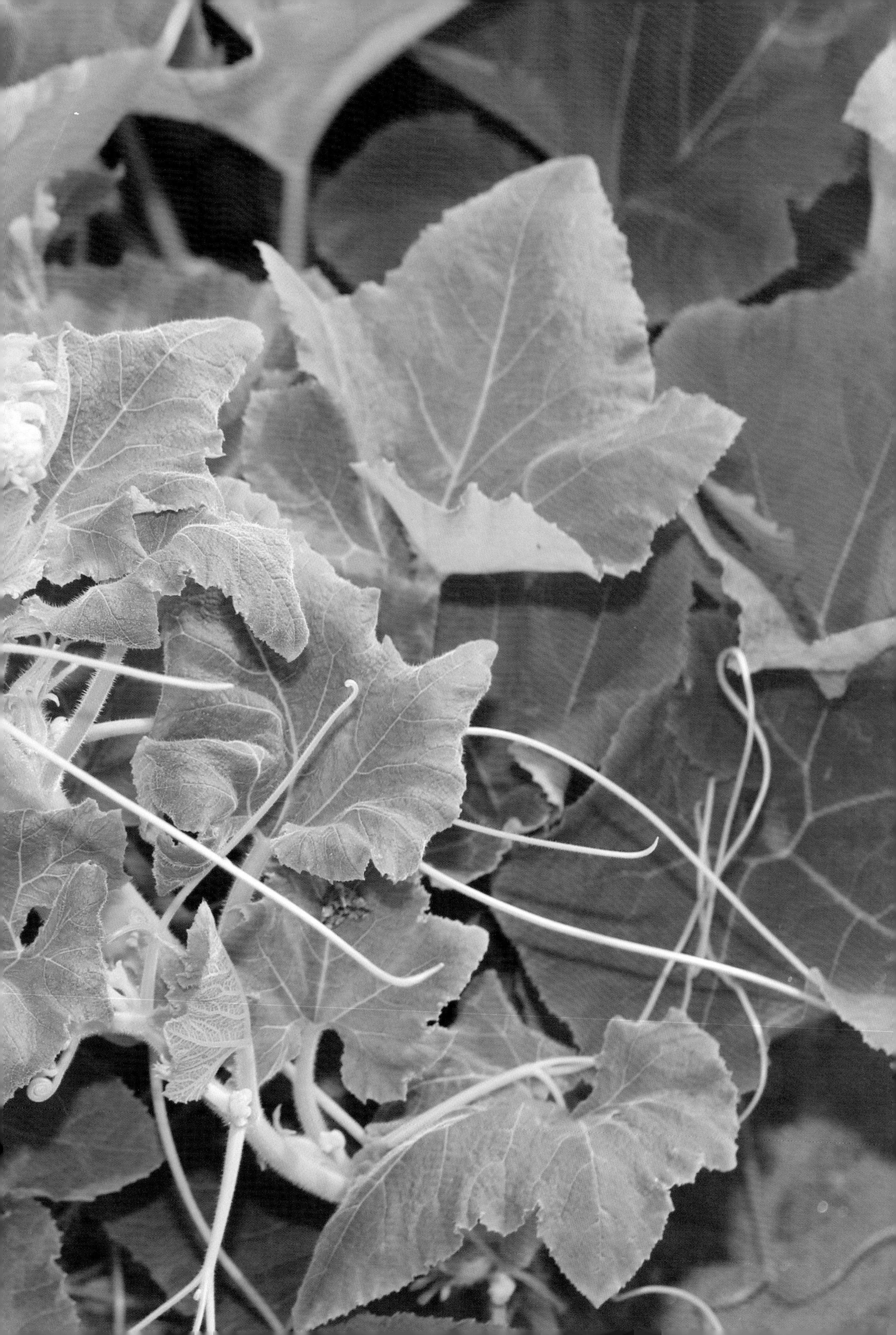

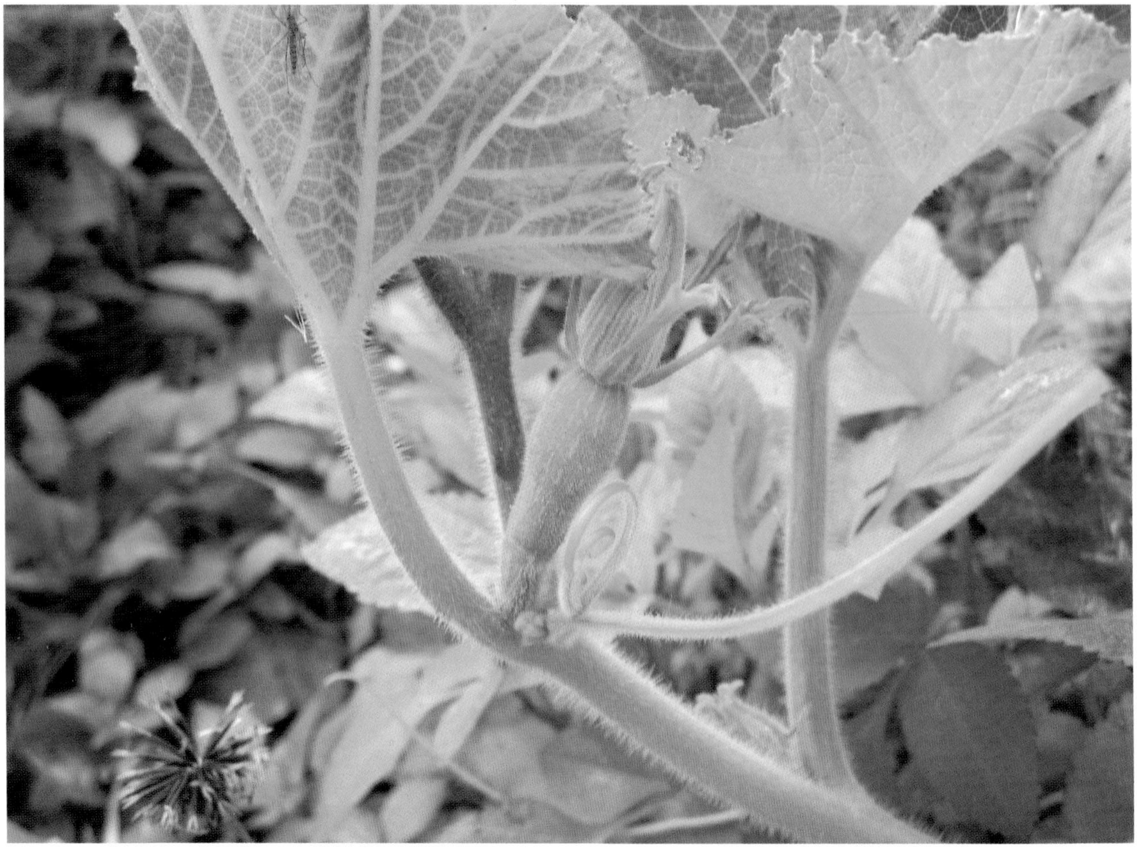
南瓜

## 识别特征

一年生蔓生草本。茎有短刚毛，卷须 3 ~ 4 裂。叶片稍柔软，宽卵形或卵圆形，5 浅裂，两面密生粗糙毛，边缘有细齿。花雌雄同株，单生，黄色；雄花花萼裂片线形，花冠钟状，雄蕊 3；雌花花萼裂片显著叶状，花柱短。果柄有棱和槽，瓜蒂扩大成喇叭状。果实常有数条纵沟。花期 7—8 月，果期 9—10 月。

## 生境分布

栽培于屋边、园地及河滩边。分布于浙江、江苏、河北、河南、山东、山西、四川等省区。

## 采收加工

夏、秋二季果实成熟时采收，取子，晒干。捣碎或去壳研粉生用，以新鲜者良。

## 药材鉴别

本品呈扁圆形。表面淡黄白色至淡黄色，两面平坦而微隆起，边缘稍有棱，一端略尖，有珠孔，种脐稍突或不明显。除去种皮，胚乳薄膜状，黄色，肥厚，有油性。气微香，味微甘。

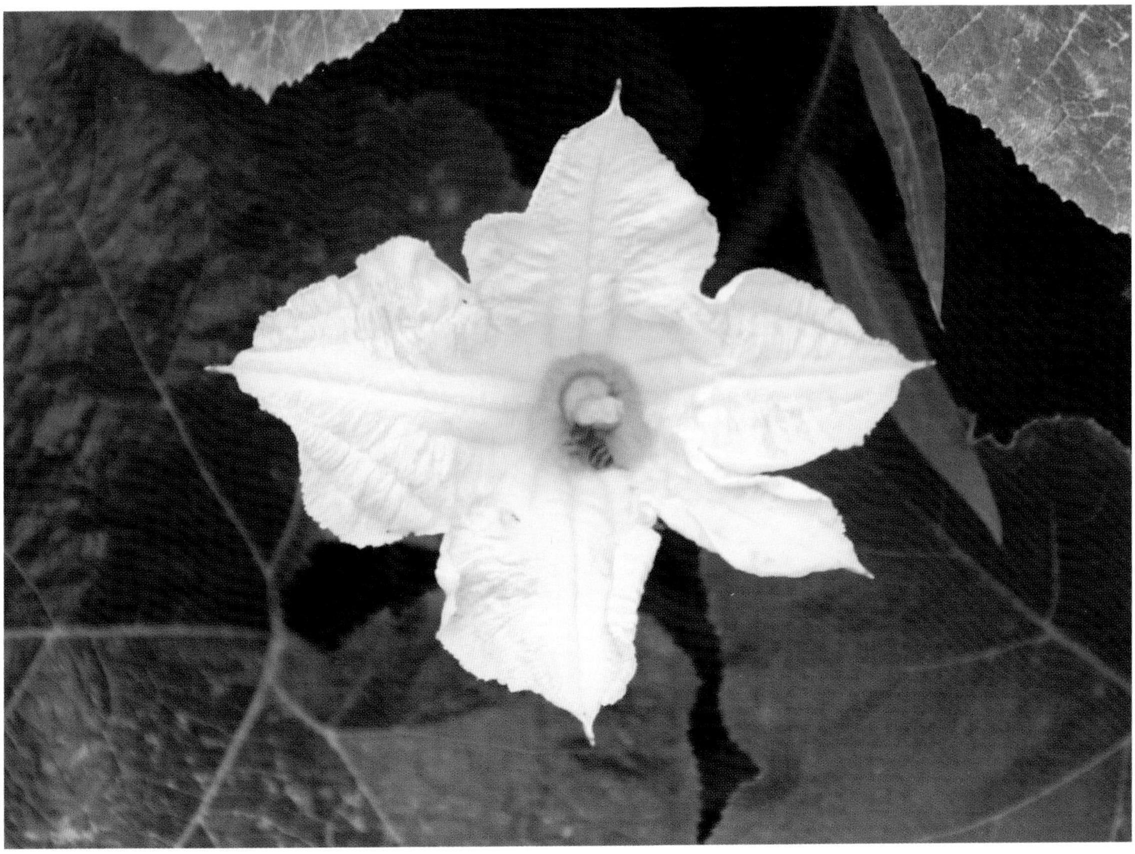

南瓜花

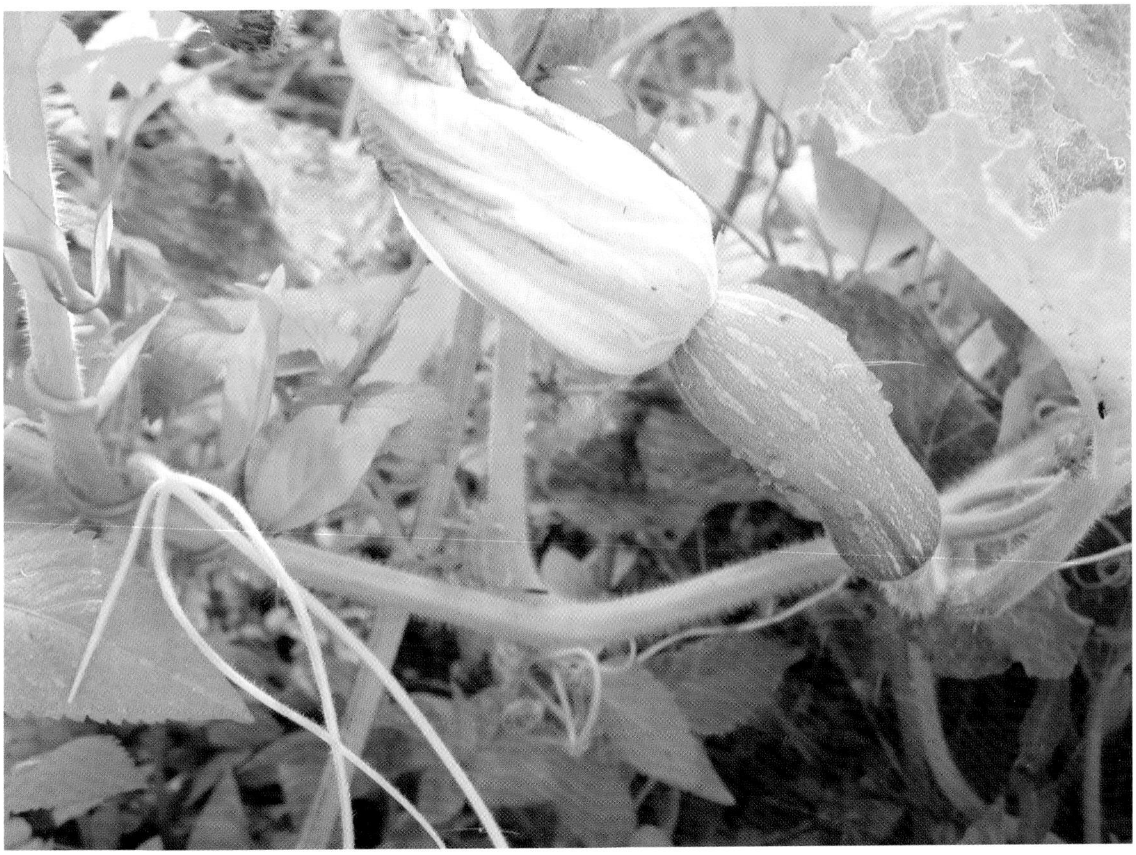

南瓜幼果

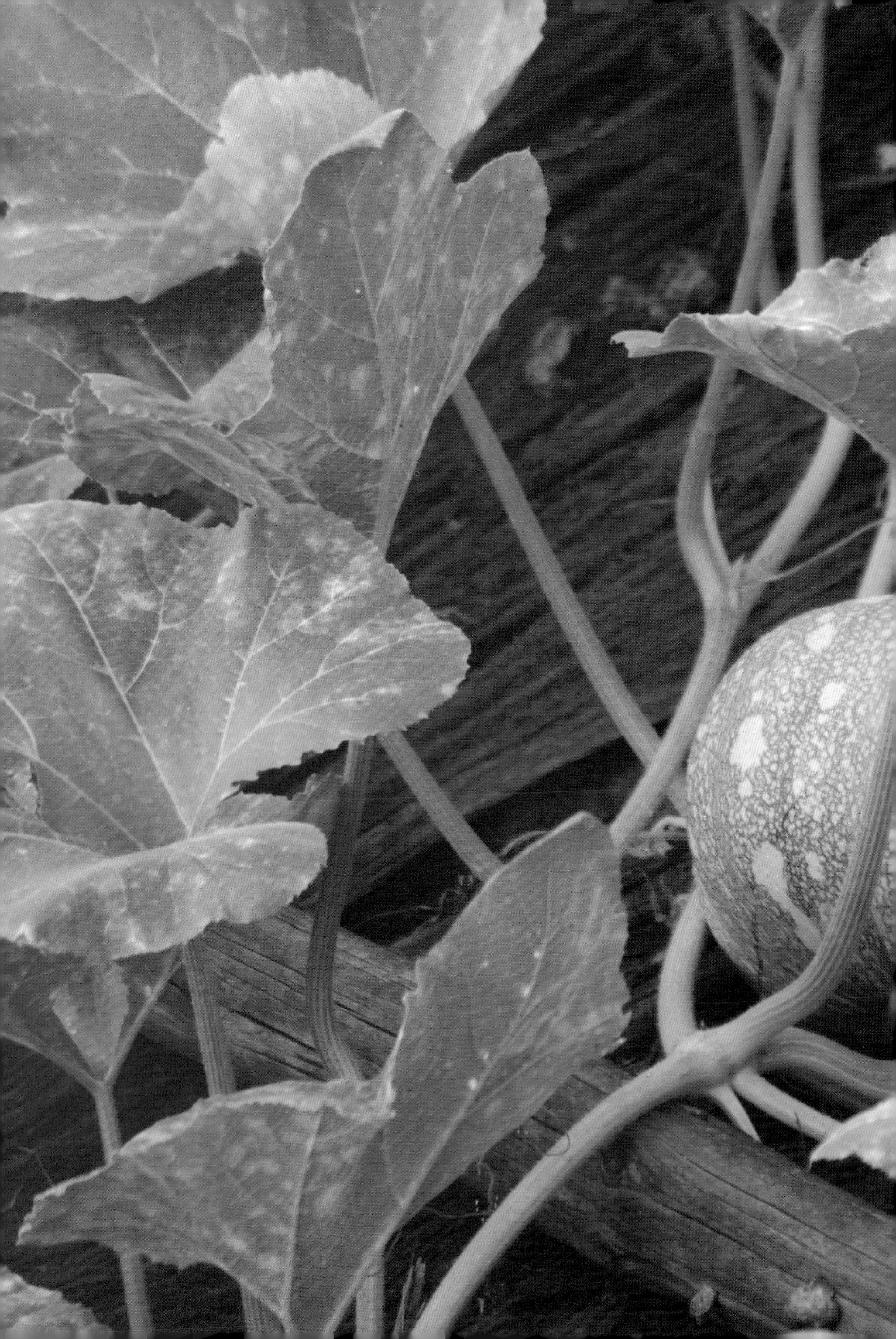

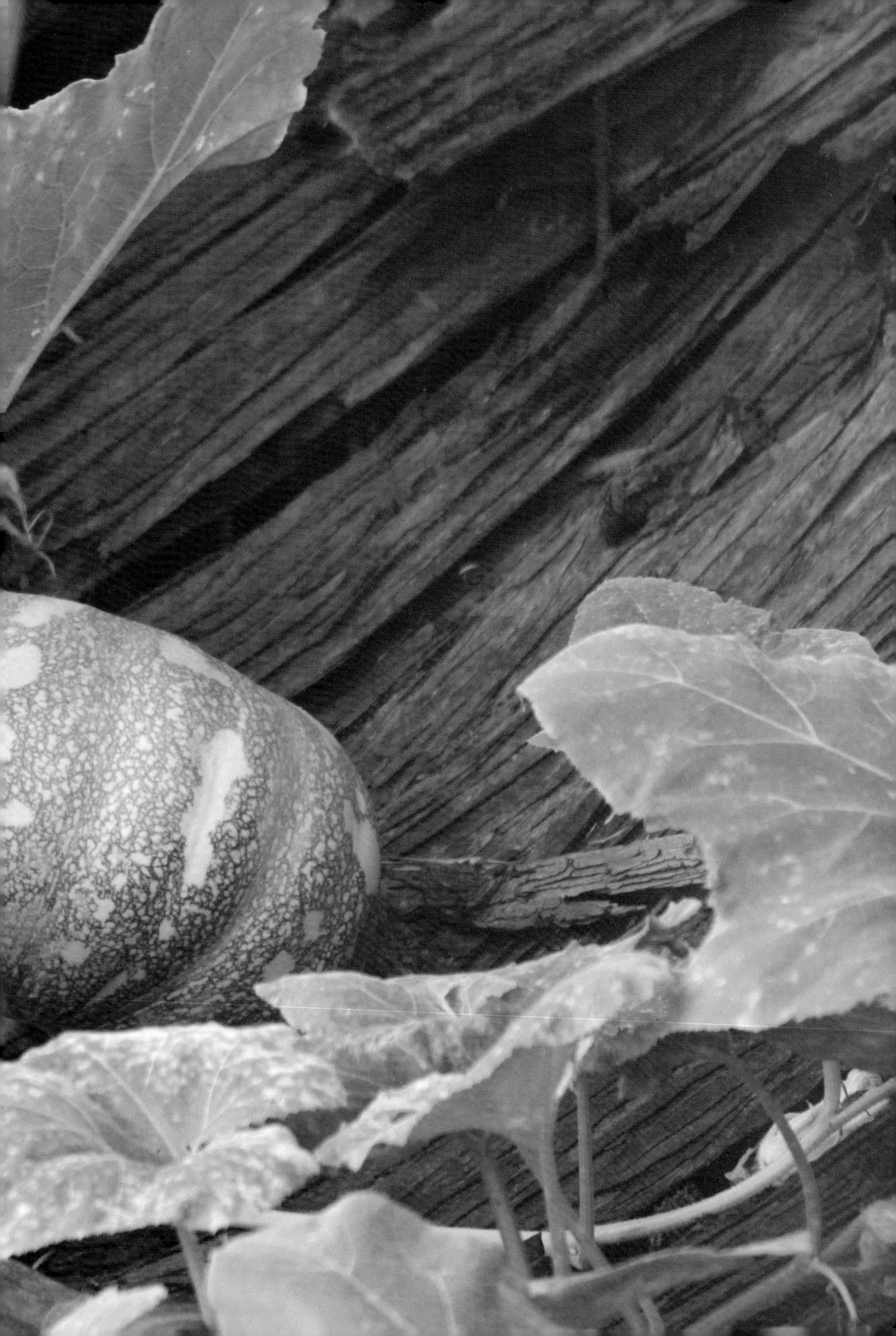

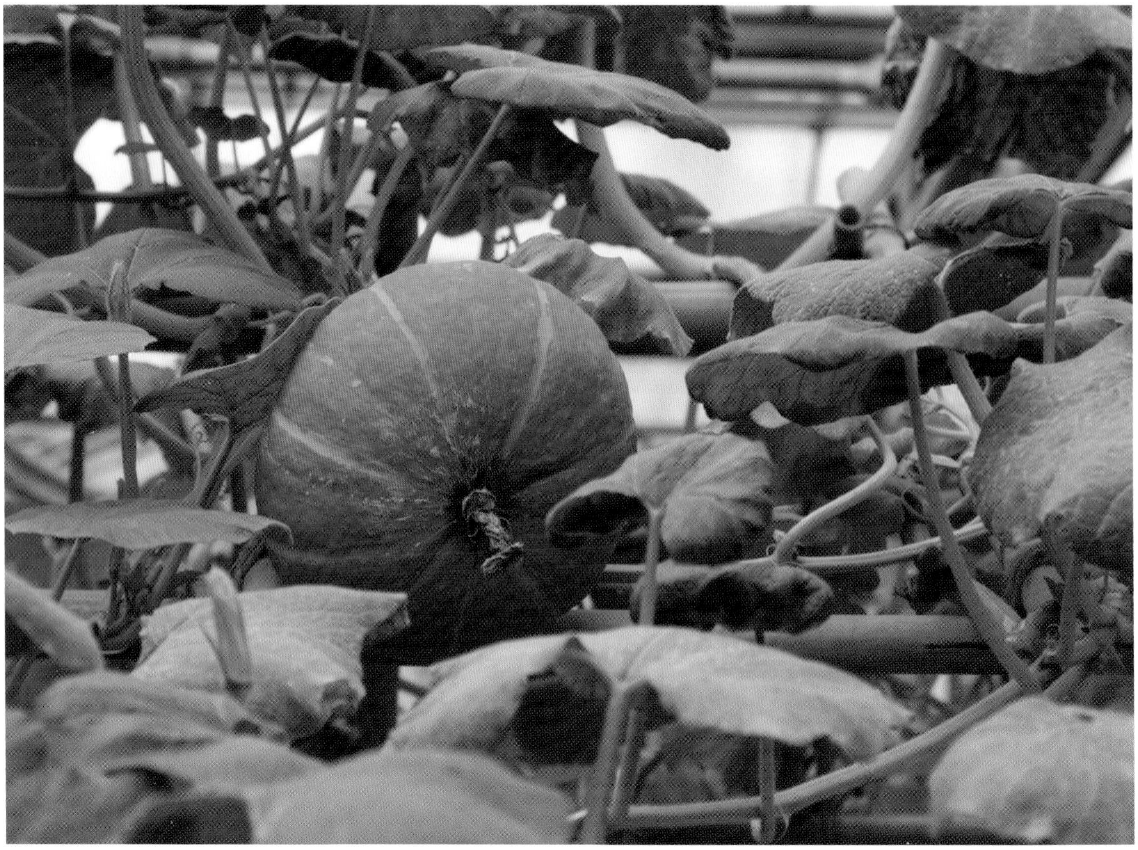

南瓜

## 功效主治

杀虫，下乳，利水消肿。主治绦虫，蛔虫，血吸虫，钩虫，蛲虫病，产后缺乳，后手足浮肿，百日咳，痔疮。

## 药理作用

本品有效成分南瓜子氨酸对绦虫的中段及后段有麻痹作用，并与槟榔有协同作用，尤以大剂量煎服（50 ~ 300 g）治绦虫显效。对血吸虫幼虫有抑制和杀灭作用，使成虫虫体萎缩、生殖器退化，但不能杀灭。

## 用法用量

内服：60 ~ 120 g，研粉调服，或嚼烂吞服。

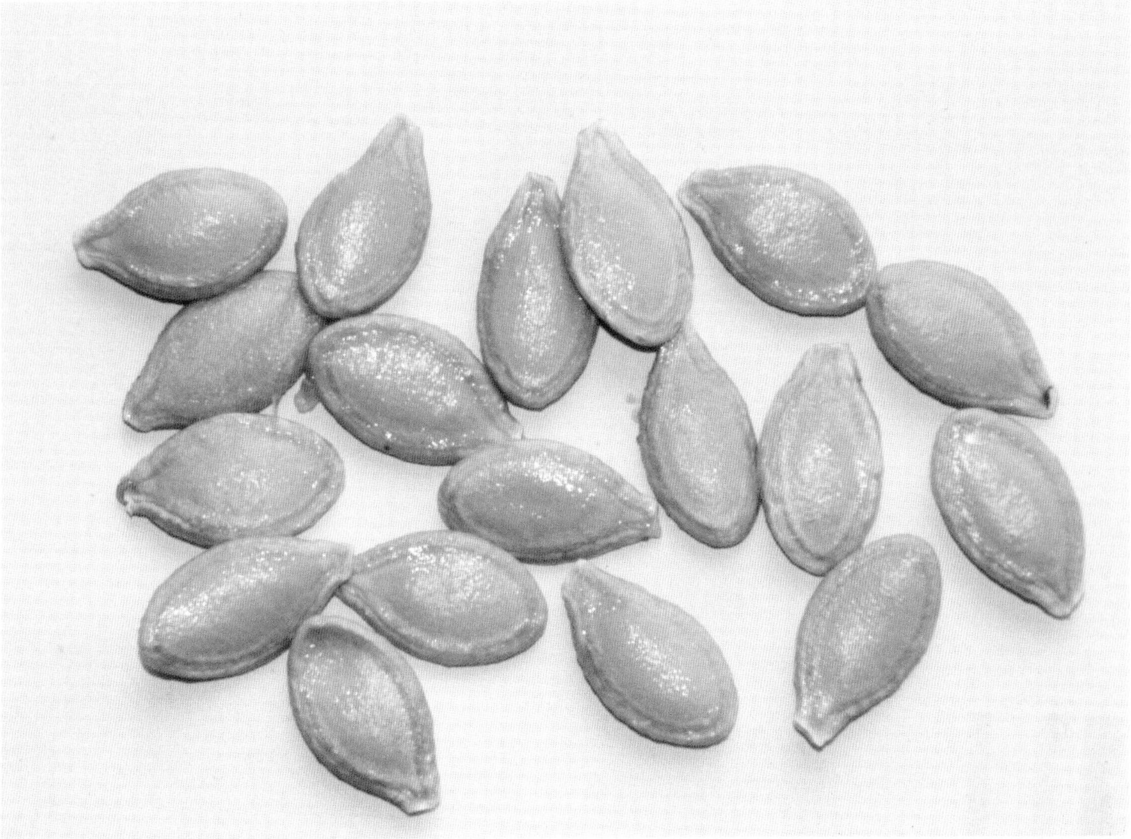

南瓜子药材

## 民族药方

**1. 绦虫病** 新鲜南瓜子 30 ~ 60 g。研烂，加水、冰糖或蜂蜜调匀，空腹顿服。也可与槟榔同用，疗效更佳。先用本品研粉，冷开水调服 60 ~ 120 g，2 小时后服槟榔 60 ~ 120 g 的水煎剂，再过 30 分钟，服玄明粉 15 g，促使泻下，以利虫体排出。

**2. 血吸虫病** 南瓜子 120 ~ 200 g。长期服用。

**3. 内痔** 南瓜子 1000 g。煎水熏之，每日 2 次，连熏数日。

**4. 小儿咽喉痛** 南瓜子（勿水洗且晒干）、冰糖各适量。用冰糖煎汤，每日服 10 ~ 15 g。

**5. 百日咳** 南瓜种子适量。瓦上炙焦，研细粉，红糖汤调服少许，每日数回。

## 使用注意

多食壅气滞膈。

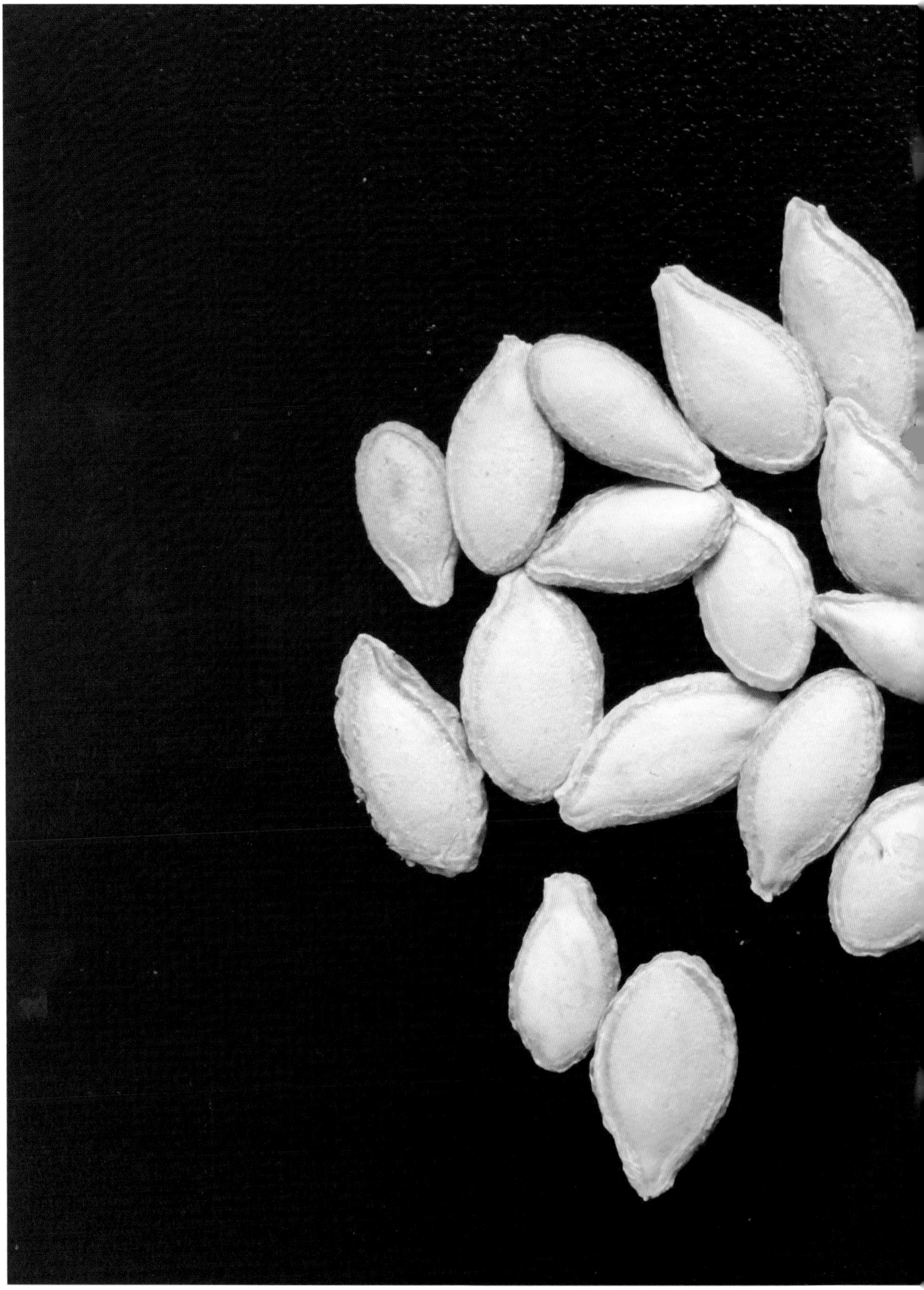

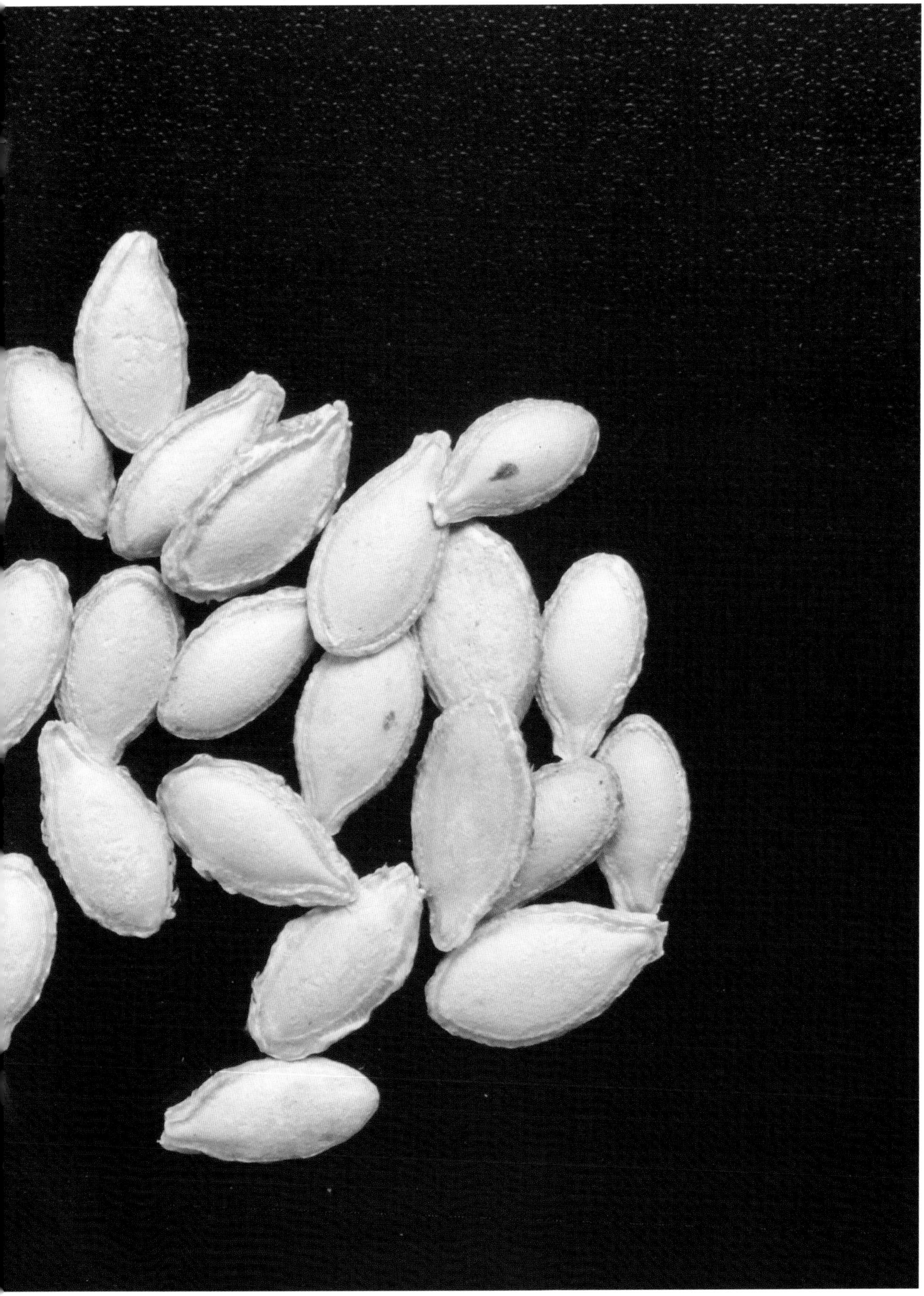

南瓜子（清炒）饮片

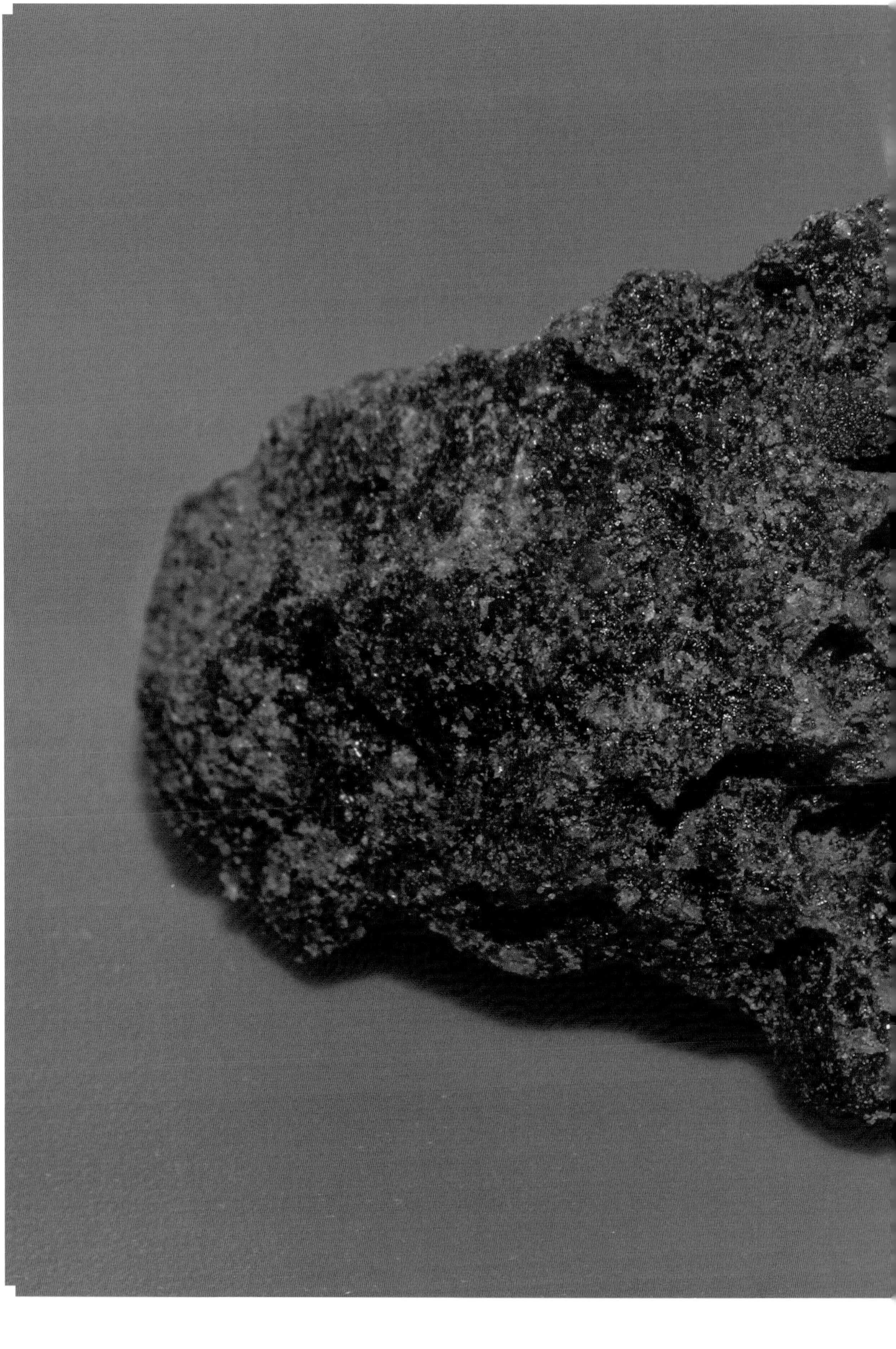

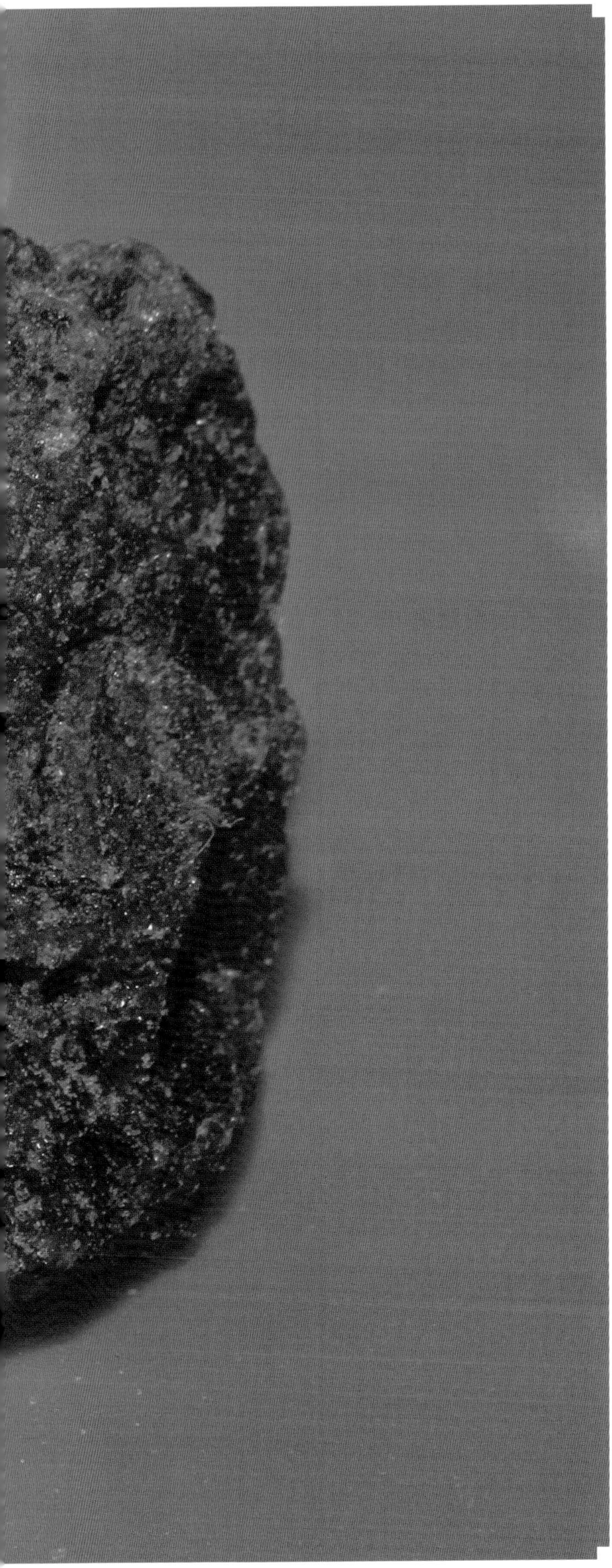

# 硇砂

【维药名】奴守都尔。

【别　名】北庭砂、白硇砂、紫硇砂。

【来　源】本品为卤化物类矿物硇砂 *Sal Ammoniac* 的晶体。

【性味归经】辛、苦、咸，温；有毒。归肝、脾、胃经。

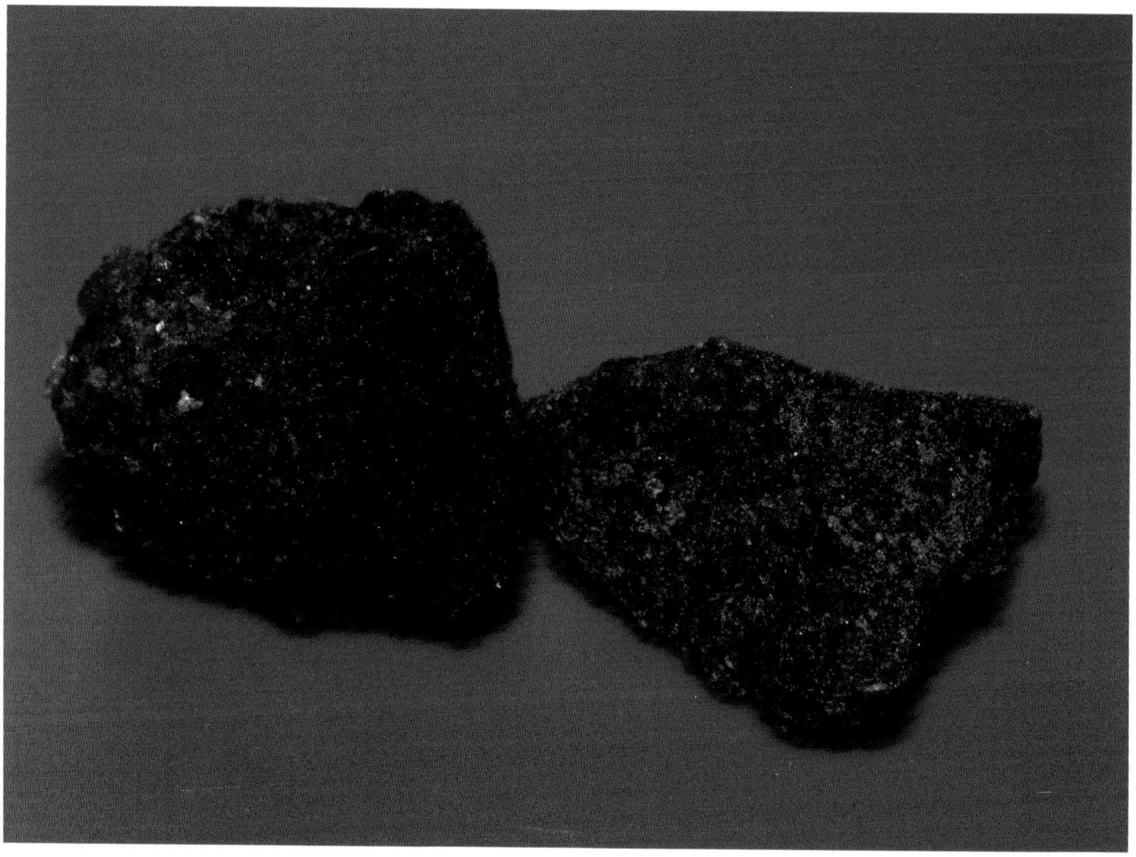

硇砂

## 识别特征

非金属盐类氯化铵矿石（白硇砂）或紫色石盐晶体（紫硇砂）。白硇砂呈不规则的结晶块状，表面白色或污白色。质坚、稍轻而脆，易砸碎。断面洁白色，呈柱状、纤维状或粒状晶体，有光泽。易溶于水。放火燃烧产生蓝色火焰。气微臭，味咸、苦辛。有强烈的刺舌感。紫硇砂呈不规则的结晶块状。表面暗紫色，稍有光泽或无光泽。质坚而脆，易砸碎，新断碎面紫红色，呈砂粒样结晶，闪烁发光。手摸之有凉感。易溶于水，放入炉火中易熔，且发生爆裂，并将火焰染成黄色，起白色烟雾。气臭，味咸。

## 生境分布

分布于青海、甘肃、新疆等省区。

## 采收加工

采得后除去杂质，打成碎块，即可入药，或由人工合成。

## 药材鉴别

白硇砂为不规则碎块状或粒状。表面灰白色或暗白色，稍有光泽，质重而脆，断面显束针状纹理。微臭，味咸而苦，刺舌，易溶于水。紫硇砂为暗红色或紫红色碎块结晶，臭气浓，味咸。

## 功效主治

消积软坚，破瘀散结。本品苦辛性温行散而能破瘀散结，味咸有毒而能软坚攻毒，且兼腐蚀之性，故可治痈肿疮毒、瘰疬疮肿、喉痹等证。

## 药理作用

紫硇砂对小鼠肉瘤 S180、大鼠腹水癌及瓦克癌 W256 均有一定抑制作用。对金黄色葡萄球菌、铜绿假单胞菌有抑制作用。白硇砂所含的氯化铵，口服后能局部刺激胃黏膜，反射地增加呼吸道分泌而祛痰。吞服过量可引起胃刺激症状。

## 用法用量

内服：每次 0.3 ~ 1.0 g，每日不超过 2 g，入丸、散。外用：适量，点、撒，或油调敷，或入膏中贴，或化水点涂。

## 民族药方

**1．鼻息肉** 硇砂 3 份，雄黄 2 份，冰片 1 份。共研为细末，过筛备用。施行鼻息肉手术后，取一块浸有生理盐水的吸收性明胶海绵，贴于息肉残体，或鼻腔以油纱细条充填，24 小时后取出油纱条，保留吸收性明胶海绵于鼻内，待其吸收后自行脱落。

**2．鼻腔和鼻咽肿痛** 可用硇砂注射液。

**3．慢性鼻炎** 硇砂适量。用热水溶解，用药用炭脱色，制得纯品结晶，制成 5% ~ 7.5% 的注射液。作局部注射时，先以 1% 丁卡因棉片表面麻醉，然后于每侧鼻甲下注入硇砂液 1 ml，每周 1 次，6 周为 1 个疗程。

**4．鸡眼** 用硇砂 2 g 溶于 2% 普鲁卡因 2 ml 中，密闭备用（不得超过 2 日，最好用时配制）。先将患处用 75% 乙醇溶液消毒，再以三棱针蘸药液 2 滴滴入鸡眼中心，即将三棱针向中心点直刺，达基底部见血为止（速度要快），最后用绊创膏敷盖，3 ~ 4 日除去。

## 使用注意

内服切勿过量；体虚、无实邪积聚者及孕妇忌服。

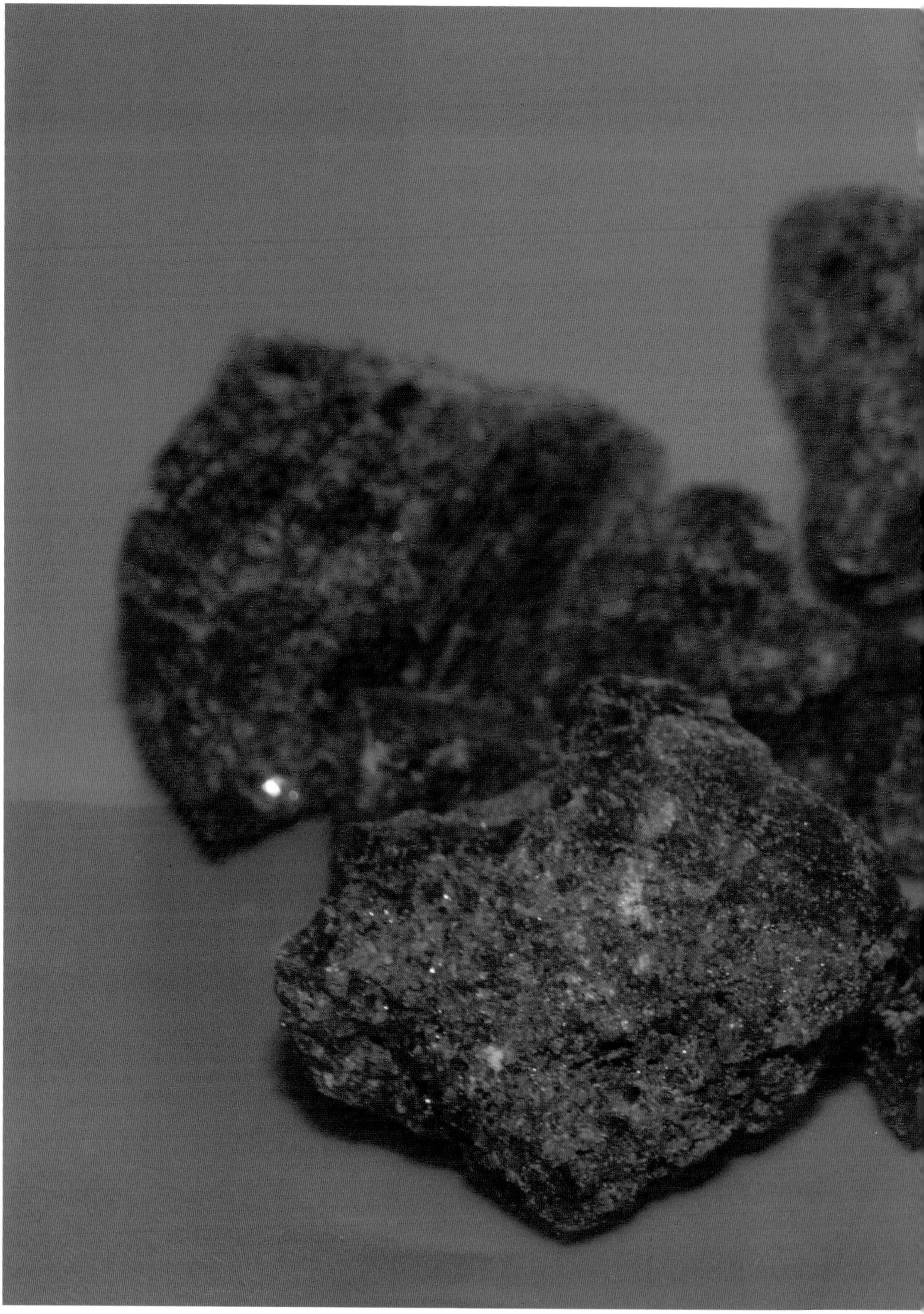

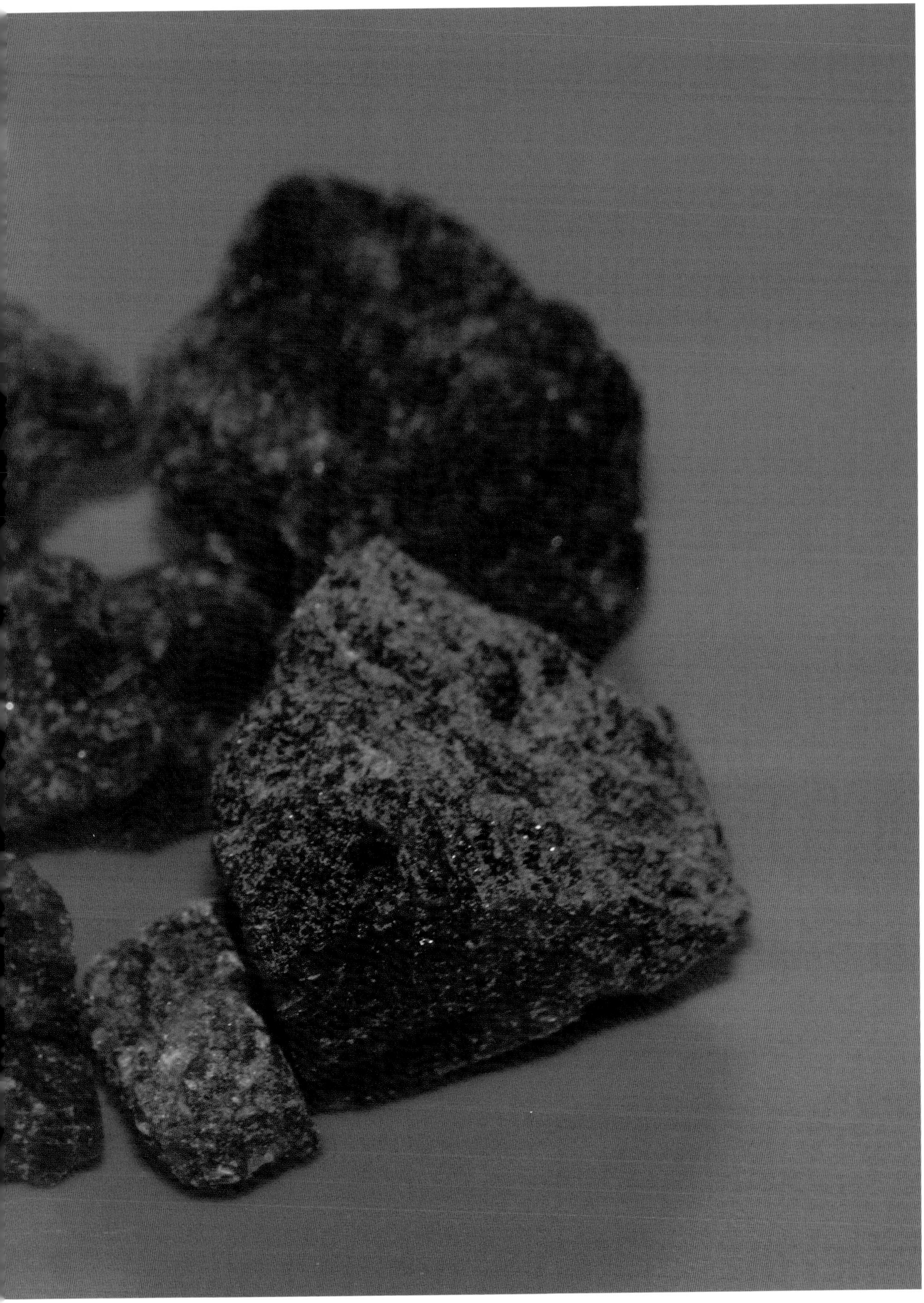

硇砂药材

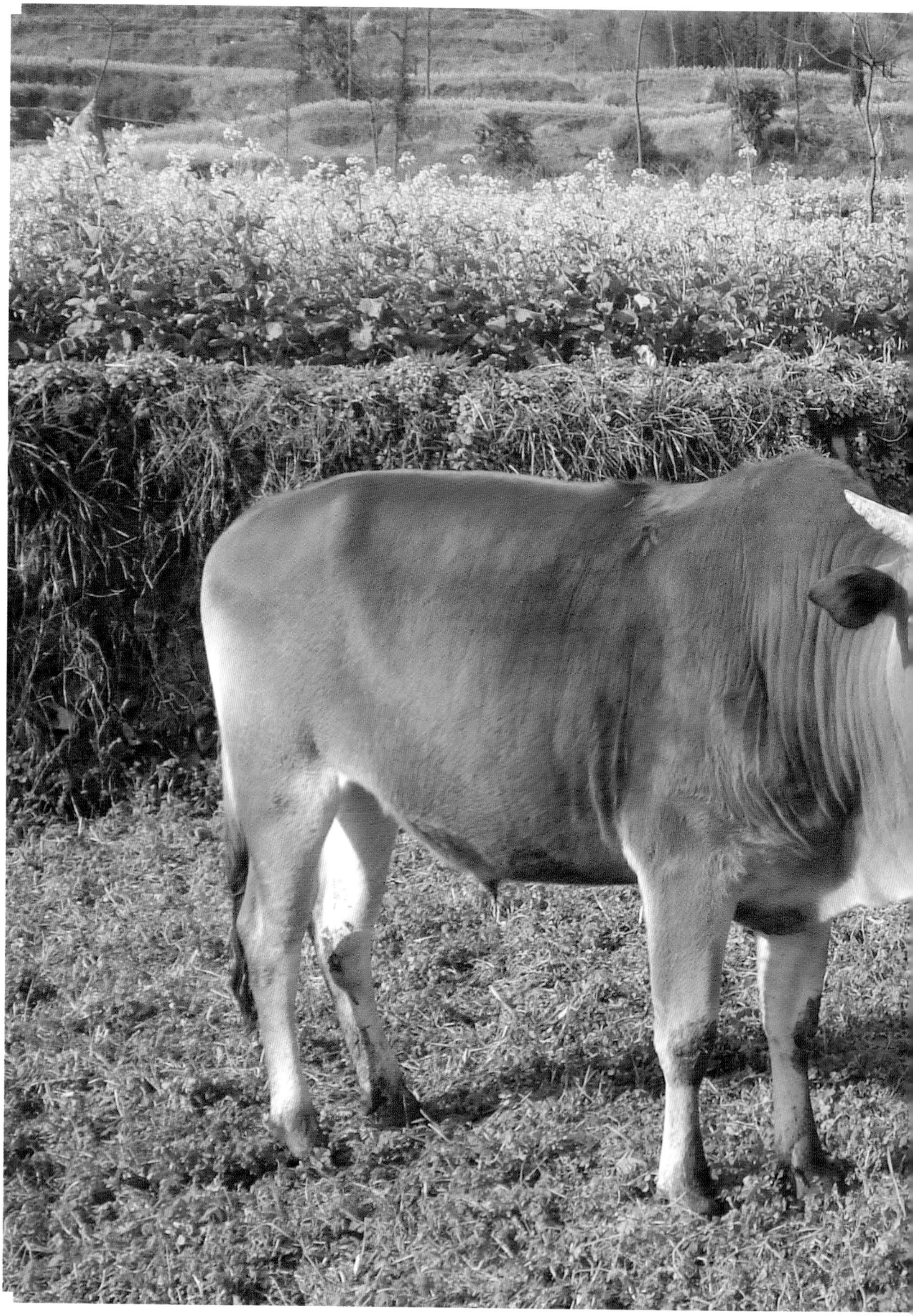

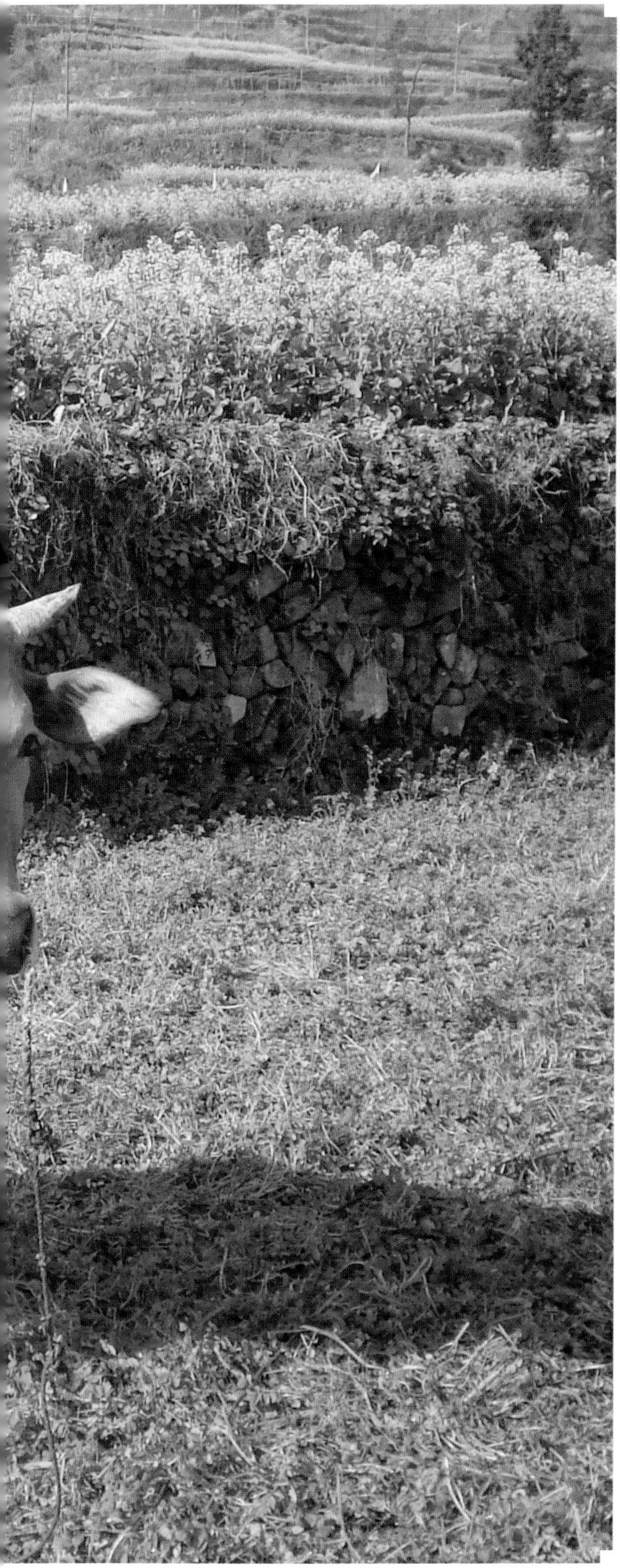

# 牛黄

【维药名】定孜亚。

【别　名】西黄、人工牛黄。

【来　源】本品为牛科动物牛 *Bos taurus domesticus* Gmelin 干燥的胆结石，即天然牛黄。

【性味归经】苦，凉。归肝、心经。

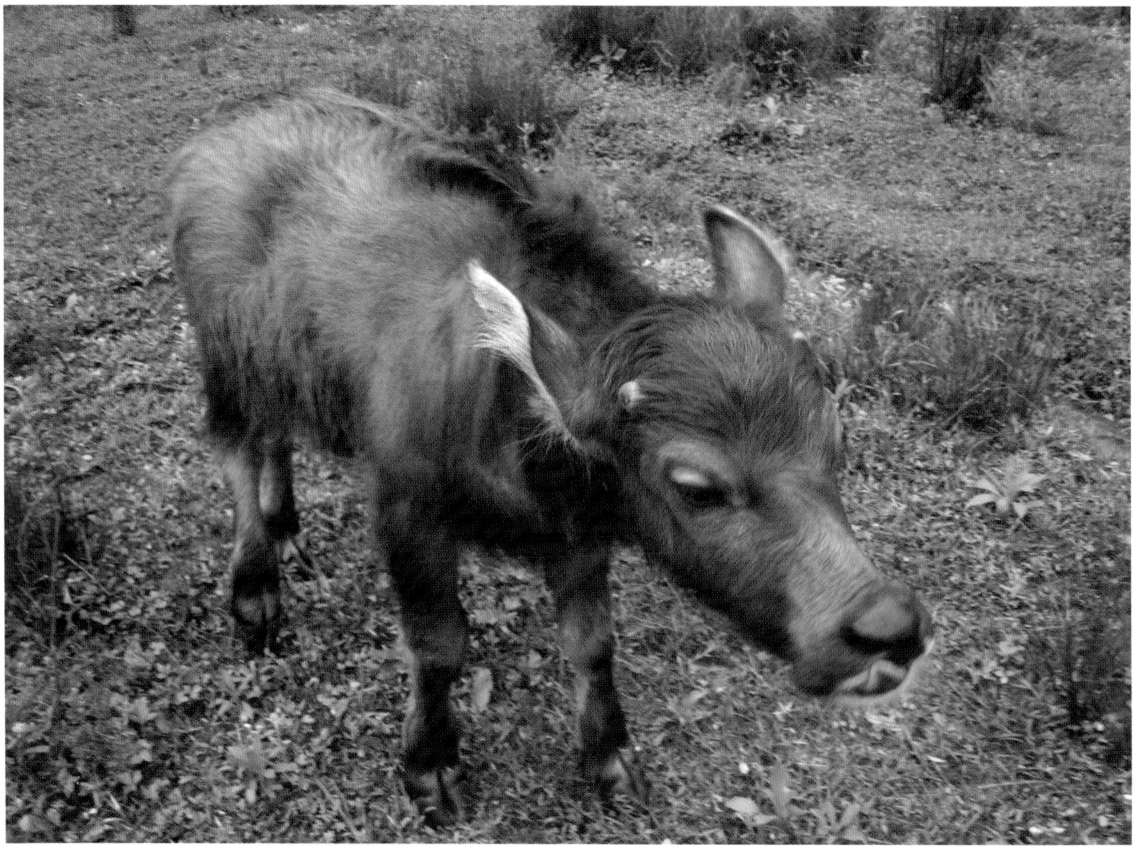

牛

## 识别特征

体长 1.5 ~ 2.0 m，体重一般在 250 kg 左右。体格强壮结实，头大，额广，鼻阔，口大。上唇上部有 2 个大鼻孔，其间皮肤硬而光滑，无毛，称鼻镜。眼、耳都很大。头上有角 1 对，左右分开，角之长短、大小随品种而异，弯曲，无分枝，中空，内有骨质角髓。四肢匀称。4 趾，均有蹄甲，其后方 2 趾不着地，称悬蹄。尾端具丛毛。毛色大部分为黄色，无杂毛掺混。

## 生境分布

分布于我国西北、东北及河北等地。国外分布于南美洲（金山牛黄）及印度（印度牛黄）等地。由牛胆汁或猪胆汁经提取加工而制成者称人工牛黄。近年又试对活牛进行手术培育天然牛黄，即在牛胆囊内埋置黄核，注入非致病性大肠埃希菌，使胆汁中成分在黄核上沉淀附着，形成结石，称人工天然牛黄。

## 采收加工

宰牛时，如发现胆囊、胆管或肝胆管中有牛黄，应立即滤去胆汁，将牛黄取出，除去外部薄膜，置阴凉处阴干，切忌风吹、日晒或火烘，以防破裂或变色。

## 药材鉴别

本品多呈卵形、类球形、三角形或四方形，大小不一，直径0.6～3.0（4.5）cm，少数呈管状或碎片。表面黄红色至棕黄色，有的表面挂有一层黑色光亮的薄膜，习称“乌金衣”，有的粗糙，具疣状突起，有的具龟裂纹。体轻，质酥脆，易分层剥落，断面金黄色，可见细密的同心层纹，有的夹有白心。气清香，味苦而后甘，有清凉感，嚼之易碎，不黏牙。

## 功效主治

清心，豁痰，开窍，凉肝，息风，解毒。主治热病神昏，卒中痰迷，惊痫抽搐，癫痫发狂，咽喉肿痛，口舌生疮，痈肿疔疮。

## 药理作用

本品有镇静和抗痉厥作用；对实验性发热动物有显著解热作用；有镇痛、抗炎、利胆和保肝作用。本品能与多种有机物结合成稳定化合物，而起解毒作用。

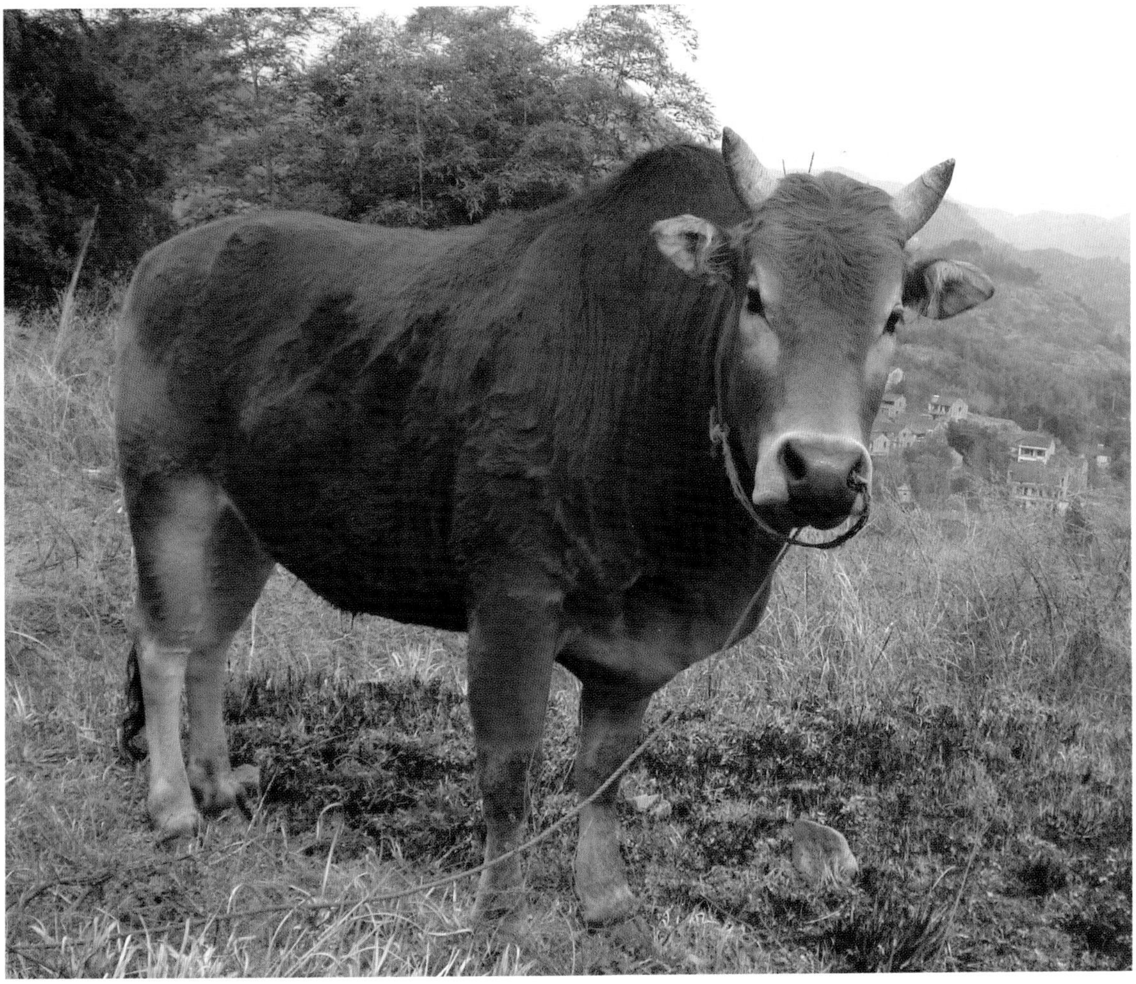

牛

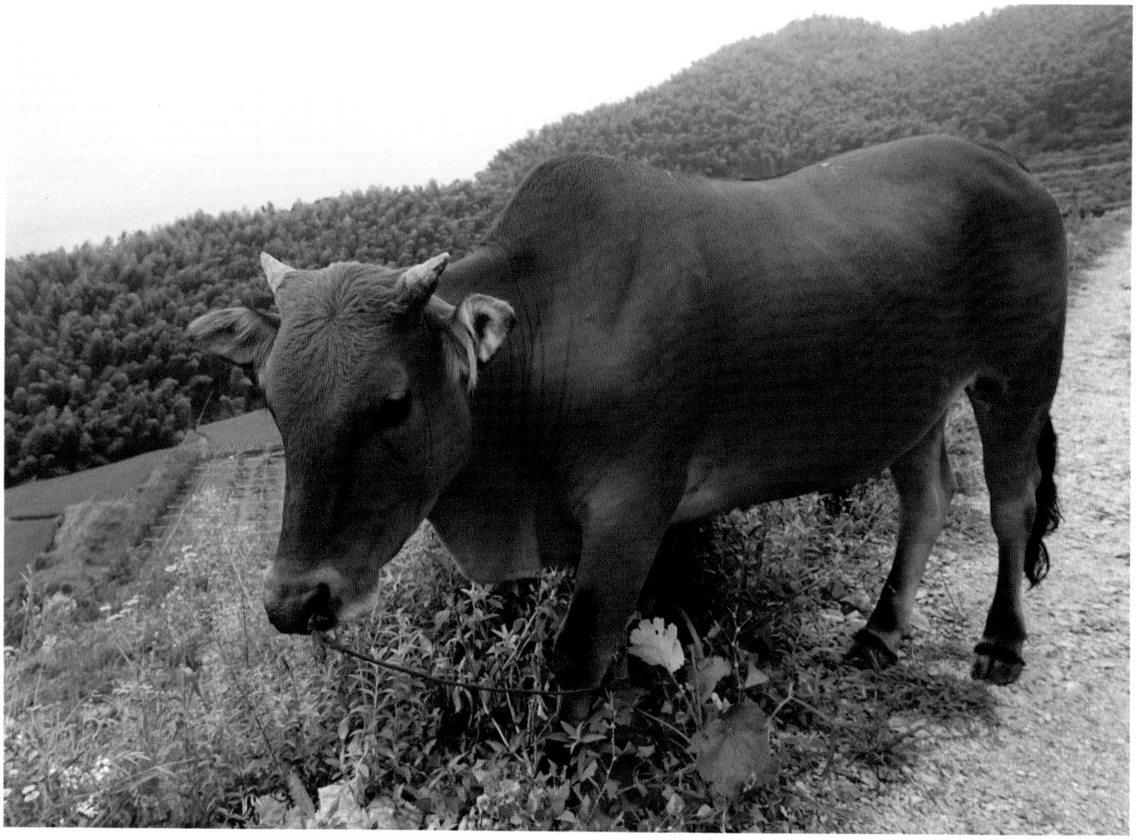

牛

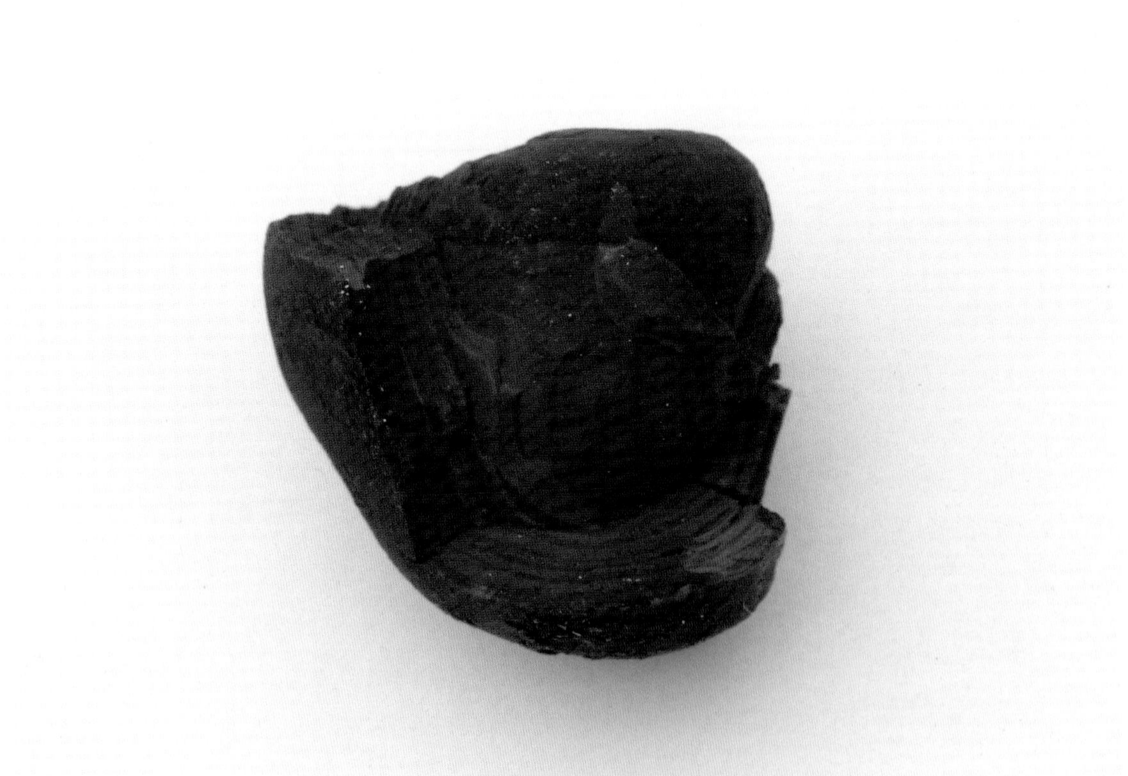

牛黄药材

## 用法用量

内服：入丸、散，每次 0.2 ~ 0.5 g。外用：适量，研细末敷患处。

## 民族药方

**1．冠心病** 牛黄、熊胆、麝香、珍珠等药组成的活心丸。每次 1 丸，每日 2 次，2 周为 1 个疗程。

**2．小儿高热惊厥** 以牛黄、麝香为主组成的牛黄千金散。用灯心草、薄荷、金银花煎汤冲服，每次 0.3 g。

**3．新生儿丹毒** 牛黄 0.3 g，绿豆衣 0.5 g，生甘草 1.5 g，双花 3 g。共研为细末，均分包装，每日 1 包，分 2 次服，7 日服完。

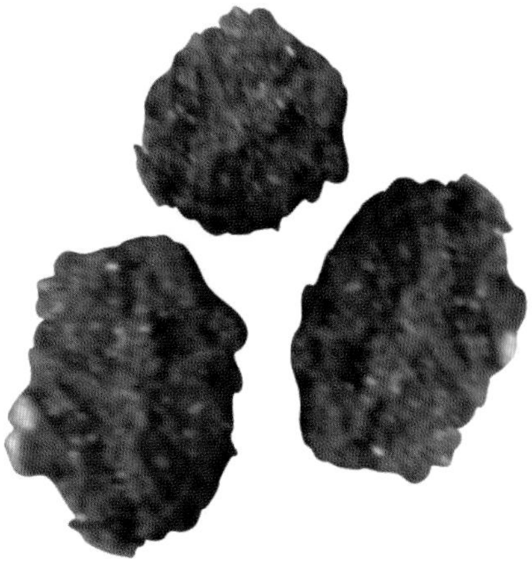

牛黄

**4．皮肤感染性炎症** 牛黄、雄黄、麝香、乳香、没药各适量。每次 1.5 ~ 3.0 g，每日 1 ~ 2 次，小儿减半。

**5．复发性口腔溃疡** 用以牛黄、青黛为主的犀青散。每日 0.3 g，分 3 ~ 4 次局部外搽，3 ~ 5 日为 1 个疗程。

**6．胃和十二指肠溃疡** 人工牛黄粉 10 g，珍珠粉、广木香各 50 g。研为极细末，装入胶囊中，每粒装 0.5 g，备服。饭前 1 小时用温开水送服，每次 2 粒，每日 3 次，4 周为 1 个疗程。

**7．肝癌** 牛黄、青黛各 12 g，菊花 60 g，紫金锭 6 g。共研为细末，装瓶备用，用时，取 3 g 冲服，每日 3 次。

**8．银屑病** 牛黄 400 g，乌梢蛇 300 g，白花蛇、白扁豆、川贝母、白鲜皮、山慈菇各 100 g。共研细末，过 120 目筛，加牛黄拌匀，备用。饭后 15 分钟冲服，每次 8 g，每日 3 次。

## 使用注意

非实热证不宜用，孕妇慎用。

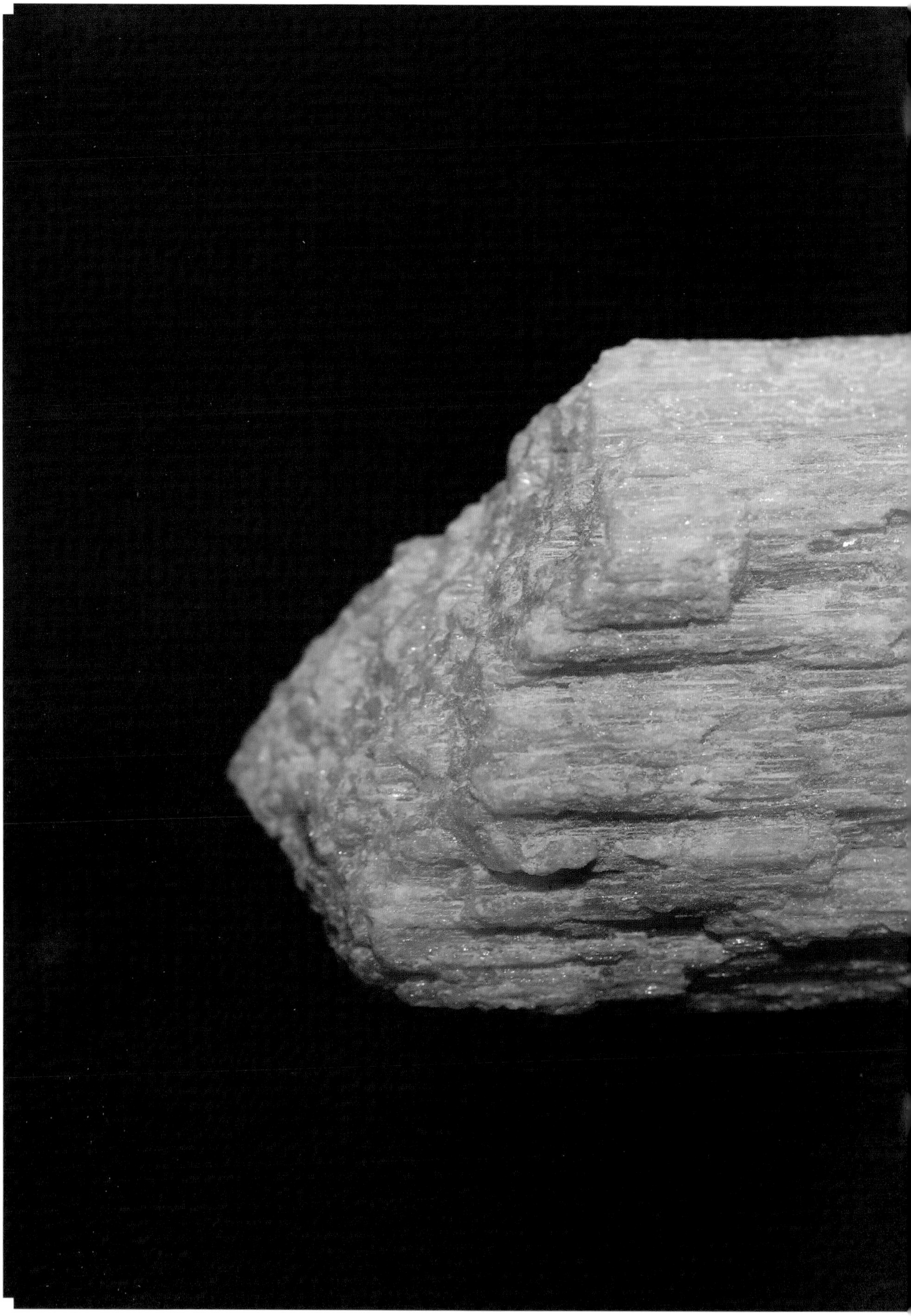

# 砒石

【维 药 名】散格亚。

【别　　名】信石、白砒、红砒。

【来　　源】本品为氧化物类矿物砷华 *Arsenolite* 的矿石，或为毒砂、雄黄等含砷矿物的加工品。

【性味归经】辛，大热；有大毒。归肺、肝经。

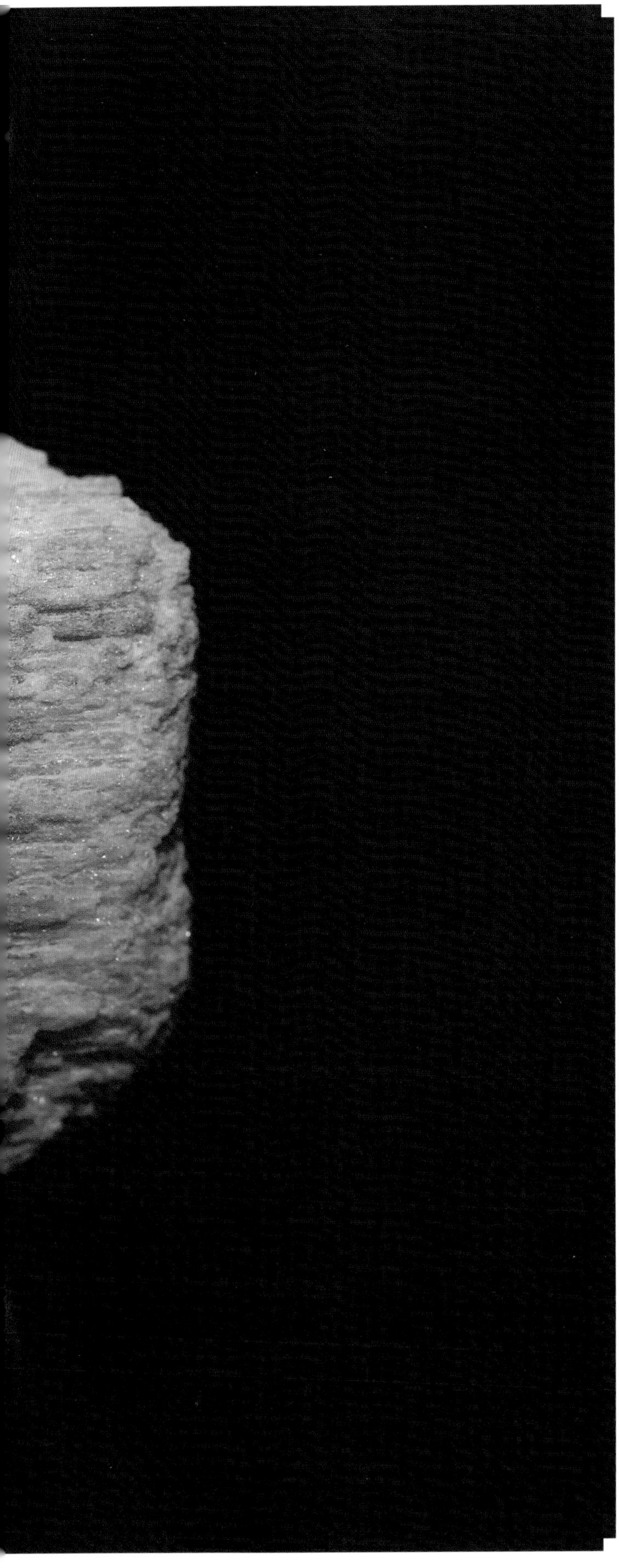

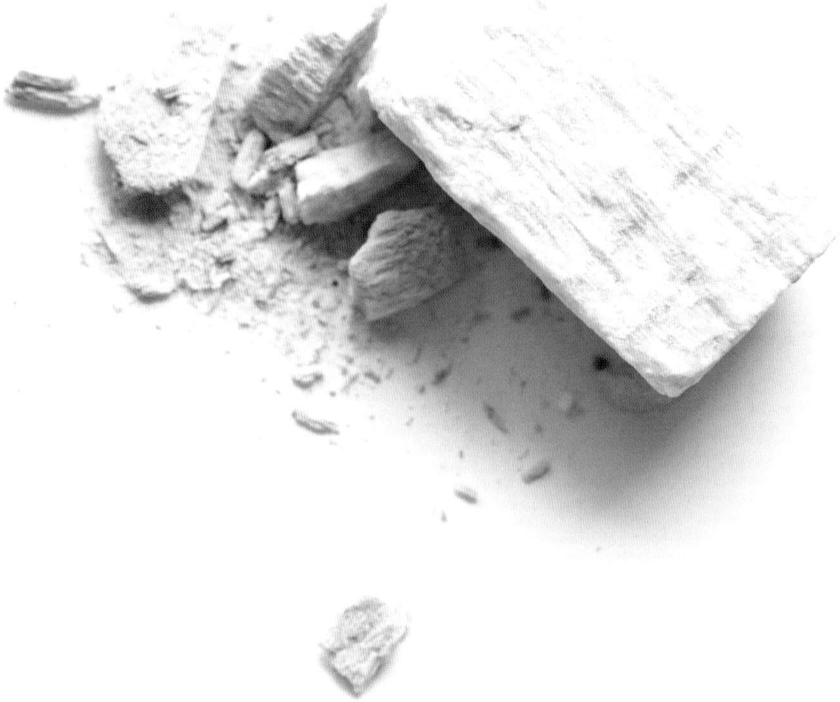

砒石

## 识别特征

常以含砷矿物，如毒砂、雄黄、雌黄为原料加工制造而成。且未见直接用天然砒石药用。商品分红信石、白信石两种，药用以红信石为主，白信石少见。红信石（红砒），呈不规则块状，大小不一，粉红色，具灰、黄、白、红、肉红等彩晕，透明或不透明，具玻璃样光泽或无光泽。质脆，易砸碎，断面凸凹不平或呈层状纤维样的结构。无臭。本品极毒，不能口尝。白信石（白砒），无色或白色，为柱状集合体，无色透明者，具近金刚光泽。本品较纯净，含三氧化二砷 96% ~ 99%。

## 生境分布

分布于江西、湖南、广东、贵州等省区。

## 采收加工

选取砷华矿石，但数量极少，多数为人工加工制成。加工方法：将毒砂（硫砷铁矿）与煤、木炭或木材烧炼后升华而得，此法设备简单，但有害健康；新法将雄黄燃烧生成三氧化二砷及二氧化硫，使充分冷凝制得，即为砒石，二氧化硫由烟道排出。

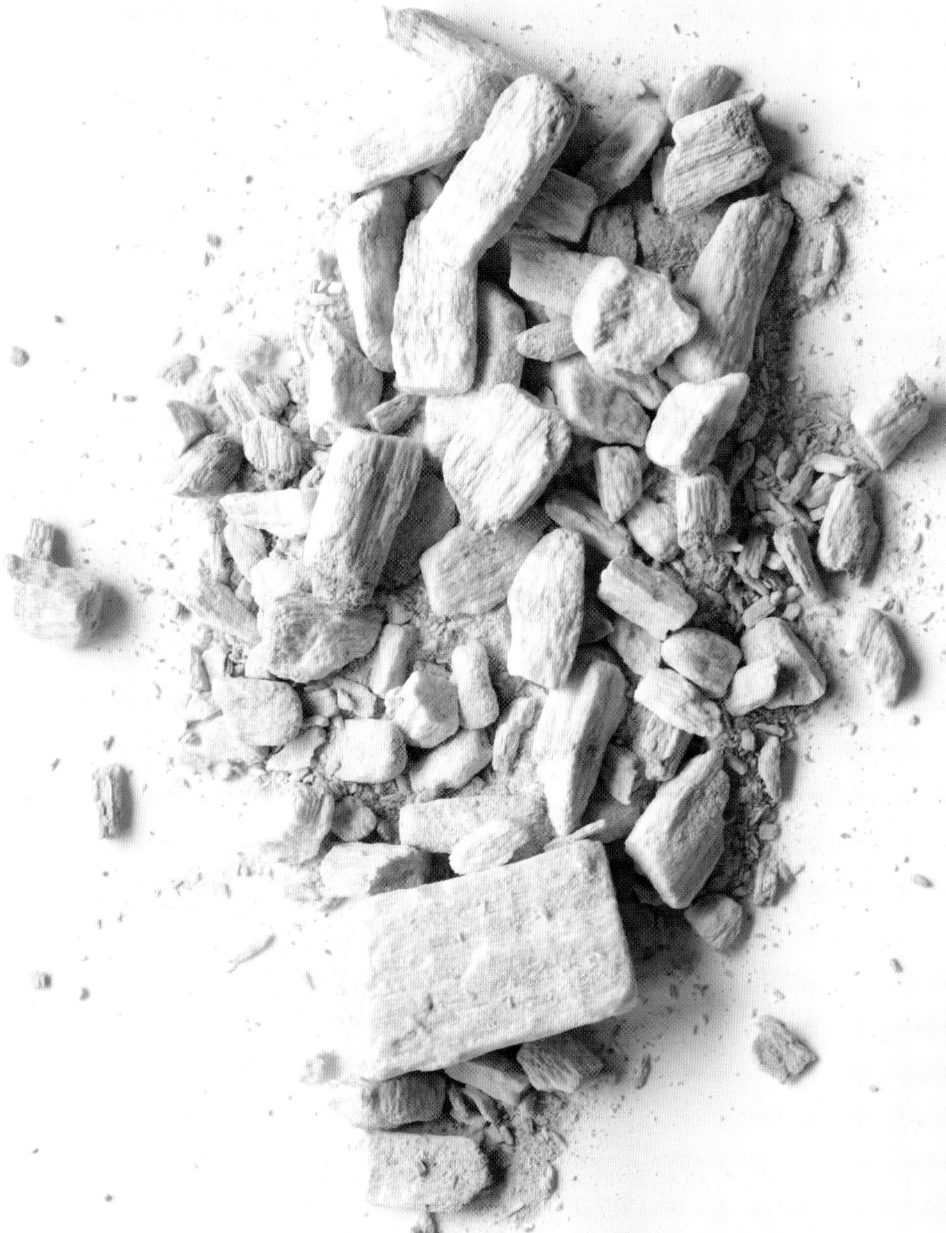

砒石

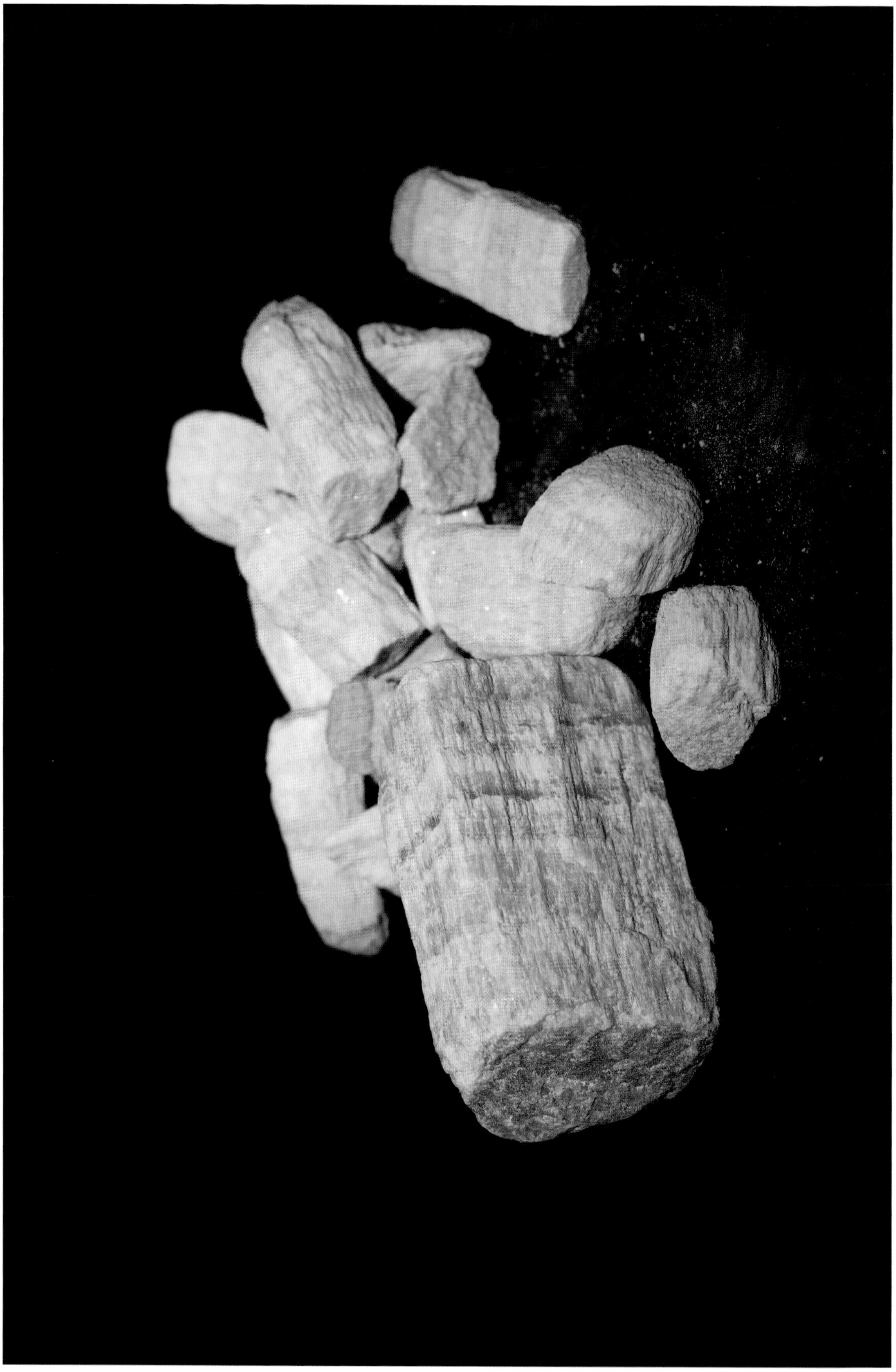

砒石药材

## 药材鉴别

红砒：呈不规则块状，大小不等，粉红色，具黄色与红色彩晕，略透明或不透明，具玻璃样光泽或无光泽。质脆、易砸碎，断面凹凸不平或呈层状纤维样结构。无臭，烧之有蒜样臭气。极毒，不能口尝。白砒：无色或白色，有的透明。质较纯，毒性较红砒大。

## 功效主治

外用蚀疮去腐，内服祛痰平喘。本品辛热大毒，外用有强烈的腐蚀作用，内服有化痰平喘之效。

## 药理作用

本品对皮肤、黏膜有强烈的腐蚀作用。对疟原虫及阿米巴原虫和其他微生物均有杀灭作用。长期吸收少量本品，可使同化作用加强，促进蛋白合成，脂肪组织增厚，皮肤营养改善，加速骨骼生长，使骨髓造血功能活跃，促使红细胞和血红蛋白新生。本品易溶于水，大量误服后，生成砷离子，其中二价砷离子等有原浆毒作用。

## 用法用量

内服：1 次量为 1 ~ 4 mg，入丸、散。外用：适量，研末撒，调敷；或入药膏、药捻、药饼中用。

## 民族药方

**1．顽癣** 砒石 50 g，枯矾、斑蝥各 25 g，白醋 500 ml。将前 3 味药装瓶内，用醋泡 7 日，以棉花蘸药液搽患处，3 日 1 次（用时摇动瓶子）。

**2．支气管哮喘** 砒石 5 g，枯矾 15 g，豆豉 50 g。共为丸如绿豆大小，每次 3 ~ 5 粒，每日 2 ~ 3 次，连服 2 ~ 3 周后停用。

## 使用注意

不能持续服用，孕妇忌服。又不能作酒剂服用。外用也不宜过多，以防局部吸收中毒。

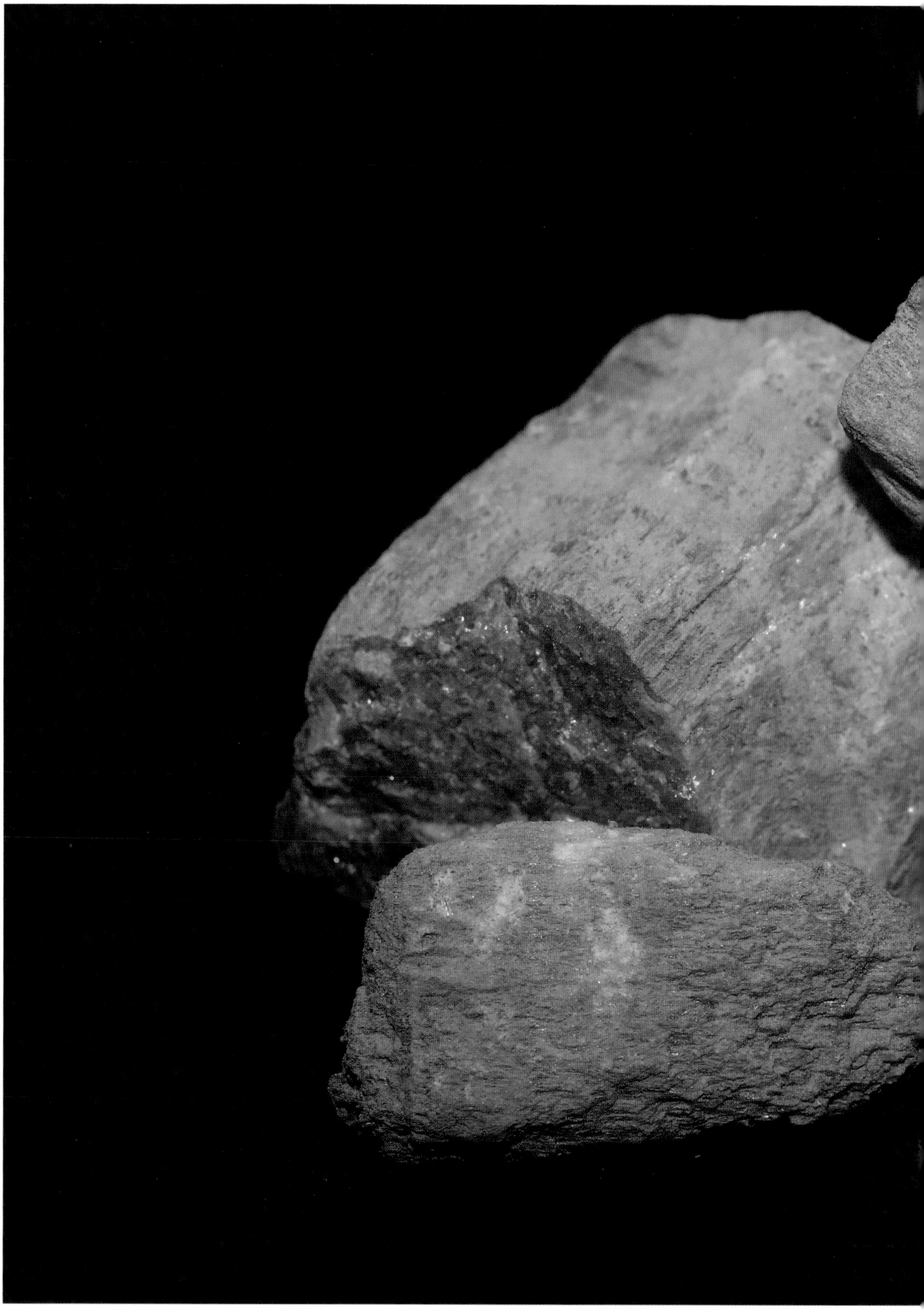

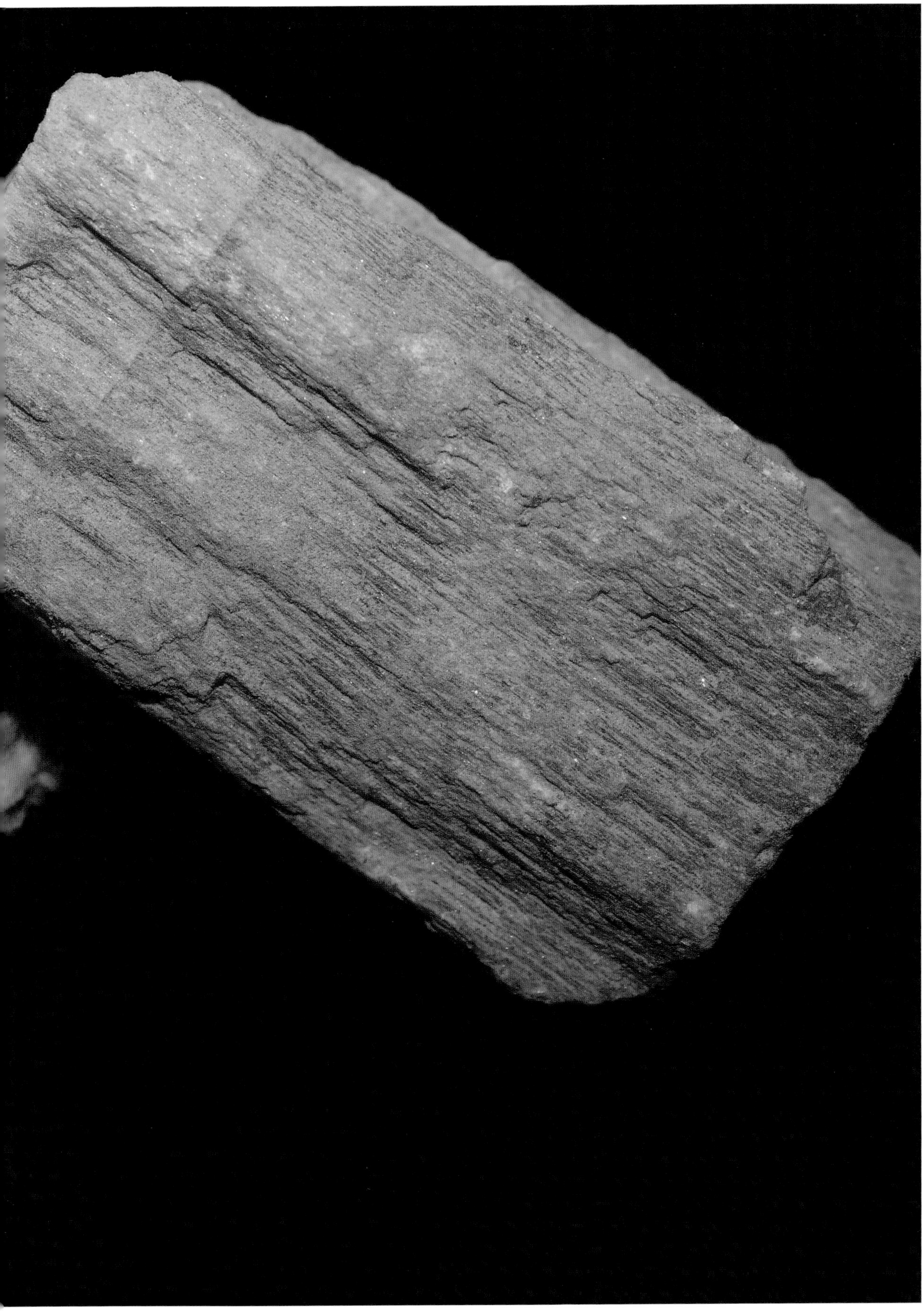

砒石药材

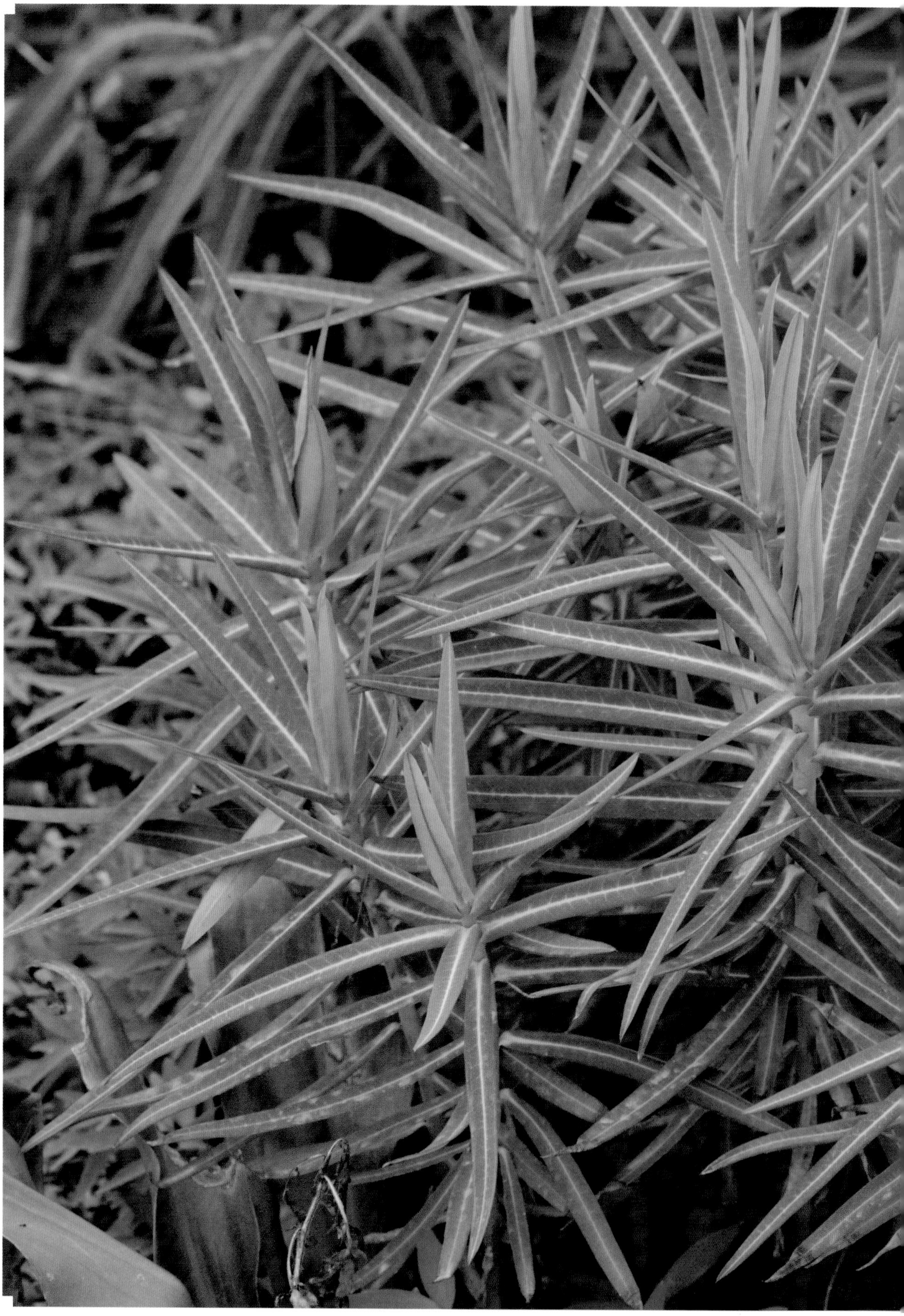

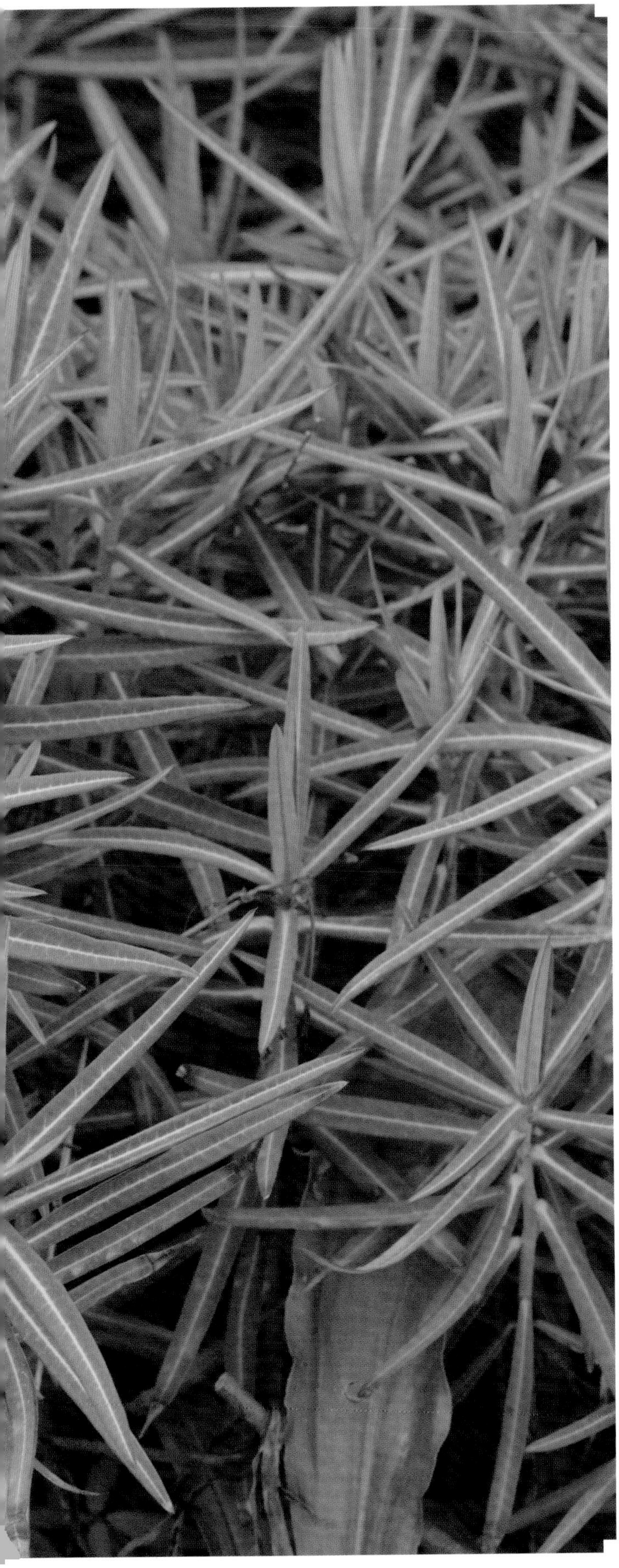

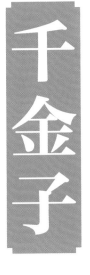

# 千金子

【维药名】麻欧大乃。

【别　名】续随子、千金子霜、续随子霜。

【来　源】本品为大戟科二年生草本植物续随子 *Euphorbia lathyris* L. 的干燥成熟种子。

【性味归经】辛，温；有毒。归肝、肾、大肠经。

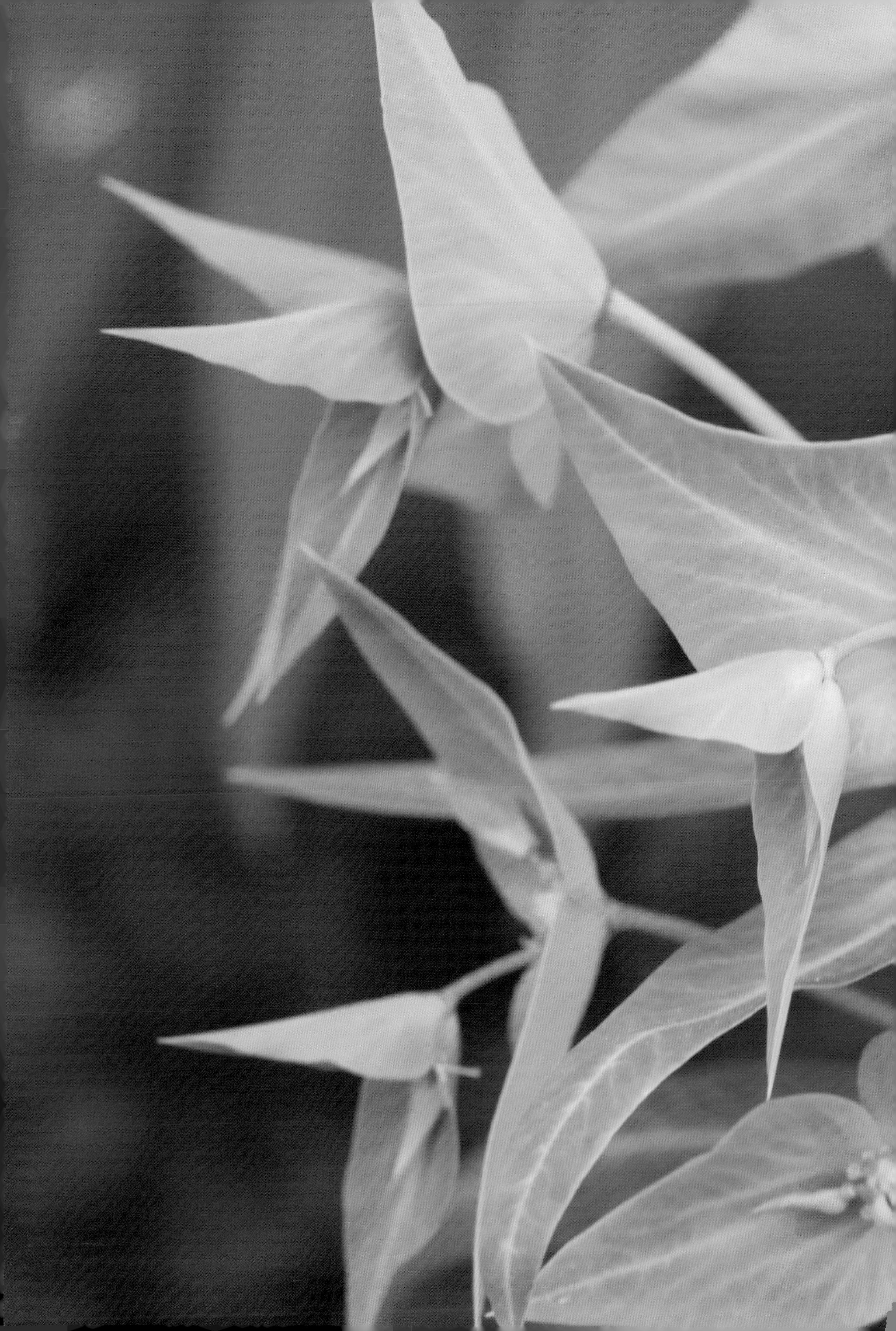

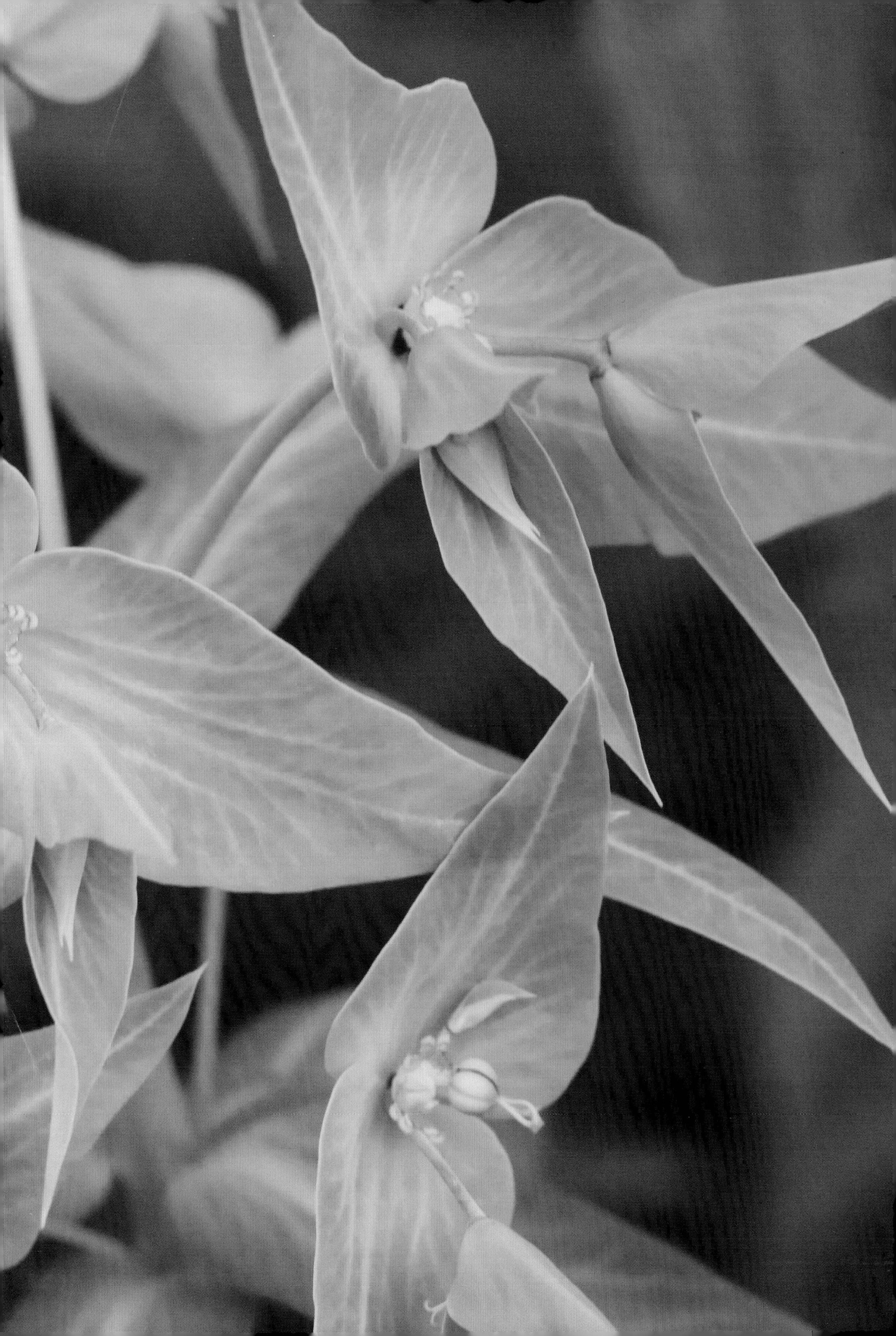

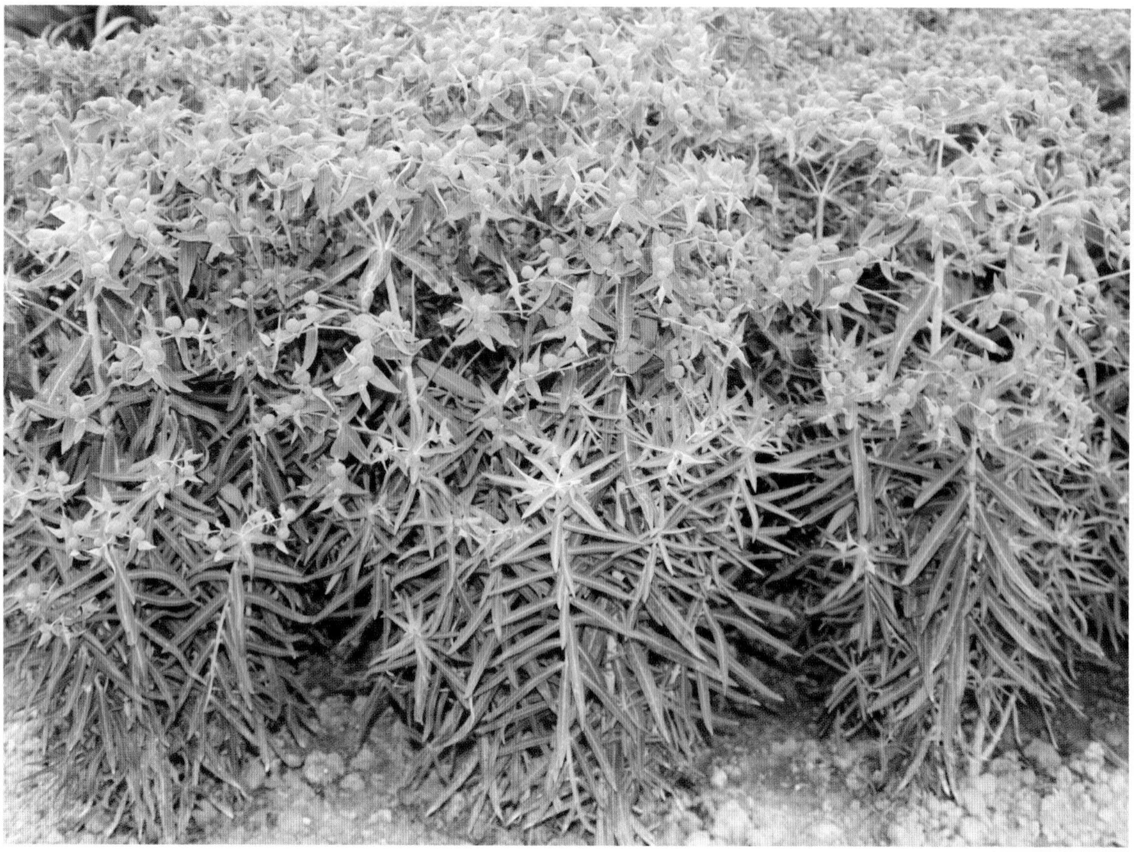

续随子

## 识别特征

二年生草本；高达 1 m，全株表面微被白粉，含白色乳汁；茎直立，粗壮，无毛，多分枝。单叶对生，茎下部叶较密而狭小，线状披针形，无柄；往上逐渐增大，茎上部叶具短柄，叶片广披针形，长 5 ~ 15 cm，基部略呈心形，全缘。花单性，呈圆球形杯状聚伞花序；各小聚伞花序有卵状披针形苞片 2 枚，总苞杯状，4 ~ 5 裂；裂片三角状披针形，腺体4，黄绿色，肉质，略呈新月形；雄花多数，无花被，每花有雄蕊1枚，略长于总苞，药黄白色；雌花 1 朵，子房三角形，3 室，每室具 1 胚珠，花柱 3 裂。蒴果近球形。花期 4—7 月，果期 7—8 月。

## 生境分布

生长于向阳山坡，各地有野生。分布于河南、浙江、河北、四川、辽宁、吉林等省区。

## 采收加工

夏、秋二季果实成熟时采收，除去杂质，干燥。

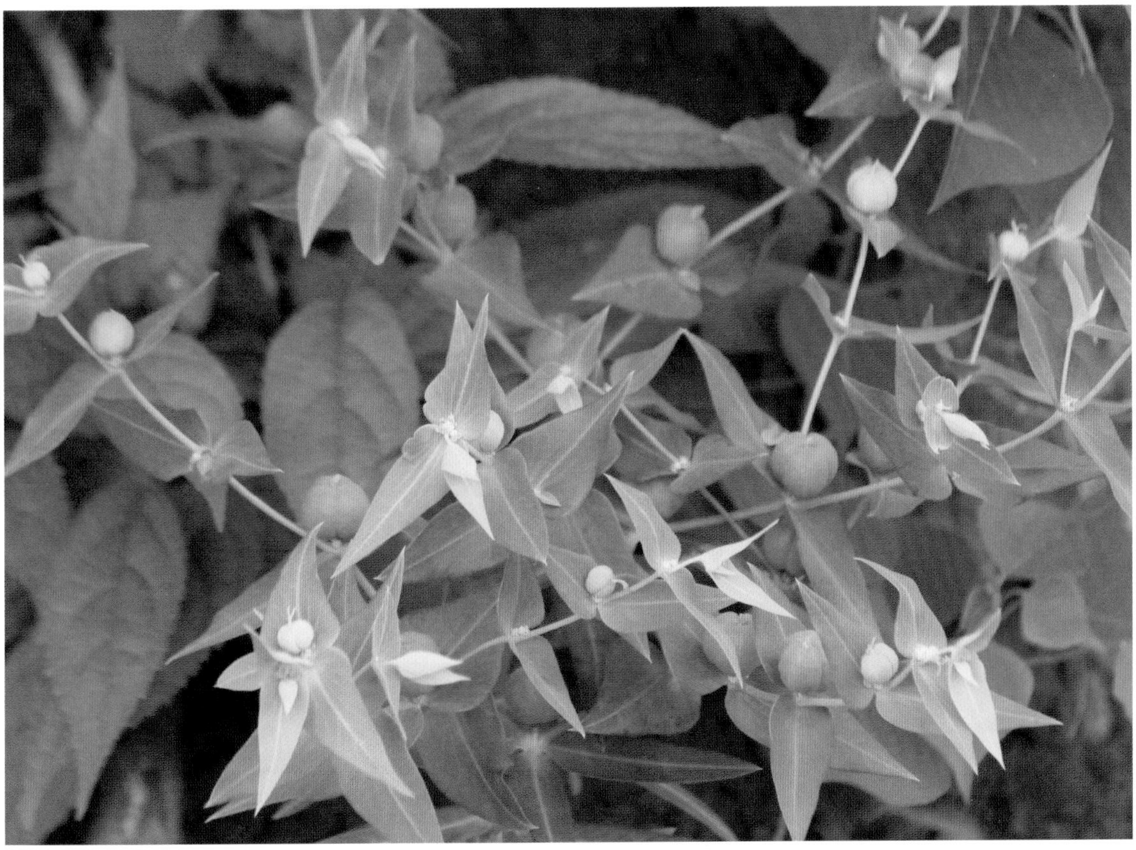
续随子

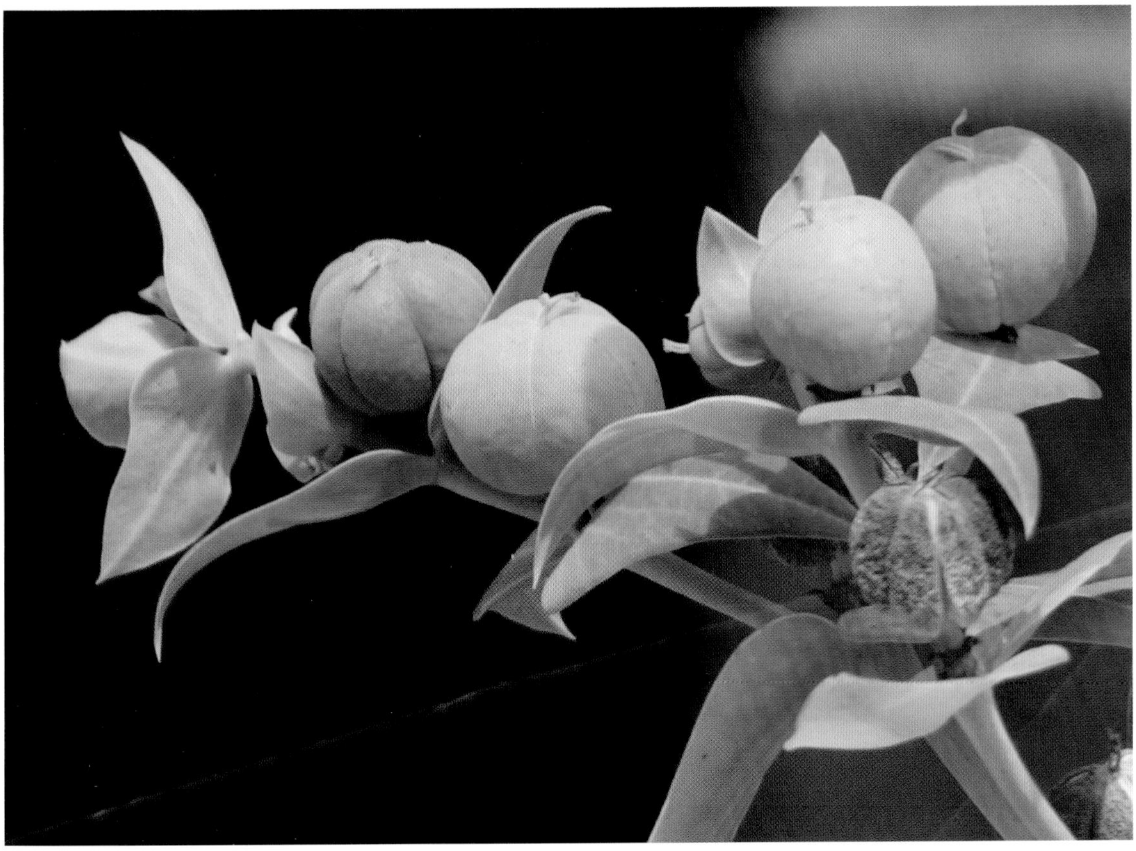
续随子

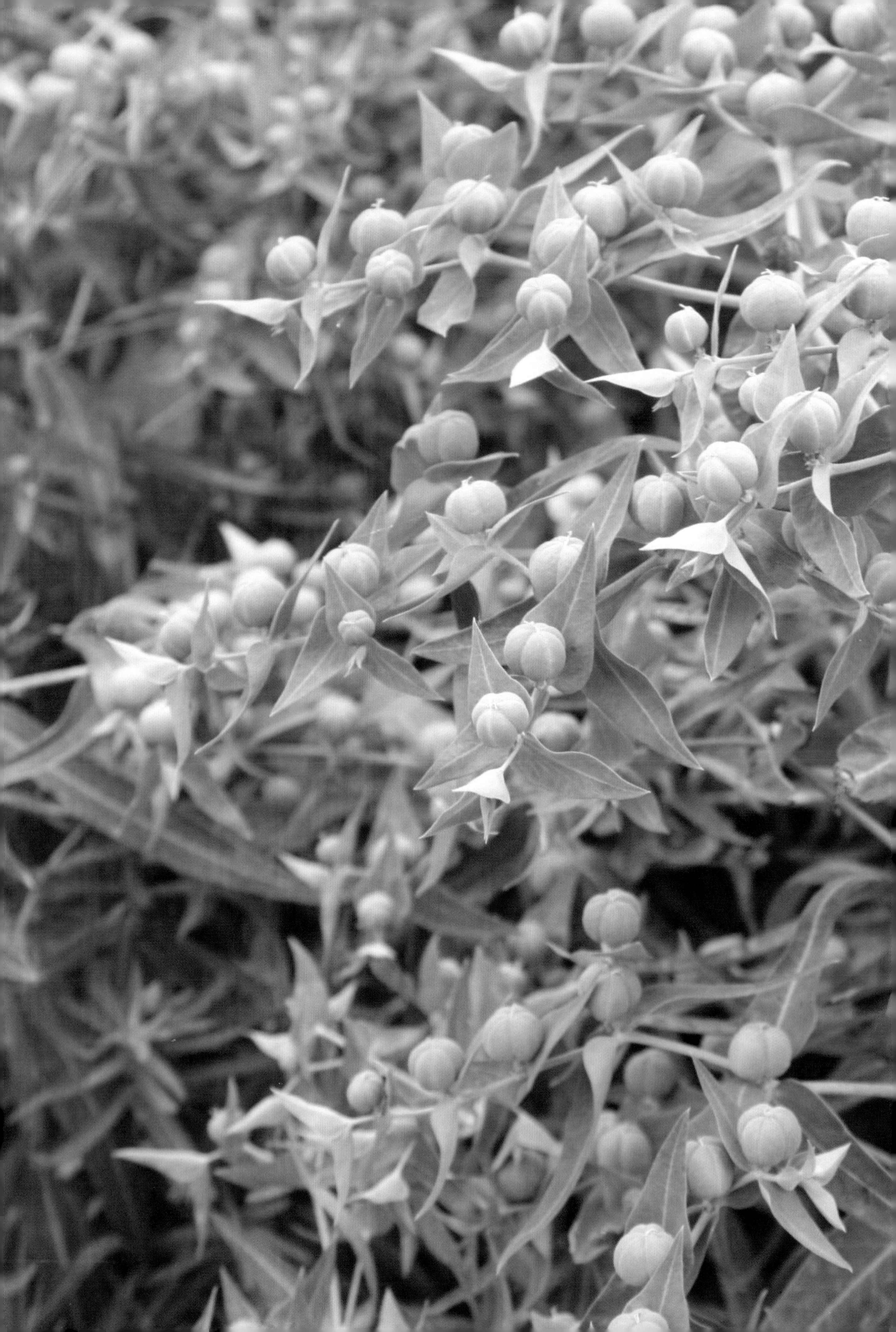

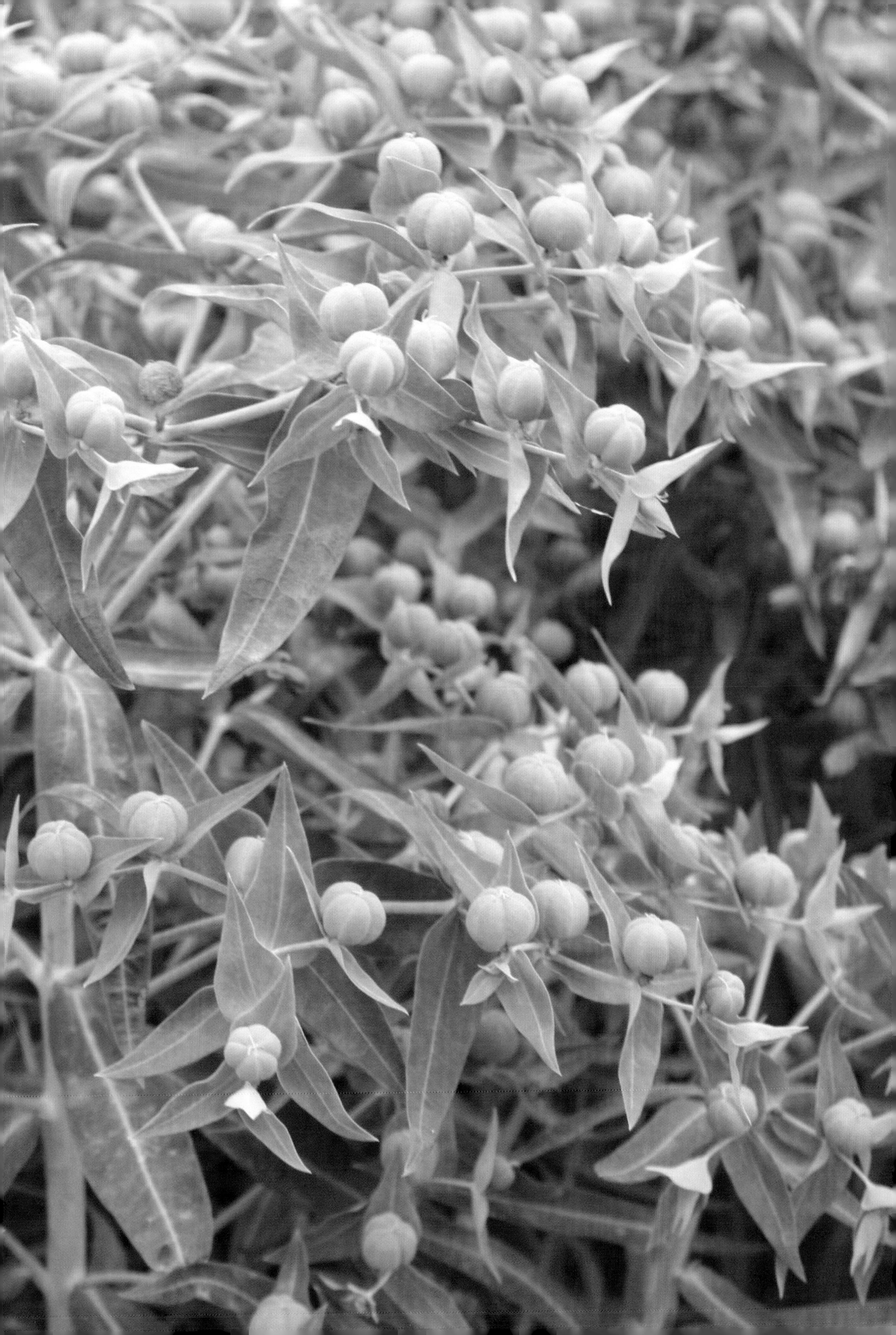

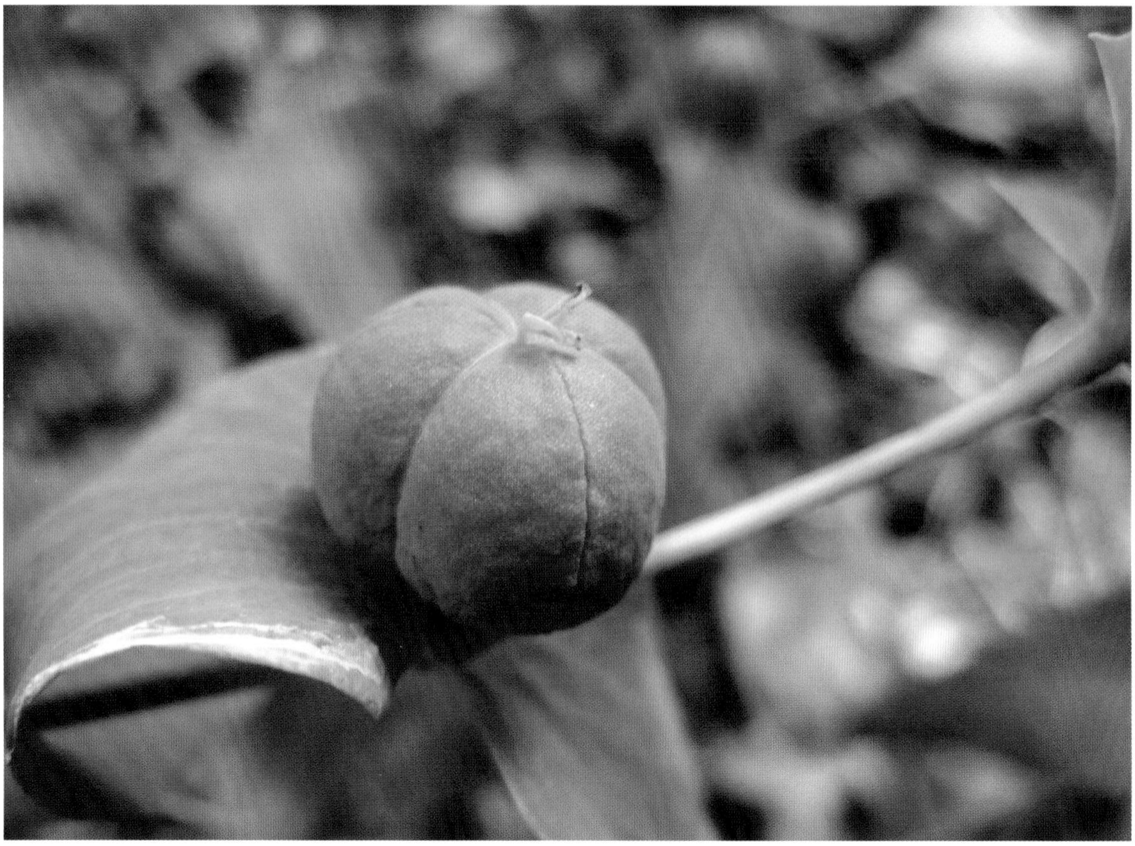

续随子

## 药材鉴别

本品呈椭圆形或卵圆形。表面黄褐色或灰褐色，有网状皱纹及褐色斑点。种皮薄而脆，内表面灰白色，有光泽，种仁黄白色，富油性。气微，味辛。

## 功效主治

泻下逐水，破血消癥。本品味辛性温，峻烈有毒，泻下逐水力猛，且能利尿消肿。归肝经，走血分，又能破血消癥。

## 药理作用

本品有抗菌、抗炎、镇痛和致泻作用，并且能促进大鼠及兔尿酸排泄。

## 用法用量

内服：0.5 ~ 1.0 g，制霜入丸、散。外用：适量，捣烂敷患处。

## 民族药方

**1．血瘀经闭** 千金子 3 g，丹参、制香附各 9 g。水煎服。

**2．疣赘** 千金子适量。熟时破开，涂患处。

**3．晚期血吸虫病腹** 取新鲜千金子适量。去壳捣泥装入胶囊，根据腹围大小决定用量，腹围较大者，早晨空腹服，每次 6 ~ 9 g，每日 1 次。

**4．毒蛇咬伤** 千金子 20 ~ 30 粒（小儿酌减）。捣烂，用米泔水调服，一般需用 1 ~ 3 次。

**5．腹水，水肿，大小便不利，闭经** 千金子 1.5 ~ 3.0 g。捣烂去油，水煎服。

**6．食物中毒** 千金子（去油）3 ~ 6 g。水煎服。

**7．肾性水肿** 千金子（去壳取仁）适量。捣如泥状装入胶囊，每日 4 ~ 5 g，空腹开水吞服。

## 使用注意

孕妇及体虚便溏者忌服。

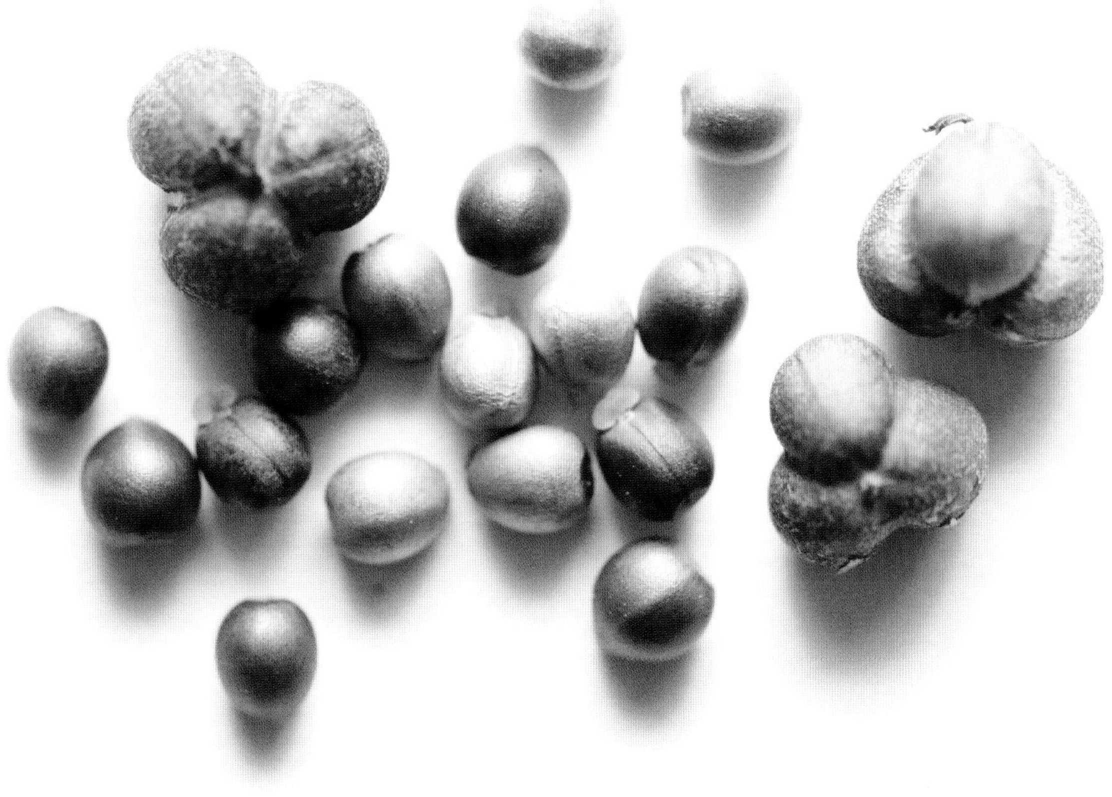

千金子药材

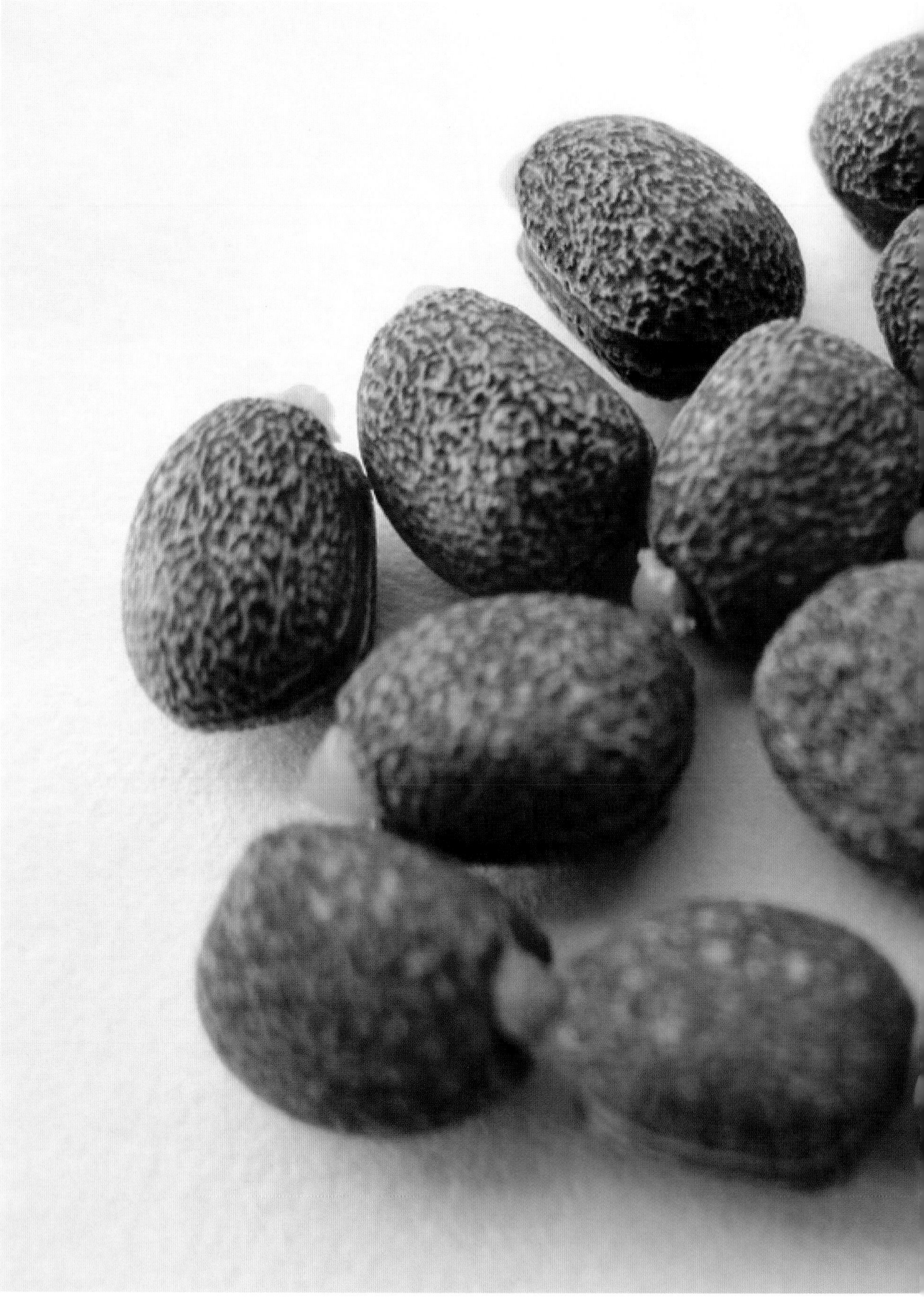

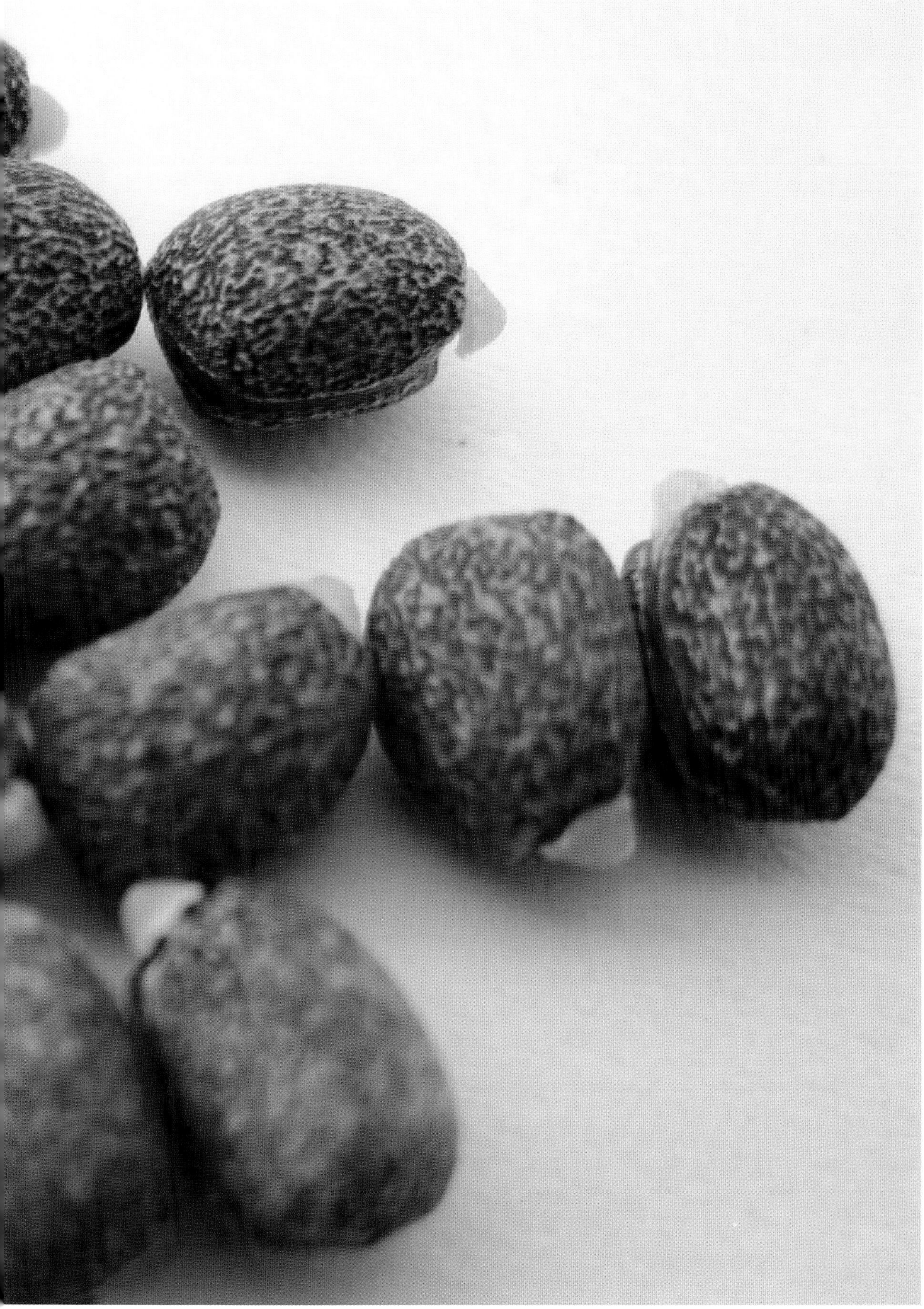

千金子饮片

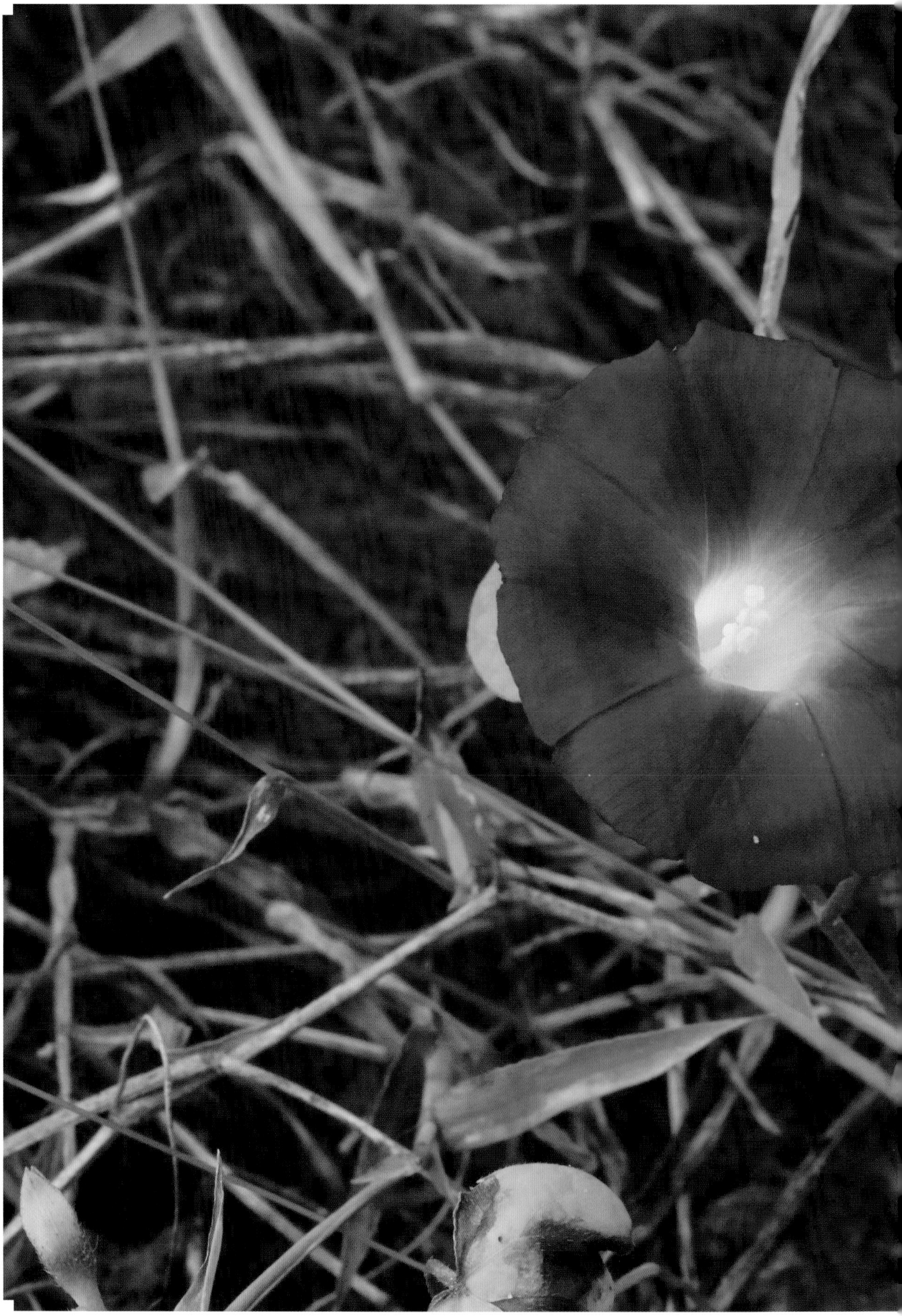

# 牵牛子

【维药名】艾西克皮且克欧如合。

【别　名】黑丑、白丑、二丑。

【来　源】本品为旋花科一年生攀缘草本植物裂叶牵牛 *Pharbitis nil*（L.）Choisy 或圆叶牵牛 *Pharbitis purpurea*（L.）Voigt 的干燥成熟种子。

【性味归经】苦，寒；有毒。归肺、肾、大肠经。

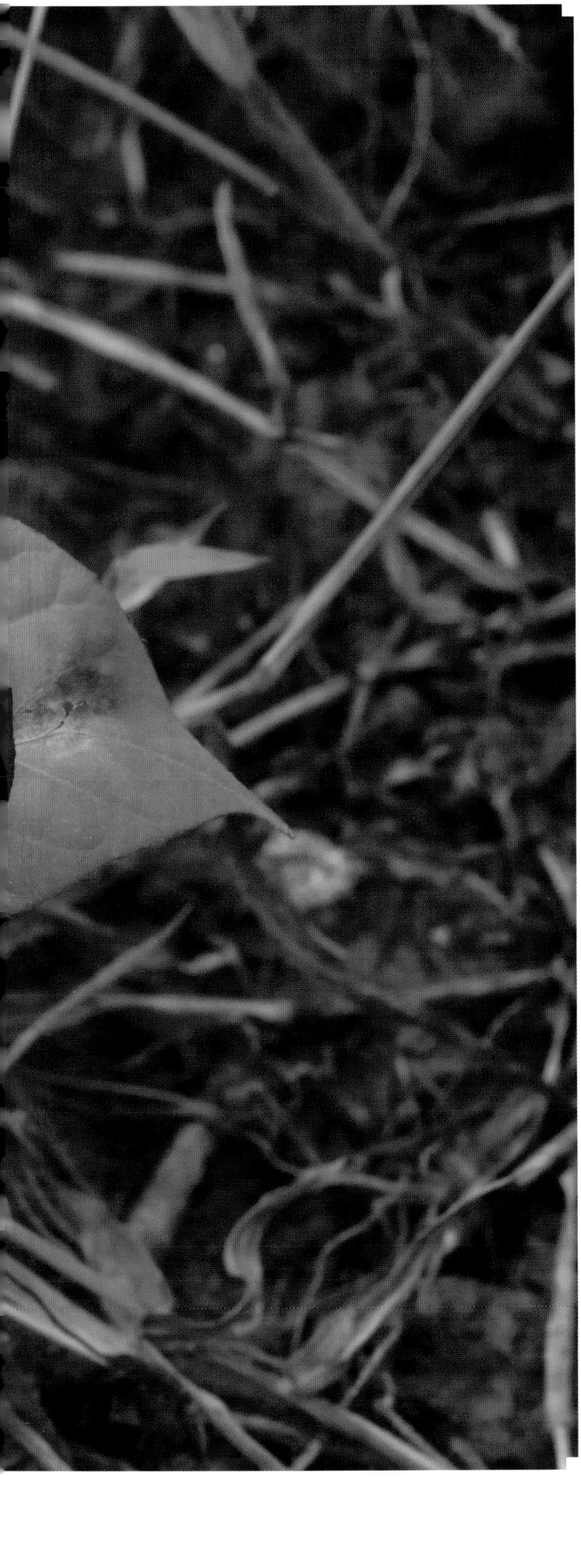

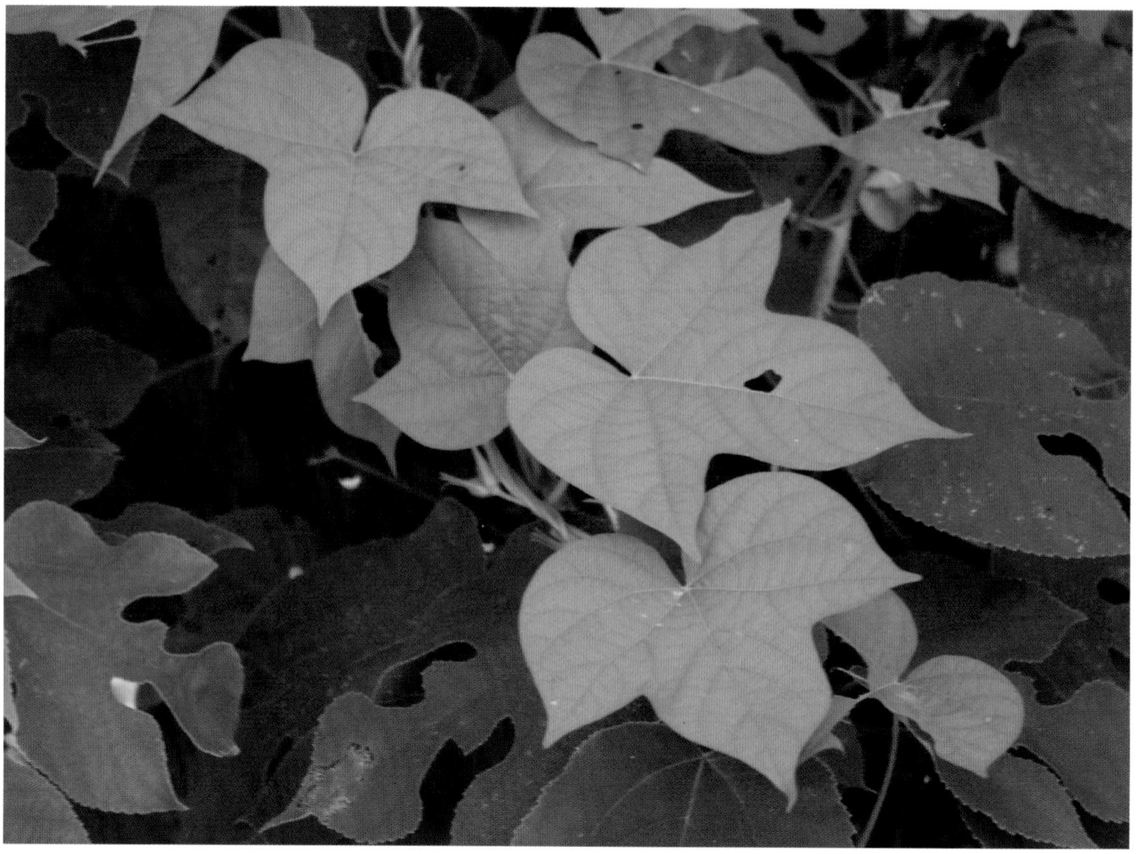

裂叶牵牛

## 识别特征

**1. 裂叶牵牛** 一年生缠绕性草质藤本。全株密被粗硬毛。叶互生，近卵状心形，叶片3裂，具长柄。花序有花1～3朵，总花梗稍短于叶柄，腋生；萼片5，狭披针形，中上部细长而尖，基部扩大，被硬毛；花冠漏斗状，白色、蓝紫色或紫红色，顶端5浅裂。蒴果球形，3室，每室含2枚种子。

**2. 圆叶牵牛** 与上种区别为茎叶被密毛；叶阔心形，常不裂，总花梗比叶柄长。萼片卵状披针形，先端钝尖。种子呈三棱状卵形，似橘瓣状，长4～8 mm，表面黑灰色（黑丑）或淡黄白色（白丑），背面正中有纵直凹沟，两侧凸起部凹凸不平，腹面棱线下端有类圆形浅色的种脐。花期6—9月，果期7—10月。

## 生境分布

生长于山野灌木丛中、村边、路旁；多栽培。全国各地均有分布。

## 采收加工

秋末果实成熟、果壳未开裂时采割植株，晒干，打下种子，除去杂质。

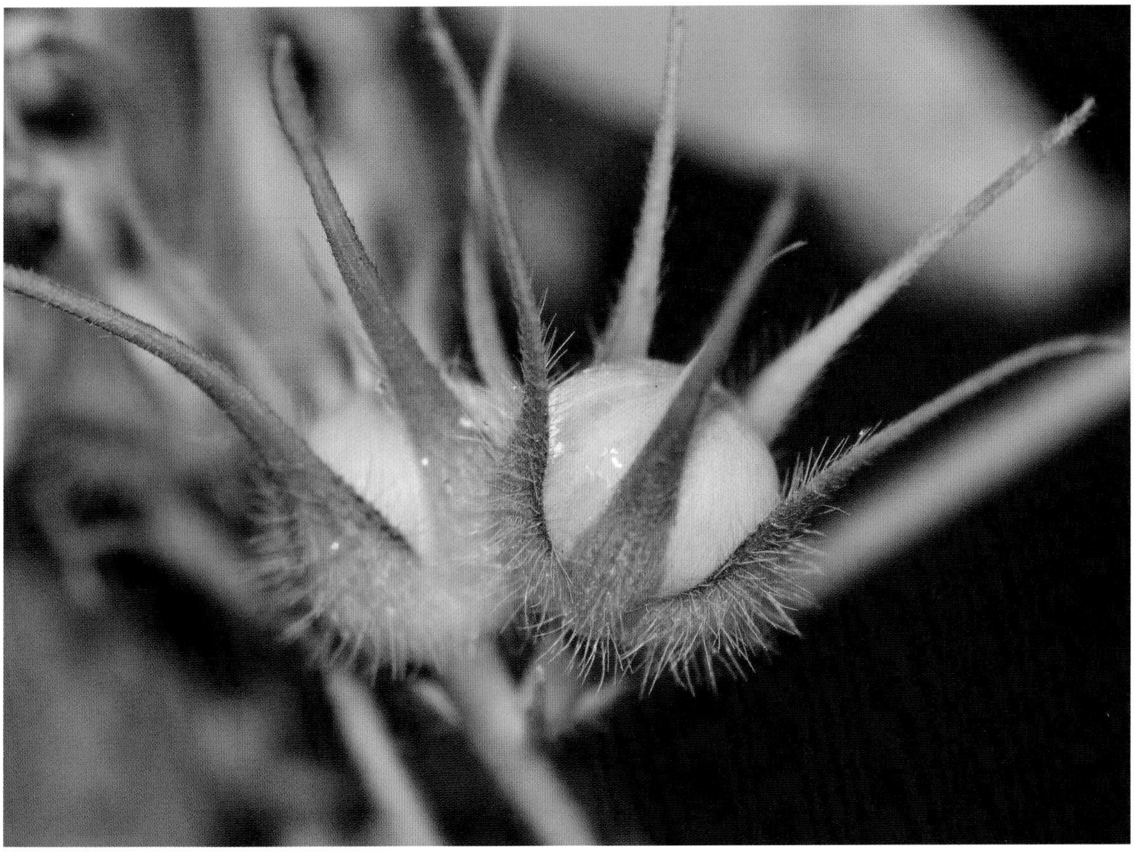

裂叶牵牛

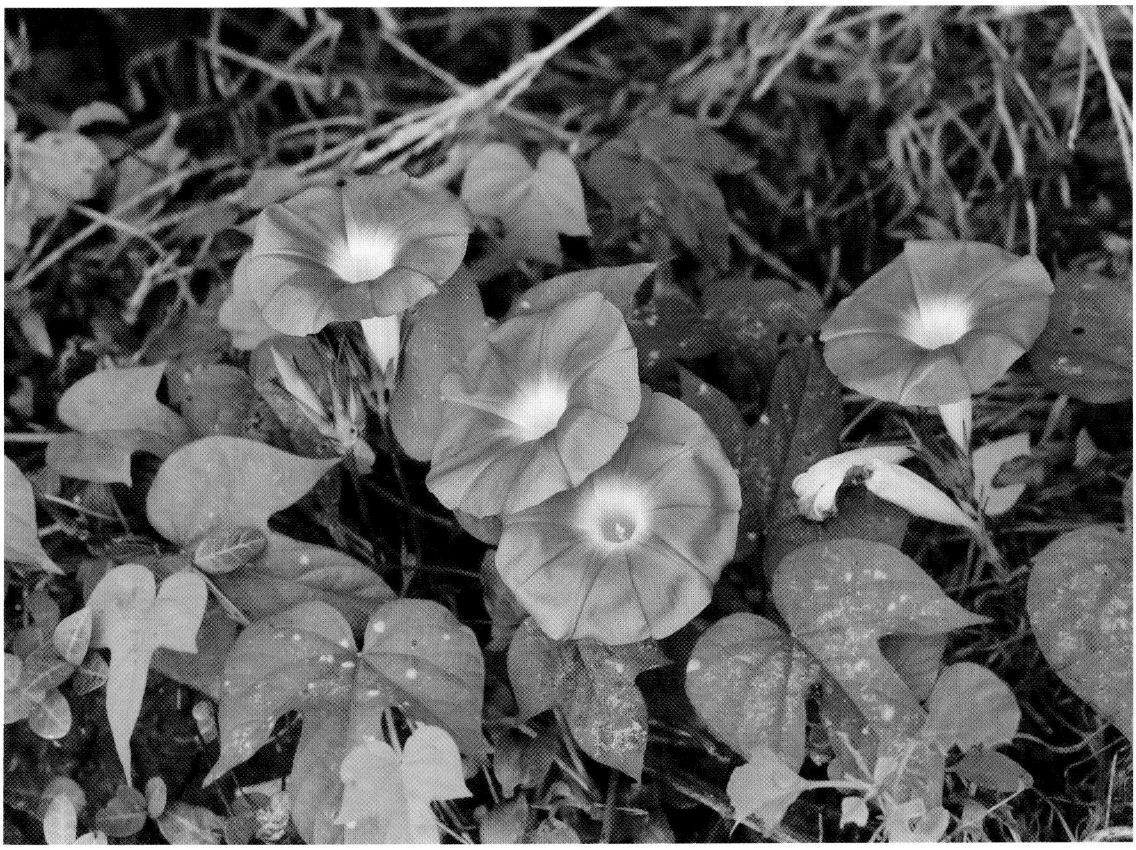

裂叶牵牛

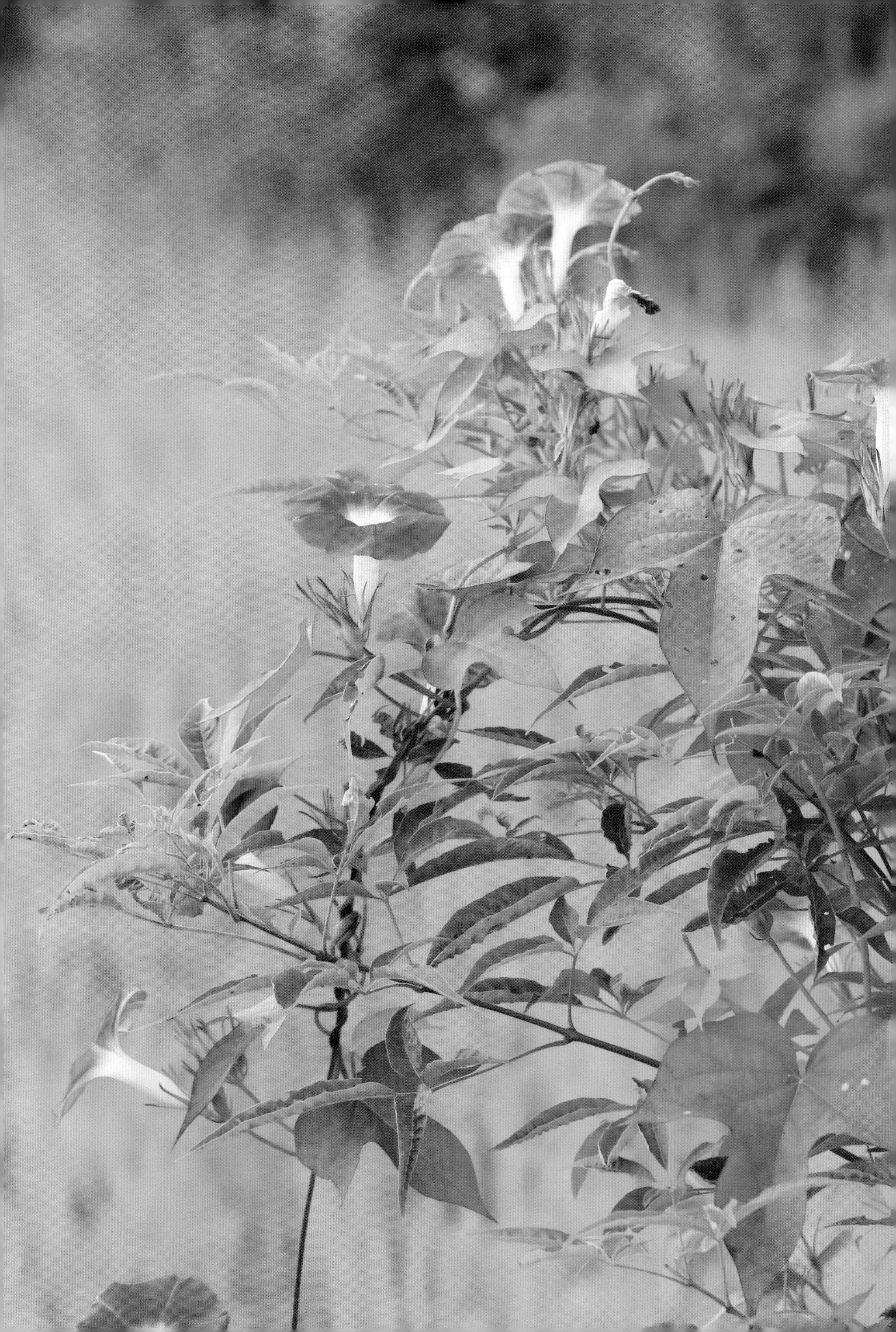

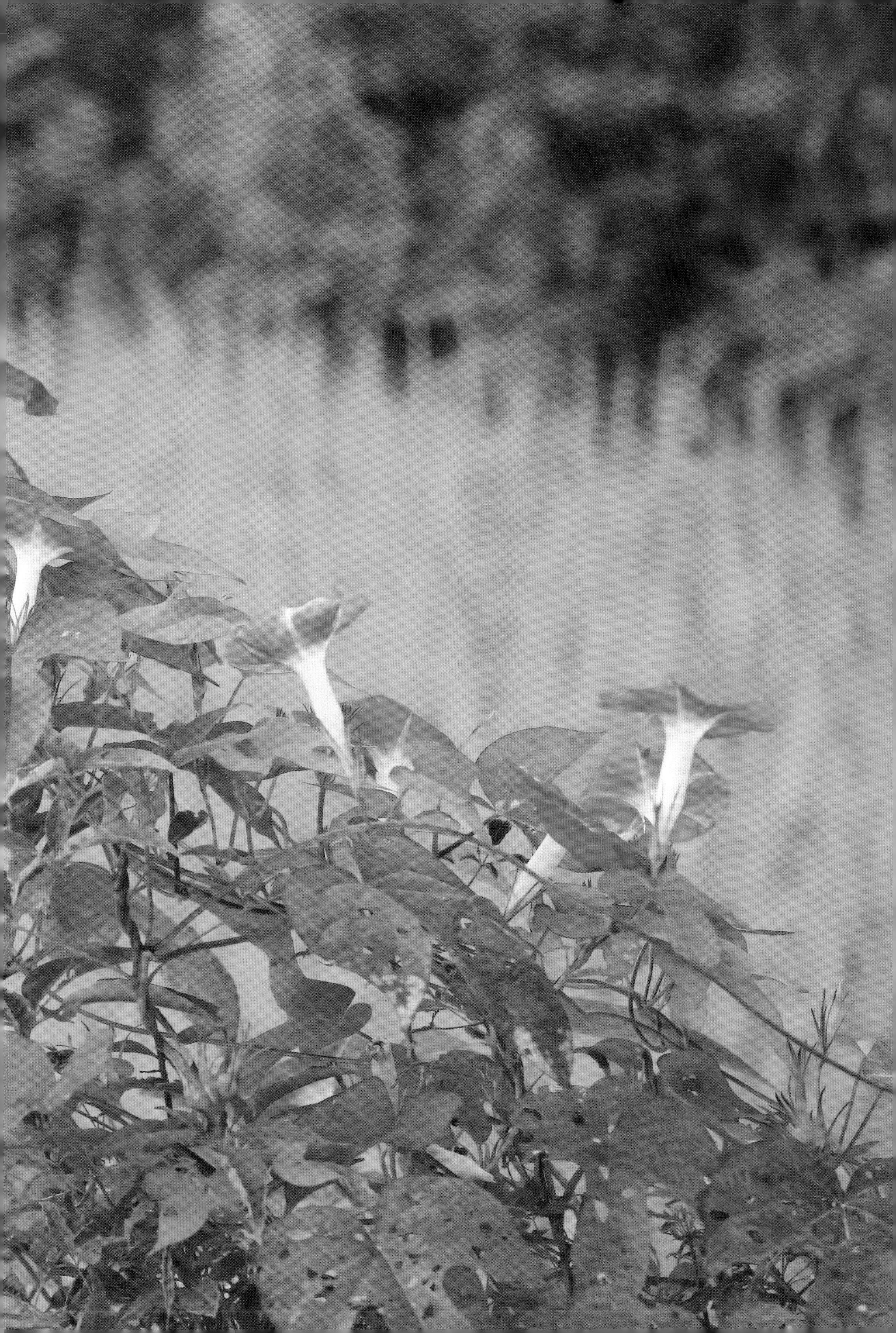

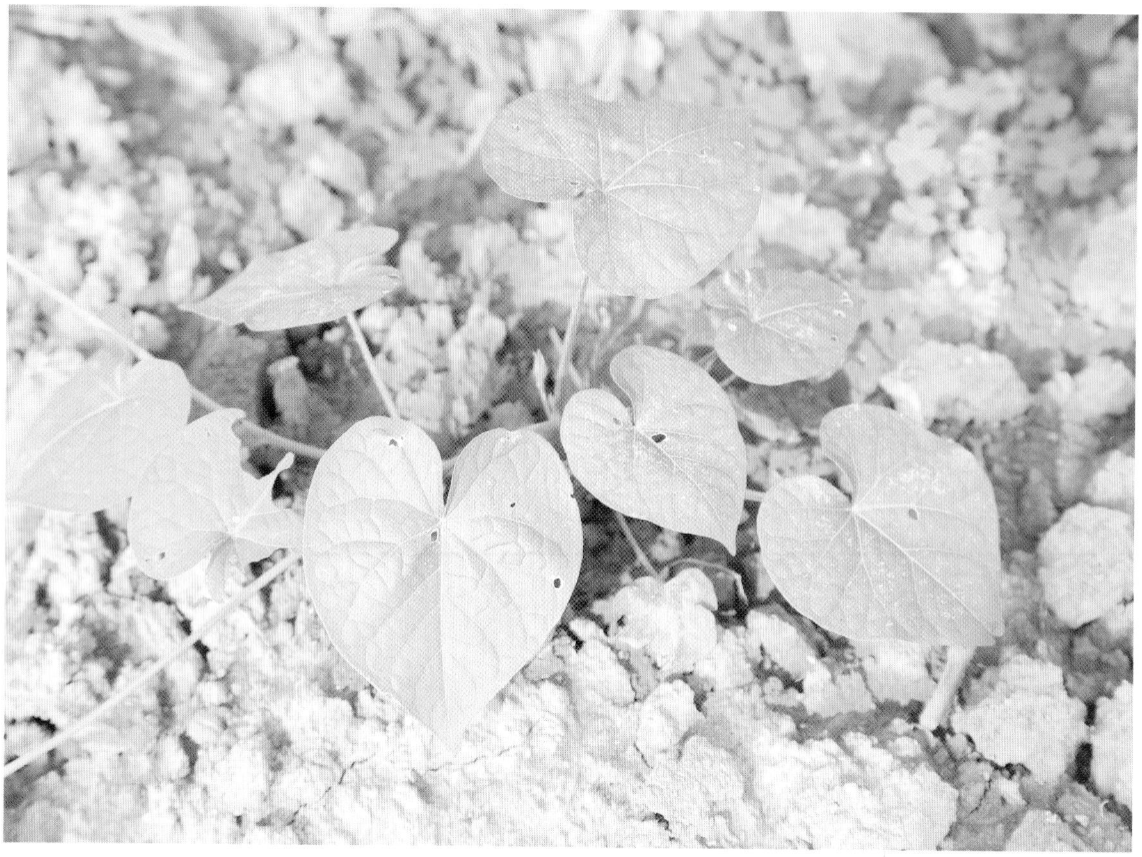

圆叶牵牛

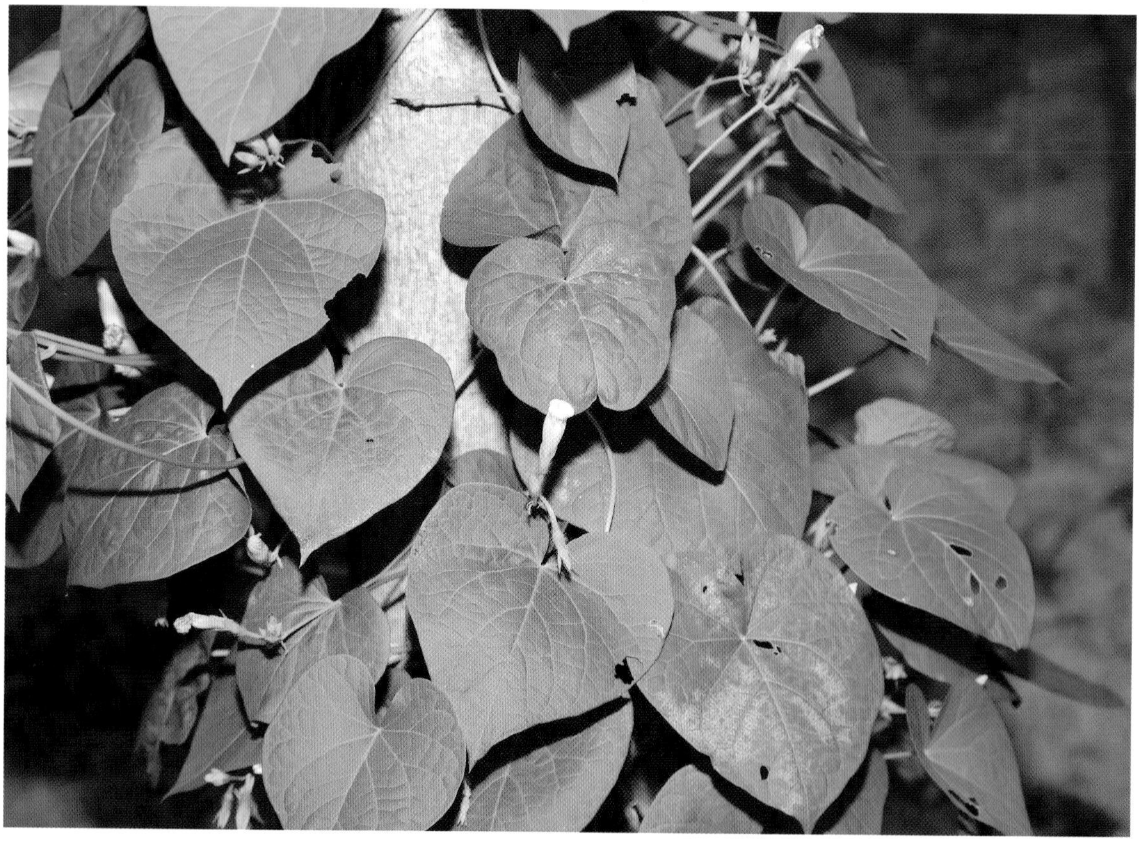

圆叶牵牛

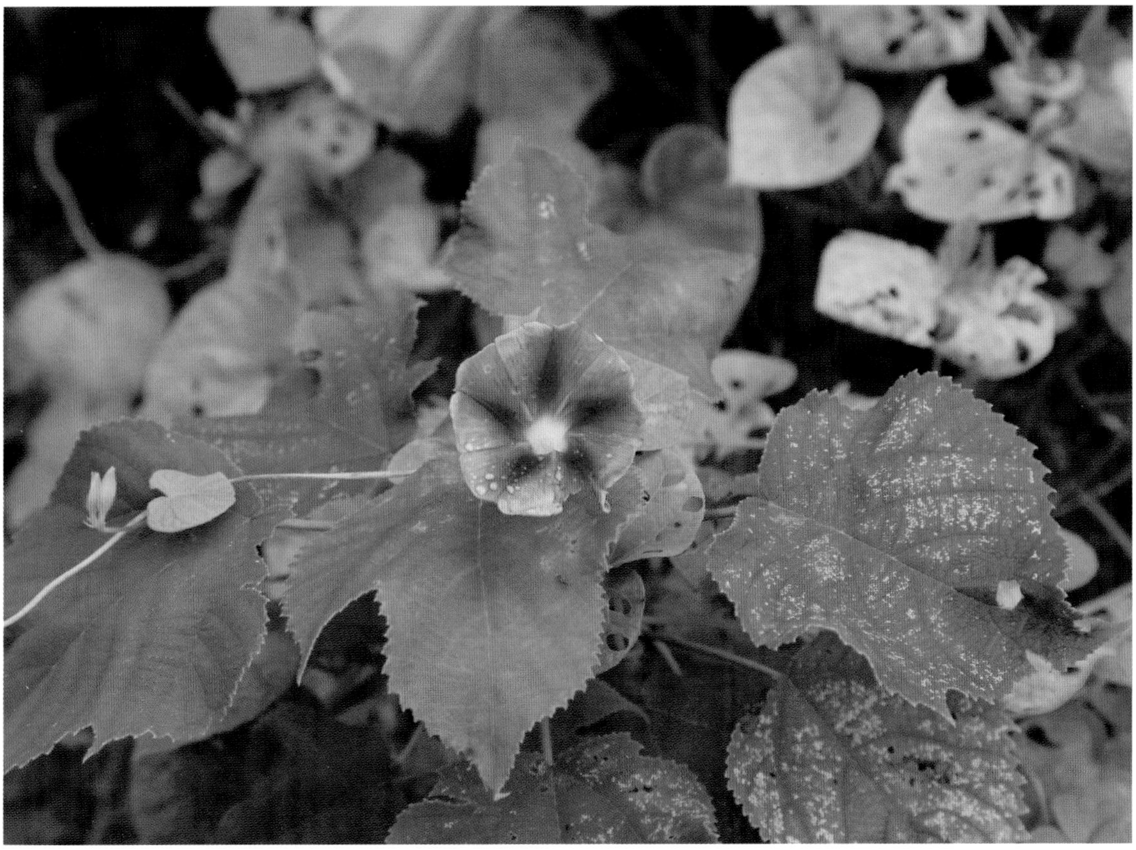

圆叶牵牛

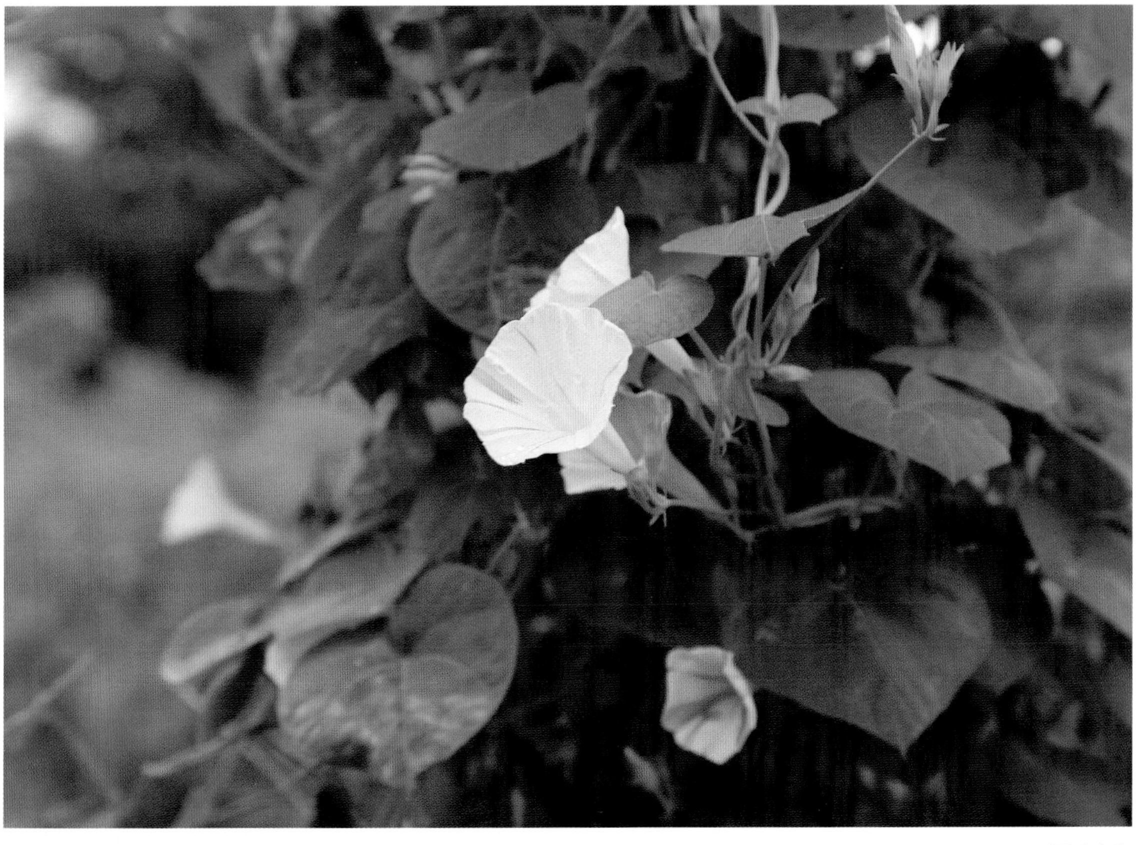

圆叶牵牛

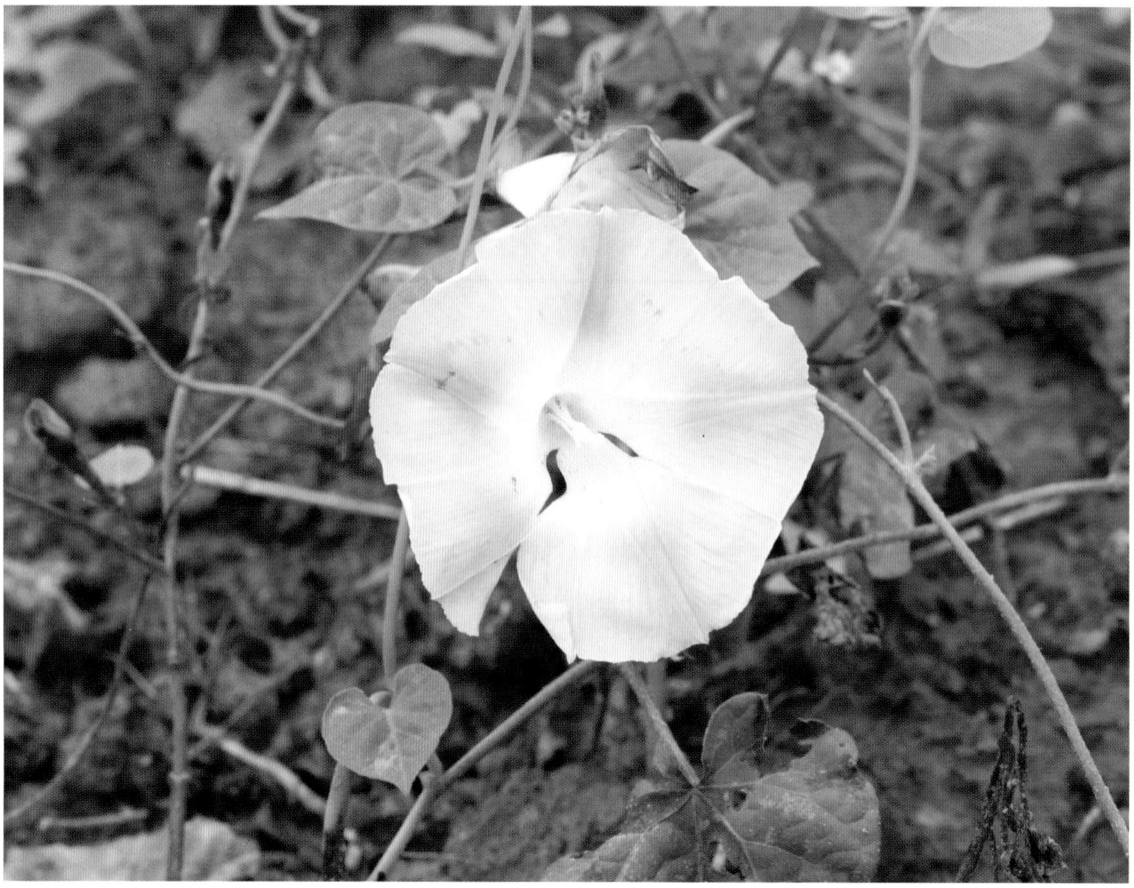

圆叶牵牛

## 药材鉴别

本品呈三棱形，形似橘瓣状。表面灰白色或灰黑色。背面有一条浅沟，腹面棱线的下端有一点状种脐，微凹。质硬。横切面可见淡黄色或黄绿色皱缩折叠的小叶，微显油性。无臭，味辛、苦，有麻舌感。

## 功效主治

泻水通便，消痰涤饮，杀虫攻积。本品苦寒性降，攻逐力强，少则致泻，多则泻下如水，故治水肿胀满、二便不利之证。

## 药理作用

本品有泻下、驱虫作用。其所含树脂在0.2%浓度对家兔离体肠管及子宫均有兴奋作用。

## 用法用量

内服：3 ~ 9 g，煎服；入丸、散服，每次 1.5 ~ 3.0 g。

## 民族药方

**1．水肿** 牵牛子适量。研为末，每次 2 g，每日 1 次，以小便利为度。

**2．肠道寄生虫** 牵牛子（炒，研为末）100 g，槟榔 50 g，使君子（微炒）50 个。均研为末，砂糖调下，每次 10 g，小儿减半。

**3．水气积块** 牵牛子 500 g。炒研细，黄酒冲服，每次 3 g，每日 3 次。

**4．气滞腹痛，食积腹痛** 炒牵牛子 60 g。研细末，红糖水冲服，每次 2 g，每日 3 次。

**5．燥热实秘** 牵牛子 15 g，大黄 30 g。共研为细末，蜂蜜水送服 10 g。

**6．慢性咽炎** 牵牛子、陈皮、杏仁各 9 g，麦冬、玄参各 30 g，桔梗、前胡各 12 g，甘草 3 g，川贝母 10 g。水煎取药汁，每日 1 剂，分 2 次服。

**7．肥胖症** 牵牛子 10 ~ 30 g，泽泻、白术、炒决明子各 10 g，山楂、制何首乌各 20 g。研成细末，炼蜜为丸，如梧桐子大，备用。口服，早、晚各服 20 ~ 30 粒。

## 使用注意

孕妇禁用。不宜与巴豆同用。

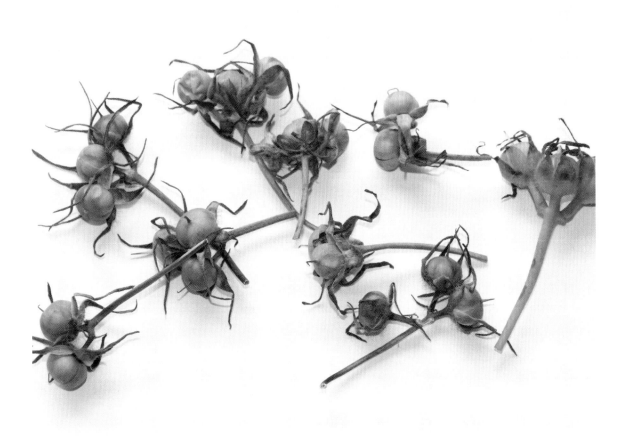

牵牛子药材

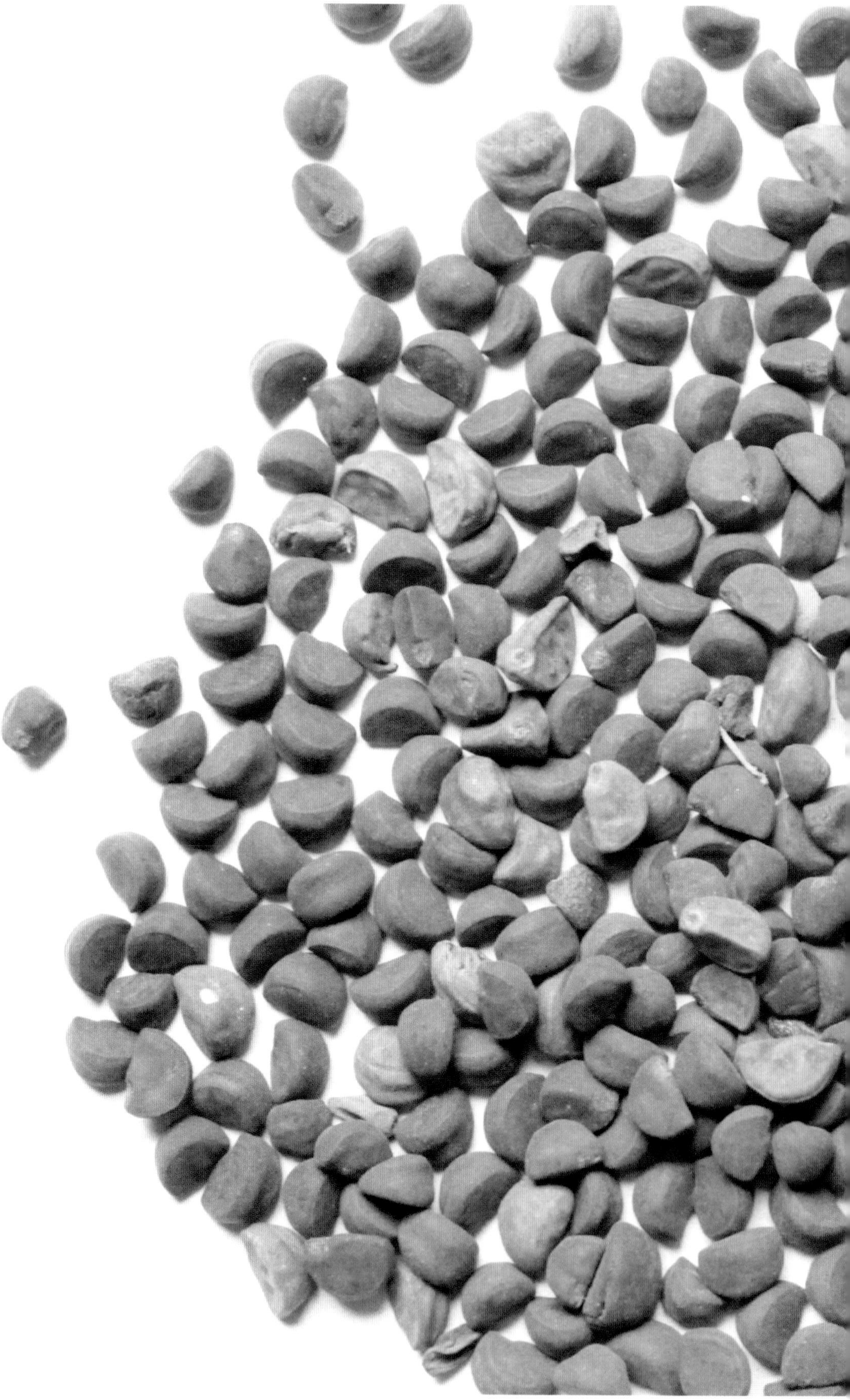

# 牵牛子

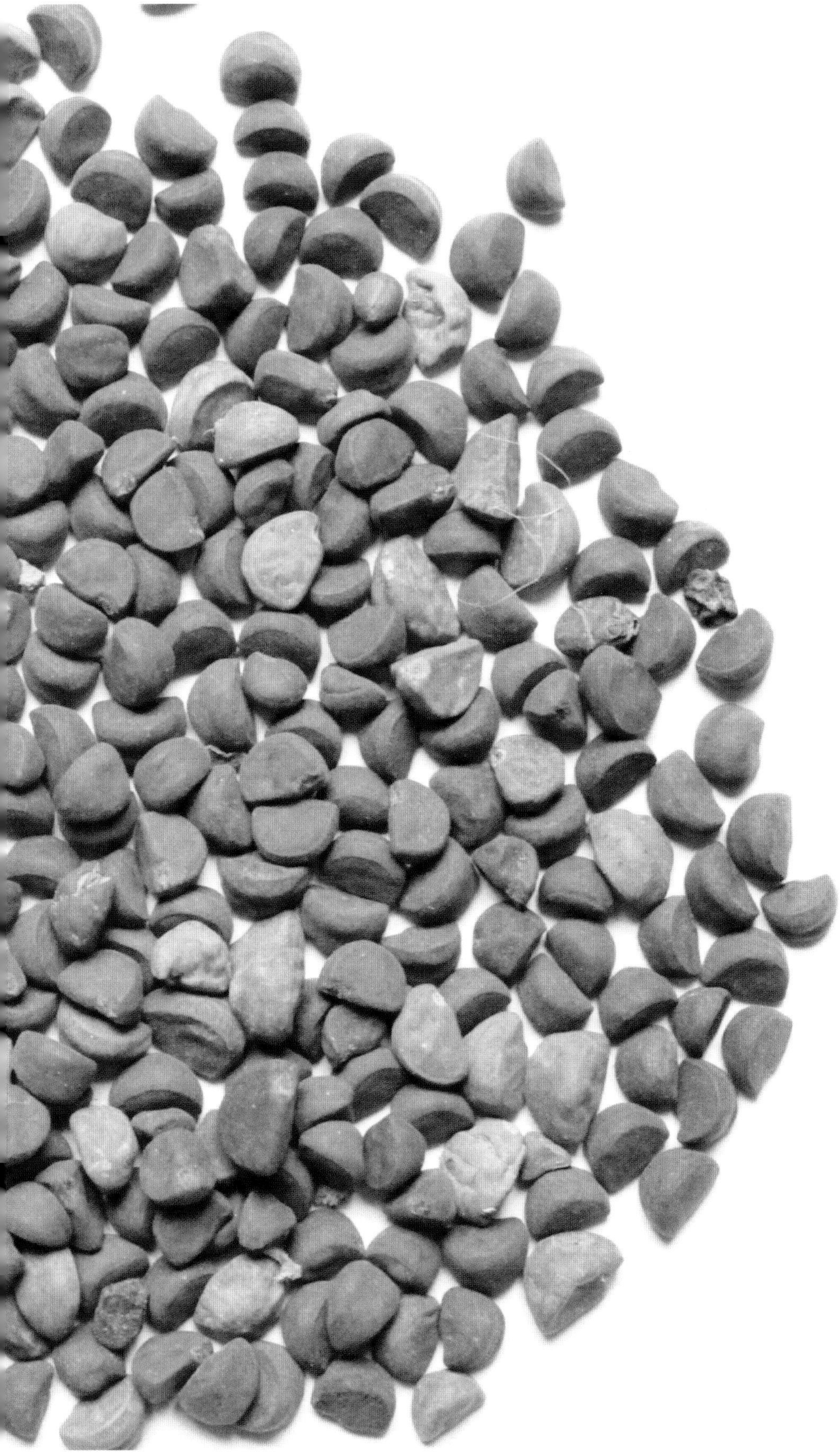

牵牛子饮片

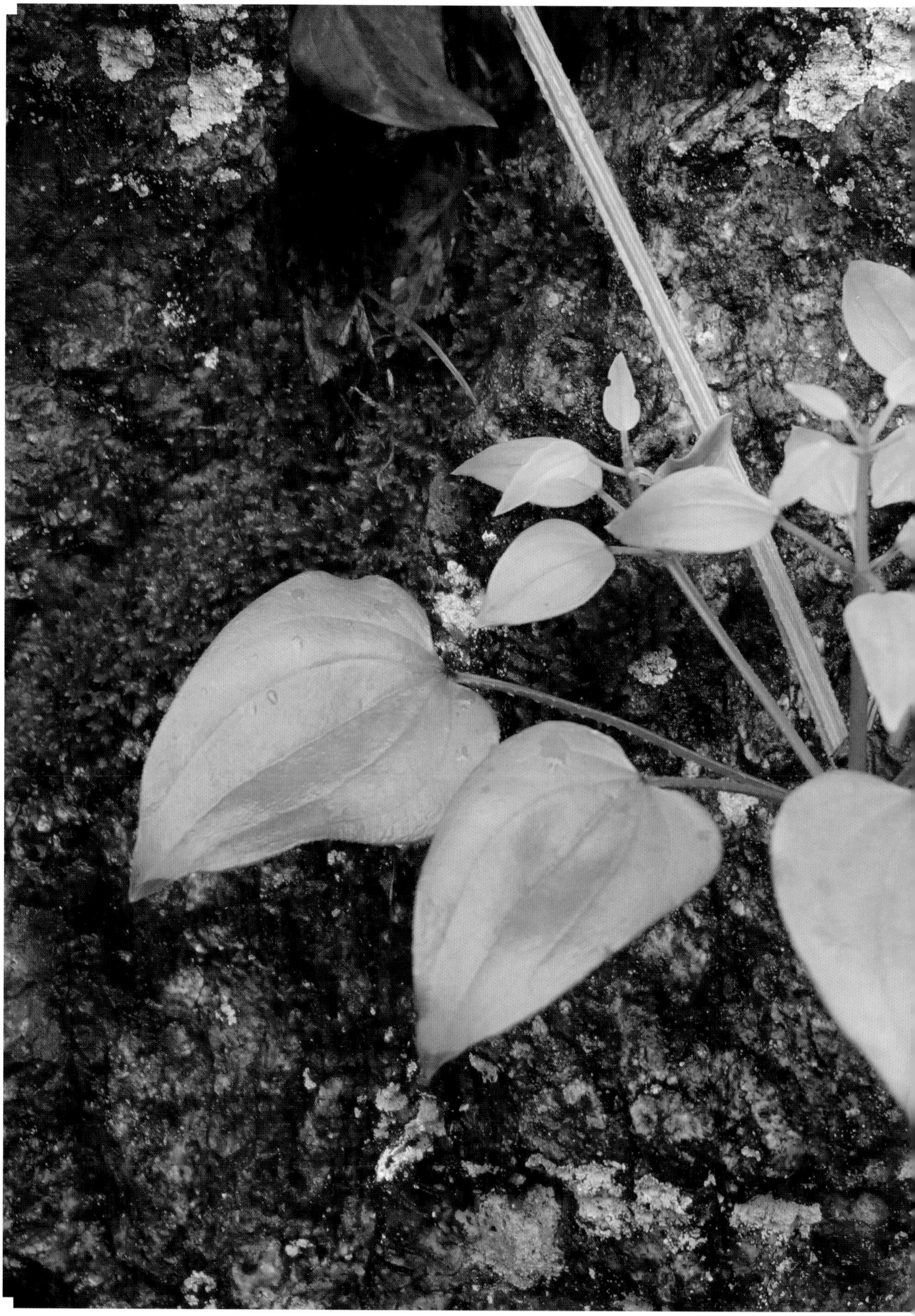

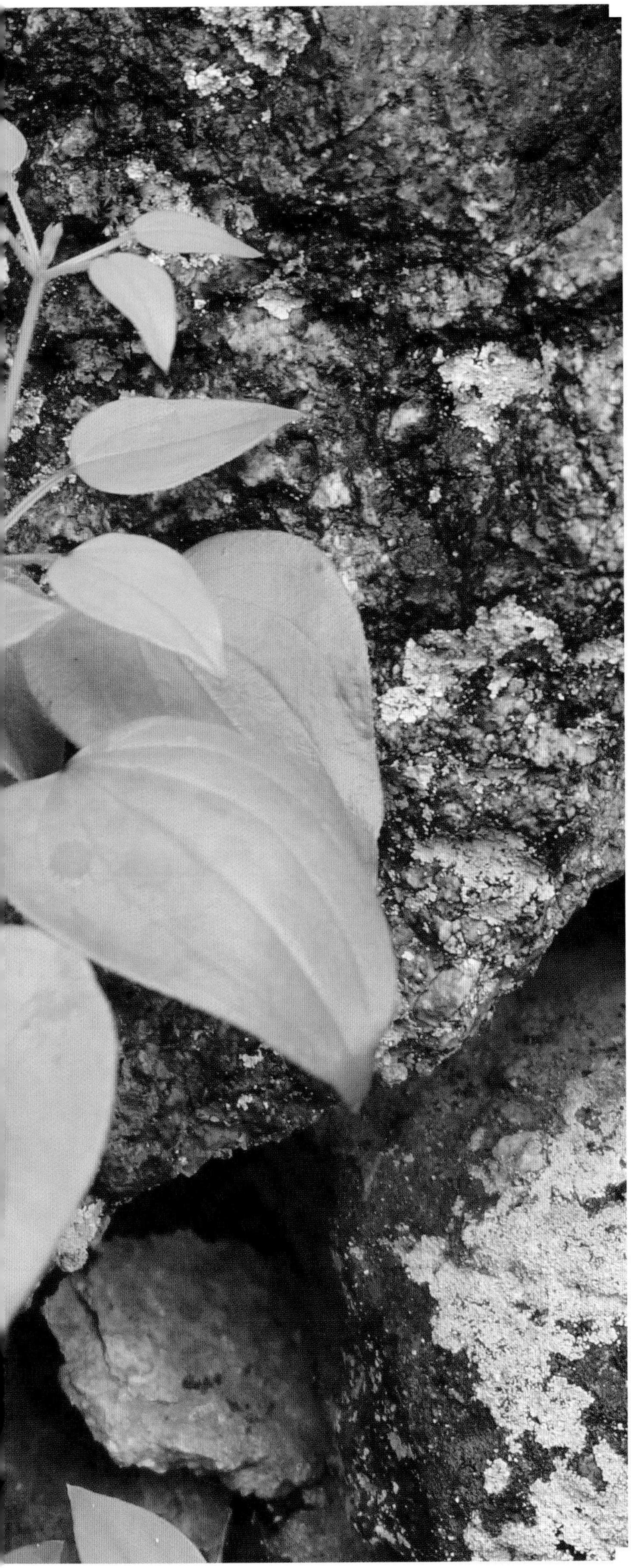

# 茜草

【维药名】欧尔当。

【别　名】茜根、茜草根、茜草炭。

【来　源】本品为茜草科植物茜草 *Rubia cordifolia* L. 的干燥根及根茎。

【性味归经】苦，寒。归肝经。

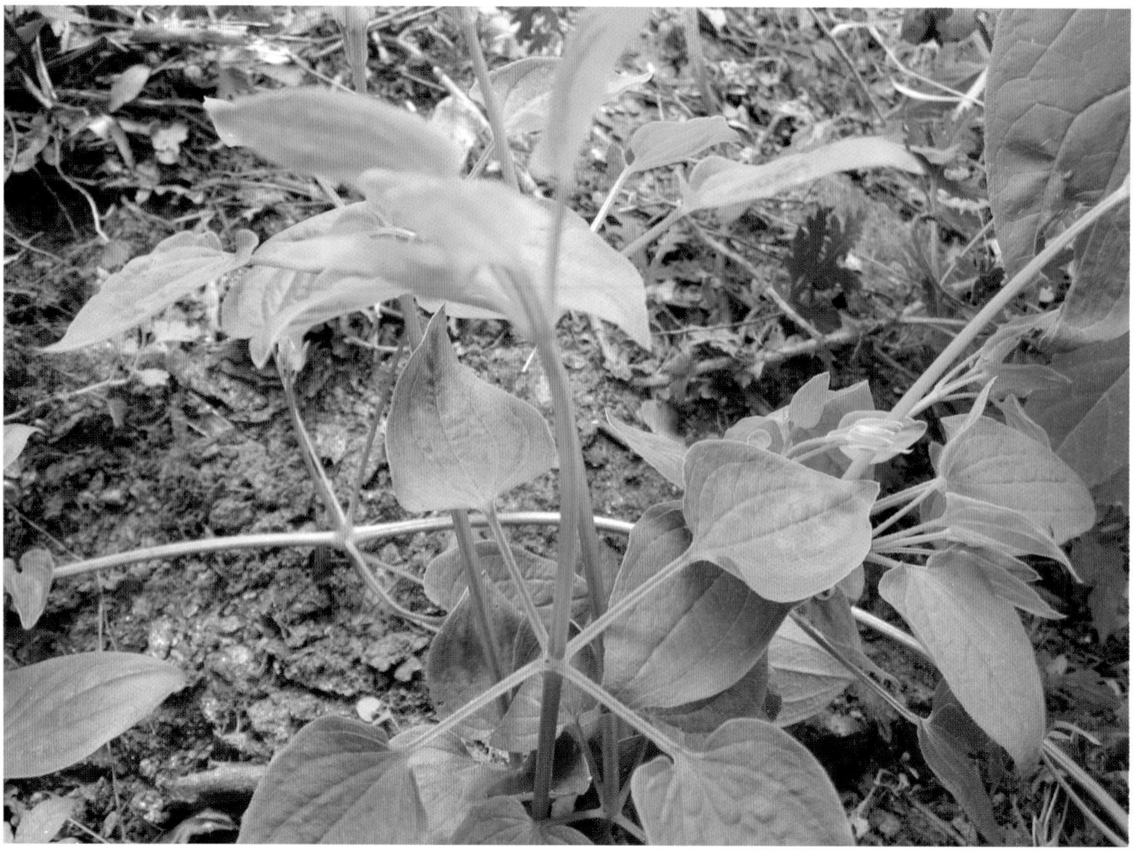

茜草

## 识别特征

多年生攀缘草本。根细长，丛生于根茎上；茎四棱形，棱及叶柄上有倒刺。叶 4 片轮生，叶片卵形或卵状披针形。聚伞花序顶生或腋生，排成圆锥状，花冠辐射状。浆果球形，熟时紫黑色。花期 8—9 月，果期 10—11 月。

## 生境分布

生长于山坡岩石旁或沟边草丛中。分布于安徽、江苏、山东、河南、陕西等省区。

## 采收加工

春、秋二季采挖，除去茎叶，洗净，晒干。

## 药材鉴别

本品为不规则的短段。外皮红棕色或暗棕色，外皮脱落处呈黄红色。切面皮部紫红色，木部粉红色，有多数散在的小孔。无臭，味微苦，久嚼刺舌。

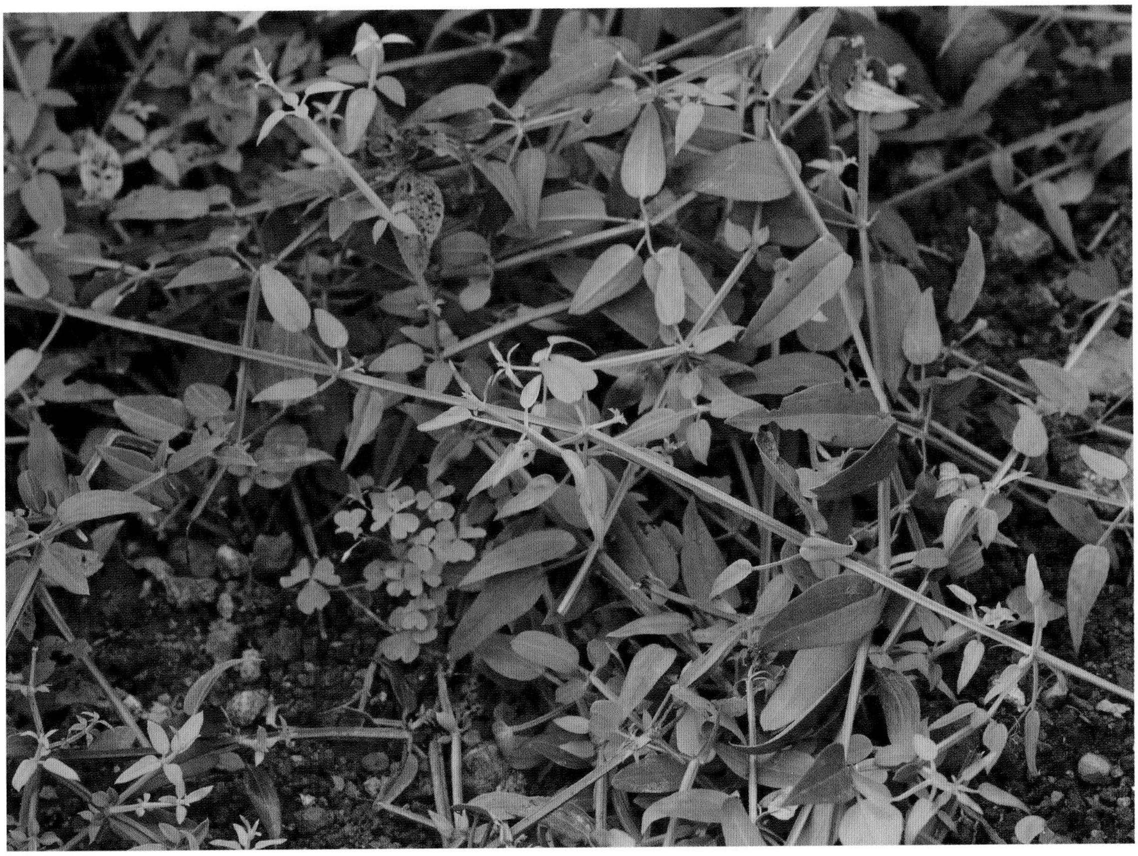

茜草

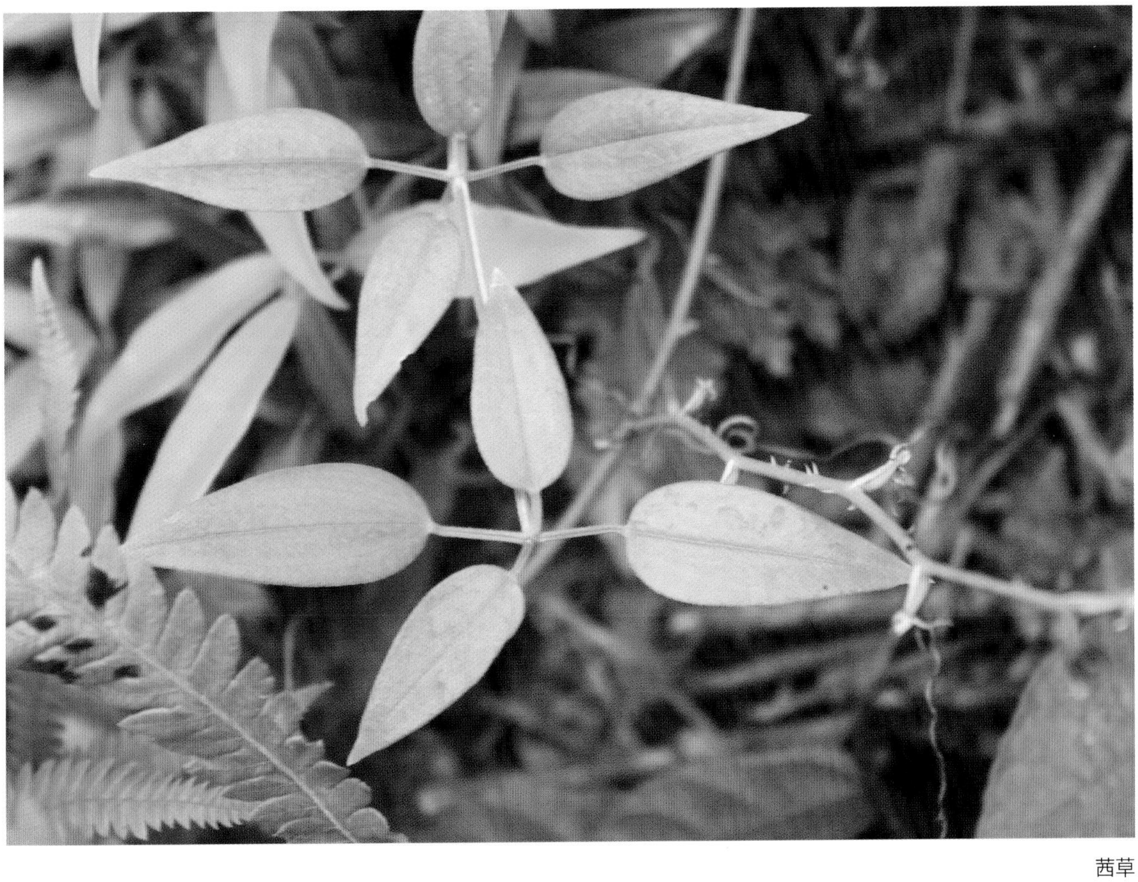

茜草

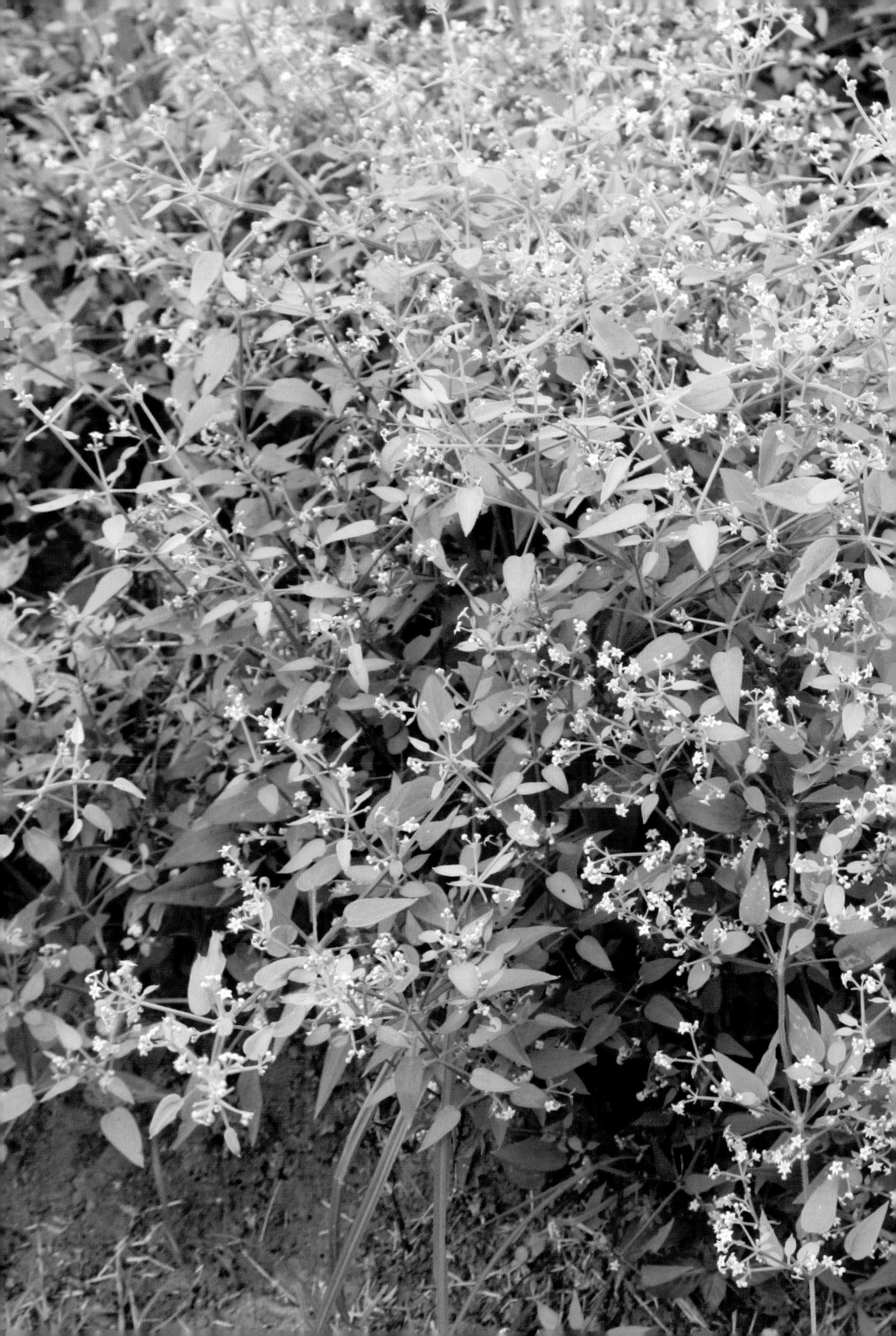

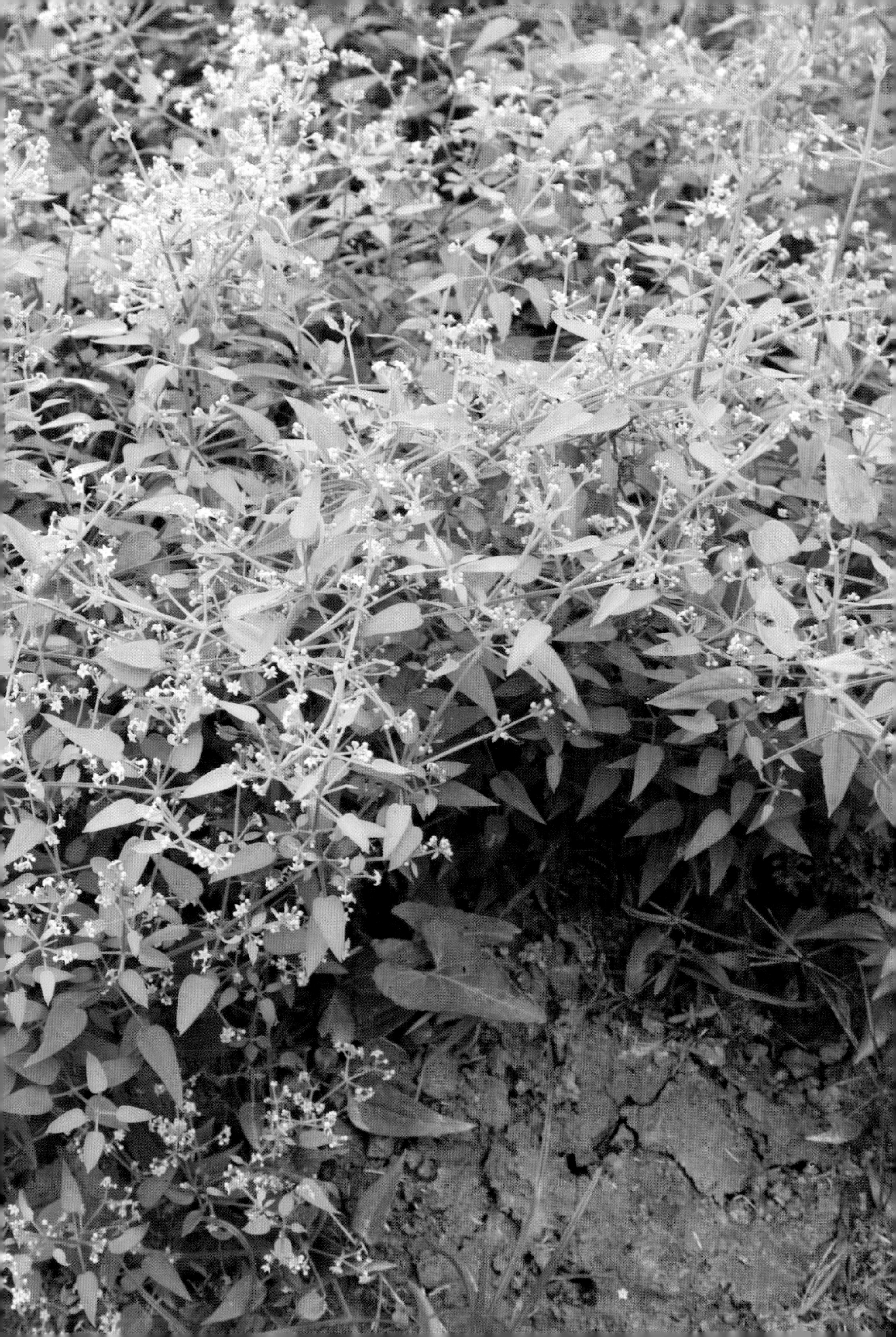

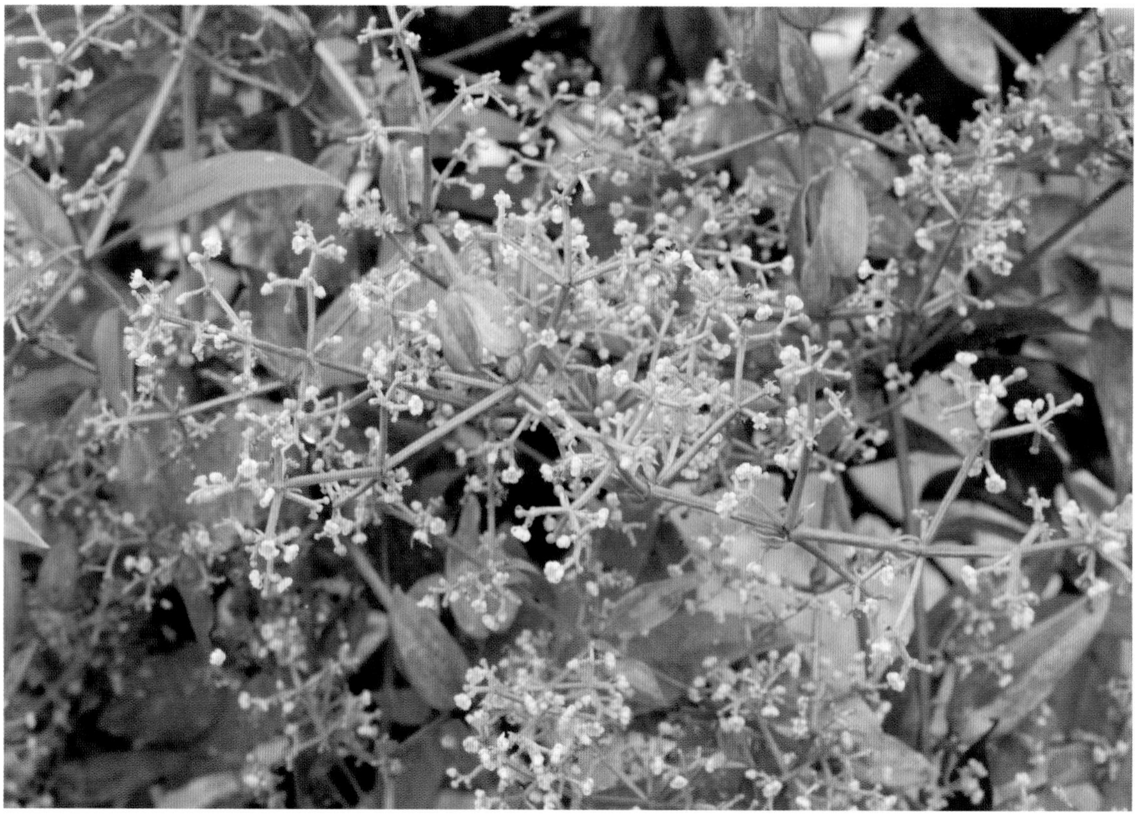

茜草

## 功效主治

凉血化瘀，止血，通经。本品苦寒清泄，入肝经血分，故有凉血、化瘀、止血、通经之功。

## 药理作用

本品能缩短凝血时间，有一定的止血作用；茜草素同血液内钙离子结合，有轻度抗凝血效应。水提取物有兴奋子宫作用。茜草提取物及人工合成的茜草双酯，均有升白细胞作用。茜草中的环己肽有抗肿瘤作用。此外，对多种细菌及皮肤真菌有抑制作用，还有明显的止咳和祛痰作用。

## 用法用量

内服：10 ~ 15 g，煎服。止血炒炭用；活血通经生用或酒炒用。

## 民族药方

**1．荨麻疹** 茜草 25 g，阴地蕨 15 g。水煎，加黄酒 100 g 冲服。

**2．经痛，经期不准** 茜草 15 g。另配益母草和大枣各适量，水煎服。

**3．软组织损伤** 茜草 200 g，虎杖 120 g。用白布包煮 20 分钟，先浸洗，温后敷局部，冷后再加热使用，连续用药 5 ~ 7 日。

**4．外伤出血** 茜草适量。研细末，外敷伤处。

**5．跌打损伤** 茜草 120 g，白酒 750 ml。将茜草置白酒中浸泡 7 日，每次服 30 ml，每日 2 次。

**6．关节痛** 茜草 60 g，猪脚 1 只。水和黄酒各半，炖 2 小时，吃猪脚喝汤。

**7．阴虚之经期延长** 茜草、墨旱莲各 30 g，大枣 10 枚。水煎取药汁。代茶饮。

**8．吐血** 茜草根 50 g。捣成末，每服 10 g，水煎，冷服，用水调末 10 g 服亦可。

**9．妇女经闭** 茜草根 50 g。煎酒服。

**10．蛊毒（吐血、下血如猪肝）** 茜草根、蘘荷叶各 1.5 g。加水 4 L，煮成 2 L 服。

**11．脱肛** 茜草根、石榴皮各 1 把。加酒 1 碗，煎至七成，温服。

## 使用注意

脾胃虚寒、无瘀滞者禁用。

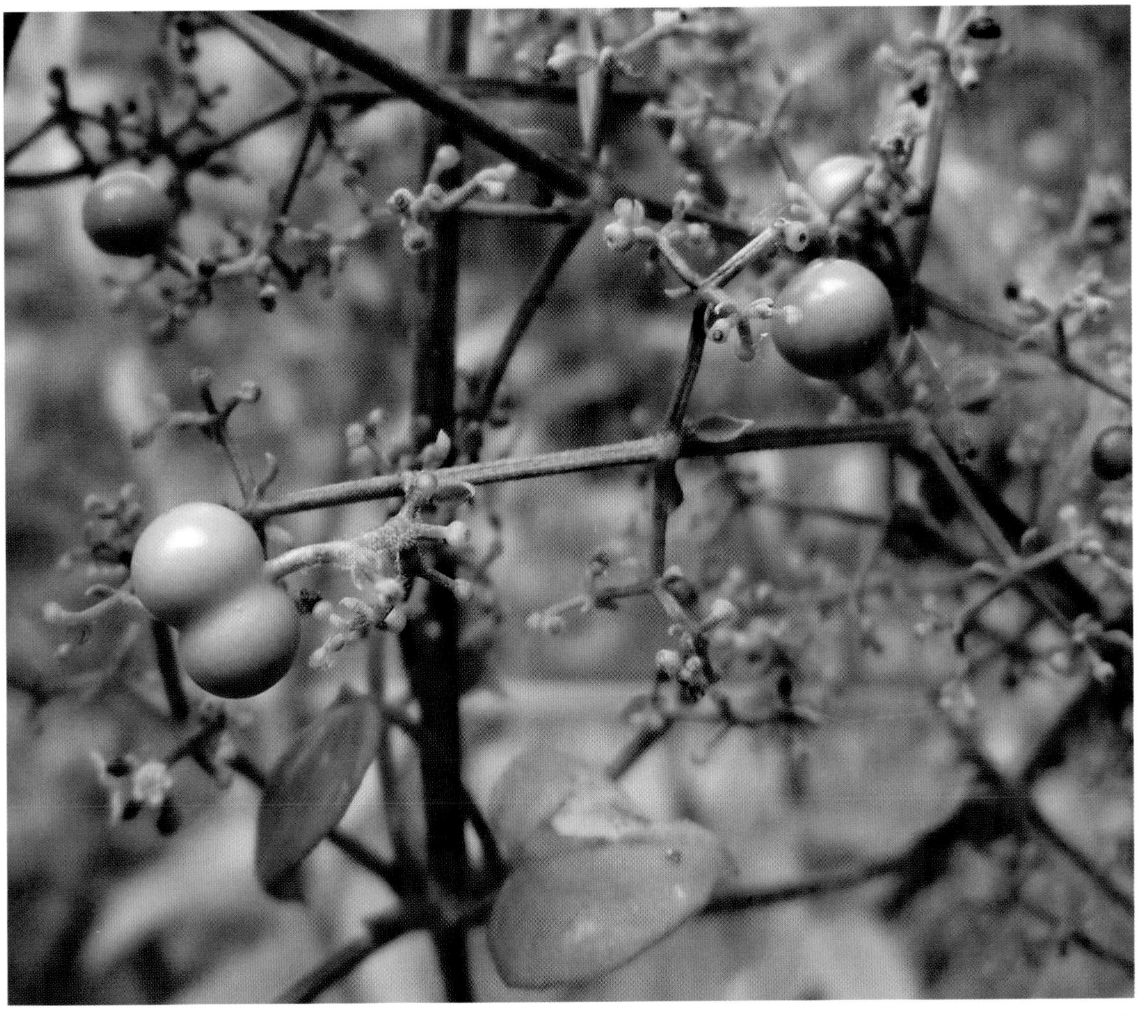

茜草果实

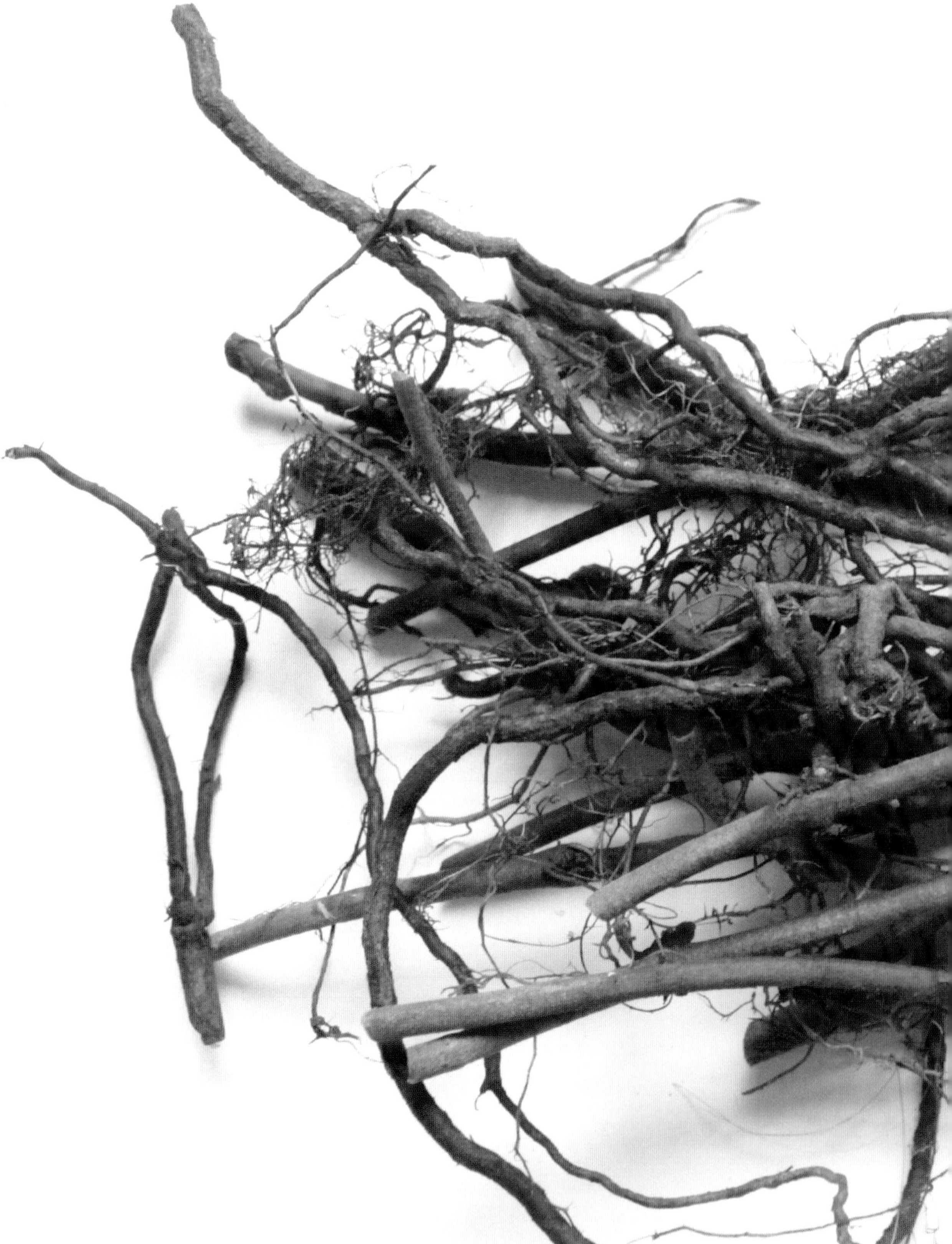

茜草

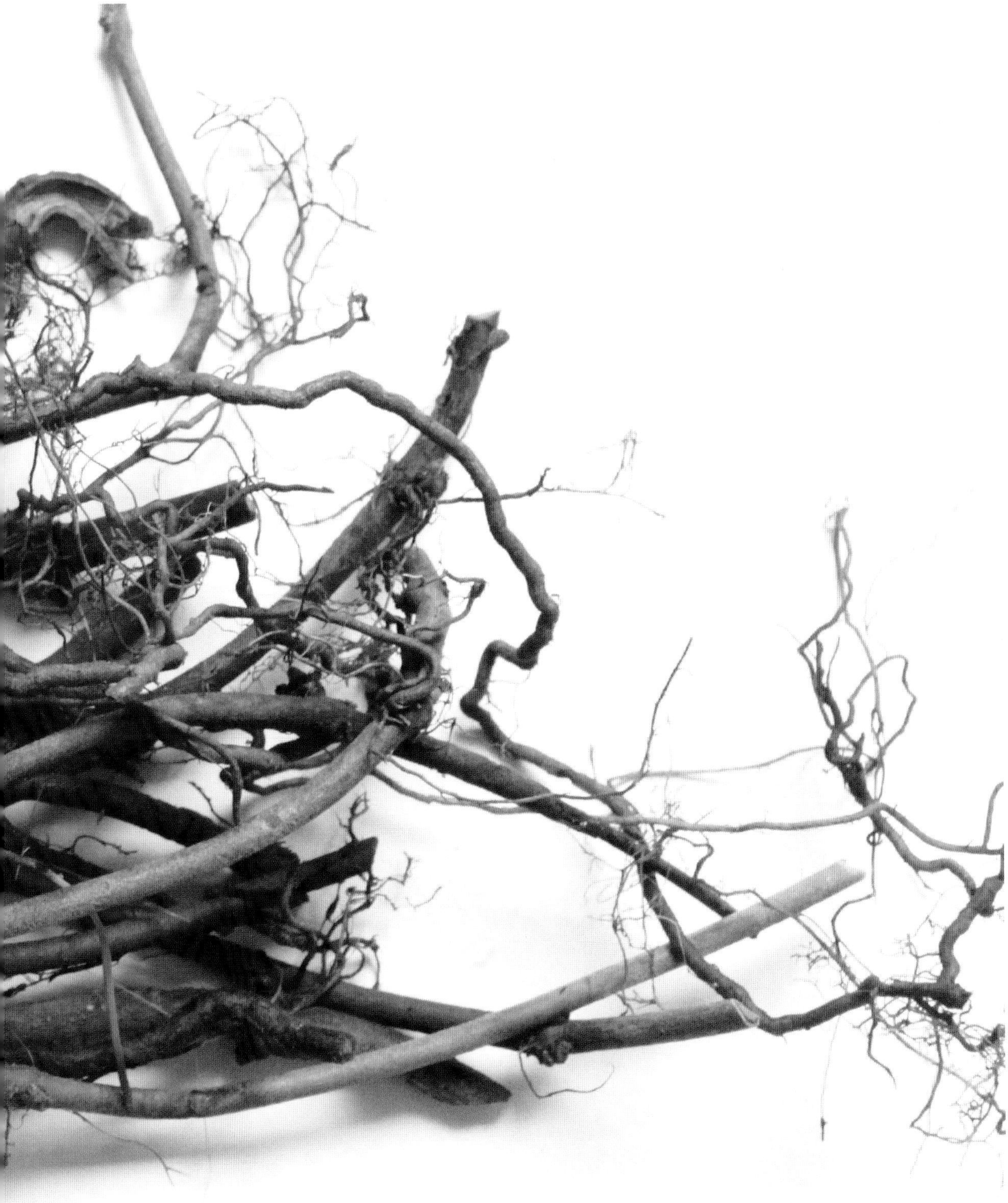

茜草根药材

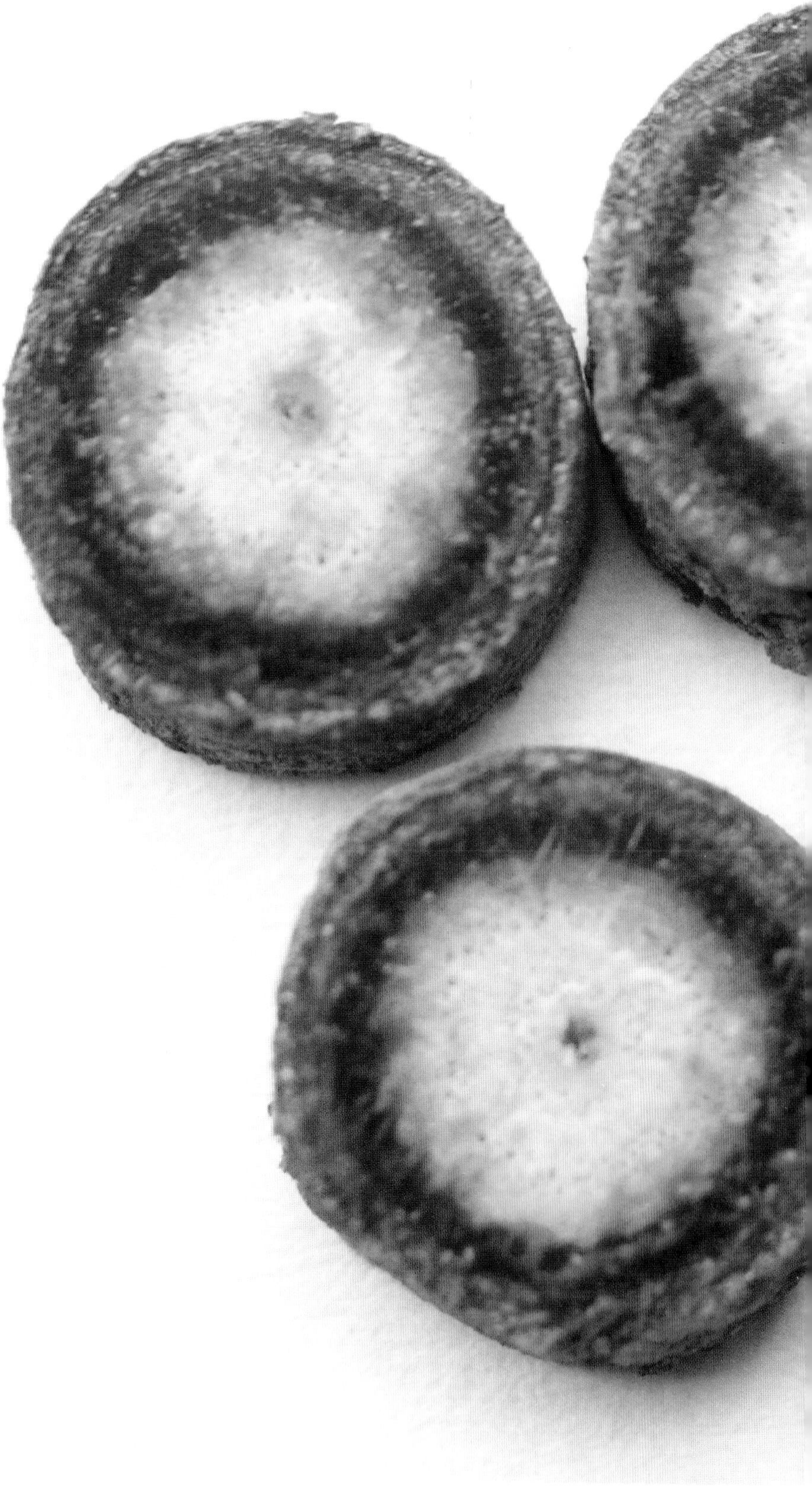

茜草

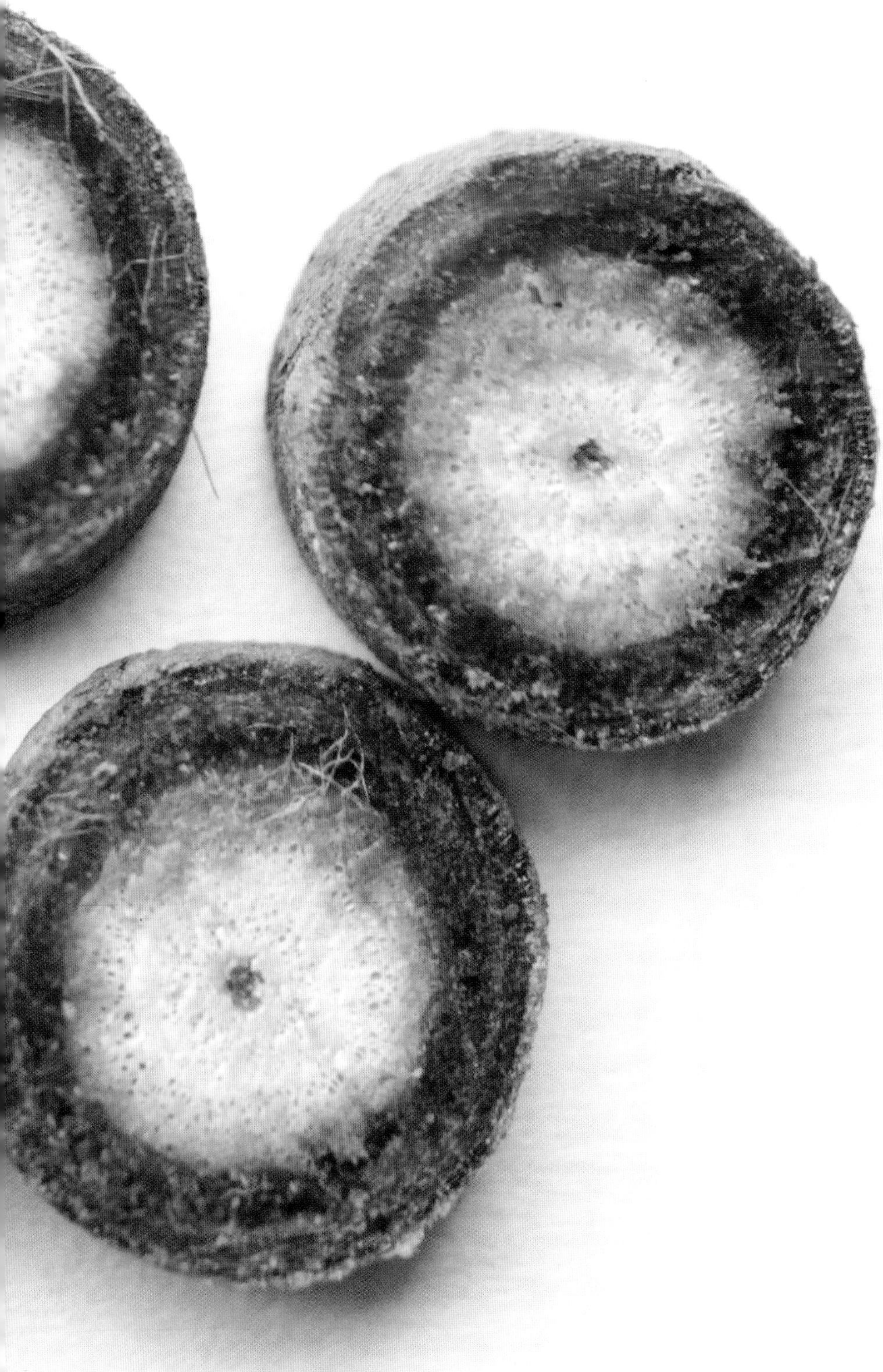

茜草饮片

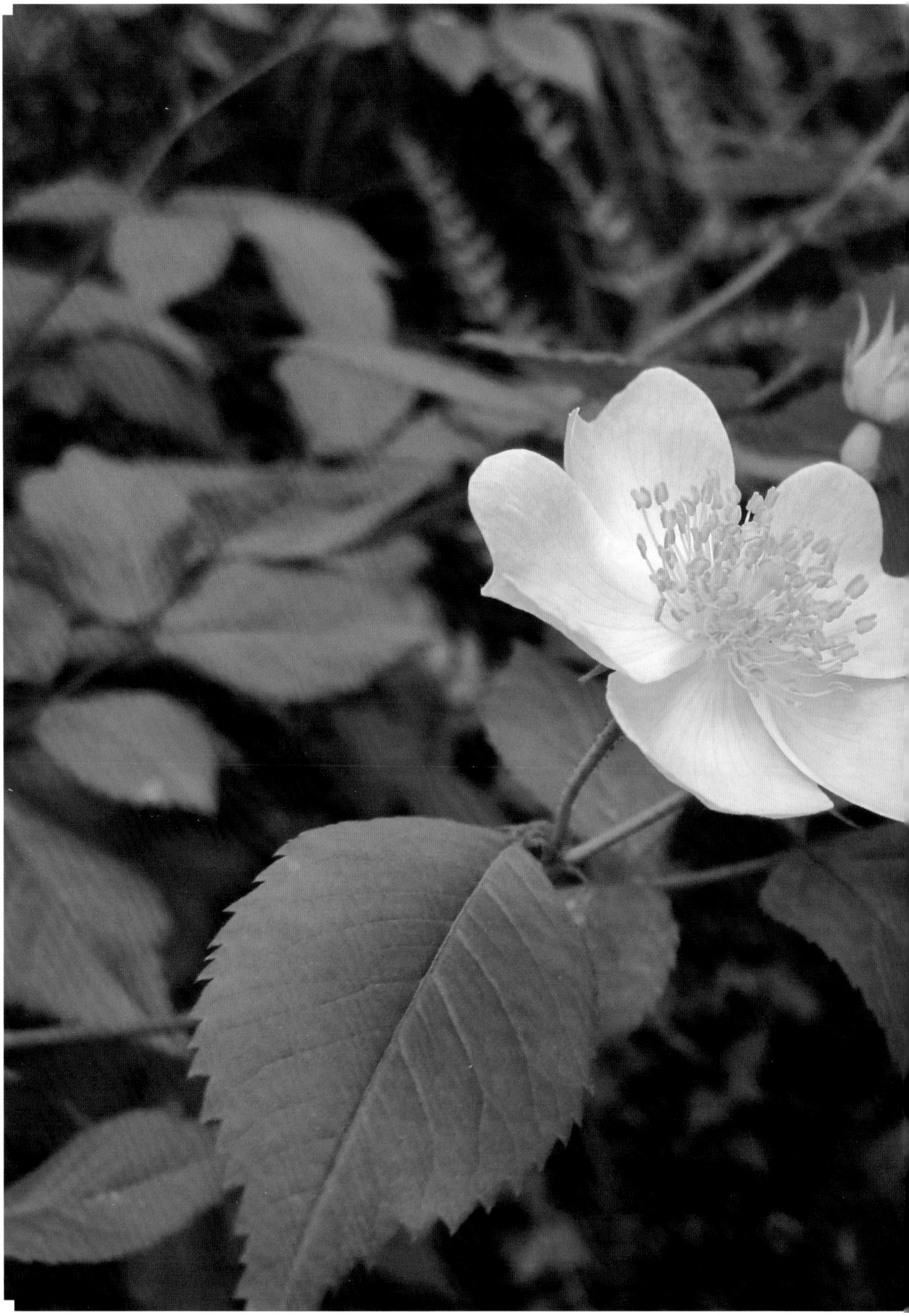

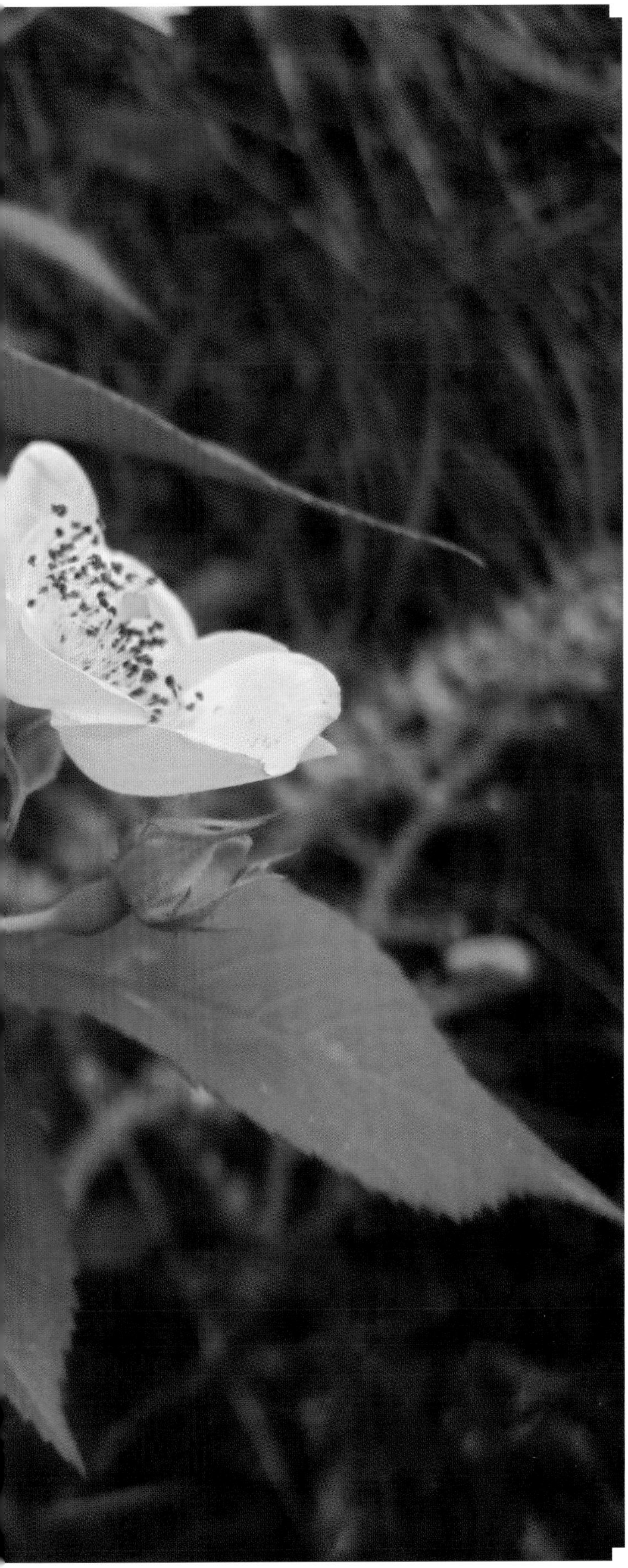

# 蔷薇花

【维药名】阿孜航梅维斯。

【别　名】刺花、多花蔷薇、蔷蘼、刺玫、白残花。

【来　源】本品为蔷薇科落叶小灌木植物多花蔷薇 *Rosa multiflora* Thunb. 的花朵。

【性味归经】甘，凉。归胃、大肠经。

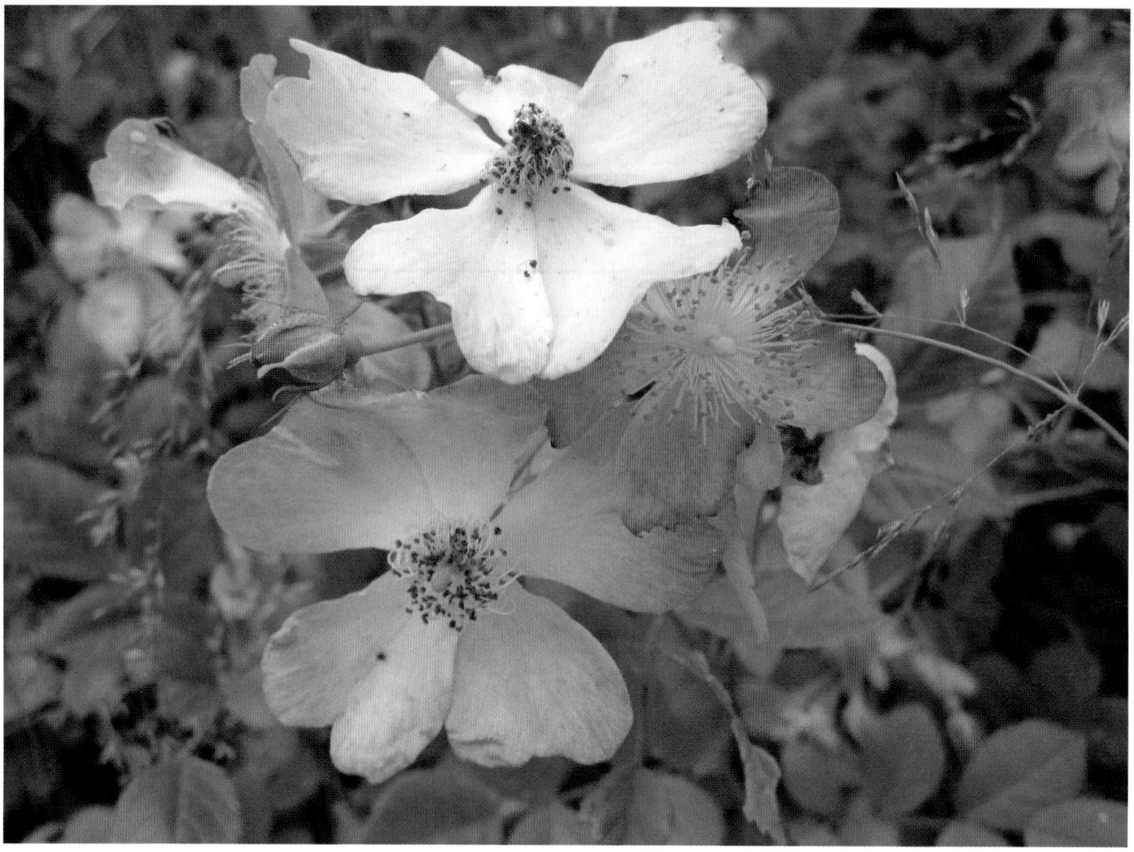

蔷薇花

## 识别特征

攀缘灌木，小枝有短、粗稍弯曲的皮刺。小叶 5 ~ 9，近花序的小叶有时 3，连叶柄长 5 ~ 10 cm；托叶篦齿状，大部贴生于叶柄；小叶片倒卵形、长圆形或卵形，长 1.5 ~ 5.0 cm，宽 0.8 ~ 2.8 cm，先端急尖或圆钝，基部近圆形或楔形，边缘有锯齿，上面无毛，下面有柔毛，小叶柄和轴有散生腺毛。花两性；多朵簇排成圆锥状花序，花直径 1.5 ~ 2.0 cm；萼片 5，披针形，有时中部具 2 个线形裂片；花瓣 5，白色，宽倒卵形，先端微凹，基部楔形；雄蕊多数；花柱结合成束。果实近球形，直径 6 ~ 8 mm，红褐色或紫褐色，有光泽。花期 5—6 月，果期 9—10 月。

## 生境分布

生长于路旁、田边或丘陵地的灌木丛中。分布于浙江、江苏等省区。

## 采收加工

5—6 月花盛开时，择晴天采收，晒干。

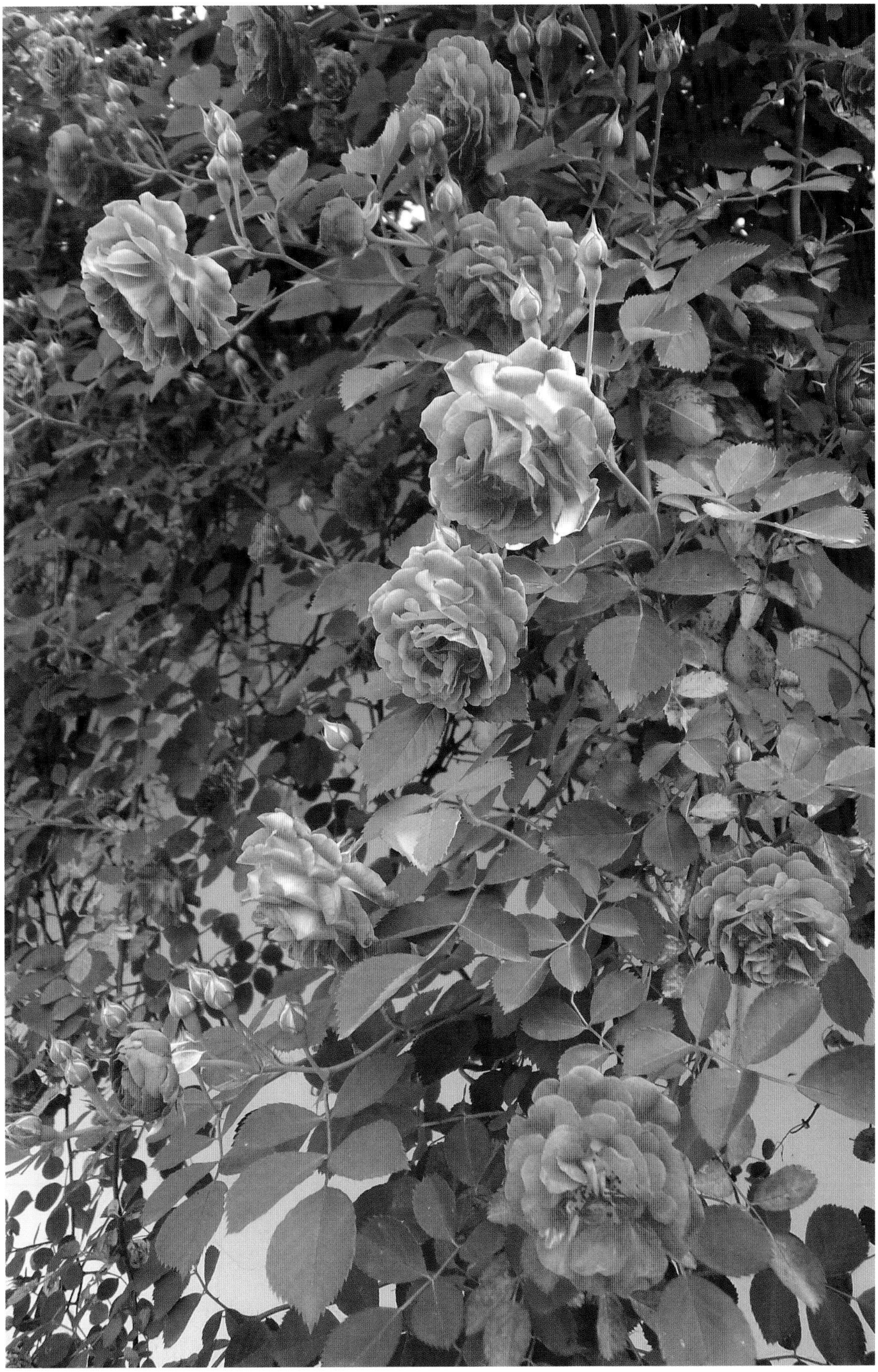

蔷薇

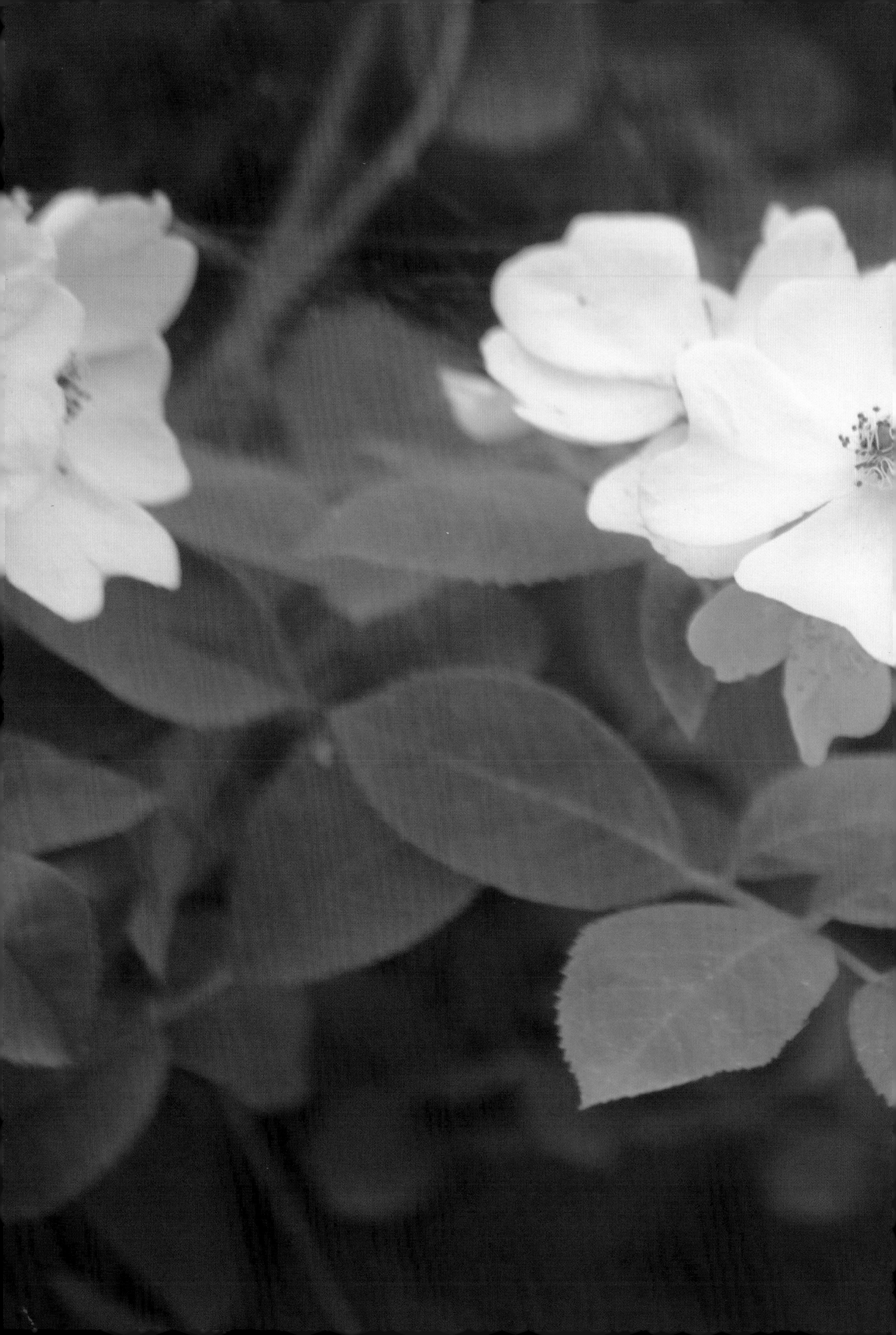

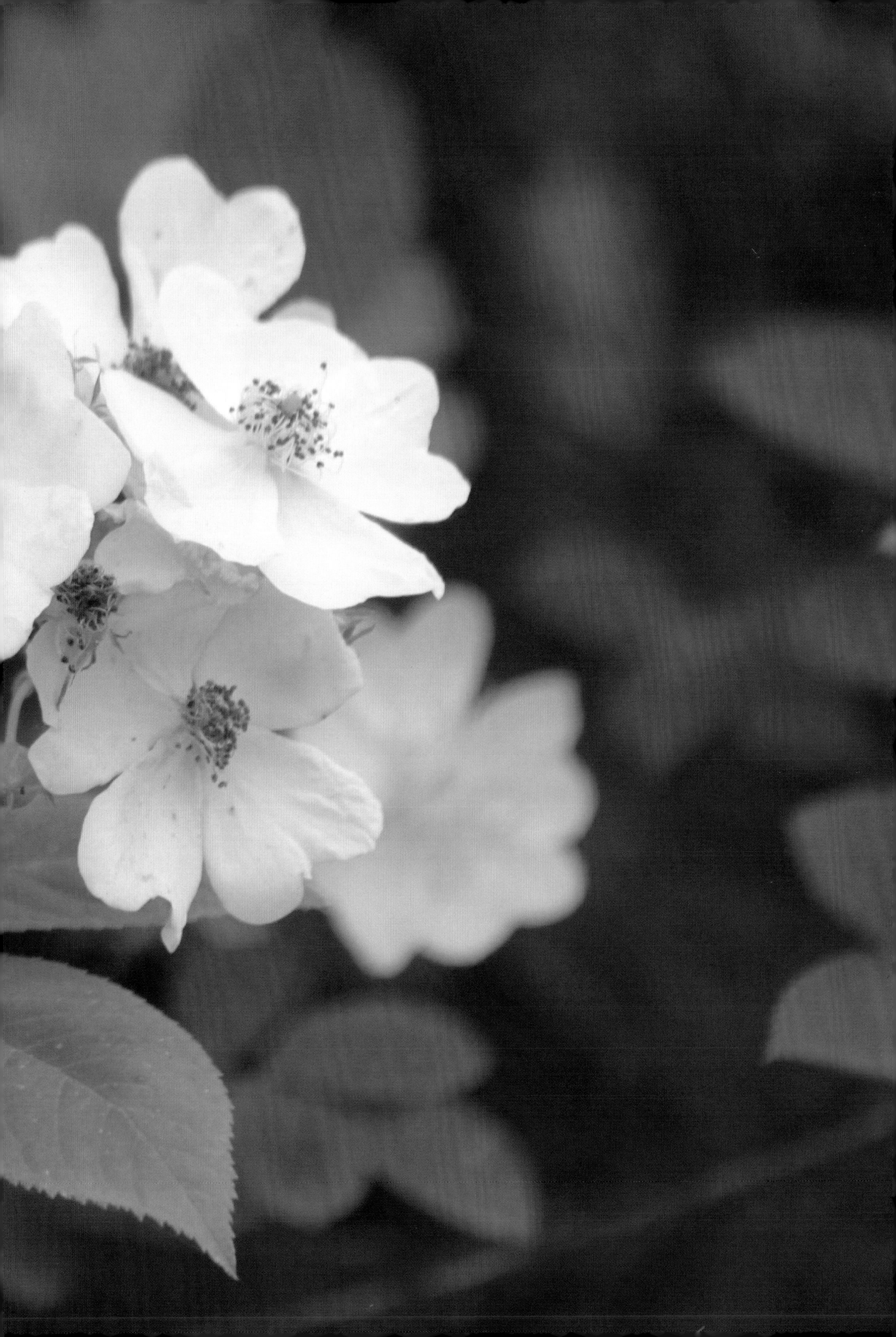

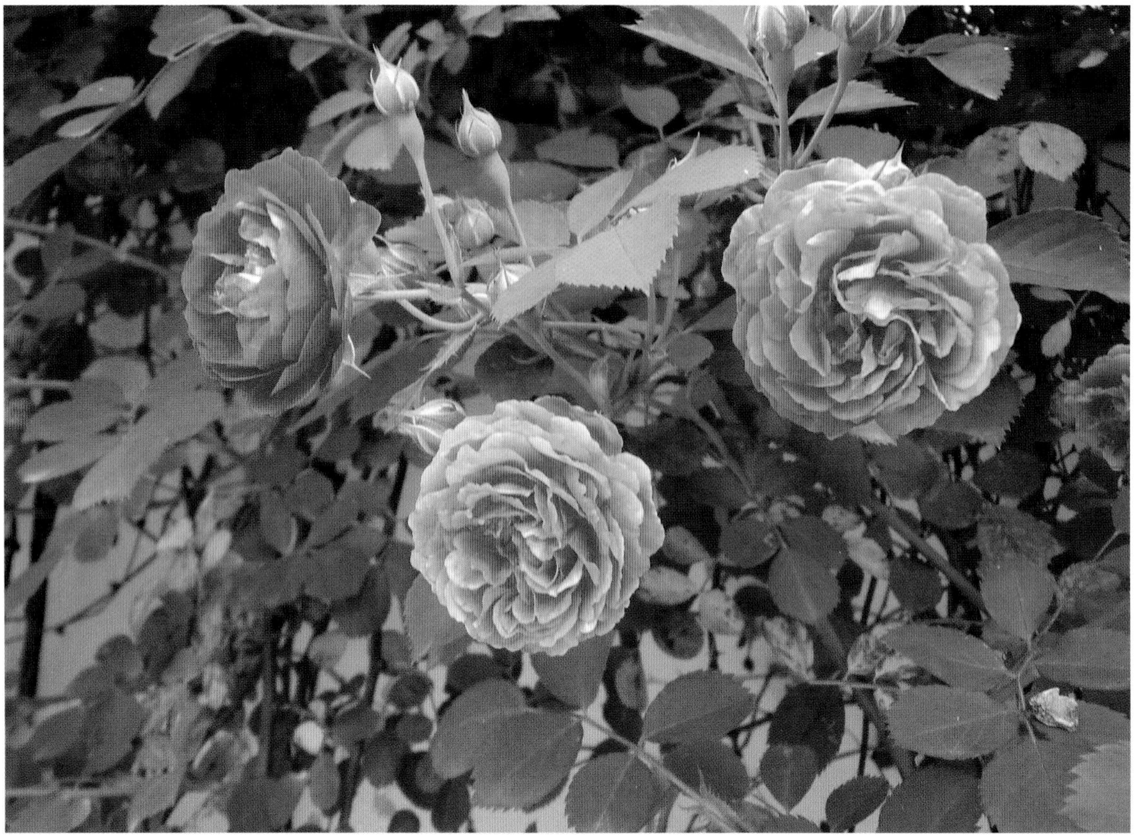

蔷薇花

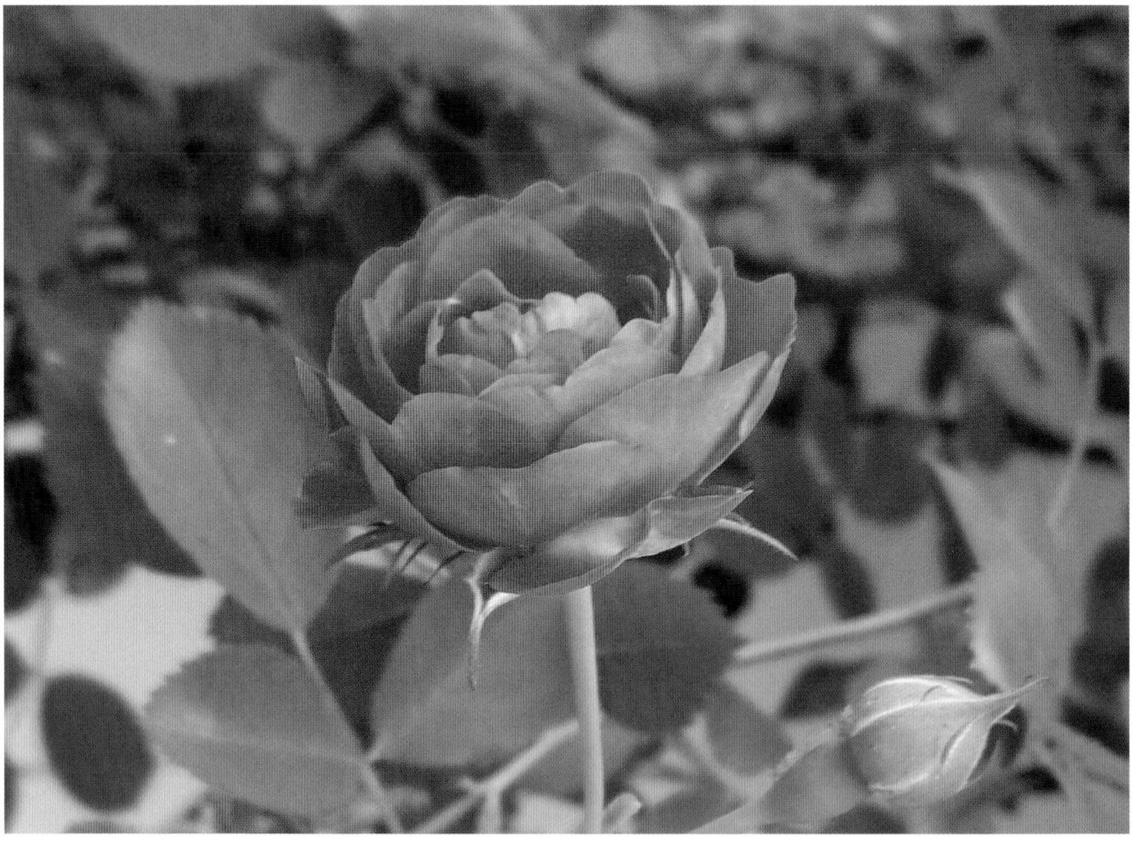

蔷薇花

## 药材鉴别

干燥花朵大多破散不全。花萼披针形，背面黄白色或棕色，疏生刺状毛，无绒毛或具少数茸毛，内表面密被白色茸毛；花瓣三角状卵形，黄白色至棕色，多皱缩卷曲，脉纹明显；雄蕊多数，黄色，卷曲成团；花柱突出，无毛；花托壶形，表面棕红色，基部有长短不等的果柄。气微弱，味微苦涩。以无花托及叶片掺杂，花瓣完整、色白者为佳。

## 功效主治

清暑，和胃，活血止血，解毒。主治暑热烦渴；胃脘胀闷，吐血，衄血，口疮，痈疖，月经不调。

## 药理作用

本品主要含黄芪苷、挥发油，有利胆作用，对多种细菌有抑制作用。

## 用法用量

内服：3 ~ 6 g，煎服。外用：研末撒敷。

## 民族药方

**1．暑热烦渴不思饮食**　蔷薇花 10 g，刺梨 15 g。煎水饮；或蔷薇花 10 g，茶叶 3 g。沸水冲泡，代茶饮。

**2．疟疾**　蔷薇花适量。拌茶煎服。

**3．暑热胸闷，吐血口渴，呕吐不思饮食**　蔷薇花 7.5 ~ 15 g。水煎服。

## 使用注意

香烈大耗真气，虚人忌服之。

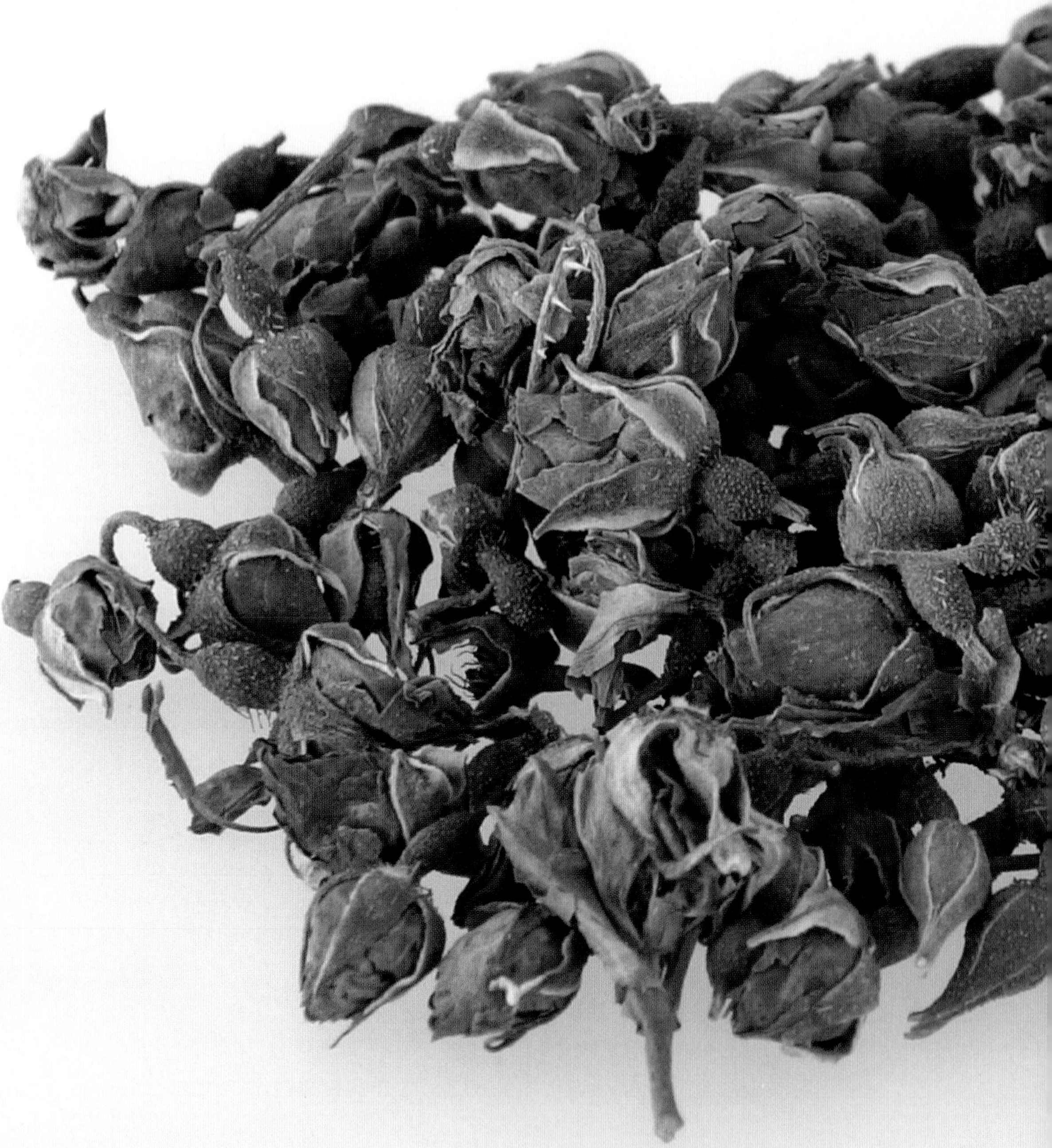

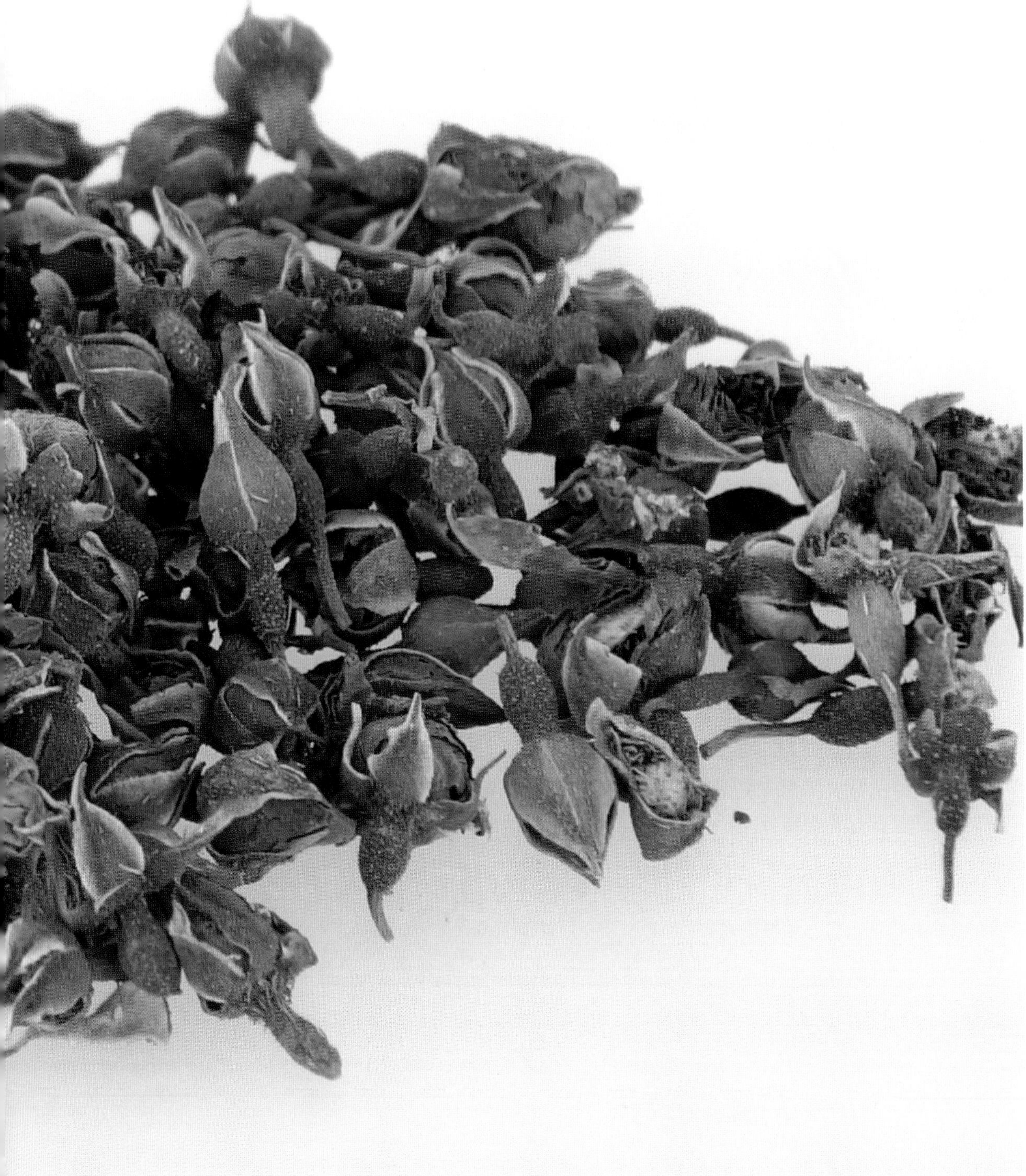

蔷薇花饮片

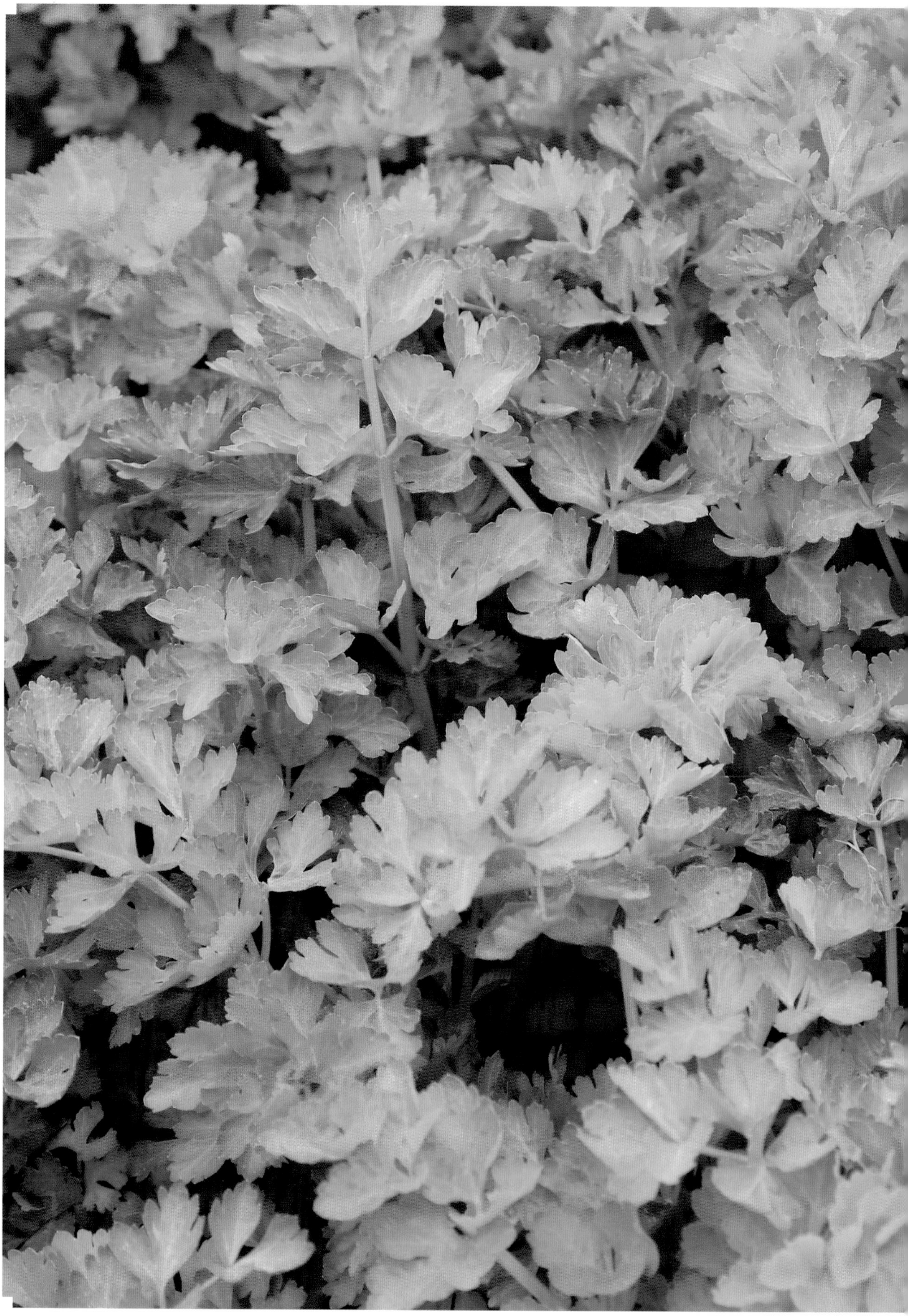

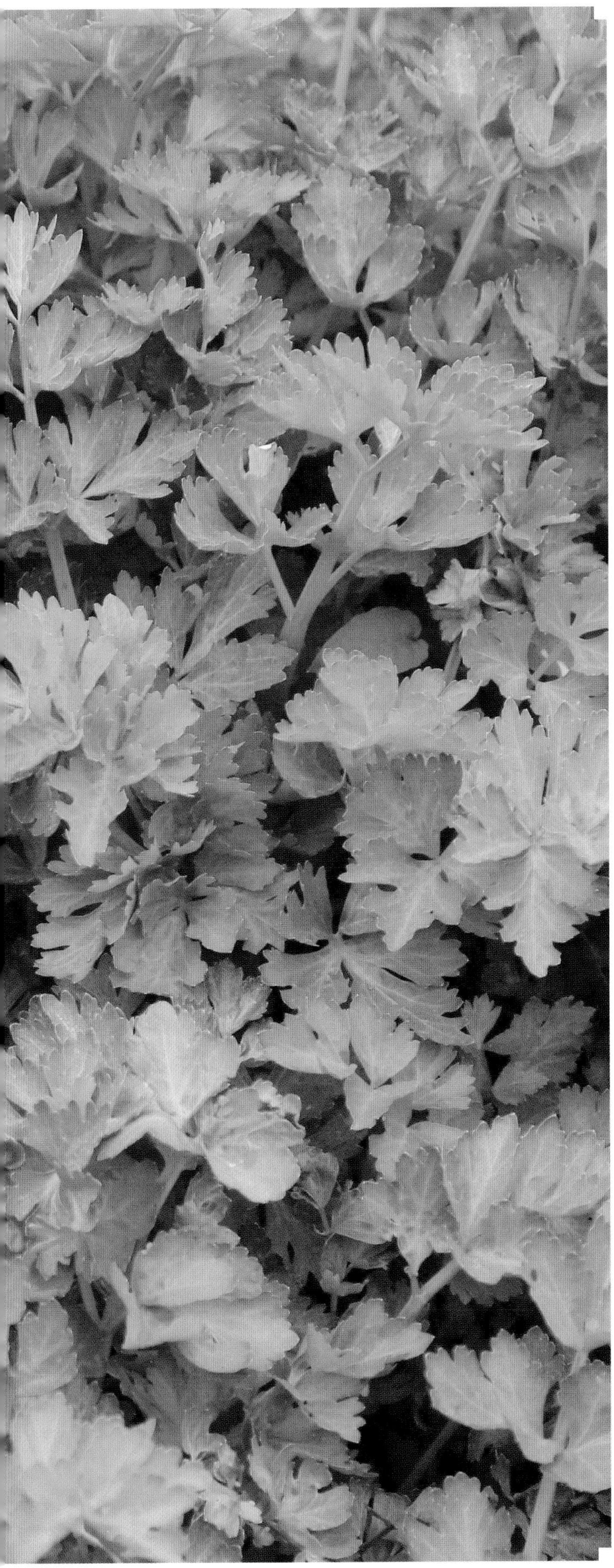

# 芹菜

【维药名】开热非谢。

【别　名】旱芹、香芹、胡芹、药芹。

【来　源】本品为伞形科植物旱芹 *Apium graveolens* L. 的全株。

【性味归经】甘、微苦，凉。归肝、胃经。

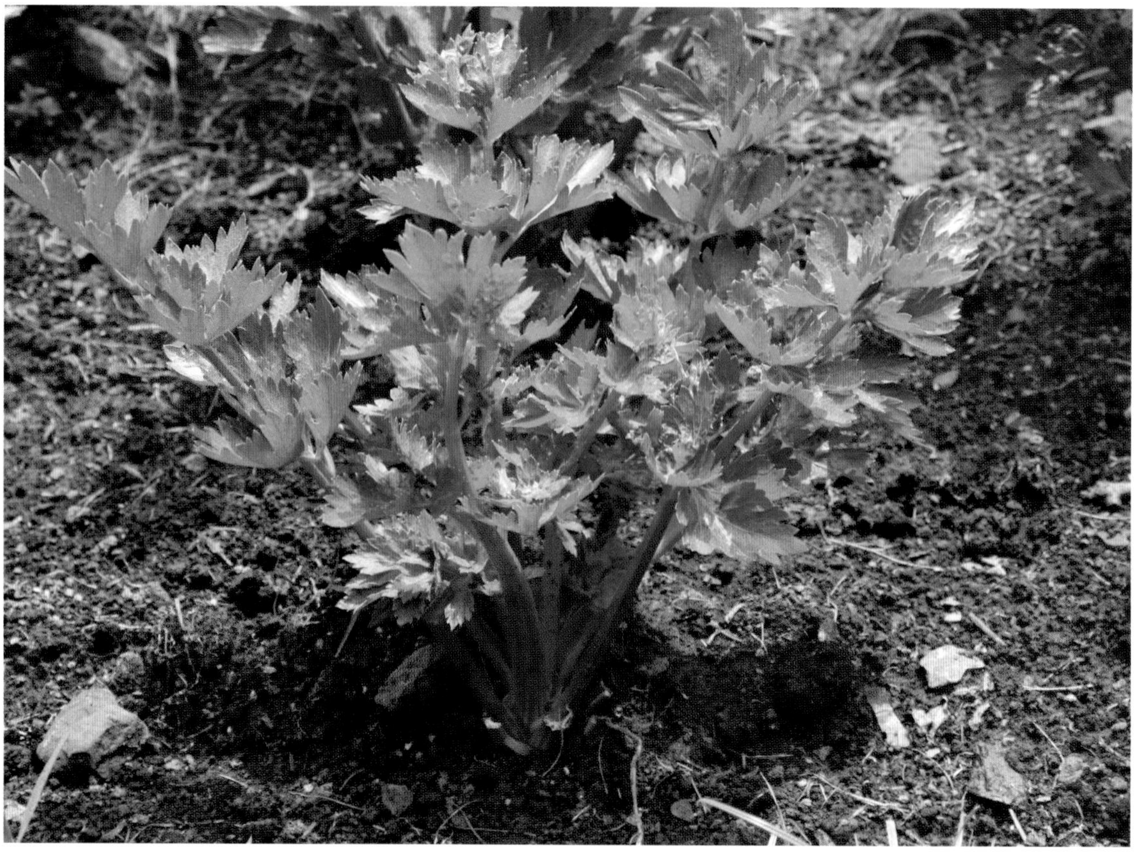

旱芹

## 识别特征

一年或二年生草本，有强烈香气。茎圆柱形，高 0.7 ~ 1.0 m，上部分枝，有纵棱及节。根出叶丛生，单数羽状复叶，倒卵形至矩圆形，具柄，柄长 36 ~ 45 cm，小叶 2 ~ 3 对，基部小叶柄最长，愈向上愈短，小叶长、宽均约 5 cm，3 裂，裂片三角状圆形或五角状圆形，尖端有时再 3 裂，边缘有粗齿；茎生叶为全裂的 3 小叶。复伞形花序侧生或顶生；无总苞及小总苞；伞辐 7 ~ 16；花梗 20 余，花小，两性，萼齿不明显；花瓣 5，白色，广卵形，先端内曲；雄蕊 5，花药小，卵形；雌蕊 1，子房下位，2 室，花柱 2，浅裂。双悬果近圆形至椭圆形，分果椭圆形，长约 1.2 mm，具有 5 条明显的肋线，肋槽内含有 1 个油槽，二分果联合面近于平坦，也有 2 个油槽，分果有种子 1 粒。花期 4 月，果期 6 月。

## 生境分布

全国各地均有栽培，主产于河南、山东、河北等省区。

## 采收加工

秋末采收，窖贮或阴干，切碎用。

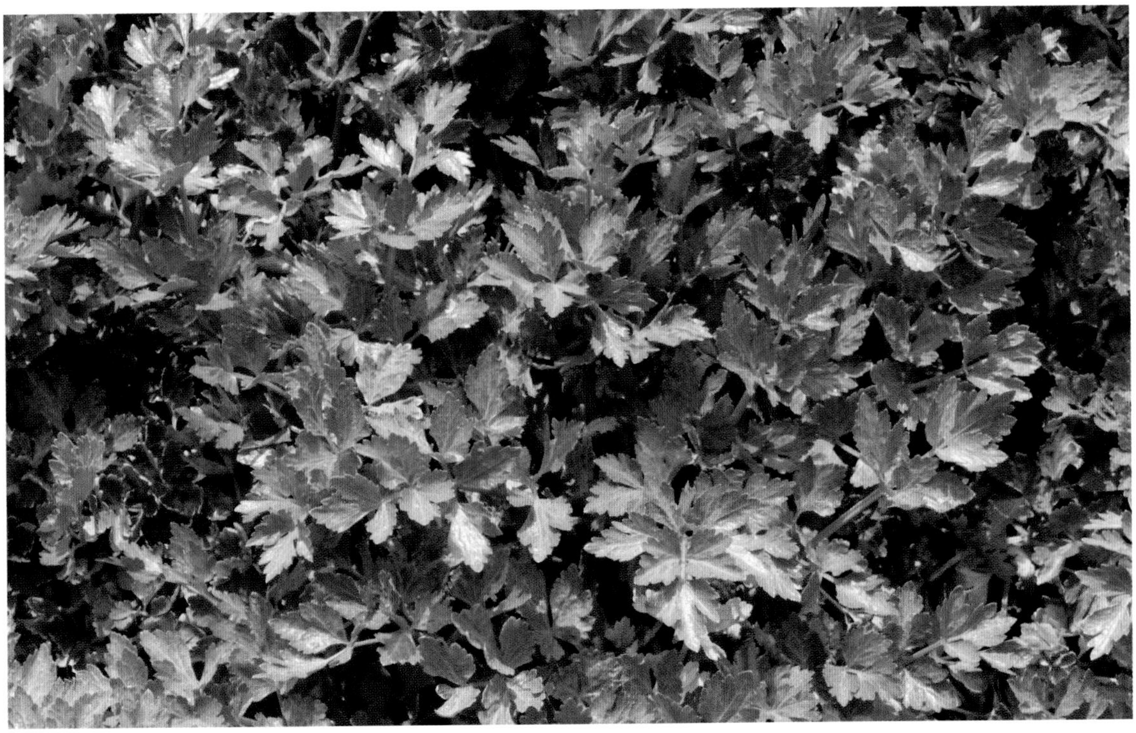

旱芹

## 功效主治

清热平肝，利湿。主治高血压等。

## 药理作用

本品挥发油能促进食欲，还有降压、镇静、抗惊厥及利尿作用。

## 用法用量

内服：煎服，10 ~ 15 g，鲜品 50 ~ 100 g，或捣汁，入丸剂。外用：适量。

## 民族药方

**1. 高血压**　鲜芹菜 250 g。洗净，以沸开水烫约 2 分钟，切细捣绞汁，每次服 1 小杯，每日 2 次。

**2. 妇女月经不调、崩中带下，小便出血**　鲜芹菜 30 g，茜草 6 g，六月雪 12 g。水煎服。

**3. 妊娠期高血压疾病**　芹菜、向日葵叶各 30 g，夏枯草 15 g。水煎取汁，代茶饮。

## 使用注意

脾胃虚弱、大便溏薄者不宜多食。

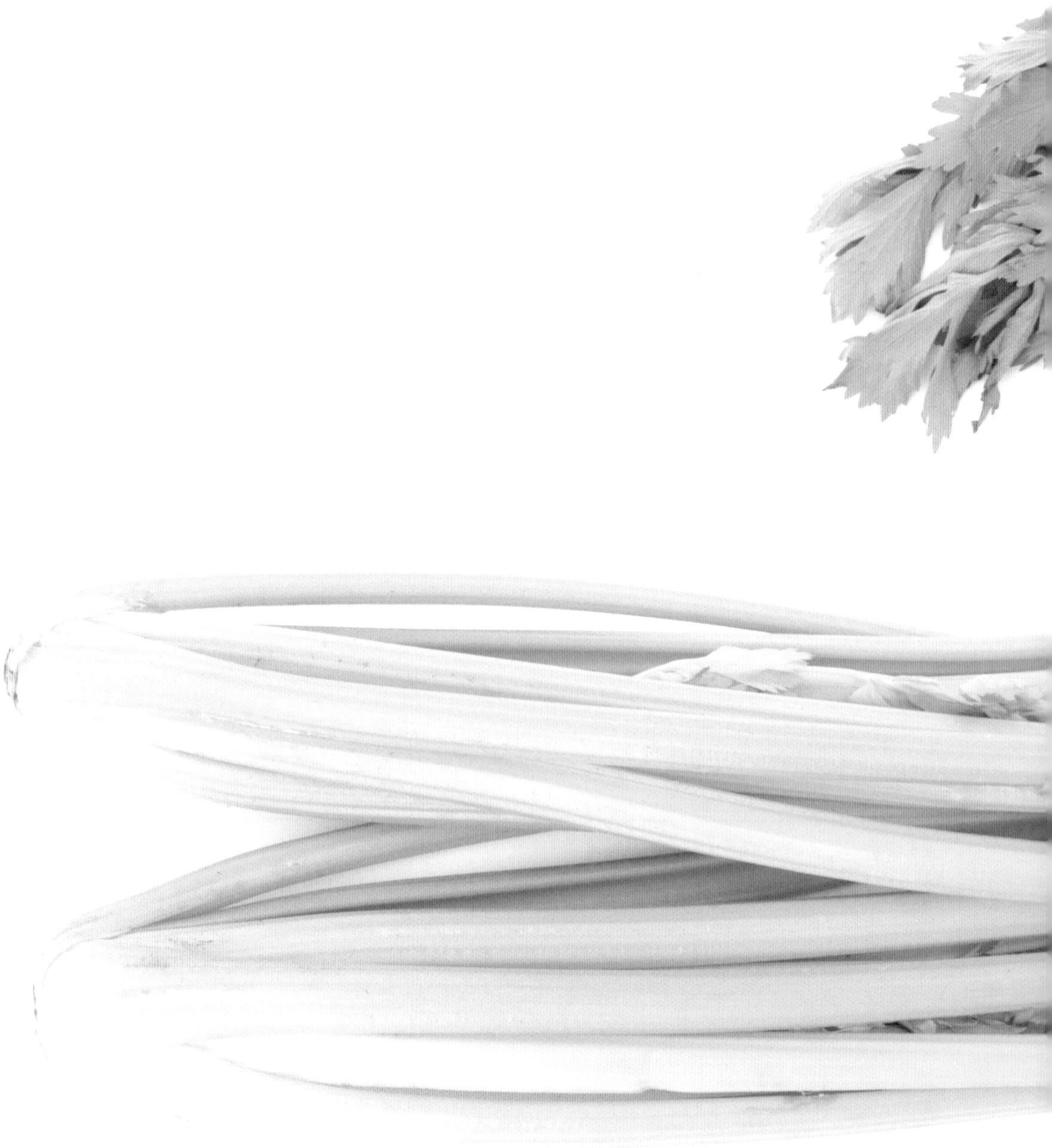

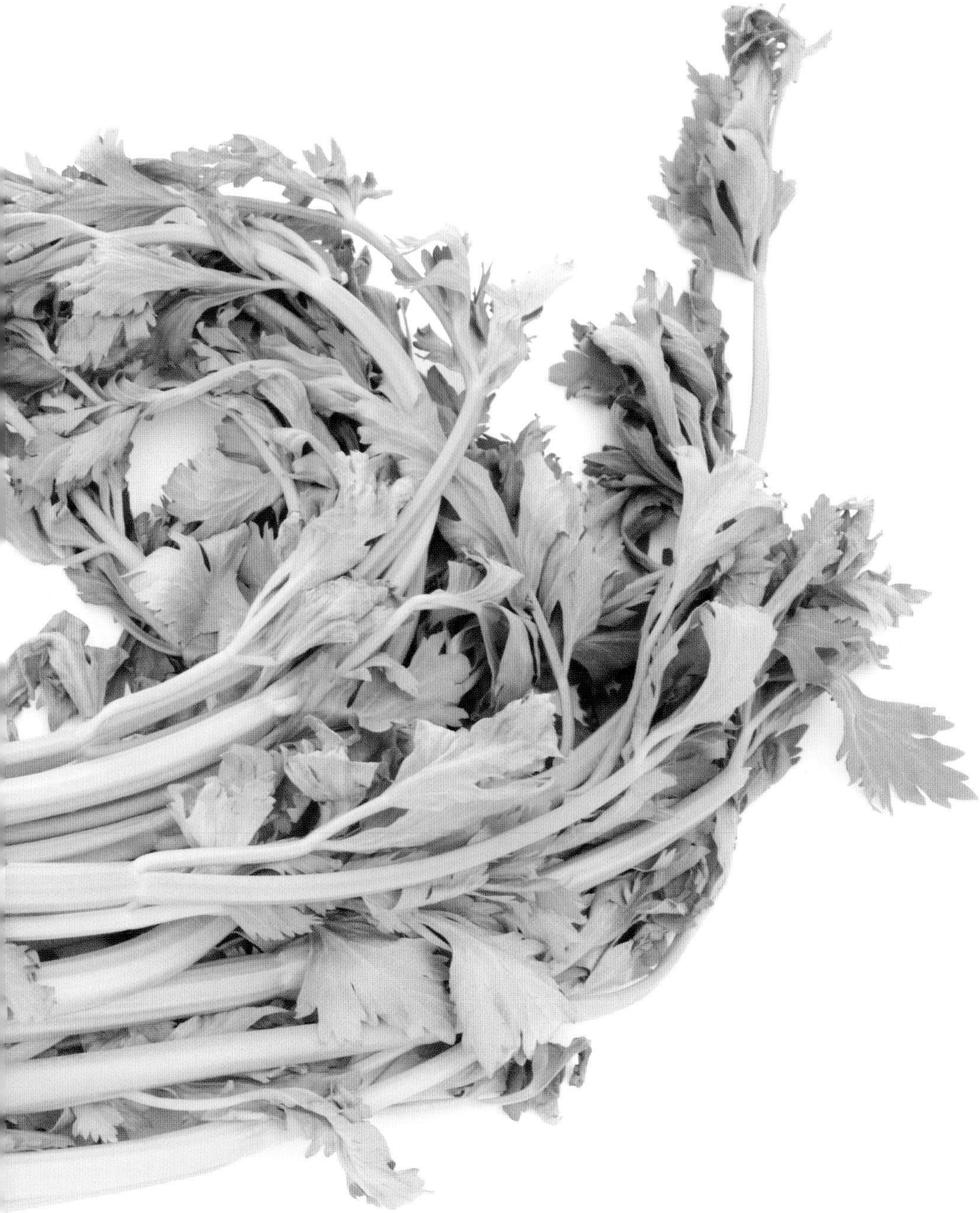

芹菜

芹菜药材

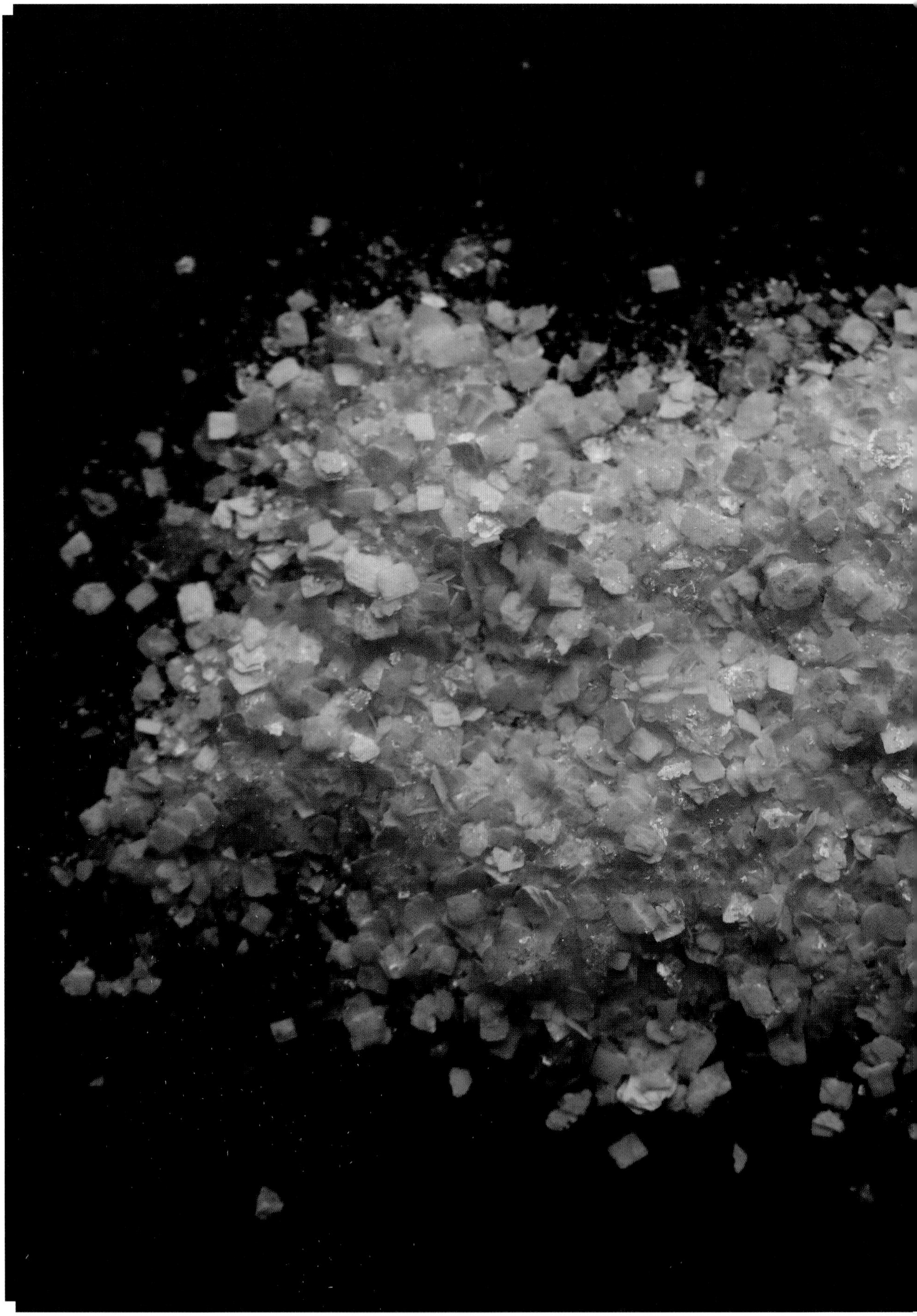

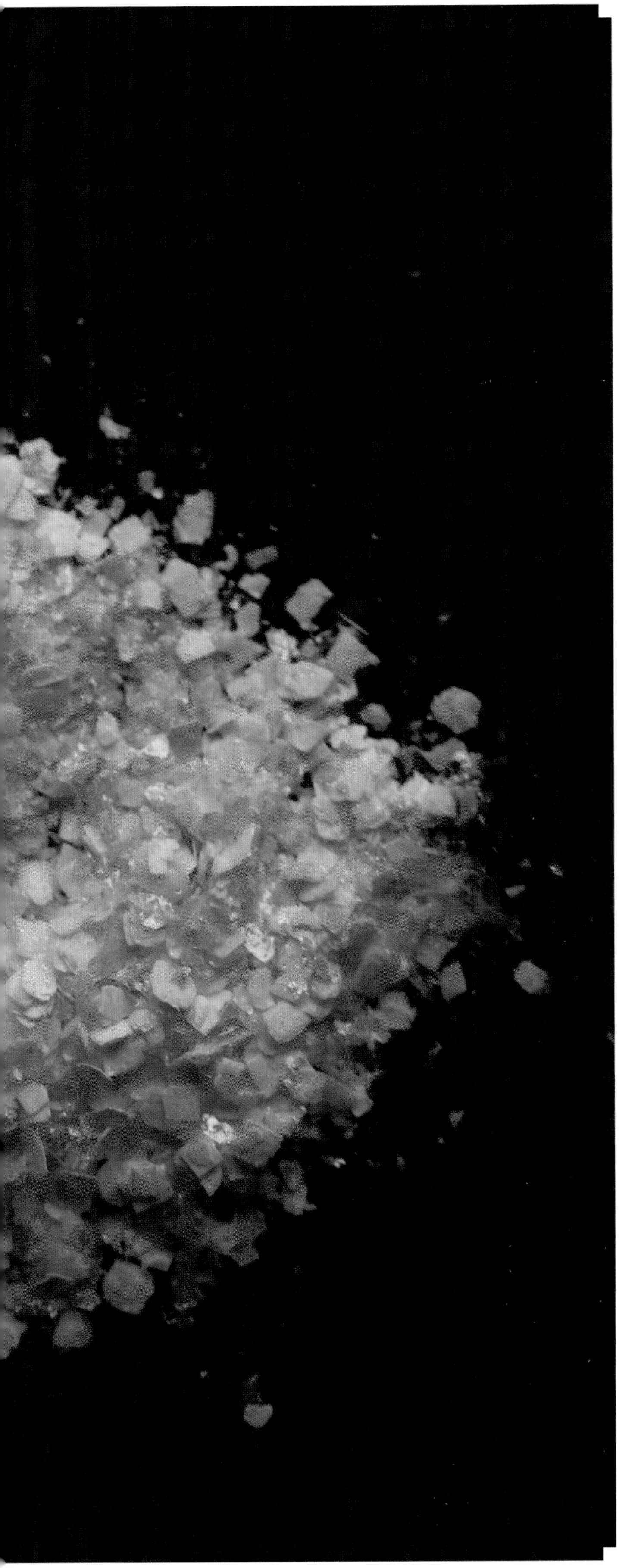

# 轻粉

【维药名】开皮斯热。

【别　名】峭粉、腻粉、汞粉。

【来　源】本品为氯化亚汞（$Hg_2Cl_2$）。

【性味归经】辛，寒；有毒。归大肠、小肠经。

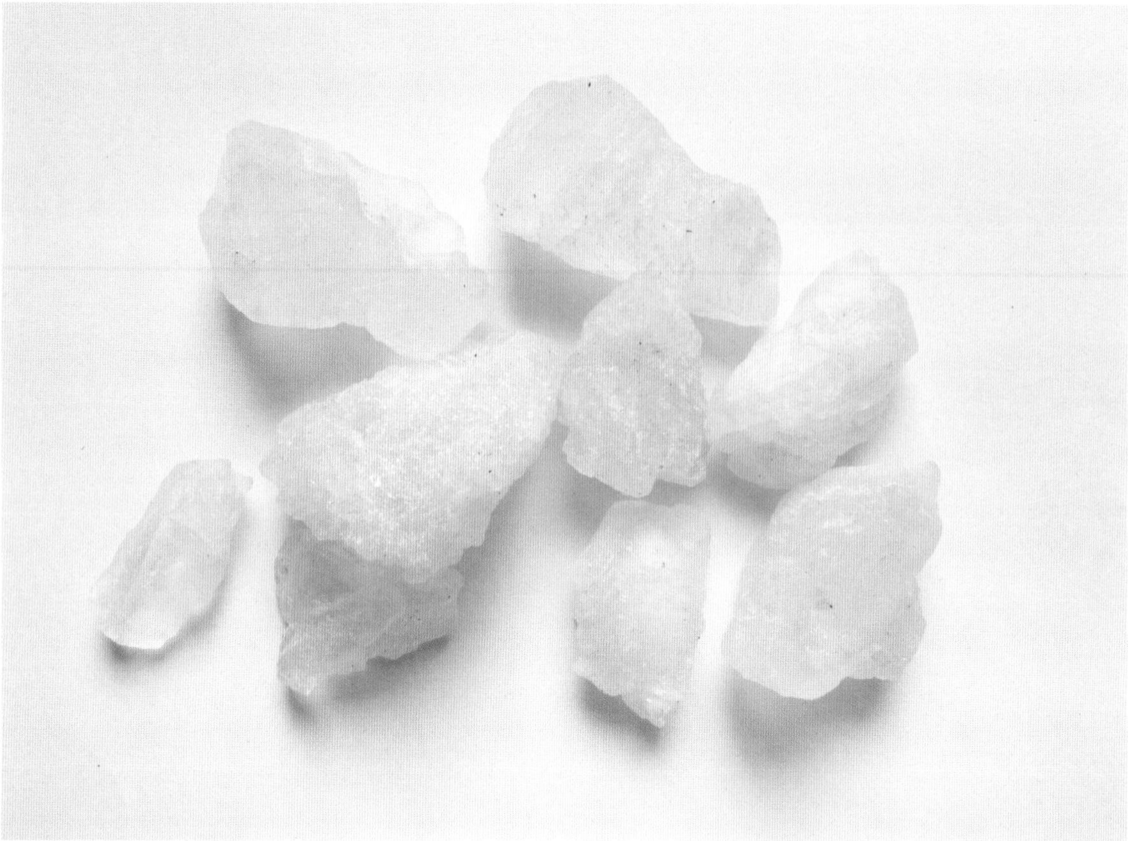

轻粉

## 识别特征

本品呈无色透明的鳞片状或雪花状结晶，或结晶性粉末。具玻璃样金刚光泽，性脆。体轻，易碎。无气，味淡，久之有“甜”感。遇光颜色渐渐变暗。

## 生境分布

分布于湖北、山西、陕西、湖南、贵州、云南等省区。

## 采收加工

水银 180 g，盐 90 g，胆矾 105 g，红土 1 碗。先把盐、胆矾放在乳钵内研细，加水适量混合，倾入水银调匀后，倒在铁锅当中，上覆一只瓷碗，碗内空隙处再用红土搅拌成糊状封固填满，使不泄气。待炉中炭火生好后，将铁锅安置炉上，开始时火力不宜太大，但要均匀。这时，锅中的水银和盐等起化学反应，至一炉木炭烧尽时，将锅取下，待凉揭开瓷碗，有雪片状白色结晶体黏在碗底，即是轻粉。

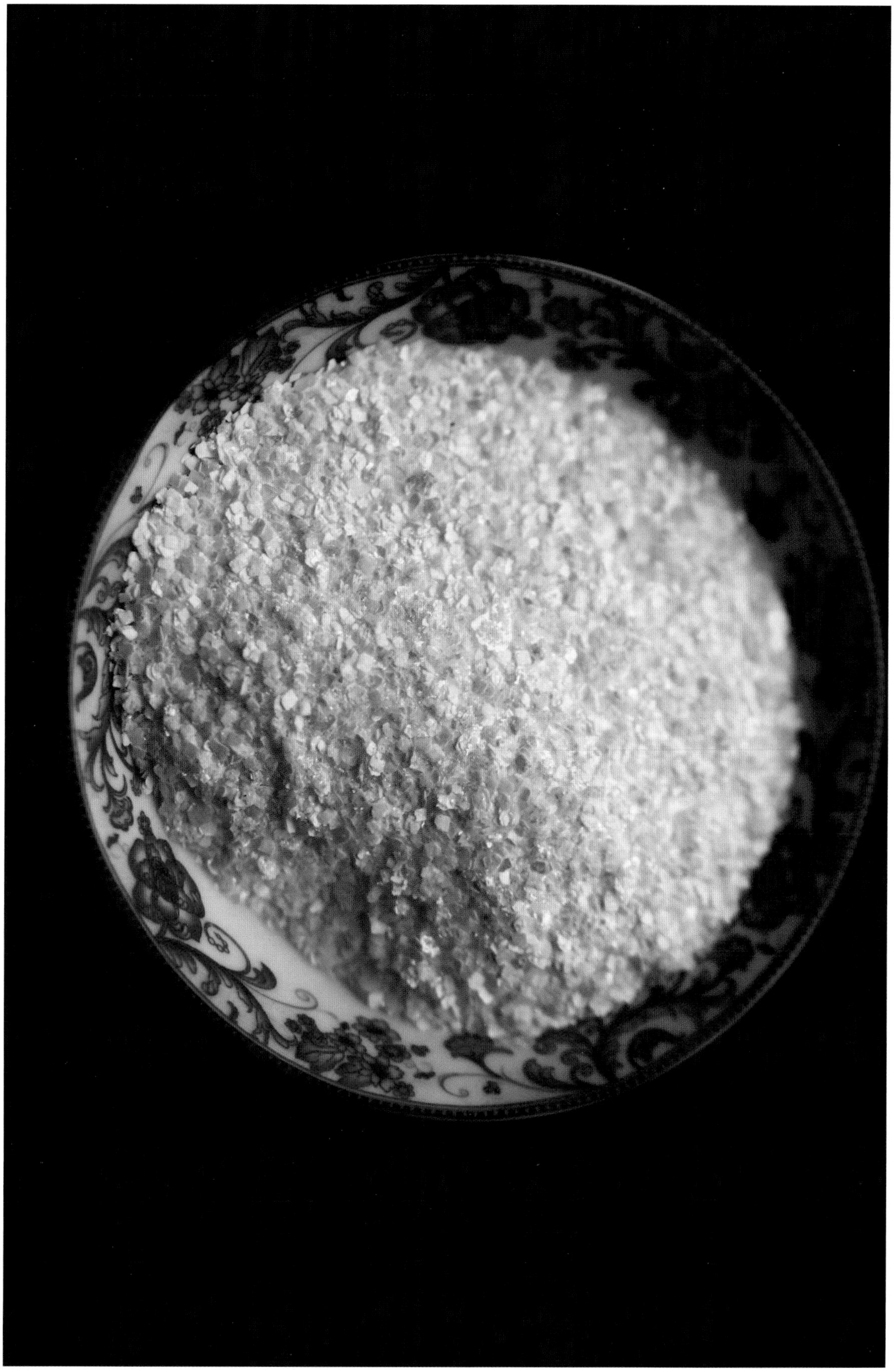

轻粉

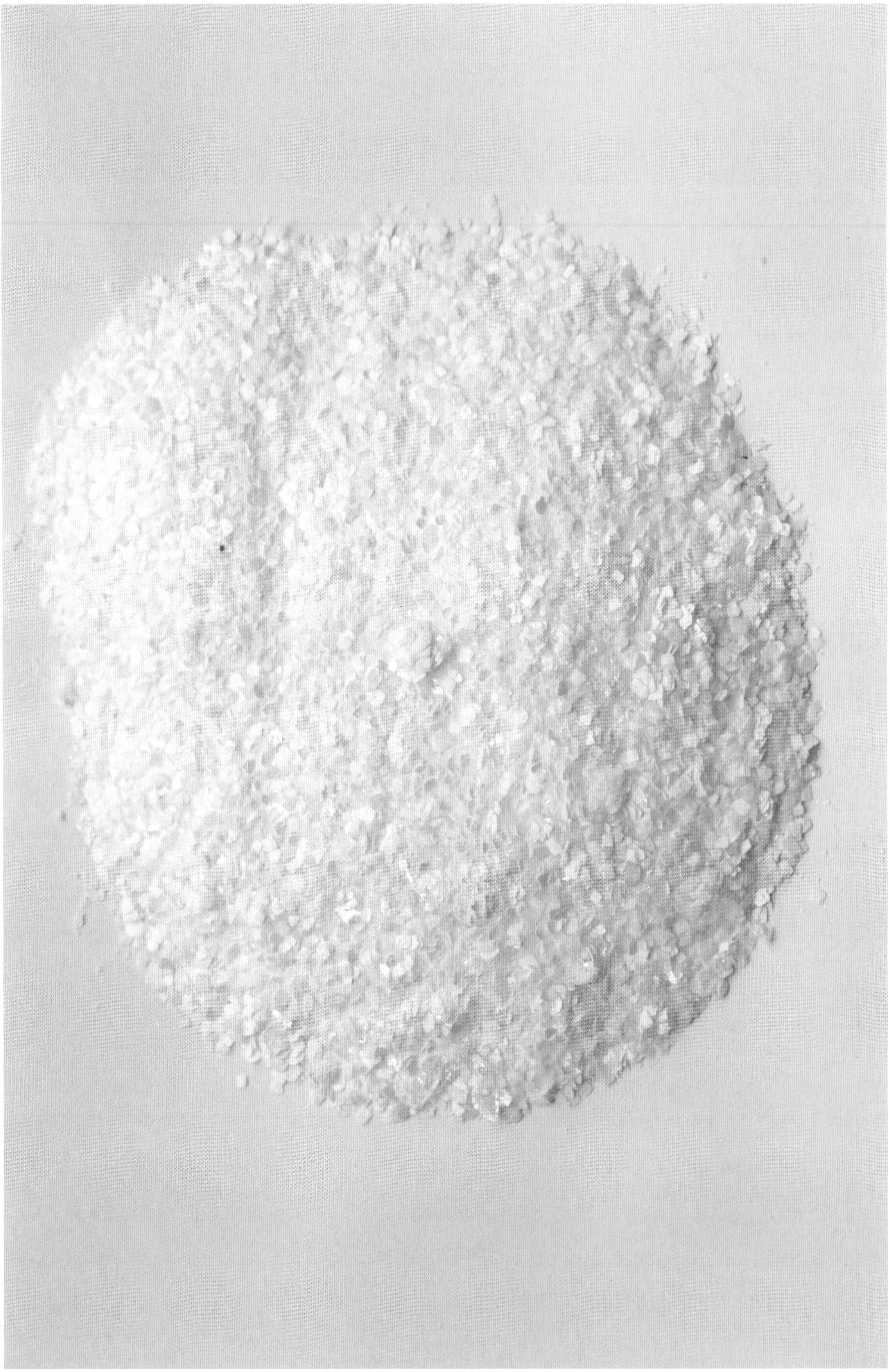

轻粉饮片

## 药材鉴别

本品为白色有光泽的鳞片状或雪花状结晶，或结晶性粉末。气微，味淡。遇光颜色缓缓变暗。

## 功效主治

外用攻毒杀虫，内服利水通便。本品辛寒有毒，外用攻毒杀虫，内服则有泻下和利尿作用，但毒性强，内服宜慎。

## 药理作用

本品内服后，直肠内变为可溶性汞盐，能刺激肠壁，增加蠕动，并促进肠液分泌而有泻下作用。轻粉有蓄积作用，久服能发生慢性中毒。服用过量，会引起急性中毒。水浸剂（1∶3）对皮肤真菌有抑制作用，所含之汞能抑制寄生虫及细菌，且于局部无刺激作用，故可外治梅毒病。

## 用法用量

内服：每次 0.06 ~ 0.15 g，每日不超过 2 次。入丸、散或装入胶囊服。外用：适量，研末调敷或干掺。

## 民族药方

**1. 脓疱疮** 轻粉 10 g，黄连、大黄各 25 g，侧柏叶、生地黄各 20 g，雄黄 15 g，松香 6 g，麻油适量。将以上前 7 味共研细末，用麻油调成糊状，备用。先用盐水洗净患处，将药敷于患处，每日用药 1 次。

**2. 鹅掌风** 轻粉、大黄、青盐、儿茶、胆矾、铜绿、雄黄、枯矾、皂矾各 1.2 g，杏仁 3 个，麝香 0.3 g，冰片 0.15 g。共研为细末，然后以苏合油调匀，即成。

**3. 手足皲裂湿热结聚证** 轻粉、红粉各 20 g，银珠、冰片各 10 g，凡士林 30 g。前 4 味共研细末，过筛后投入已熔化的凡士林中搅匀，装瓶备用，将皲裂部位用温水洗净，涂上药膏，早、晚各 1 次，7 日为 1 个疗程。

## 使用注意

本品毒性强烈，内服不能过量，也不可持续服用，以防中毒；服后要及时漱口，以免口腔糜烂。孕妇忌服。与水共煮使毒性增强，故忌入汤剂。

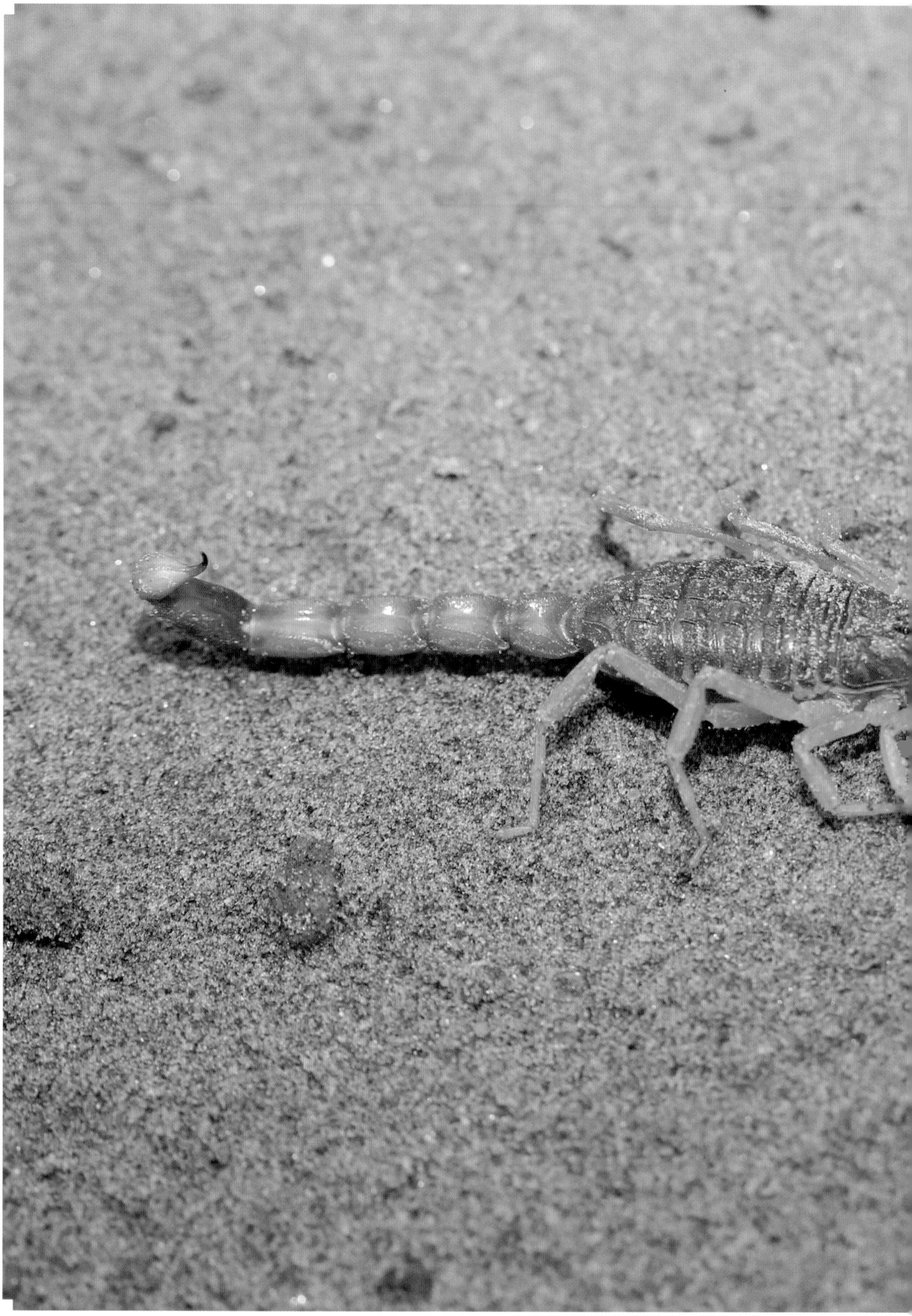

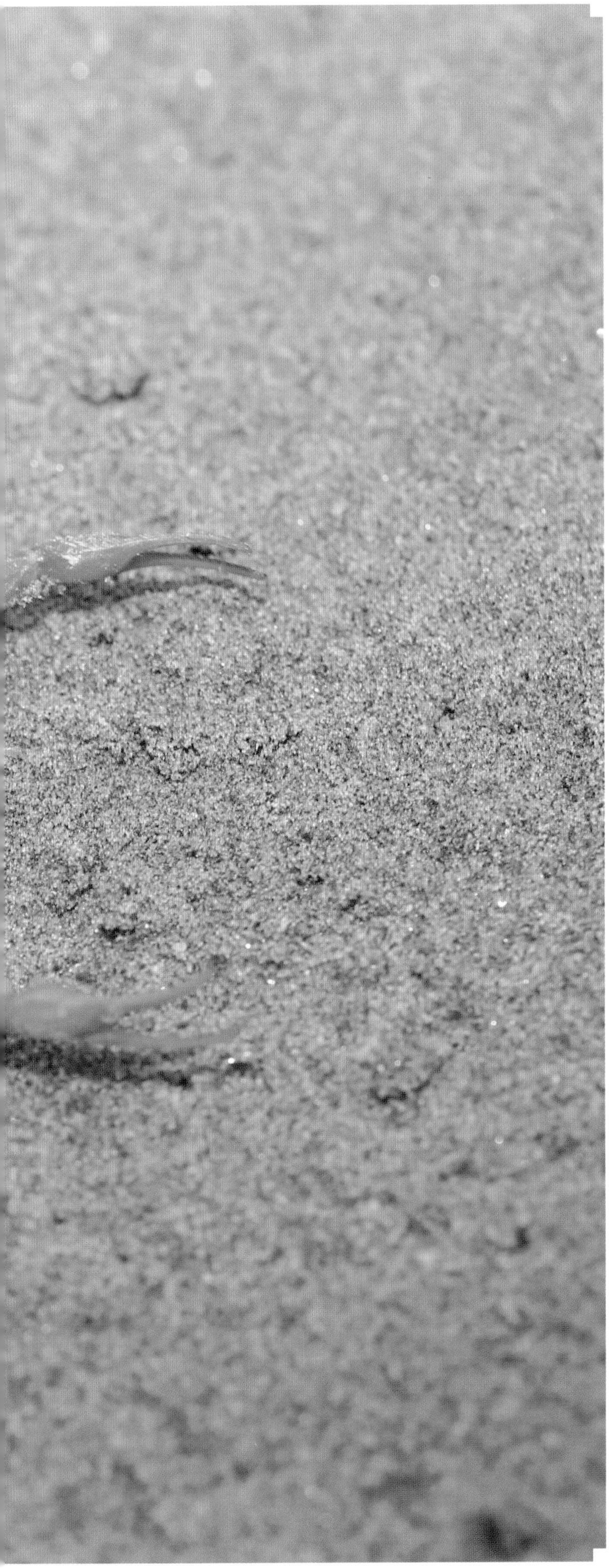

# 全蝎

**【维药名】**查洋。

**【别　名】**蝎尾、全虫、淡全蝎、咸全蝎。

**【来　源】**本品为钳蝎科动物东亚钳蝎 *Buthus martensii* Karsch 的干燥体。如单用尾，名蝎尾。

**【性味归经】**辛，平；有毒。归肝经。

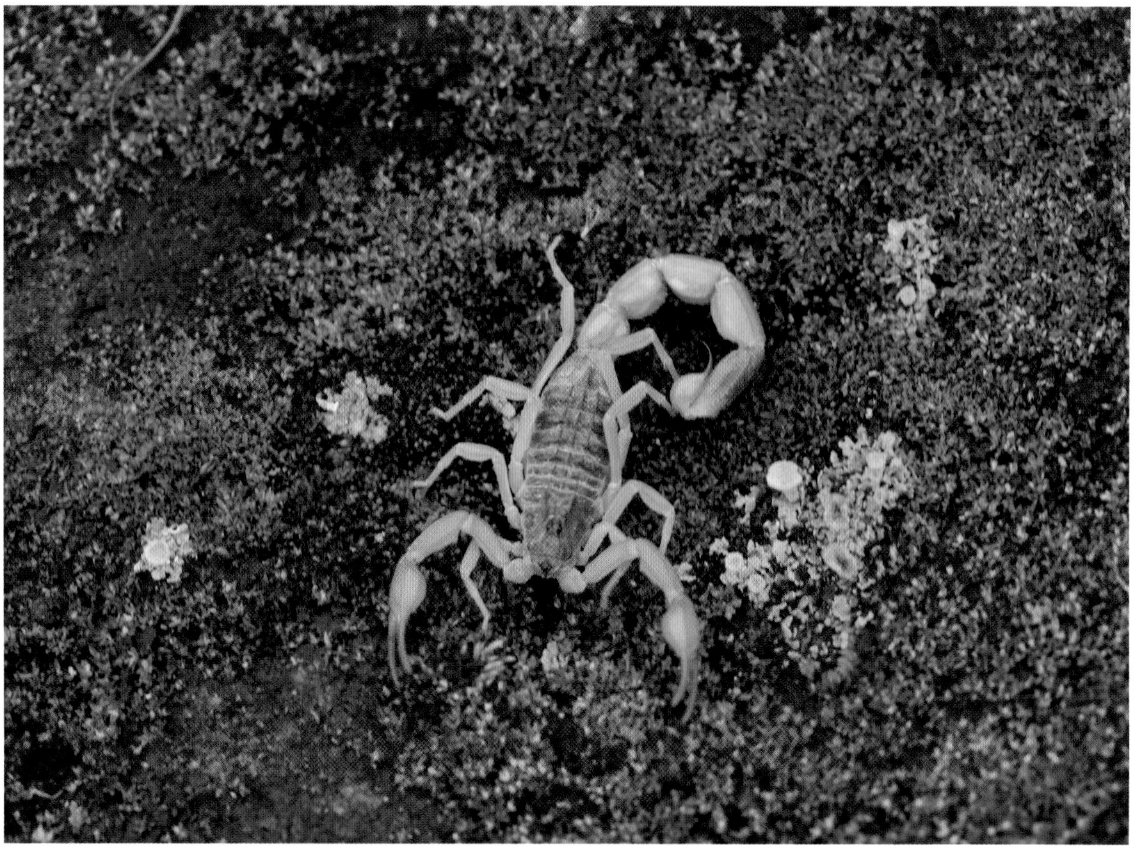

东亚钳蝎

## 识别特征

钳蝎体长约 6 cm，分为头胸部及腹部。头胸部较短，7 节，分节不明显，背面覆有头胸甲，前端两侧各有 1 团单眼，头胸甲背部中央处，另有 1 对，如复眼。头部有附肢 2 对，1 对为钳角，甚小；1 对为强大的脚须，形如蟹螯。胸部有步足 4 对，每足分为 7 节，末端各有钩爪 2 枚。腹部甚长，分前腹及后腹两部，前腹部宽广，共有 7 节，第 1 节腹面有 1 生殖厣，内有生殖孔；第 2 节腹面有 1 对栉板，上有齿 16 ~ 25 个；第 3 ~ 6 节的腹面，各有孔 1 对。后腹部细长，分为 5 节和 1 节尾刺，后腹部各节皆有颗粒排列而成的纵棱数条；尾刺呈钩状，上屈，内有毒腺。卵胎生。

## 生境分布

生长于阴暗潮湿处。分布于河南、山东、湖北、安徽等省区。

## 采收加工

野生蝎春末至秋初均可捕捉。清明至谷雨捕捉者，称“春蝎”，此时未食泥土，品质较佳；夏季产者称“伏蝎”，产量较多，因已食泥土，品质较次。饲养蝎一般在秋季，隔年收捕 1 次。捕得后，先浸入清水中，待其吐出泥土，置沸水或沸盐水中，煮至全身僵硬，捞出，置通风处，阴干。

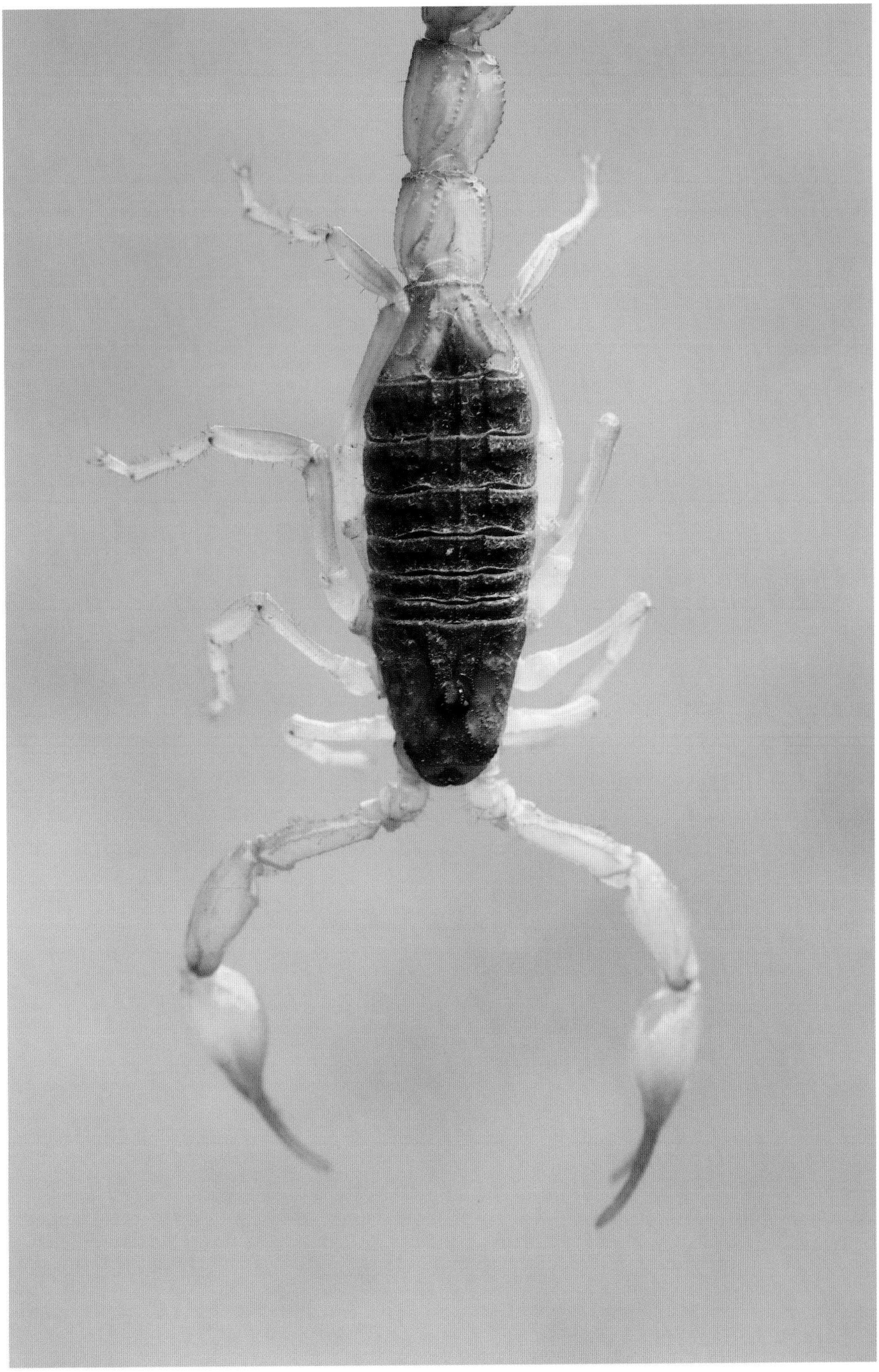

东亚钳蝎

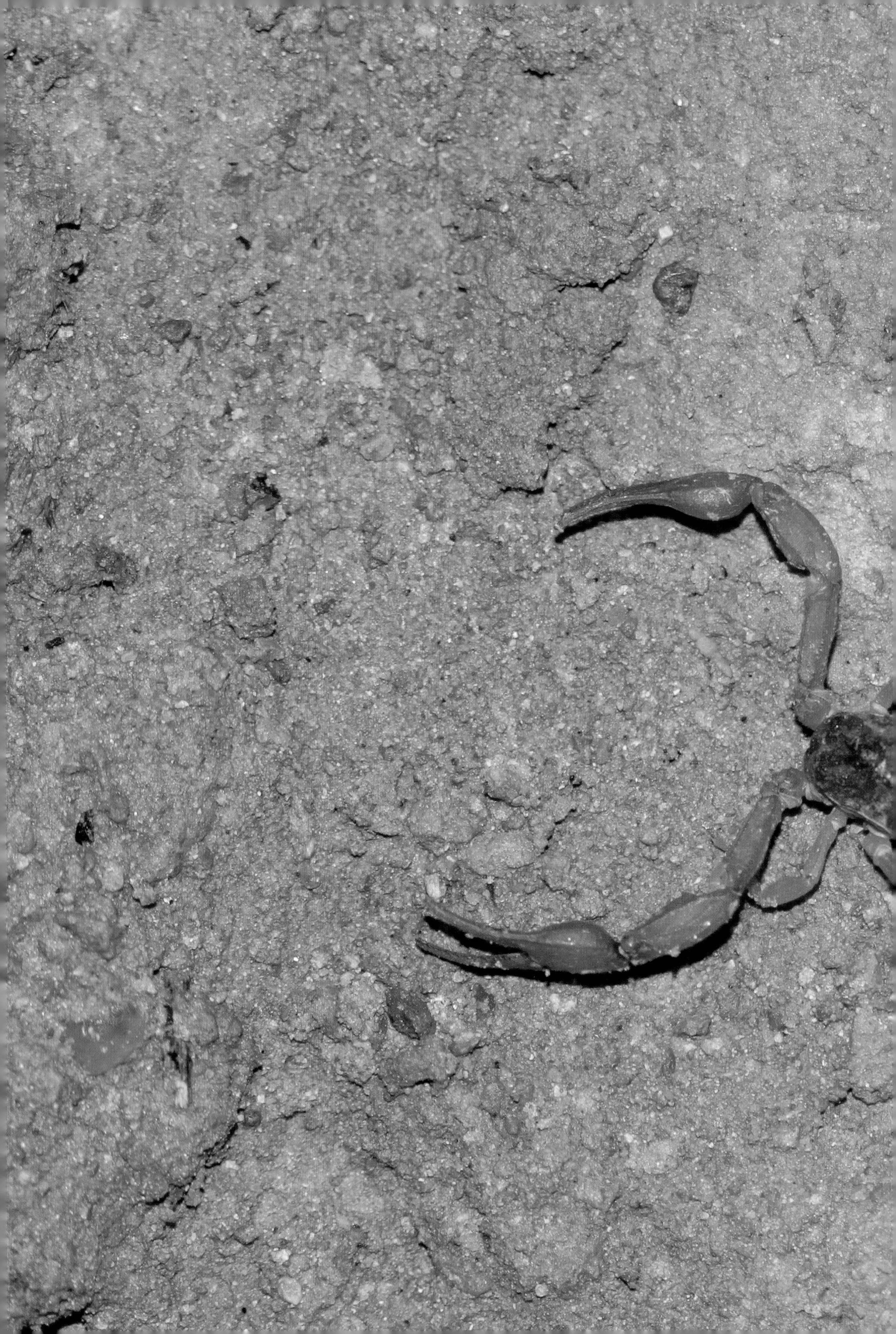

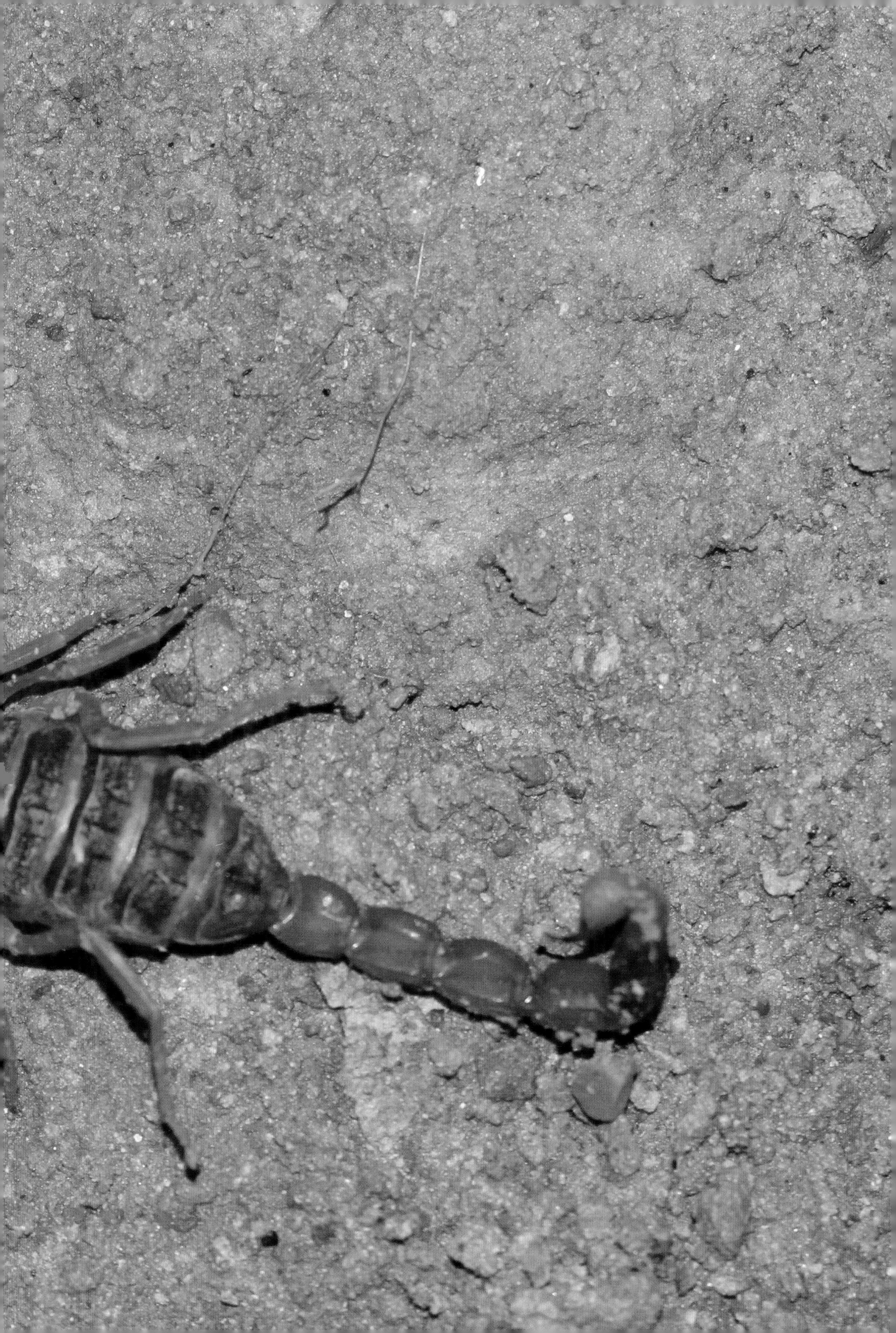

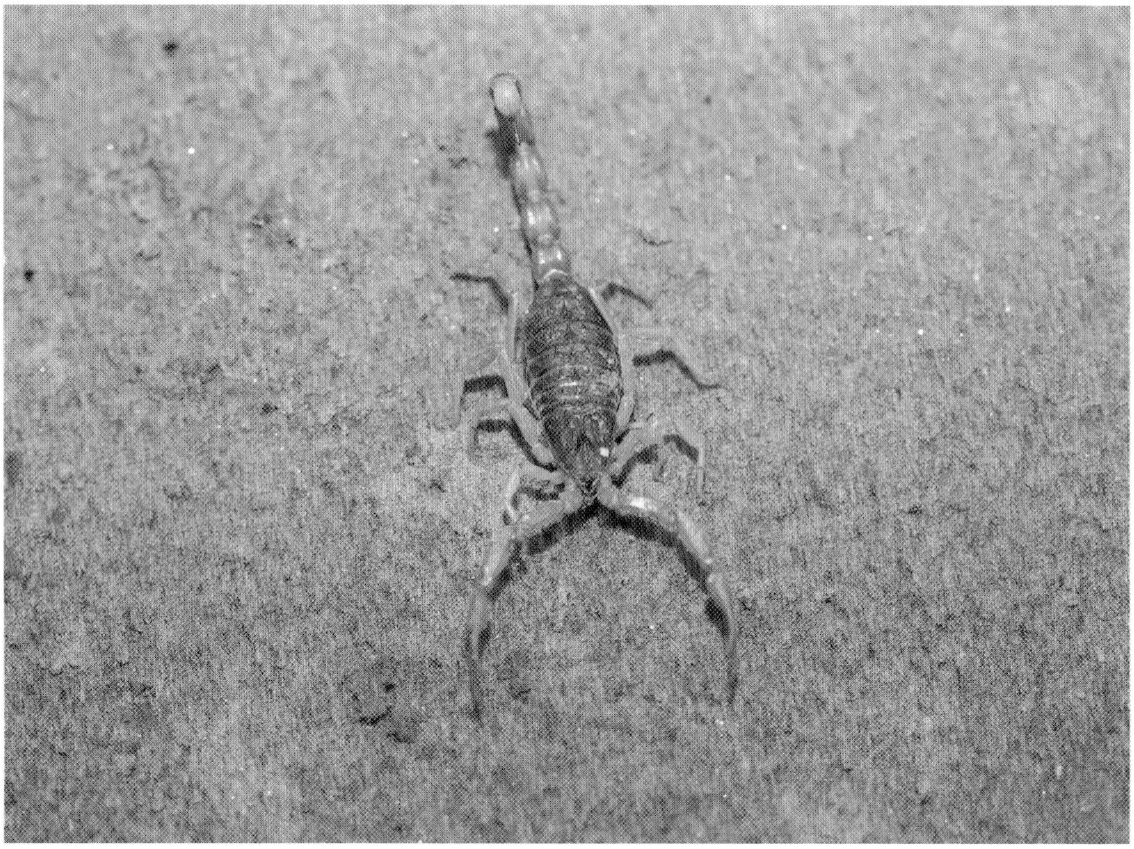

东亚钳蝎

## 药材鉴别

本品头胸部与浅腹部呈扁平长椭圆形，后腹部呈尾状，皱缩弯曲。头胸部呈绿褐色，前面有 1 对短小的螯肢及 1 对较长的钳状脚须，背面覆有梯形被甲，腹面有足 4 对，均有 7 节，末端各具 2 爪钩；前腹部由 7 节组成。气微腥，味咸。

## 功效主治

息风镇痉，攻毒散结，通络止痛。主治小儿惊风，抽搐痉挛，中风口㖞，半身不遂，破伤风，风湿顽痹，偏正头痛，疮疡，瘰疬。

## 药理作用

本品有抗惊厥、降压、抗癌等作用。所含蝎毒，毒性较剧，主要危害是使呼吸抑制。

## 用法用量

内服：煎服，2 ~ 5 g。研末吞服，每次 0.6 ~ 1.0 g。外用：适量。传统认为，蝎尾效佳，故单用蝎尾，用量为全蝎的 1/3。

## 民族药方

1. **风牙疼痛** 全蝎3个，蜂房10 g。炒研，擦牙。

2. **关节疼痛，筋节挛痛** 全蝎（炒）7个，麝香0.2 g。研匀，空腹，温酒调服。

3. **偏头痛** 全蝎、藿香、麻黄、细辛各等份。共研细末，每次3 g，开水送服。

4. **痈疮肿毒** 全蝎、栀子各10 g。麻油煎黑去滓，入黄蜡，化成膏敷之。

5. **阴囊湿疹成疮** 全蝎、延胡索、杜仲（炒）各15 g。水煎服。

6. **乳腺小叶增生** 全蝎2 g。夹于馒头或糕点中食之，每日1次，7 日为1个疗程。

7. **面神经麻痹** 全蝎、制白附、蜈蚣、钩藤、白芷各20 g。共研细粉，每次服10 g，每日2次。

8. **小儿急惊风** 全蝎、蜈蚣各等份。共研细面，每次服1.0 ~ 1.5 g。

9. **颈淋巴结结核** 全蝎、蜈蚣各1条。烤干研粉，每日1剂，分3次服。

## 使用注意

本品有毒，中毒剂量为30 ~ 60 g，故内服最大用量不宜超过30 g。血虚生风者及孕妇慎用。

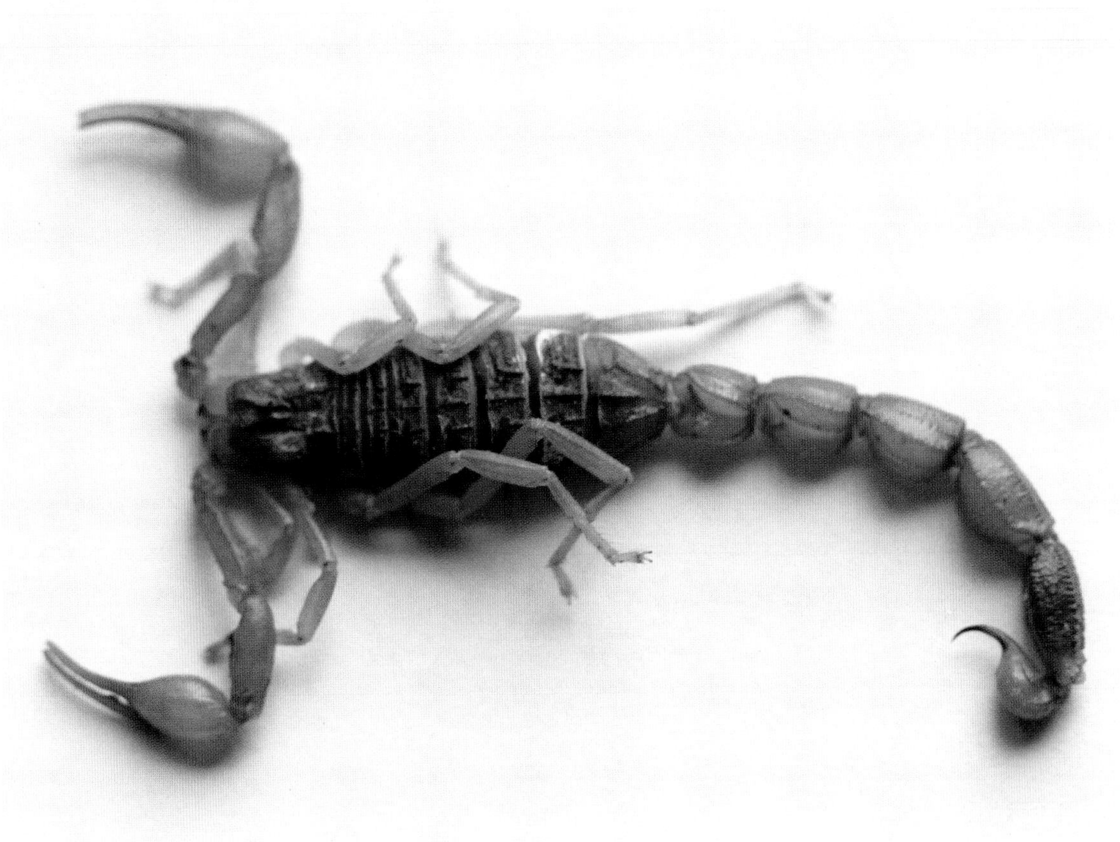

全蝎药材

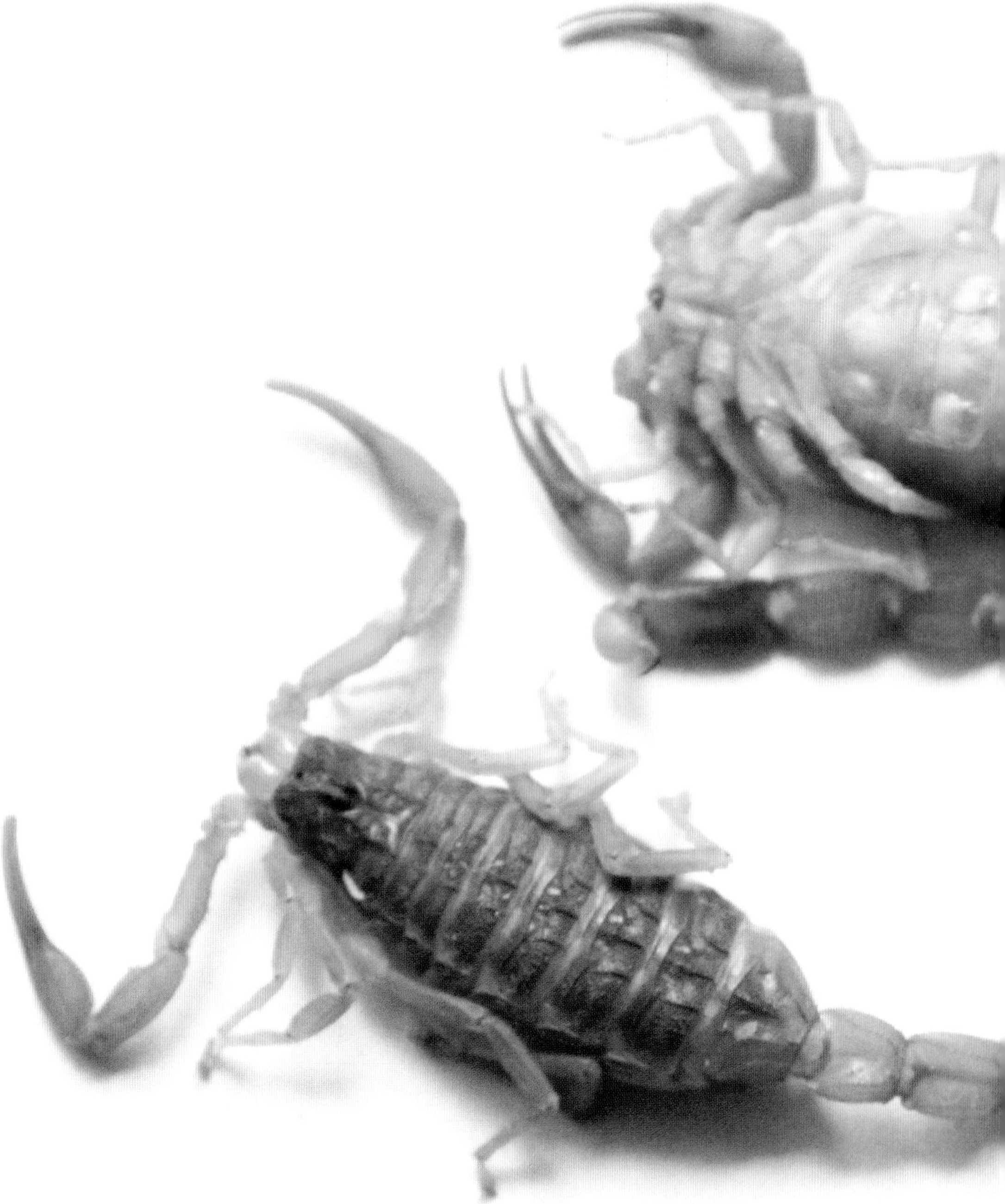

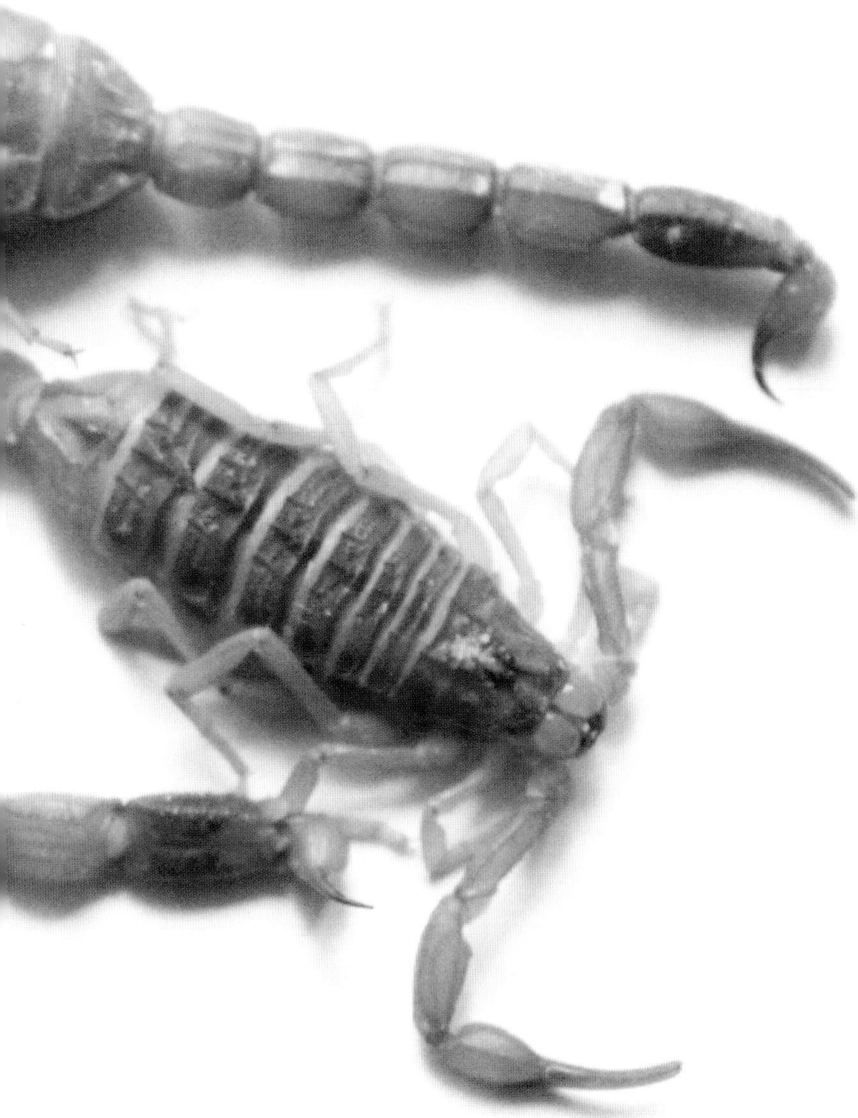

全蝎药材

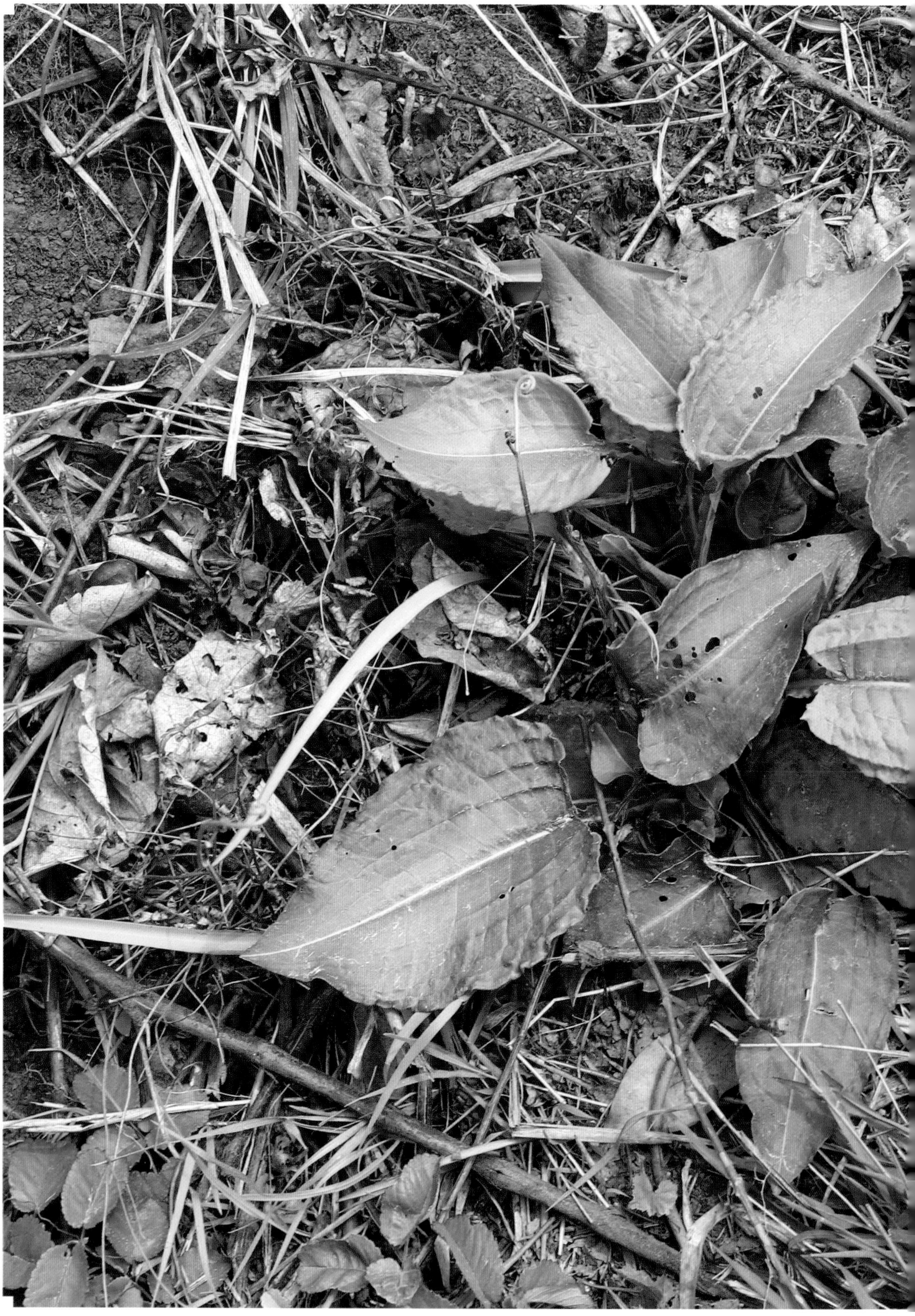

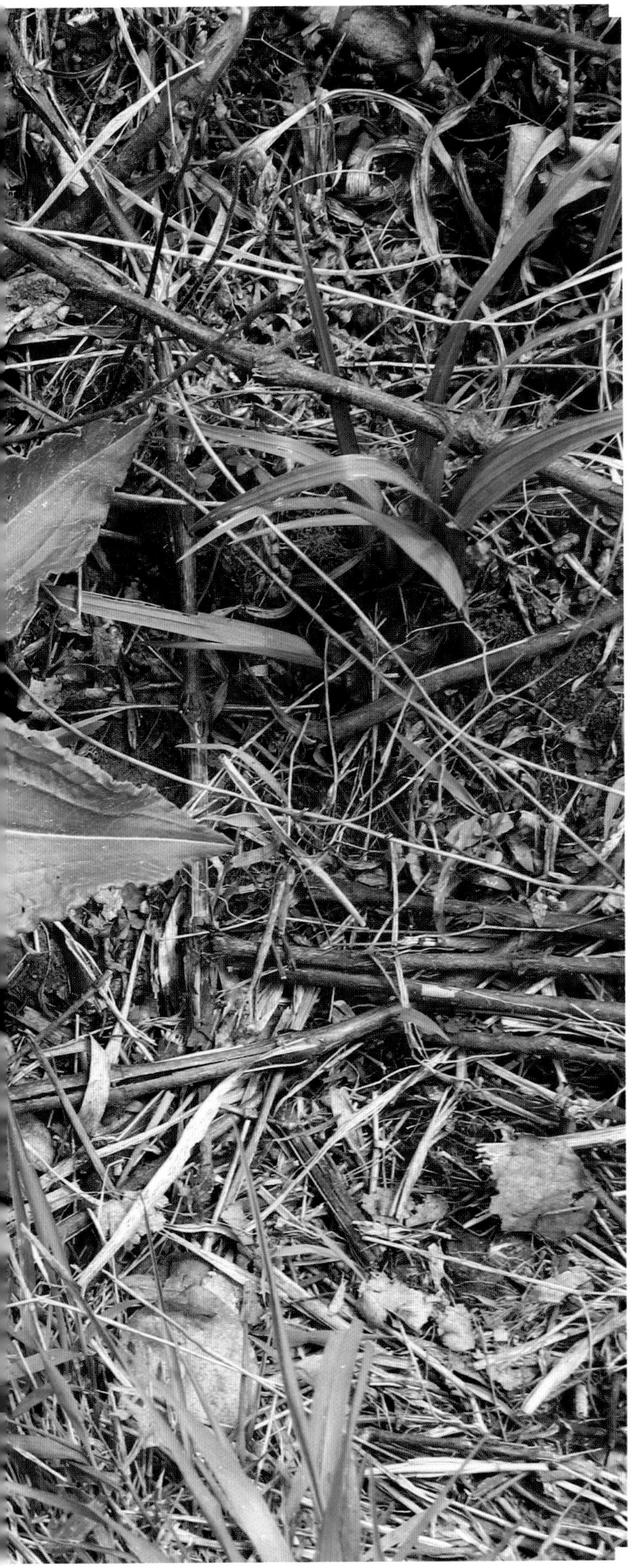

# 拳参

【维 药 名】安吉巴尔。

【别　　名】石蚕、牡参、紫参、红三七、刀枪药、活血莲。

【来　　源】本品为蓼科多年生草本植物拳参 *Polygonum bistorta* L. 的干燥根茎。

【性味归经】苦，凉。归肺、肝、大肠经。

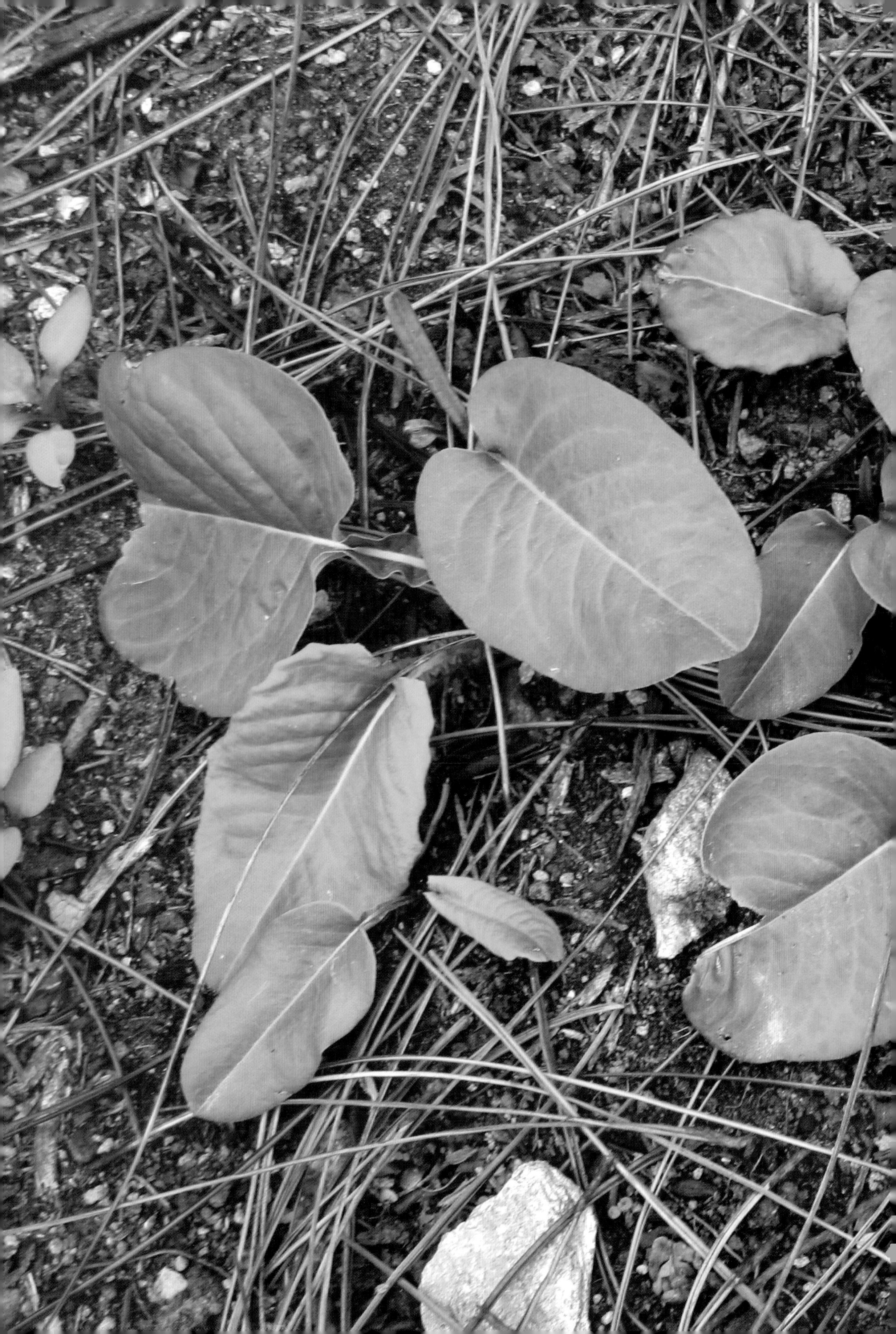

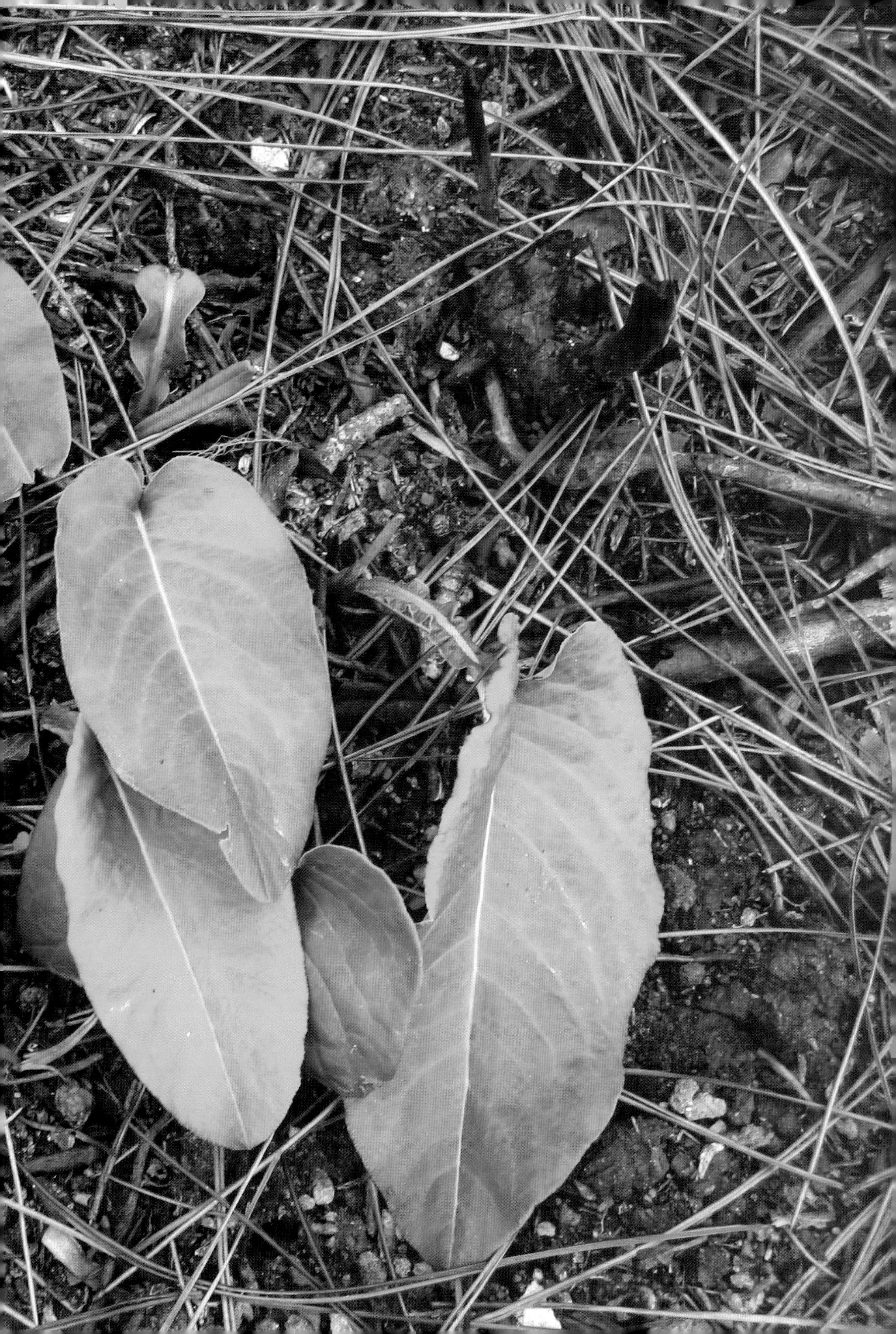

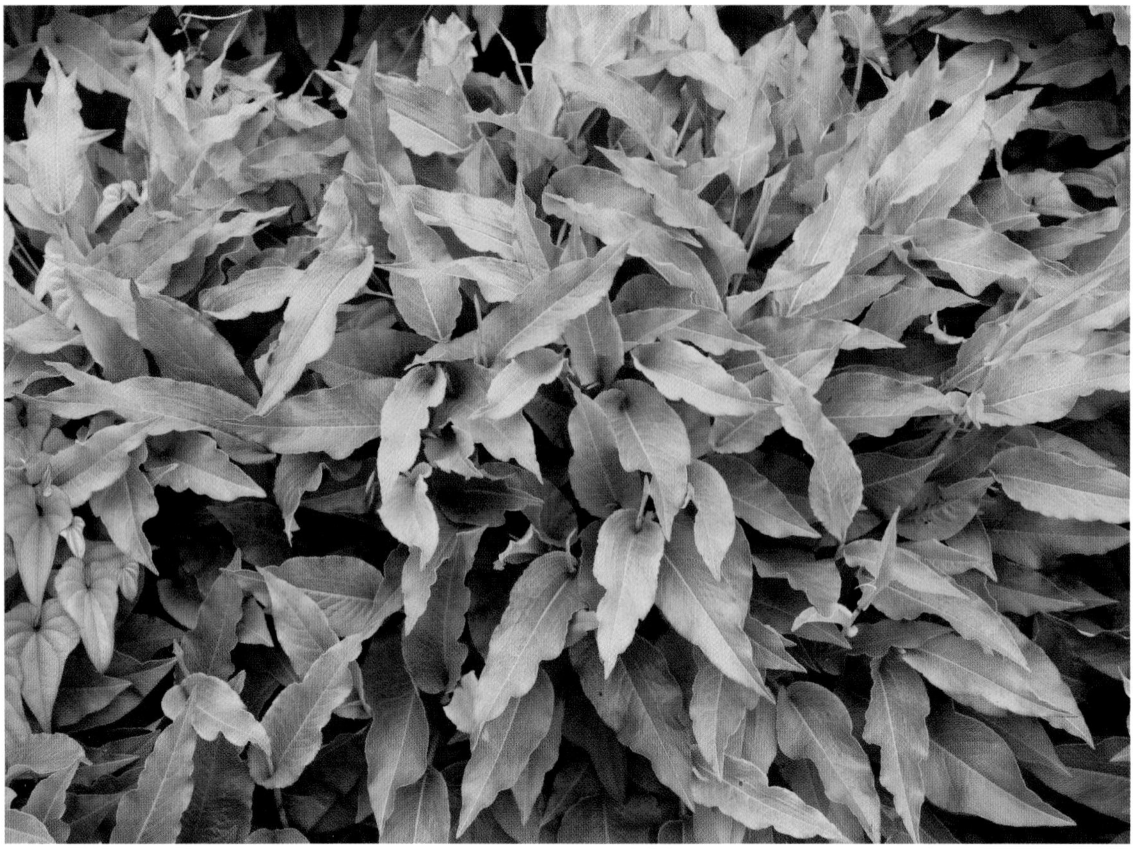

拳参

## 识别特征

多年生草本，高 35 ~ 85 cm。根茎肥厚，黑褐色。茎单一，无毛，具纵沟纹。基生叶有长柄，叶片长圆披针形或披针形，长 10 ~ 20 cm，宽 2 ~ 5 cm，叶基圆钝或截形，茎生叶互生，向上柄渐短至抱茎。托叶鞘筒状，膜质。总状花序呈穗状圆柱形顶生。花小密集，淡红色或白色。瘦果椭圆形，棕褐色，有 3 棱，稍有光泽。根茎呈扁圆柱形，常弯曲成虾状，长 1.0 ~ 1.5 cm，直径 1.0 ~ 2.5 cm，两端圆钝或稍细。花期 6—9 月，果期 9—11 月。

## 生境分布

生长于草丛、阴湿山坡或林间草甸中。分布于东北、华北及山东、江苏、湖北等省区。

## 采收加工

春季发芽前或秋季茎叶将枯萎时采挖，除去泥沙，晒干，去须根。

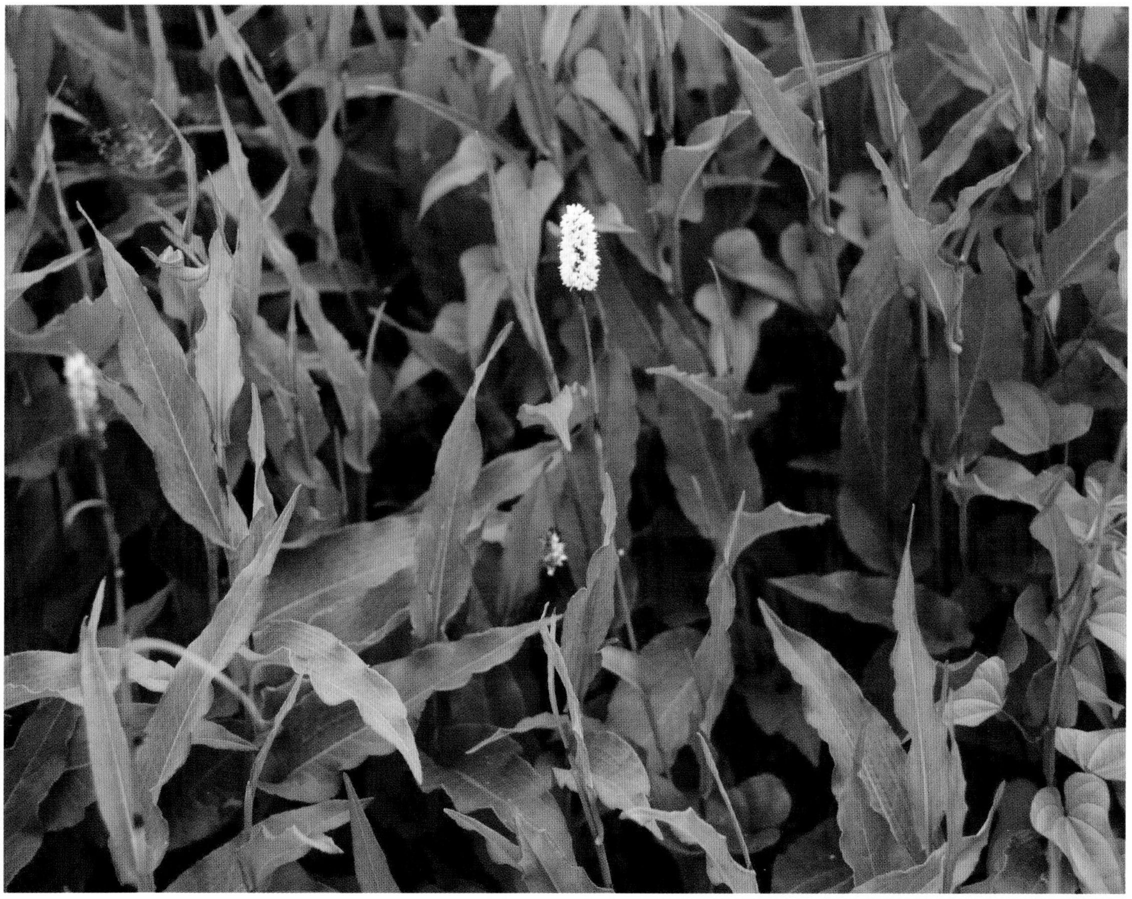

拳参

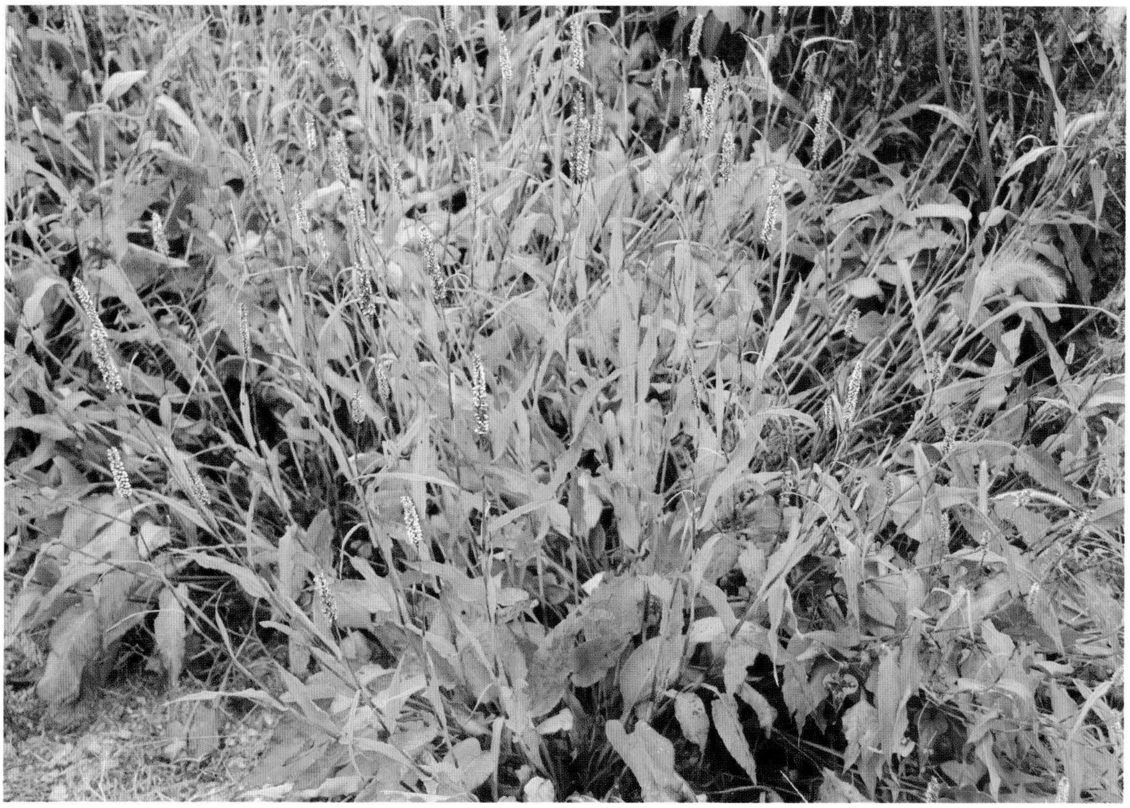

拳参

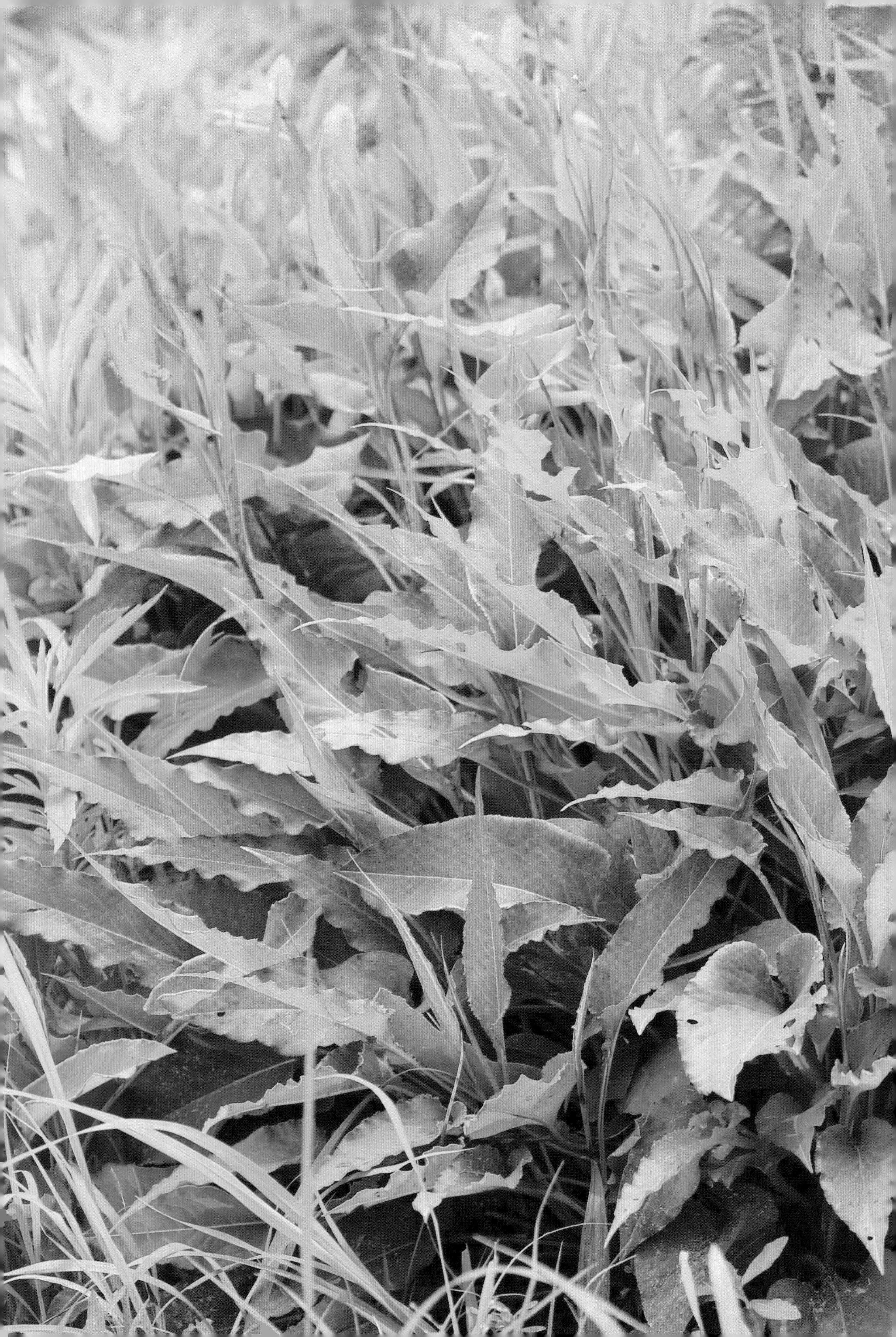

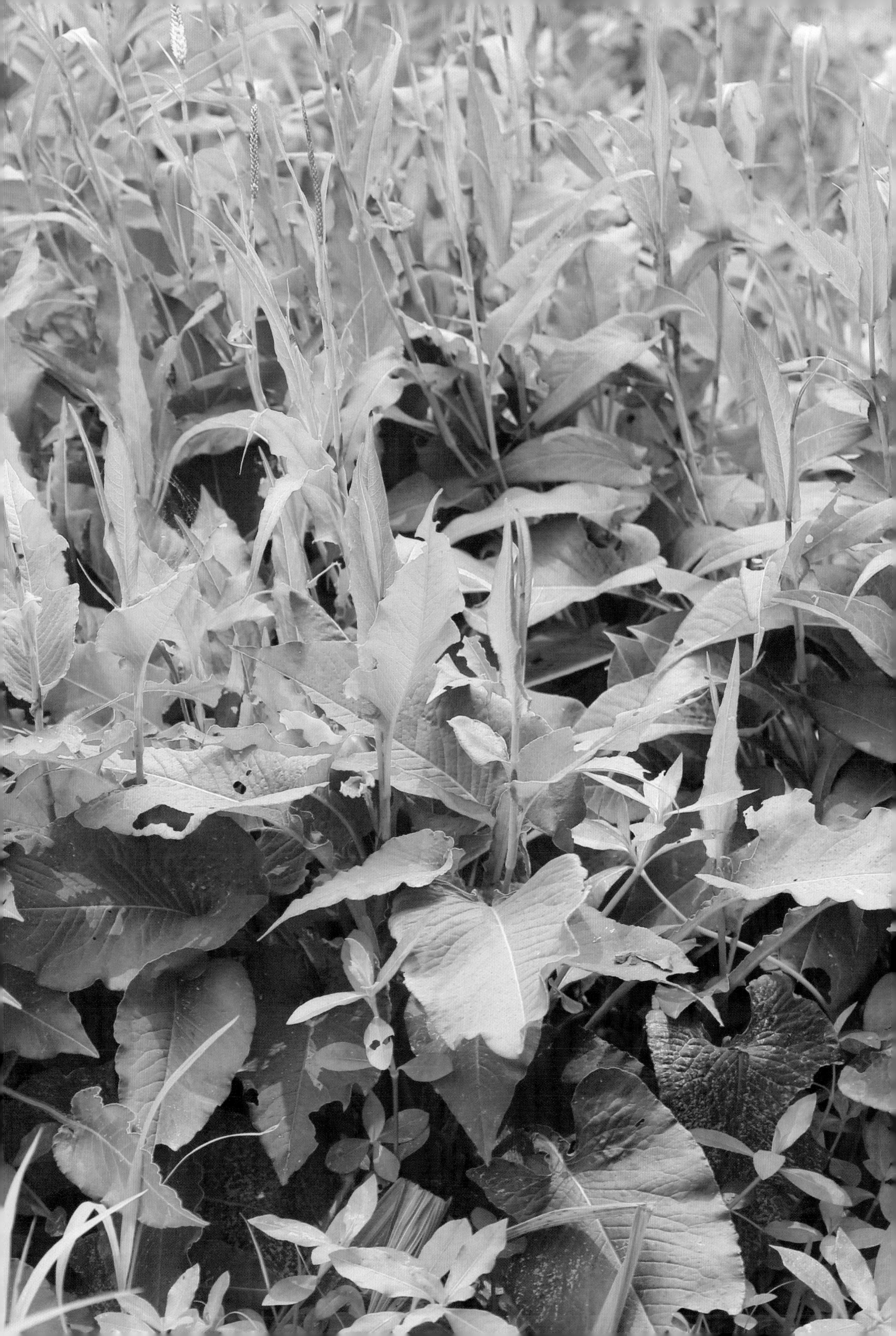

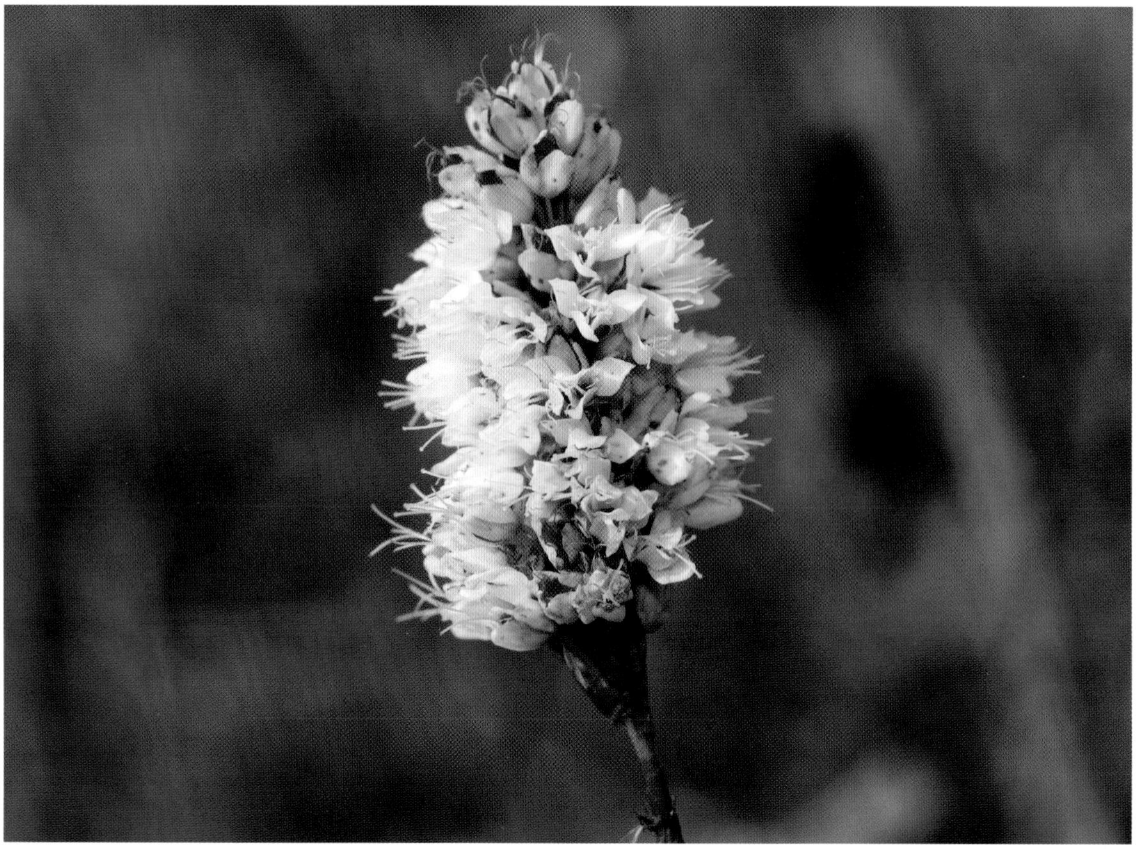

拳参

## 药材鉴别

本品为类圆形、肾形或不规则形的薄片，有的一边凹陷、一边呈弧形，直径1.0 ~ 2.5 cm。外表皮褐棕色至黑棕色，粗糙，可见多数残留短须根或须根痕及较密的横环纹。切面淡棕红色至棕红色，黄白色筋脉小点排列成环。质硬。无臭，味苦、涩。

## 功效主治

清热解毒，利湿，凉血止痢。本品味苦，善于清热解毒去湿。归阳明大肠、厥阴肝经，能降泄其热毒湿邪，以凉血、止痢，故有此功。

## 药理作用

拳参渗漉液与明胶等制成的“止血净”1号，用于犬和绵羊各种止血实验（股动脉切断，肝脏剪口，脾脏切除等出血）均有一定止血效果。在体外对金黄色葡萄球菌、铜绿假单胞菌、枯草杆菌、大肠埃希菌等均有抗菌作用（平板打洞法）。拳参毒性很小，用其提取液（100%）作小鼠腹腔注射的半数致死量为0.33 g/鼠；兔用“止血净”腹腔注射（0.2 g/kg），观察5日，于30日后解剖，未发现异常。“止血净”1号组织埋藏，可以吸收，初步证明有一定止血消炎作用。

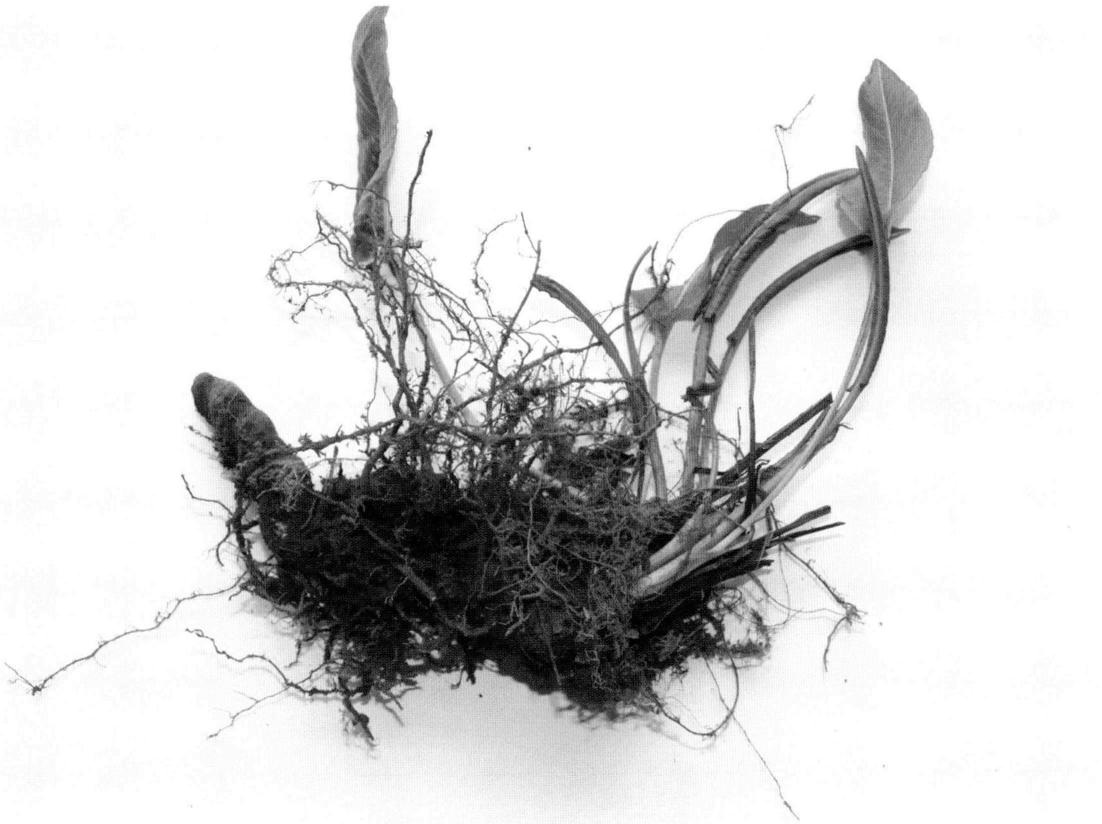

拳参药材

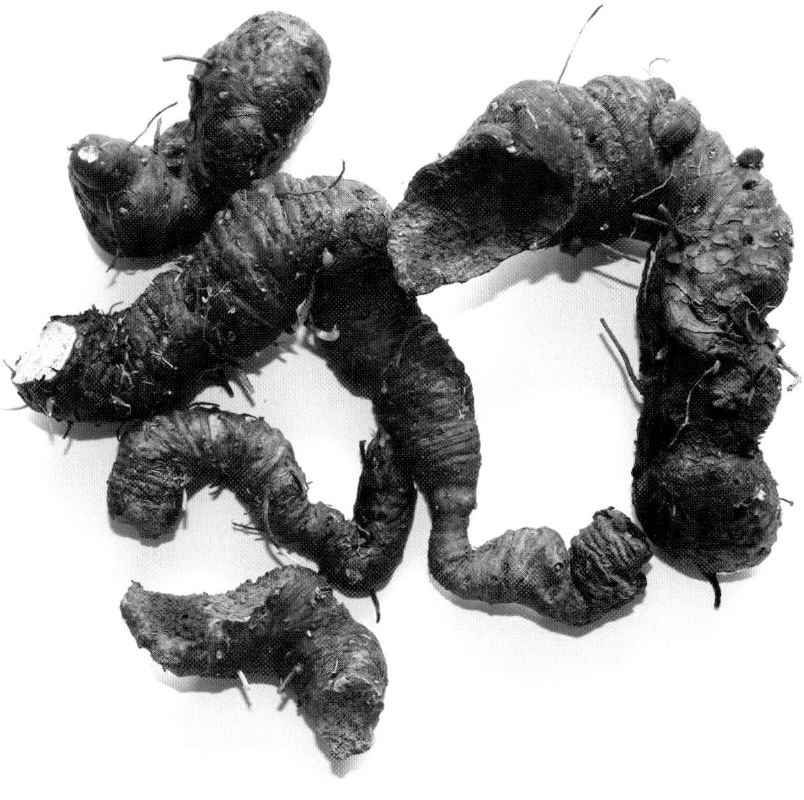

拳参药材

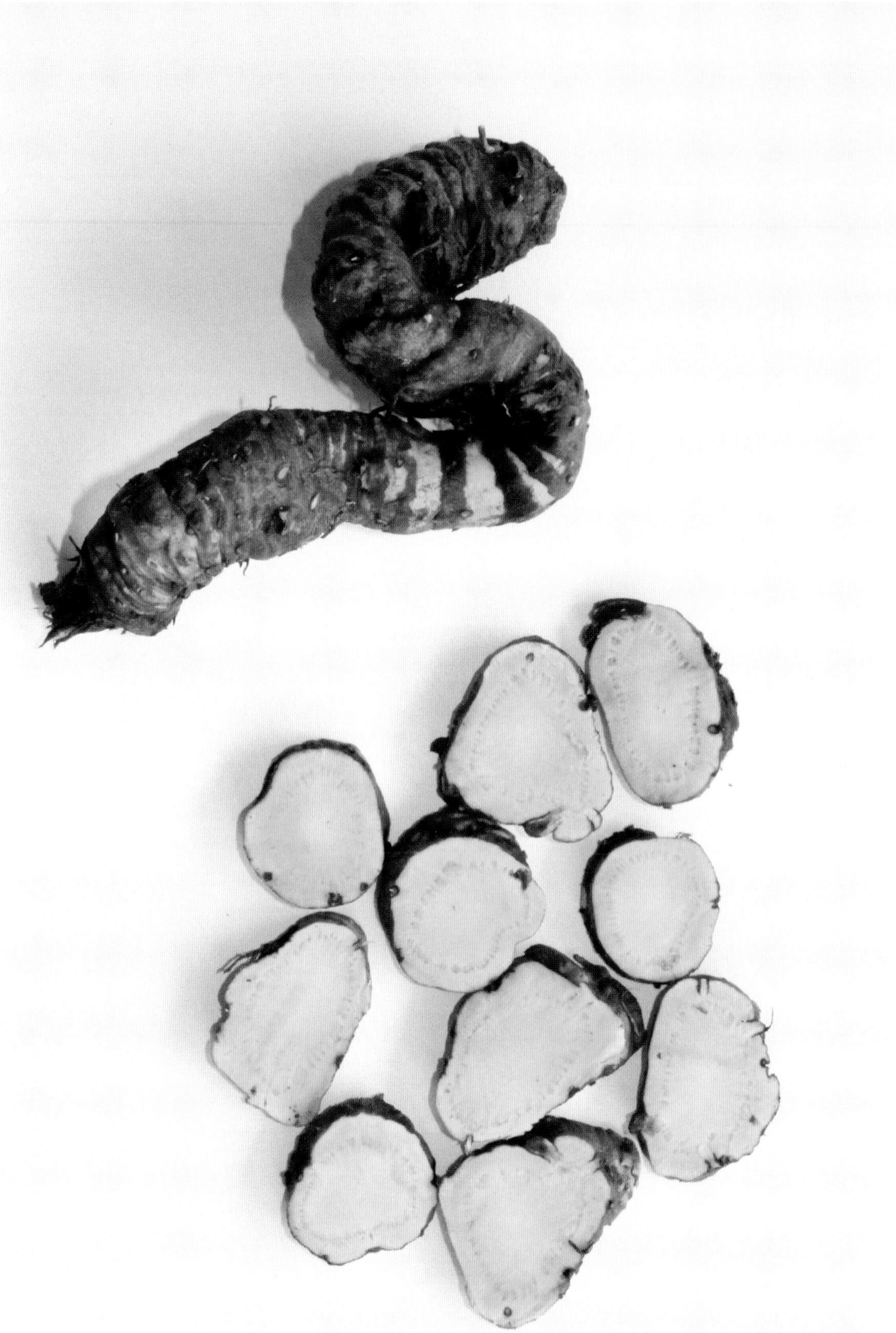

拳参药材

## 用法用量

内服：3 ~ 12 g，煎服。外用：适量。

## 民族药方

**1．细菌性痢疾，肠炎**　拳参 50 g。水煎服，每日 1 ~ 2 次。

**2．肺结核**　拳参适量。洗净，晒干粉碎，加淀粉调匀压成 0.3 g 的片剂，成人每次 4 ~ 6 片，小儿酌减。

**3．阴虚久咳，肺痨，喘嗽**　拳参、蜜百合各 9 g，沙参、炙甘草各 6 g。水煎服。

**4．肠炎，赤白痢疾**　拳参 30 g。水煎服。

## 使用注意

无实火热毒及阴证外疡者忌用。

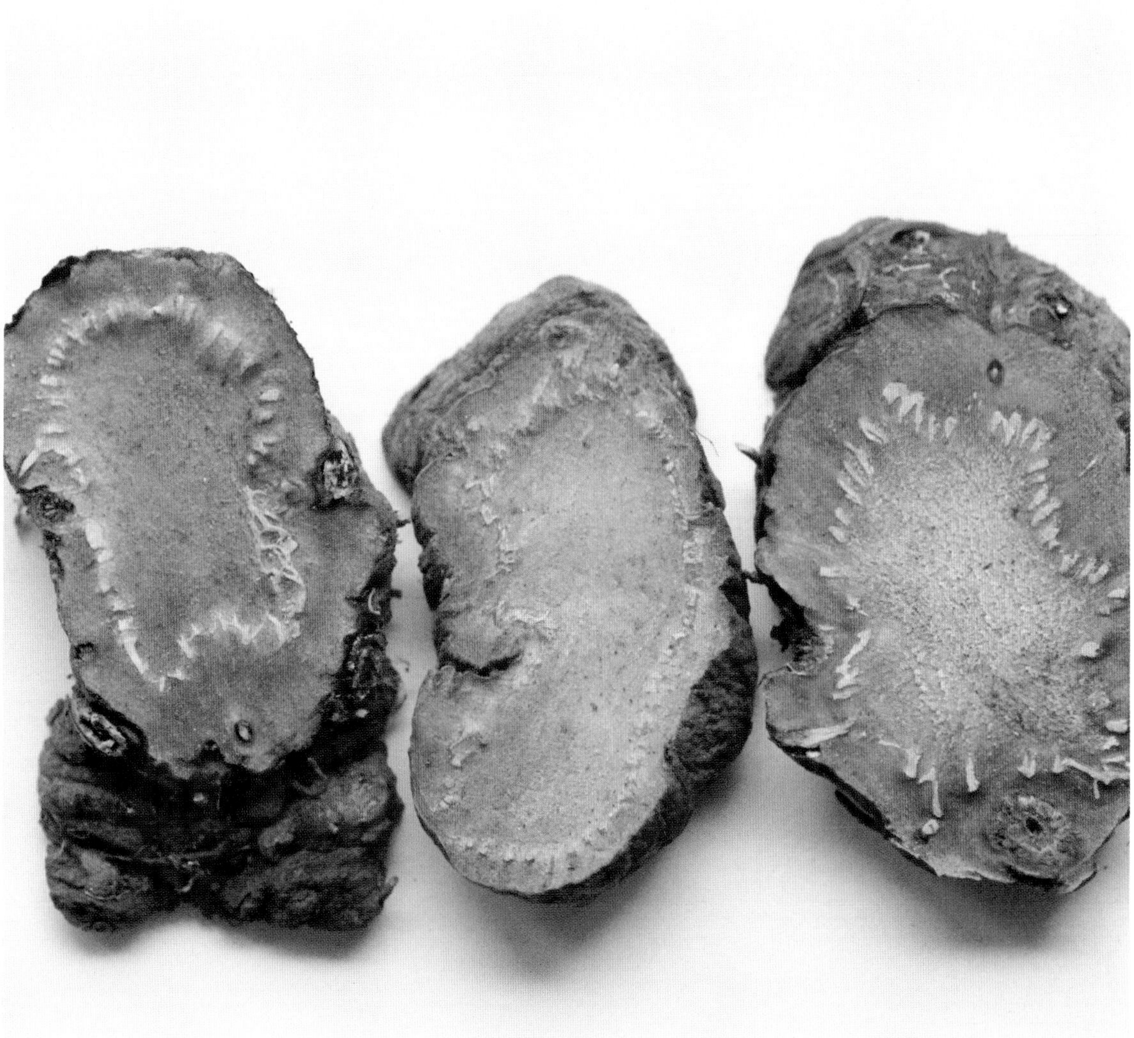

拳参饮片

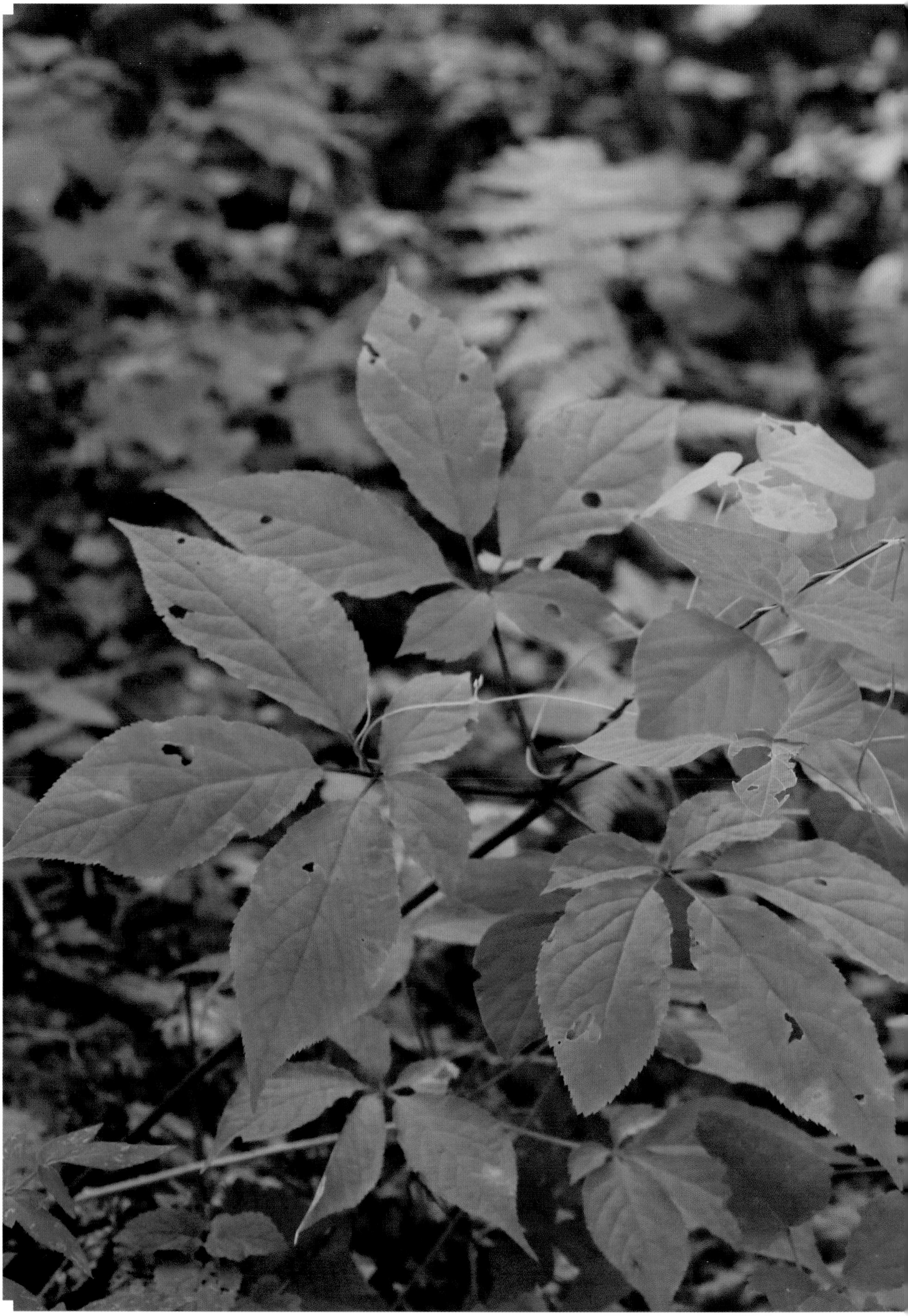

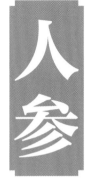

# 人参

【维药名】阿代木格亚。

【别　名】红参、参须、生晒参、边条参、白糖参、人参水子（鲜品）。

【来　源】本品为五加科植物人参 *Panax ginseng* C. A. Mey. 的干燥根。

【性味归经】甘、微苦，微温。归脾、肺、心经。

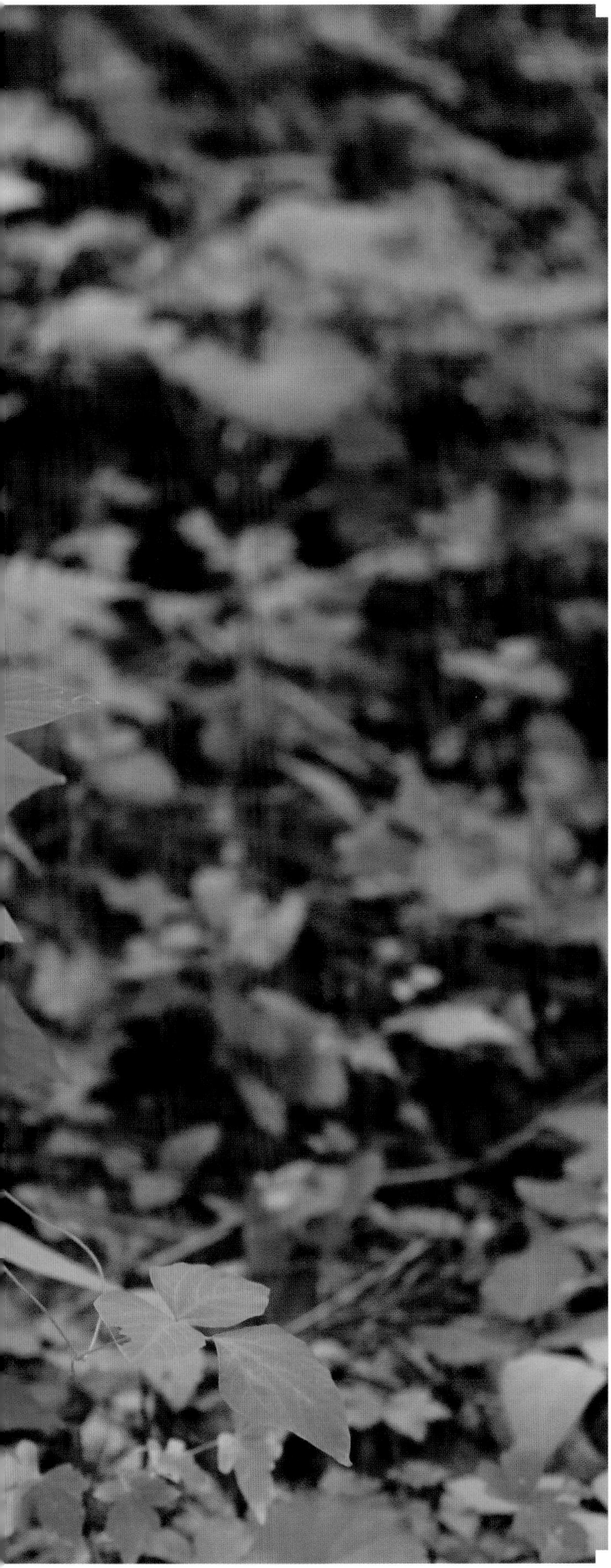

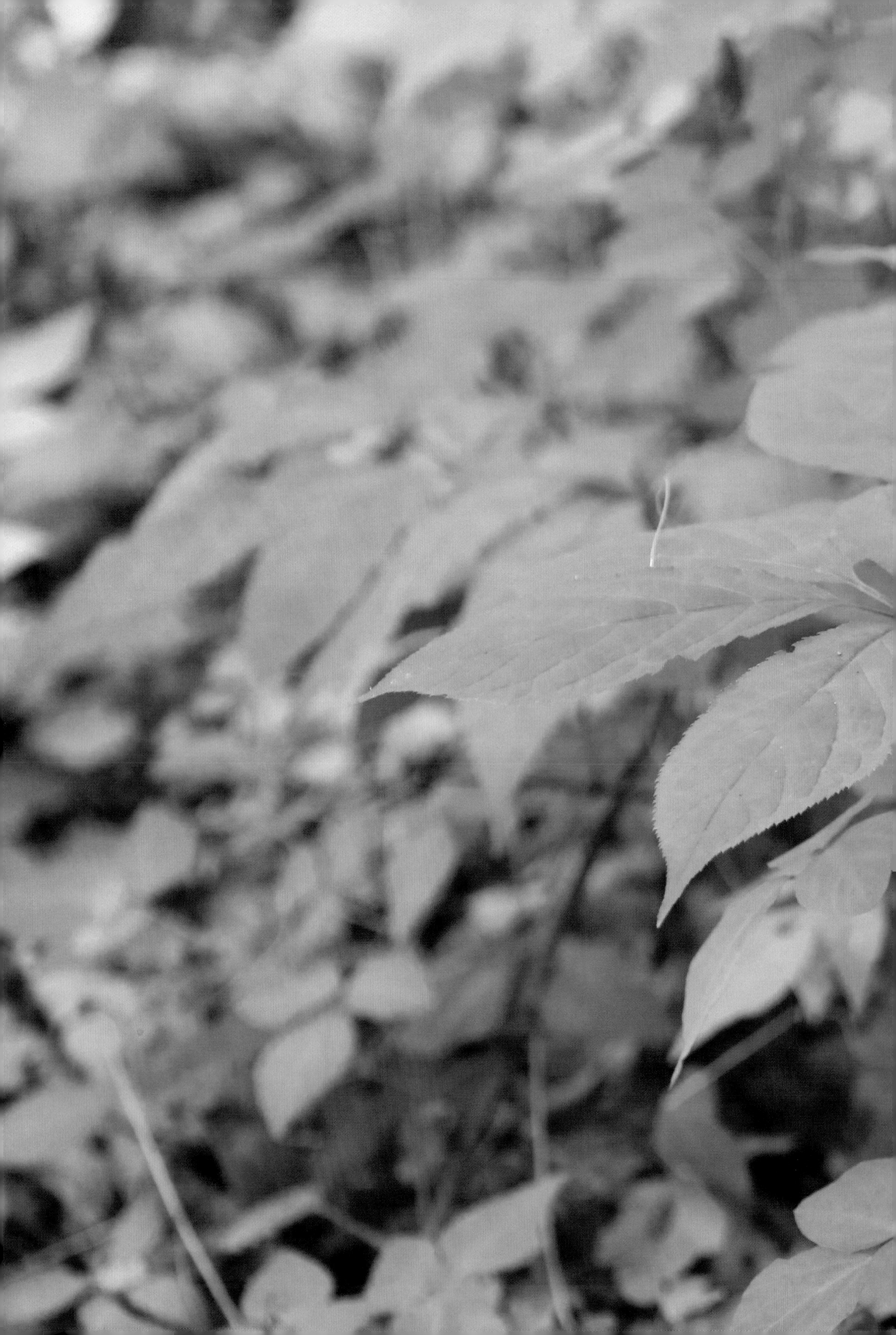

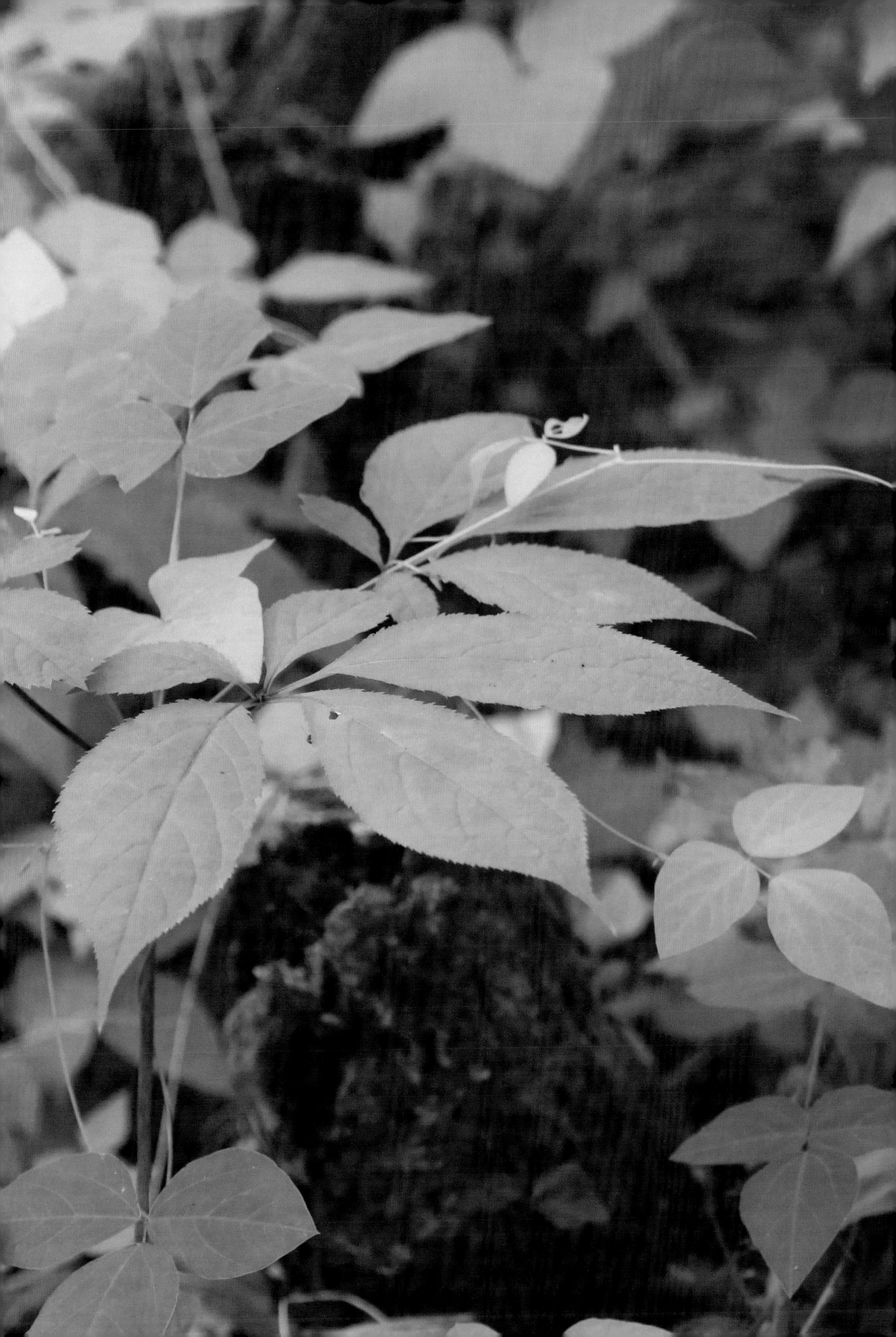

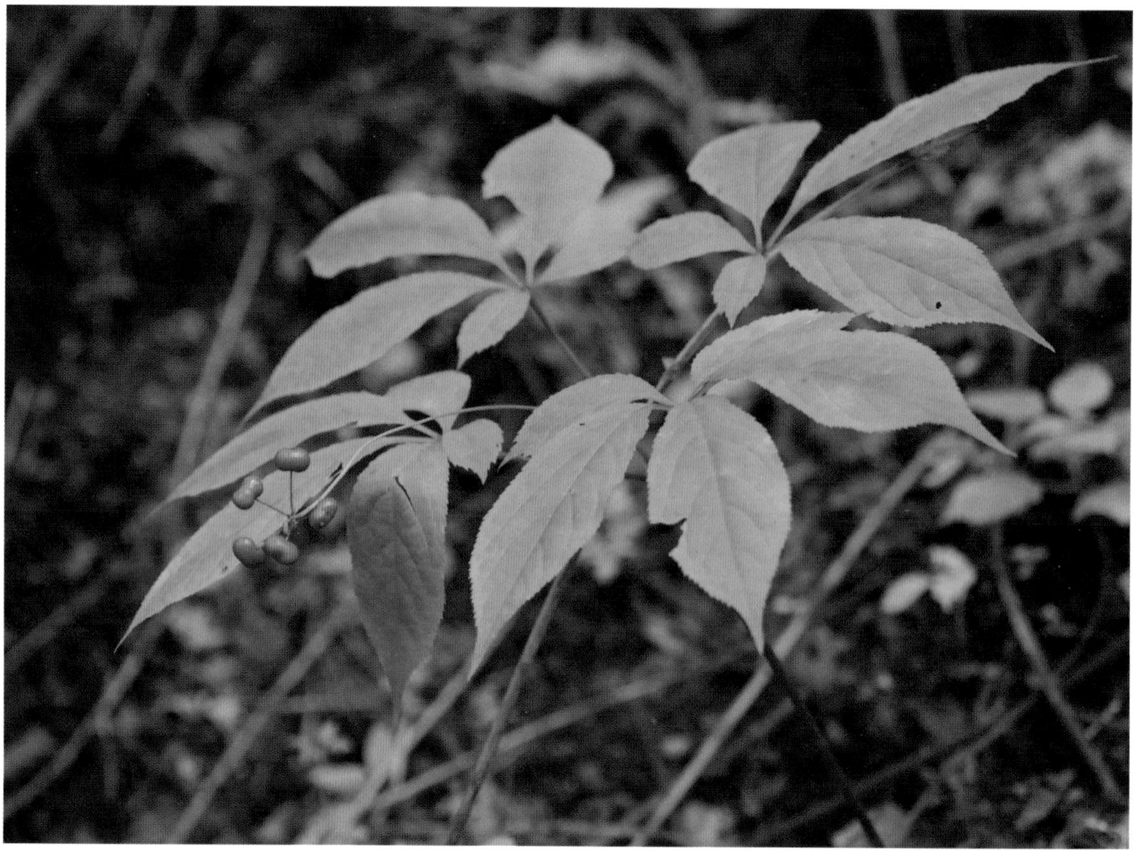

人参

## 识别特征

多年生草本，根状茎（芦头）短，上有茎痕（芦碗）和芽苞；茎单生，直立，高 40 ~ 60 cm。叶为掌状复叶，2 ~ 6 枚轮生茎顶，小叶 3 ~ 5，中部的一片最大，卵形或椭圆形，基部楔形，先端渐尖，边缘有细尖锯齿，上面沿中脉疏被刚毛。伞形花序顶生，花小，花萼钟形；花瓣淡黄绿色。浆果状核果扁球形或肾形，成熟时鲜红色，扁圆形，黄白色。花期 5—6 月，果期 6—9 月。

## 生境分布

生长于昼夜温差小的海拔 500 ~ 1100 m 山地缓坡或斜坡地的针阔混交林或杂木林中。分布于吉林、辽宁、黑龙江。以吉林抚松县产量最大、质量最好，称吉林参。野生者称“山参”，栽培者称“园参”。

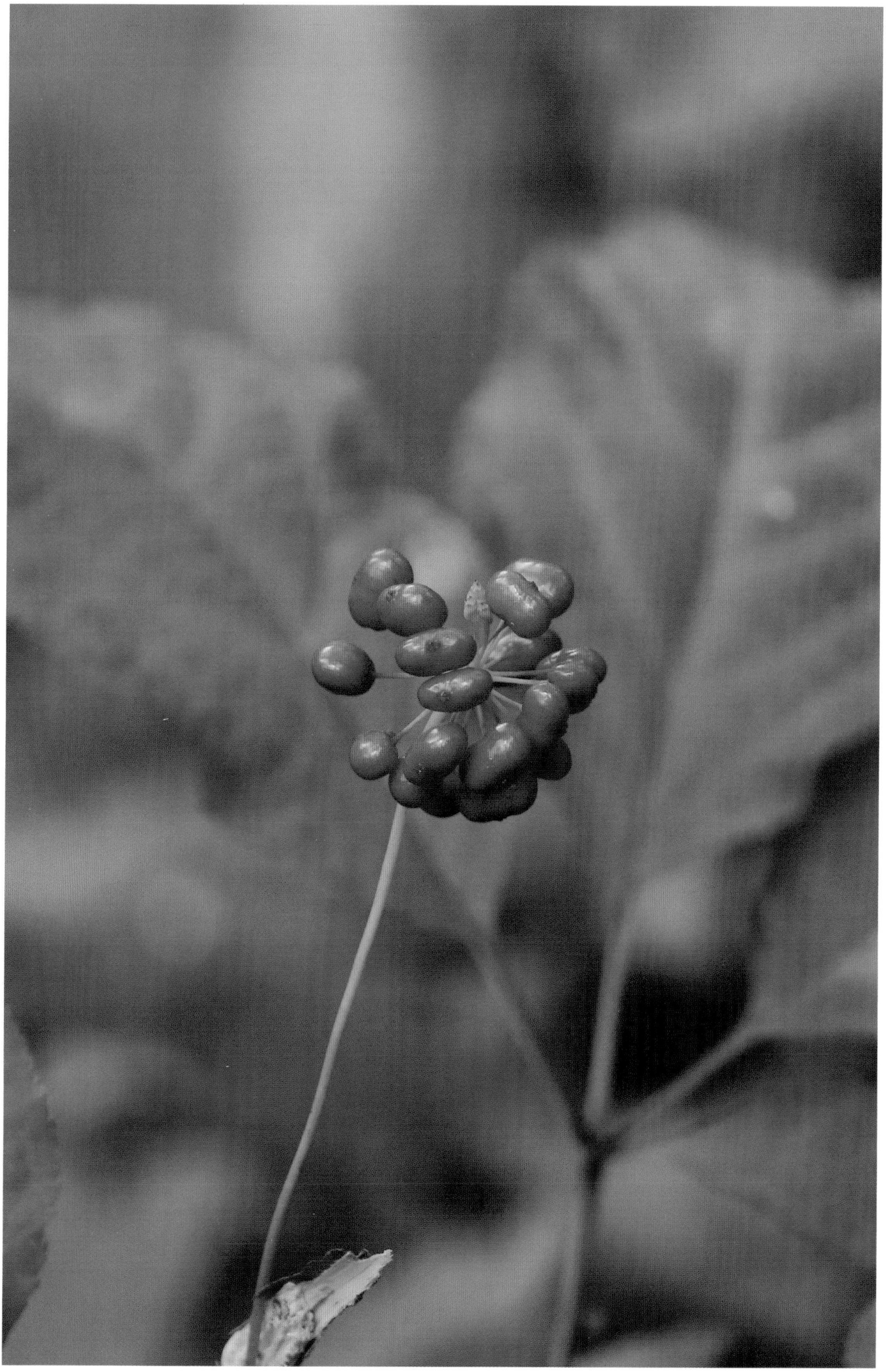

人参

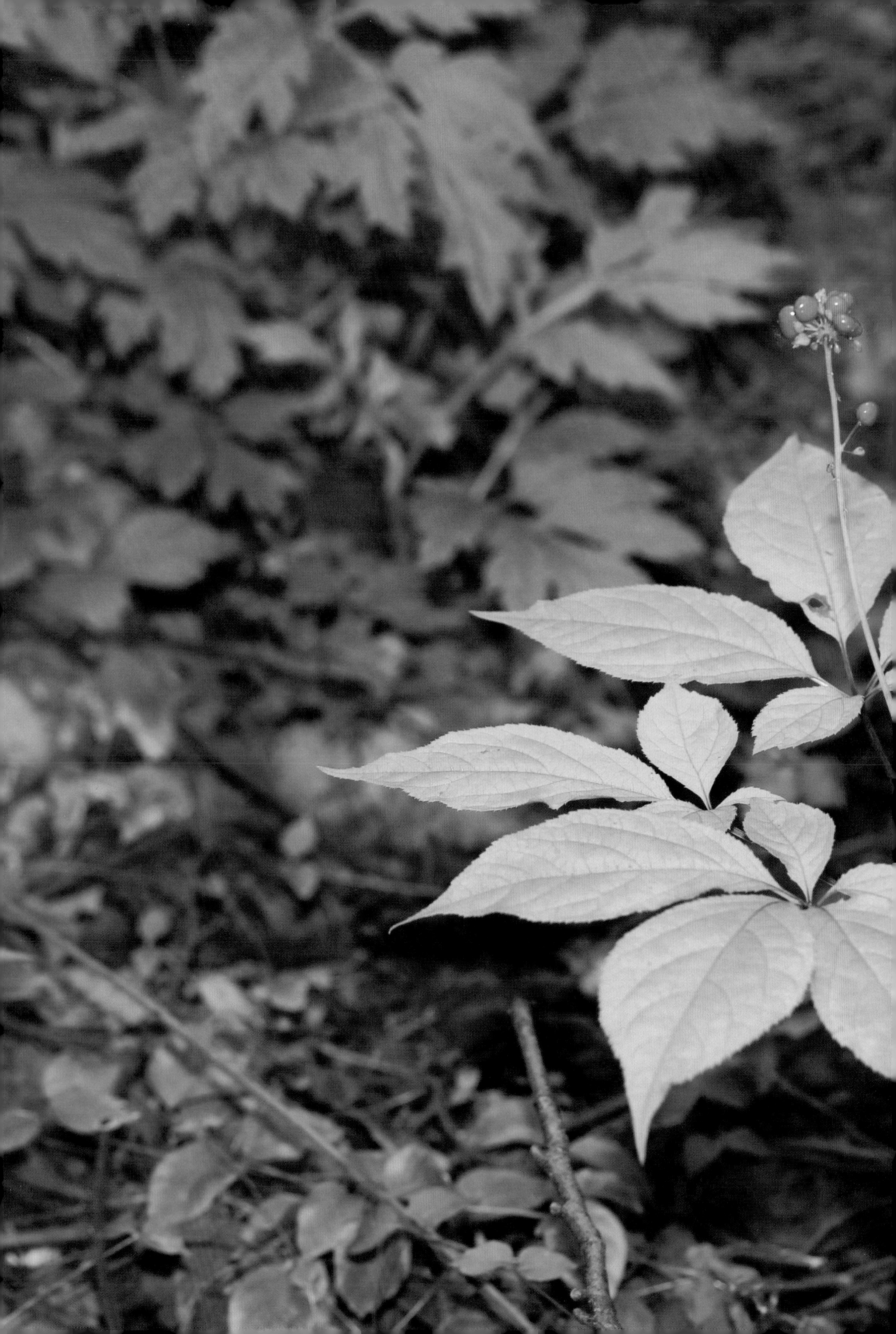

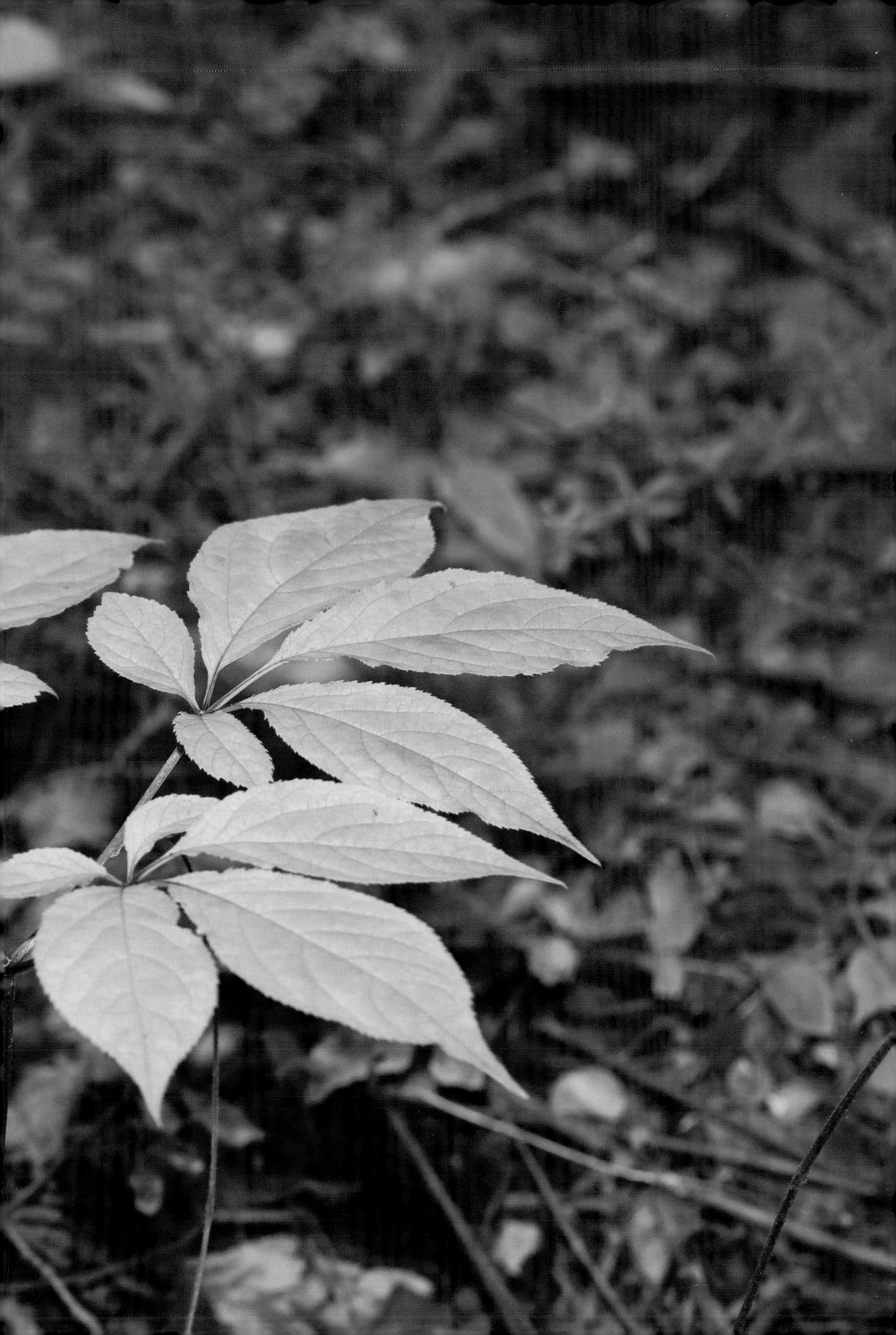

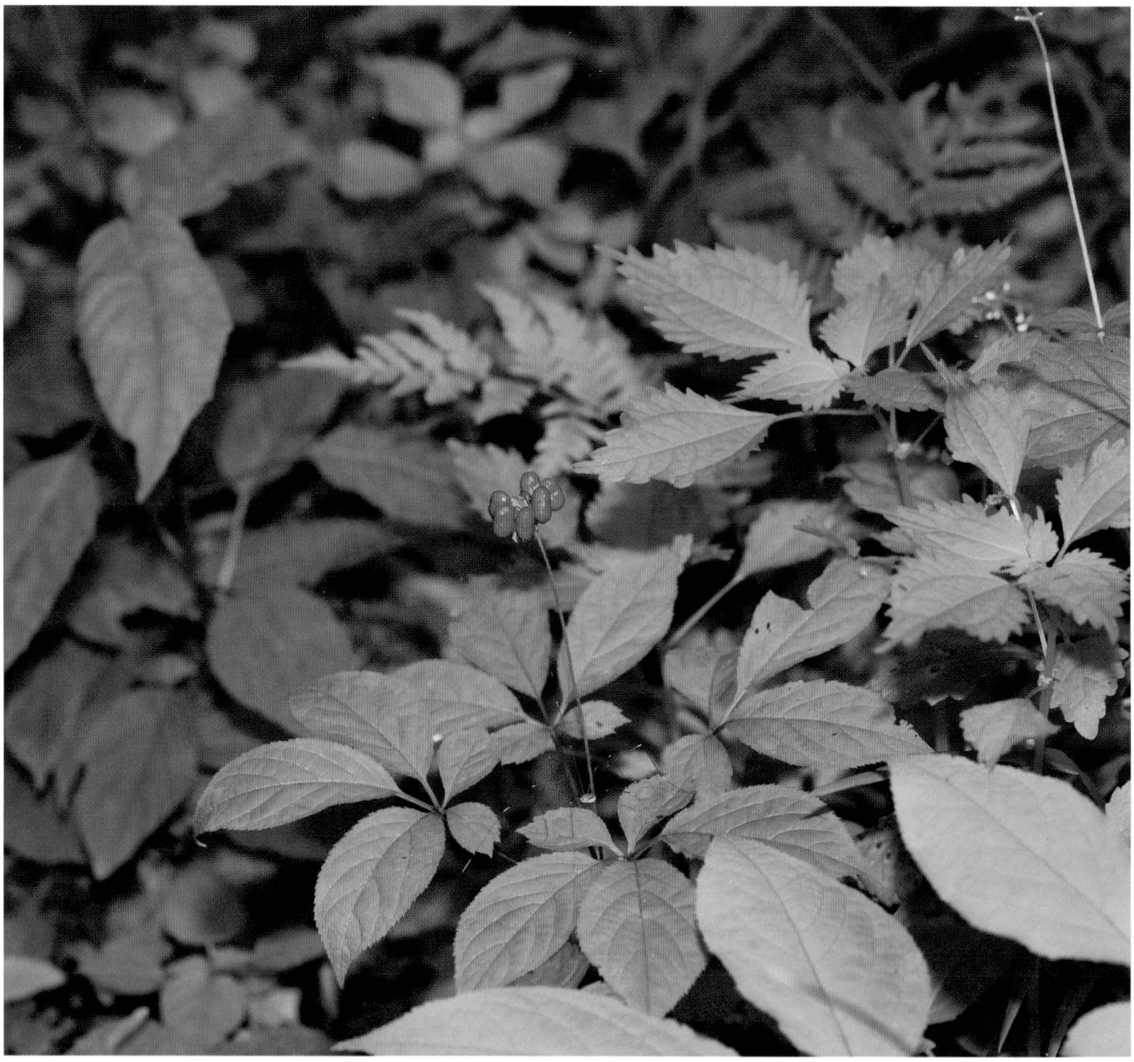

人参

## 采收加工

多于秋季9月间挖取生长5～7年的园参根部，涮洗干净，为园参水子。山参于7月下旬至9月间果实成熟时采挖，用骨针拨开泥土，小心挖取，尽可能保持枝根部和须根完整，去净泥土、茎叶，称野山参水子。将园参剪去小枝根，硫黄熏后晒干，即为生晒参；如不去小枝根晒干，为全须生晒参；小枝根及须根晒干，称白参须。园参去枝根及须根，洗净，蒸2～3小时，至参根呈黄色，皮呈半透明状，取出晒干或烘干，为红参；其中带有较长枝根者又称边条红参。剪下的枝根和须根如上法蒸熟并干燥即为红参须。

## 药材鉴别

本品为圆形、类圆形的薄片，直径0.1～2.0 cm。外表皮黄白色至灰黄色，具明显纵皱纹、纵沟纹，有的可见突起的横长皮孔或断续的横环纹。切面类白色，粉性，可见一棕黄色环纹及放射状细裂隙，皮部散有黄棕色小点。质脆。香气特异，味微苦、甘。

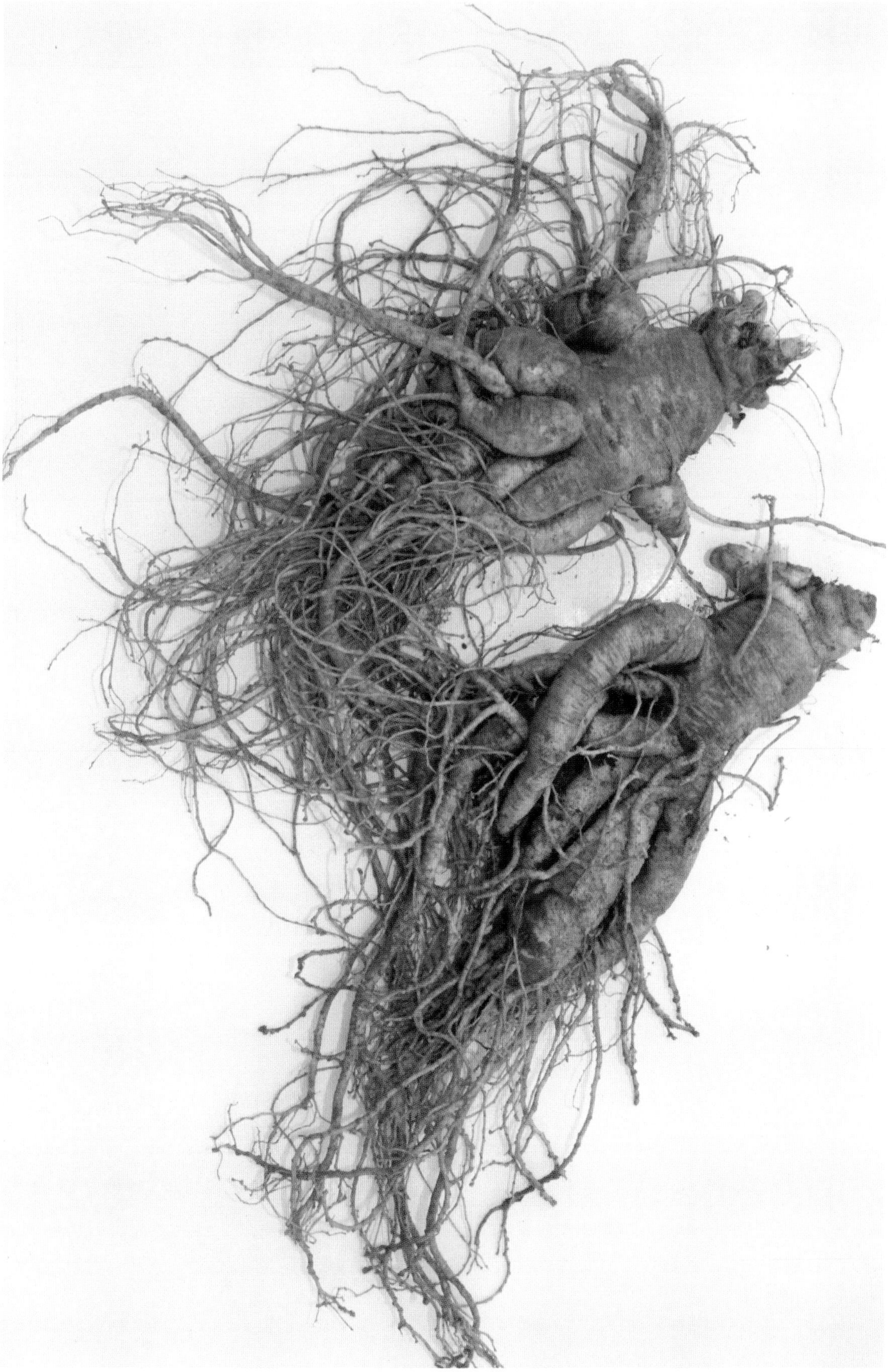

人参药材

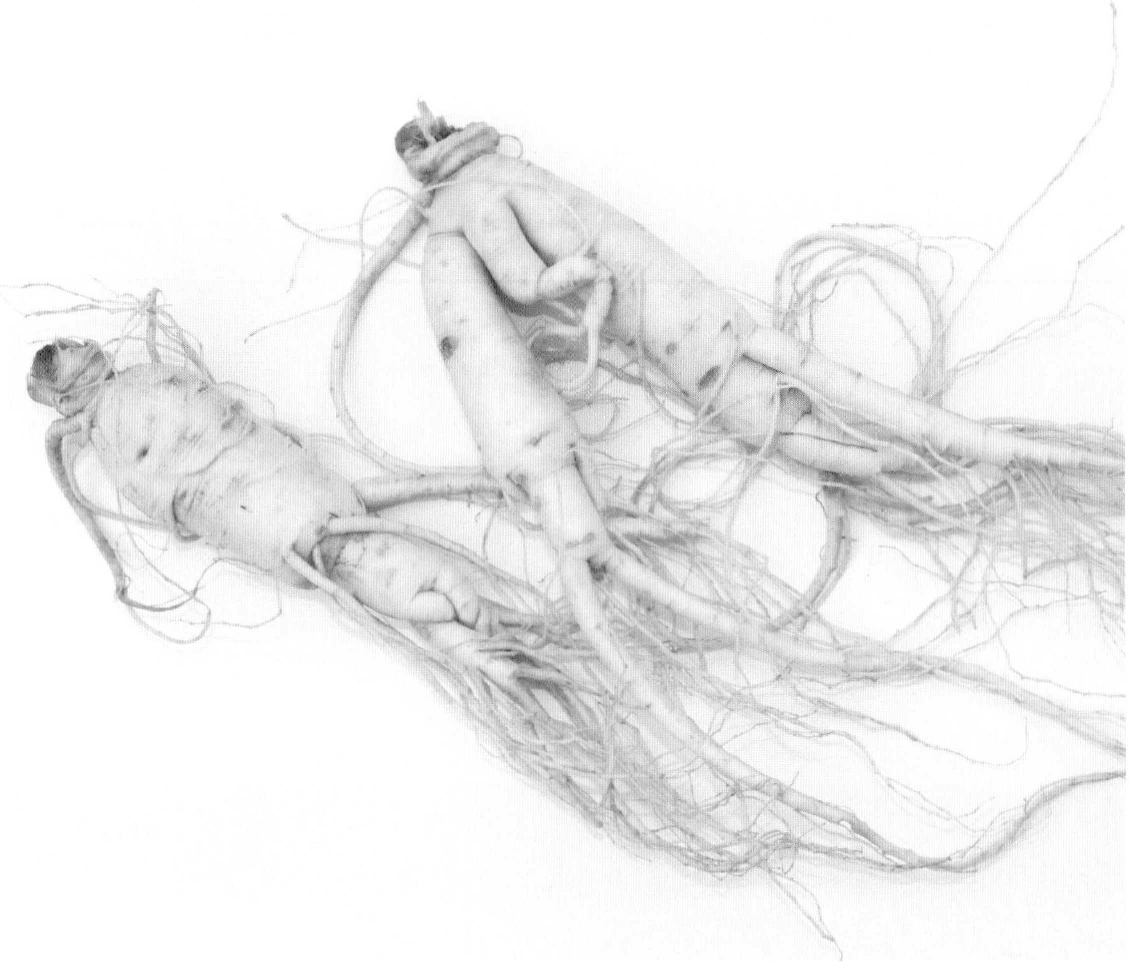

人参（生晒参）药材

## 功效主治

大补元气，补脾益肺，生津止渴，安神增智。本品甘重于苦，温而不燥。甘温主补，大补元气，为补虚扶正要药。入太阴补脾气，脾气旺则生气化血，血充则神宁，气旺则智聪。

## 药理作用

本品对高级神经活动的兴奋和抑制过程均有增强作用。能增强神经活动过程的灵活性，提高脑力劳动功能。对多种动物心脏均有先兴奋后抑制、小量兴奋大量抑制的作用。能兴奋垂体-肾上腺皮质系统，提高应激反应能力。有抗休克、抗疲劳、降低血糖的作用。

## 用法用量

内服：5 ~ 10 g，小火另煎兑服。研末吞服，每次 1.5 ~ 2.0 g，每日 1 ~ 2 次。用于急救 15 ~ 30 g，煎浓汁，数次灌服。

## 民族药方

**1．脱肛** 人参芦头 20 枚。文火焙干研末，分 20 包，早、晚空腹米饭调服 1 包。

**2．心律失常** 人参 3 ~ 5 g（或党参 15 g），麦冬 10 g。水煎，饮汤食参，每日 2 剂。

**3．精少不孕，中气不足** 人参、白术、杜仲、补骨脂、枳壳各 15 g，黄芪 160 g，升麻 10 g，木香、柴胡各 5 g。水煎服，每日 1 剂。

**4．气虚便秘** 人参 9 g，白术、茯苓各 12 g，黄芪 15 g，当归、黄精、柏子仁（冲）、松子仁（冲）各 10 g，甘草 7 g。水煎服，每日 1 剂，分 2 次服。

**5．寻常狼疮** 人参、熟地黄各 15 g，鹿角胶、当归、贝母各 10 g，川芎、白芥子、炮姜各 6 g，香附、桔梗各 12 g。水煎取药汁，口服，每日 1 剂。

**6．单纯疱疹** 人参、桔梗、细辛、甘草、茯苓、天花粉、白术、薄荷各 10 g。水煎取药汁，口服，每服 1 剂。

## 使用注意

实证、热证而正气不虚者忌服。反藜芦，畏五灵脂、萝卜。服人参时不宜喝茶、食萝卜，以免影响药力。

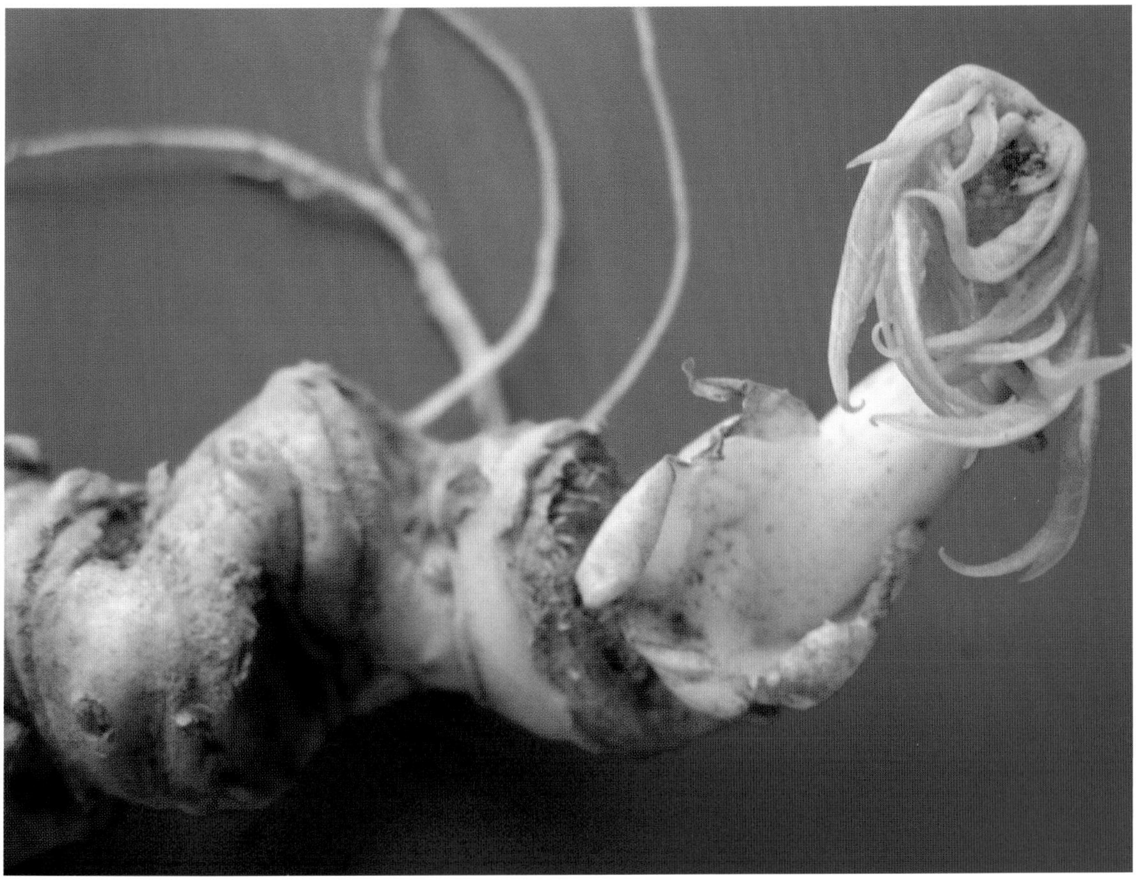

人参药材

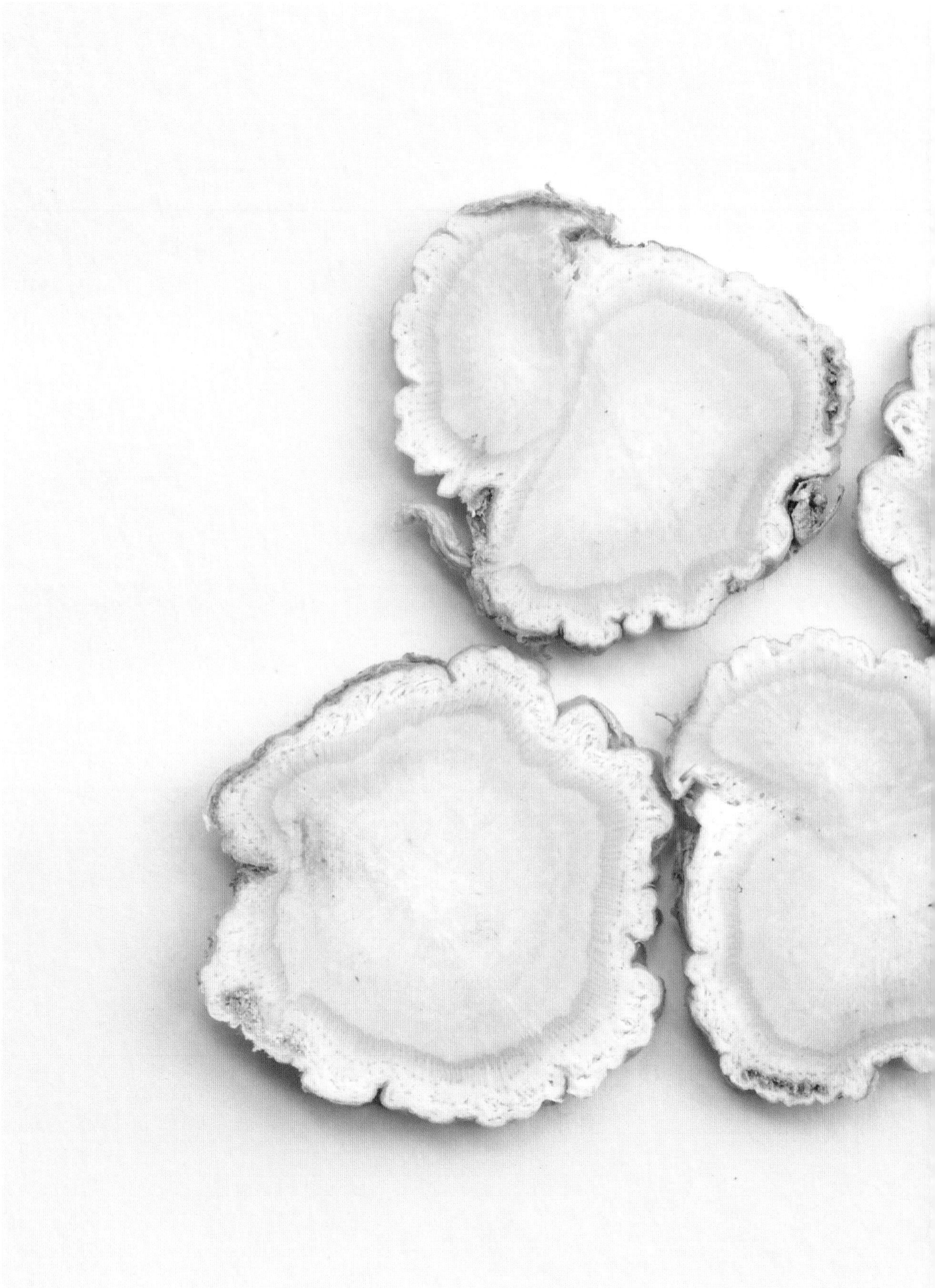

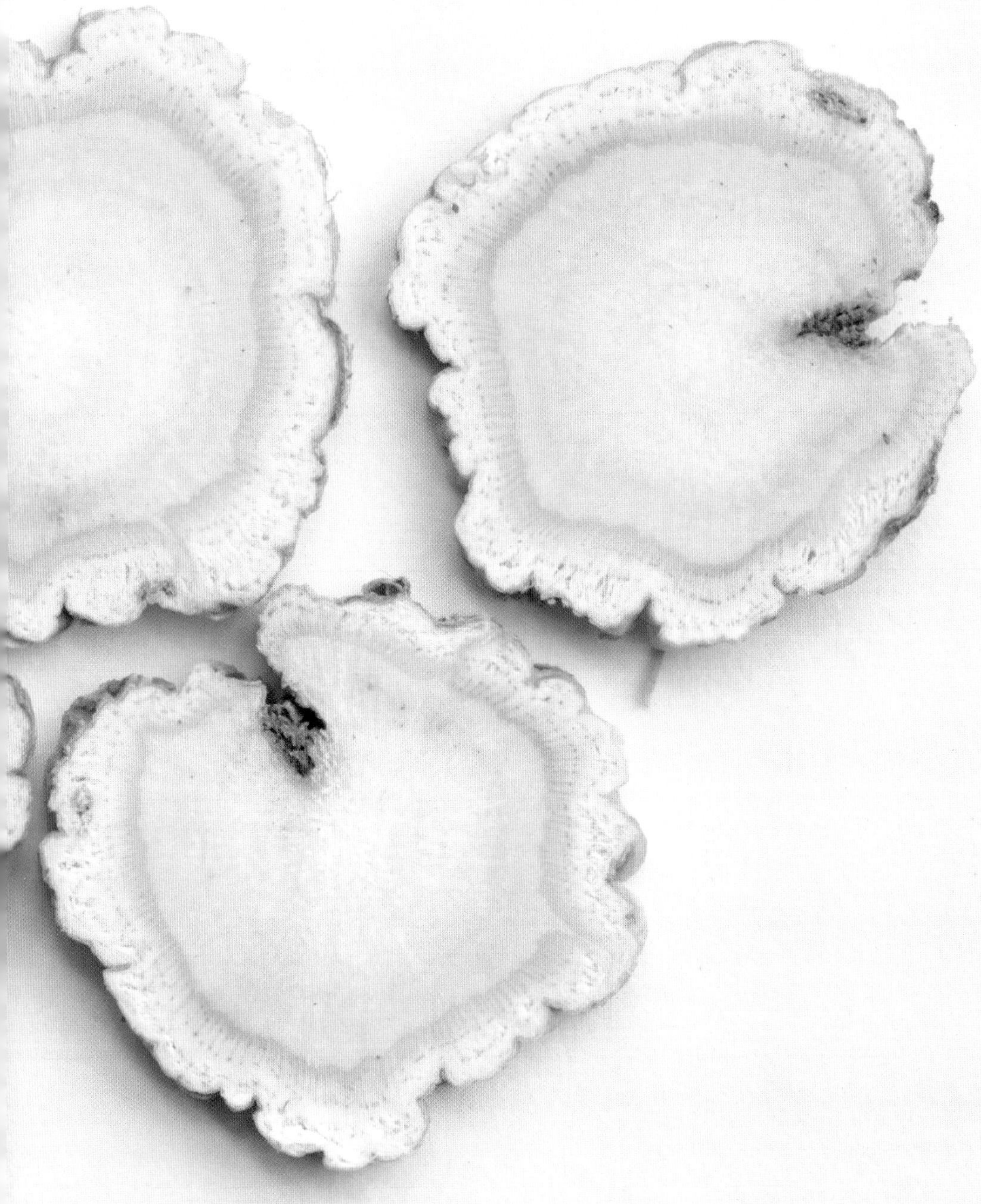

人参饮片

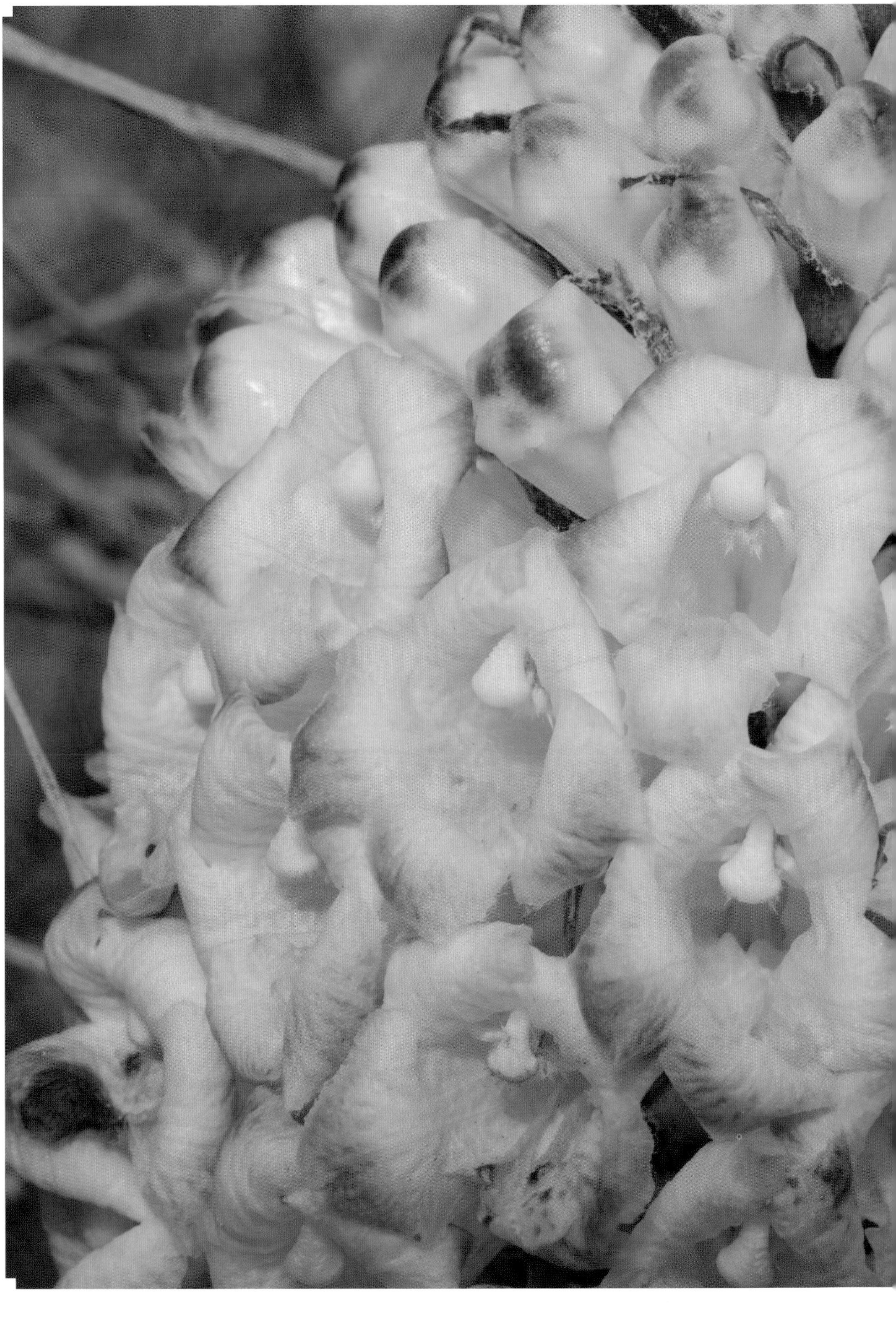

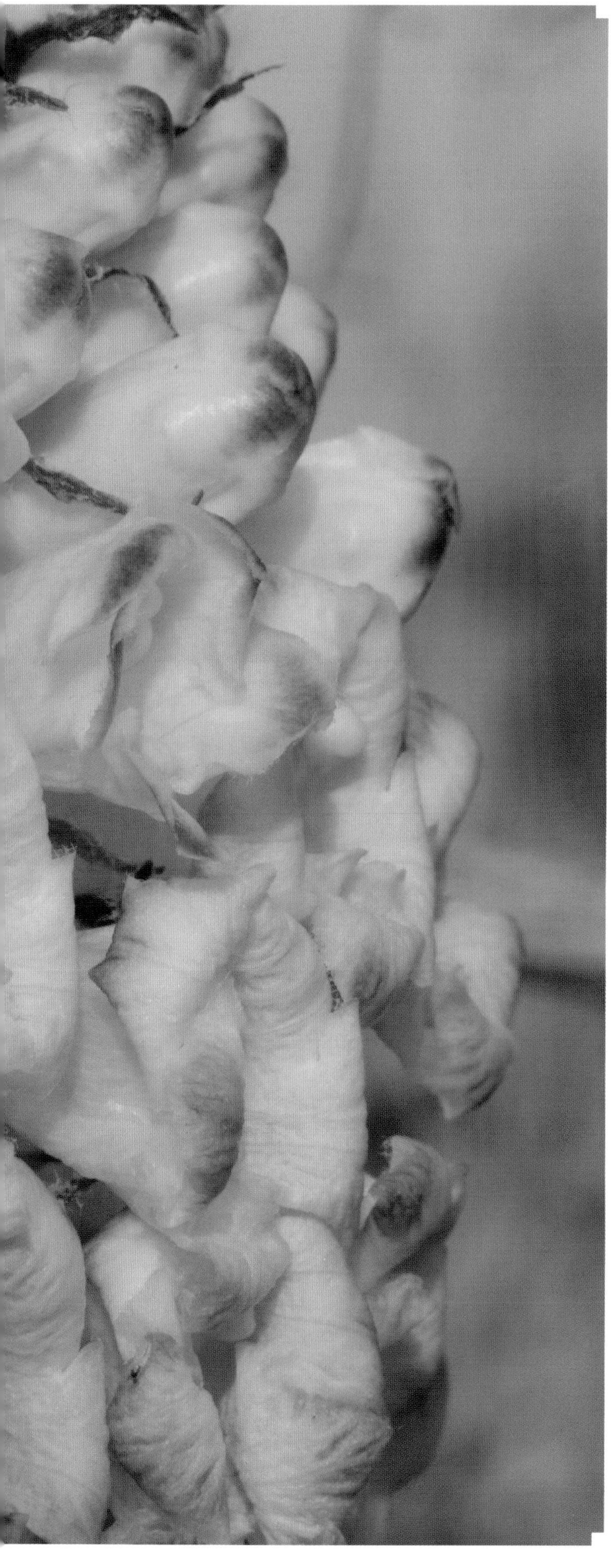

# 肉苁蓉

**【维药名】**头西干扎地克。

**【别　名】**苁蓉、大芸、淡大芸、咸苁蓉。

**【来　源】**本品为列当科植物肉苁蓉 *Cistanche deserticola* Y. C. Ma 的干燥带鳞叶的肉质茎。

**【性味归经】**甘、咸，温。归肾、大肠经。

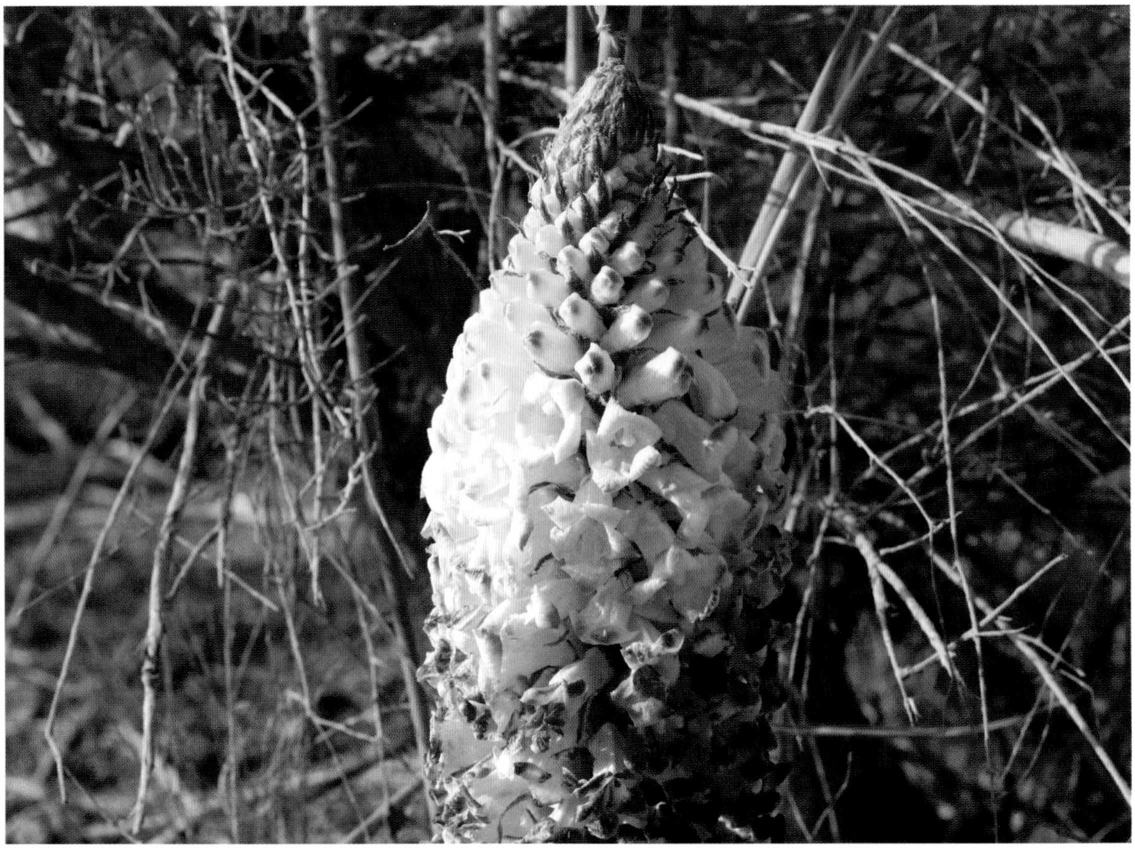

肉苁蓉

## 识别特征

多年生寄生草本，高 80 ~ 100 cm。茎肉质肥厚，不分枝。鳞叶黄色，肉质，覆瓦状排列，披针形或线状披针形。穗状花序顶生于花茎；每花下有苞片 1，小苞片 2，基部与花萼合生；背面被毛，花萼 5 浅裂，有缘毛；花冠管状钟形，黄色，顶端 5 裂，裂片蓝紫色；雄蕊 4。蒴果卵形，褐色。种子极多，细小。花期 5—6 月，果期 6—8 月。

## 生境分布

生长于盐碱地、干河沟沙地、戈壁滩一带。寄生在红沙、盐爪爪、着叶盐爪、珍珠、西伯利亚白刺等植物的根上。分布于内蒙古、陕西、甘肃、宁夏、新疆等省区。

## 采收加工

春、秋二季均可采收。以 3—5 月采者为好，过时则中空。春季苗未出土或刚出土时采者，通常半埋于沙土中晒干，称淡苁蓉。秋季采者，水分多，不宜晒干，须投入盐湖中 1 ~ 3 年，取出晒干，称咸苁蓉。

## 药材鉴别

肉苁蓉为不规则形的厚片，直径 2 ~ 8 cm。表面棕褐色或灰棕色。有的可见肉质鳞叶。切面有淡棕色或棕黄色点状维管束，排列呈波状环纹。体重质硬，微有柔性，不易折断，气微，味甜、微苦。

## 功效主治

补肾阳，益精血，润肠通便。本品甘咸而温，质地柔润，甘温补阳，咸以入肾而有补肾壮阳之功，又能益精补血，入大肠经能滋润肠燥而有通便之功。补而不峻，滋而不腻，阴阳双补，药性和缓，堪称滋补之上品。

## 药理作用

本品可增加脾脏和胸腺质量，提高巨噬细胞吞噬率和腹腔巨噬细胞内环腺苷酸（cAMP）的含量，增加溶血素和溶血空斑的值，提高淋巴细胞转化率，促进抗体形成。

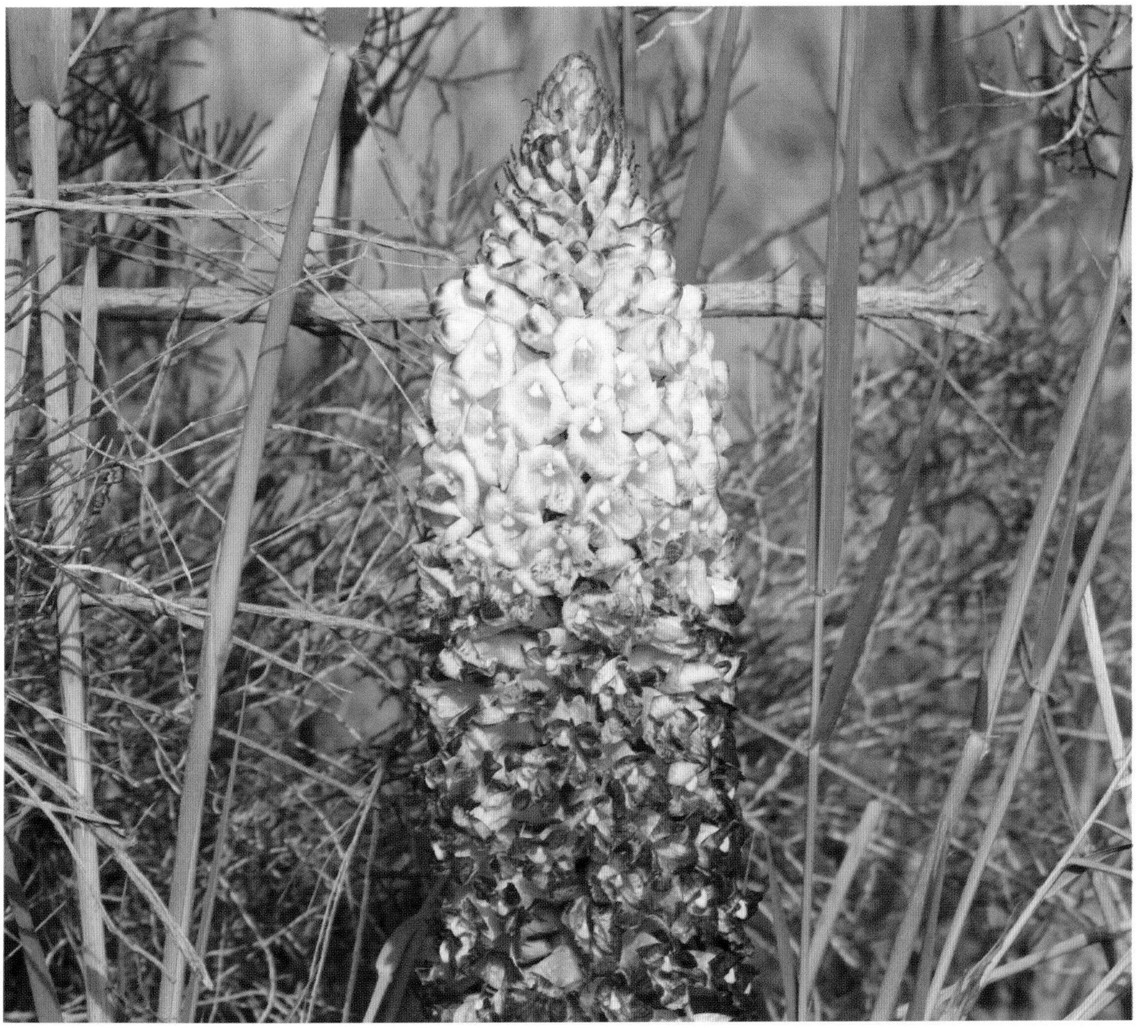

肉苁蓉

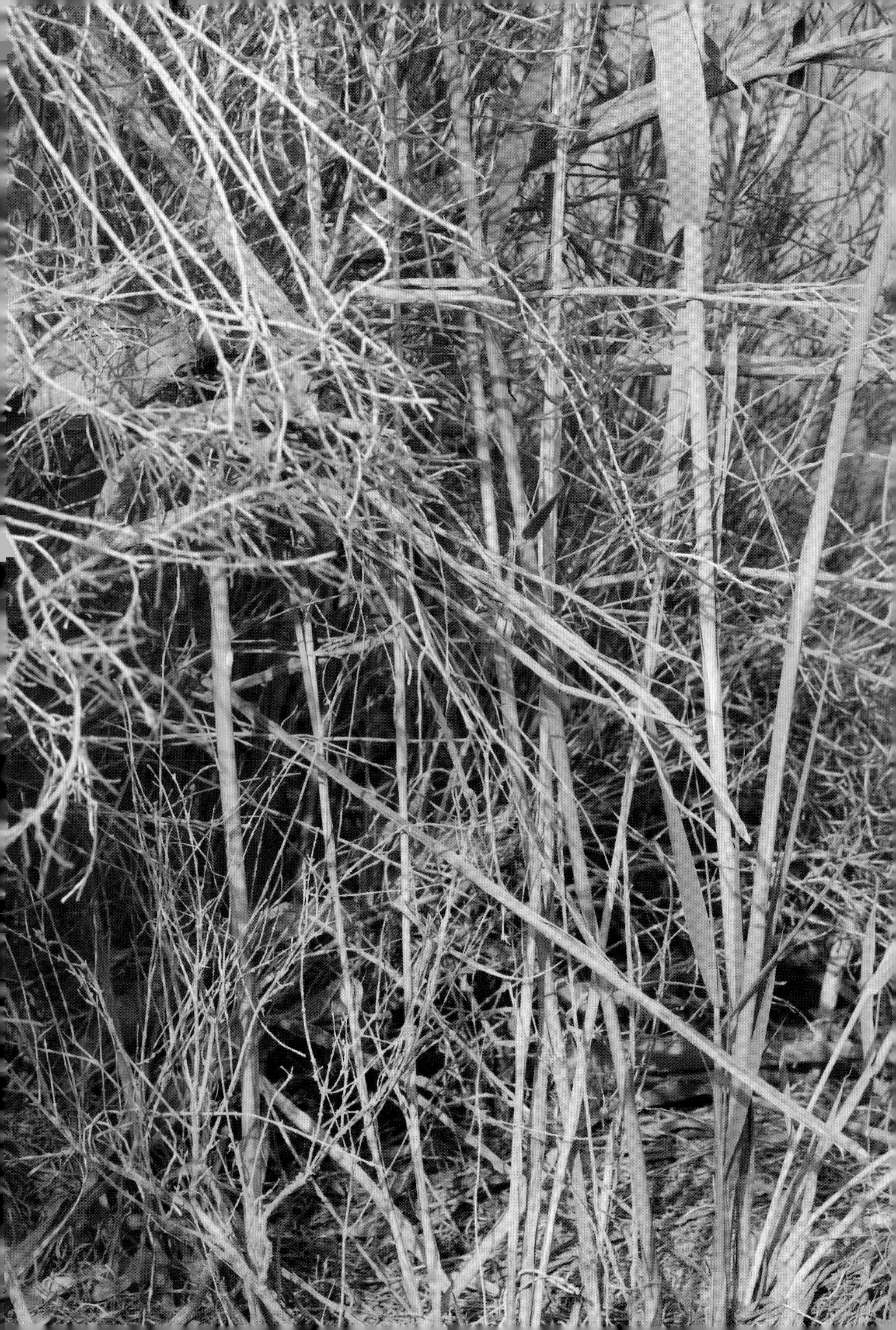

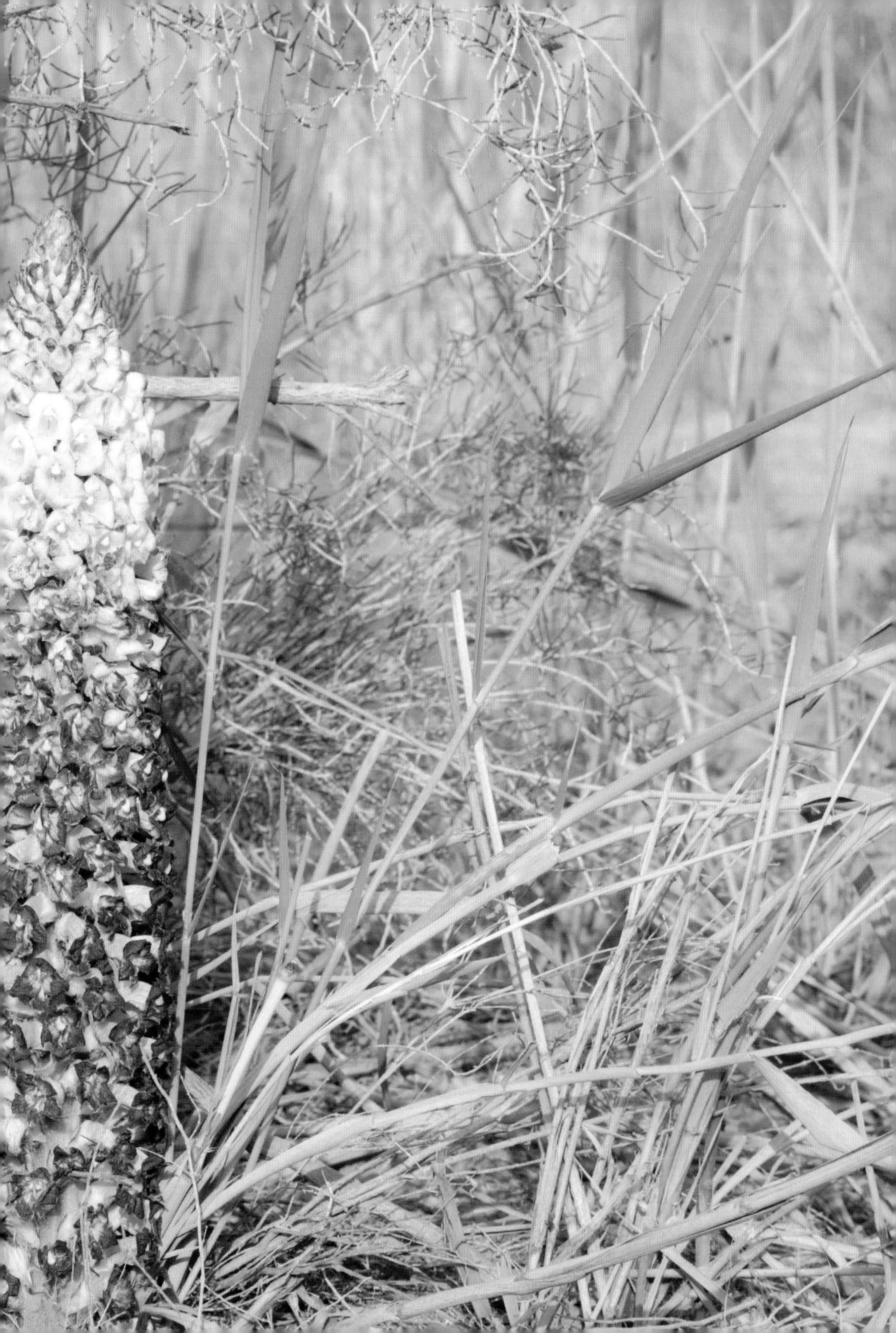

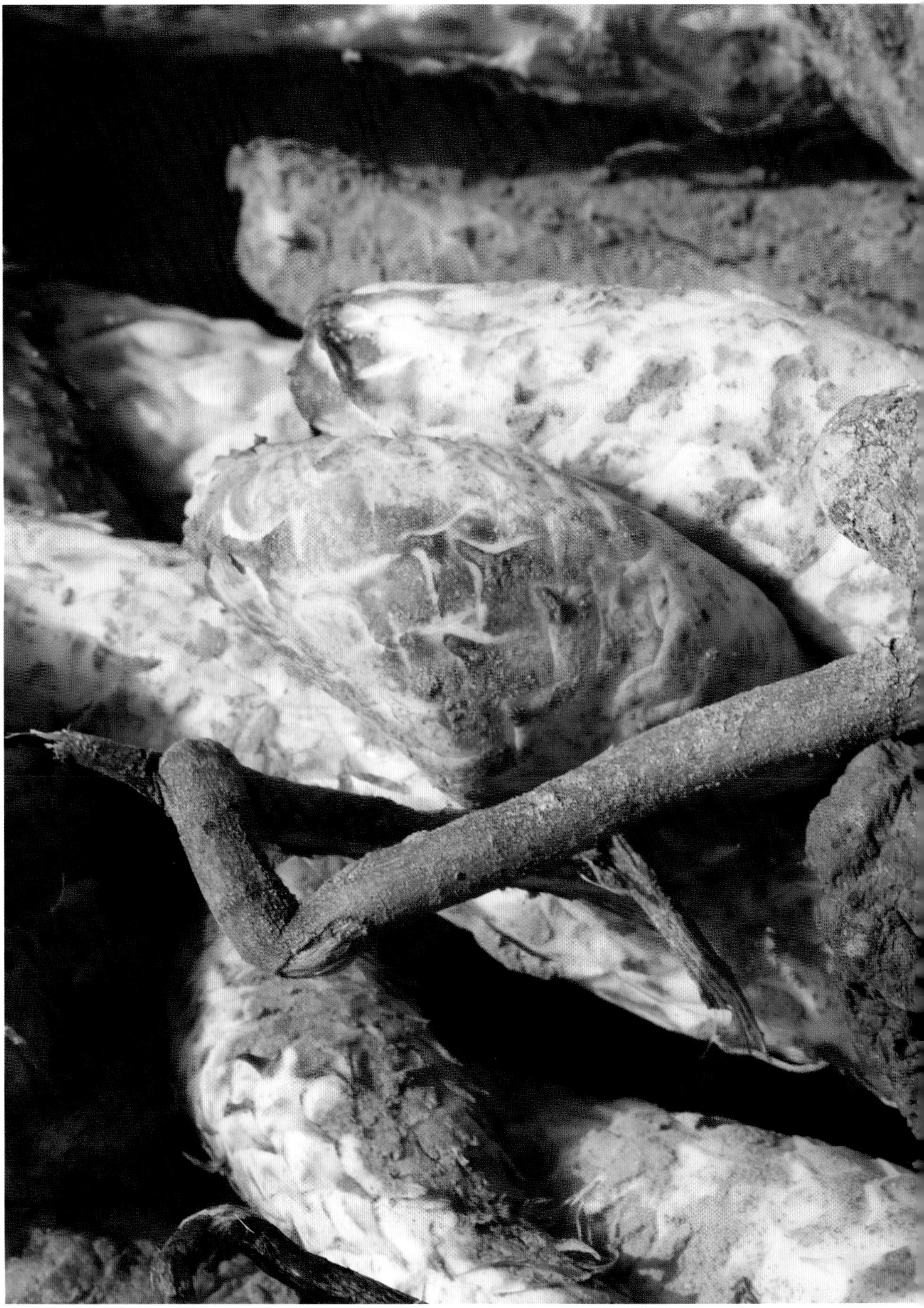

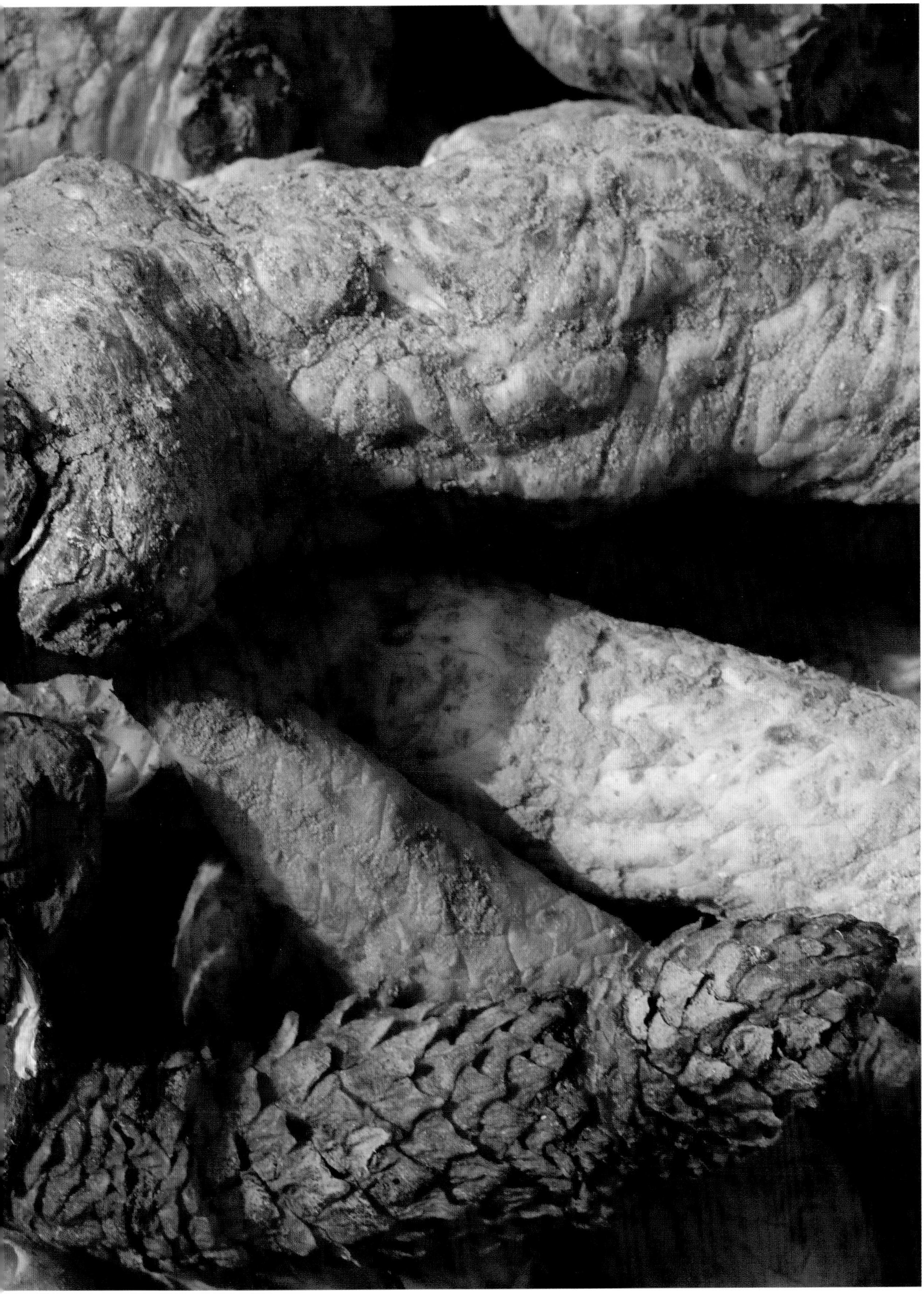

肉苁蓉

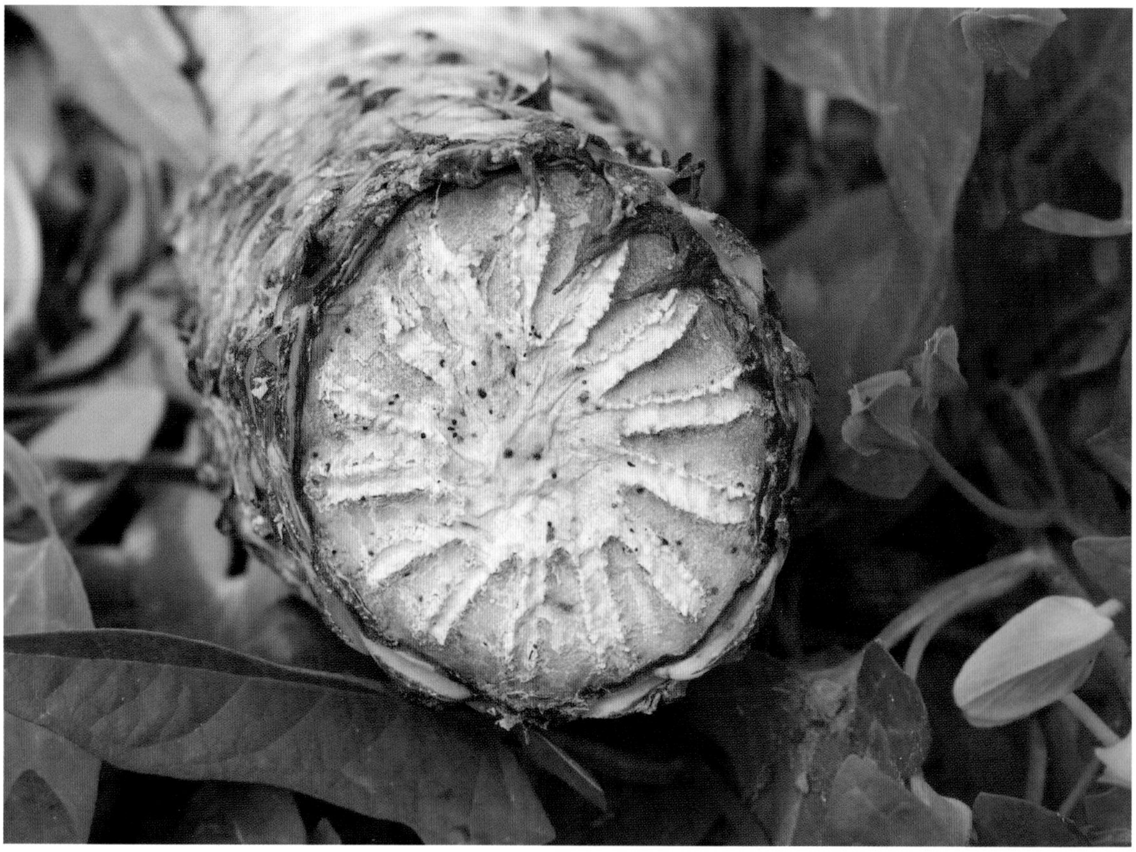

肉苁蓉

## 用法用量

内服：10 ~ 20 g，煎服。

## 民族药方

**1．阳痿，遗精，腰膝痿软** 肉苁蓉、韭菜子各 9 g。水煎服。

**2．神经衰弱，健忘，听力减退** 肉苁蓉、枸杞子、五味子、麦冬、黄精、玉竹各适量。水煎服。

**3．肾虚不孕** 肉苁蓉、山药各 30 g，鹿茸 18 g，原蚕蛾 4.5 g。炼蜜为丸，每次服 10 g，每日 2 次。

**4．男性肾虚精亏、阳痿尿频** 肉苁蓉 240 g，熟地黄 180 g，五味子 120 g，菟丝子 60 g。研为细末，酒煮山药糊为丸，每次服 9 g，每日 2 次。

**5．便秘** 肉苁蓉 30 g。水煎服，每日 1 剂。

**6．肾阳虚闭经** 肉苁蓉、附子、茯苓、白术、桃仁、白芍各 15 g，干姜 10 g。水煎服，每日 1 剂。

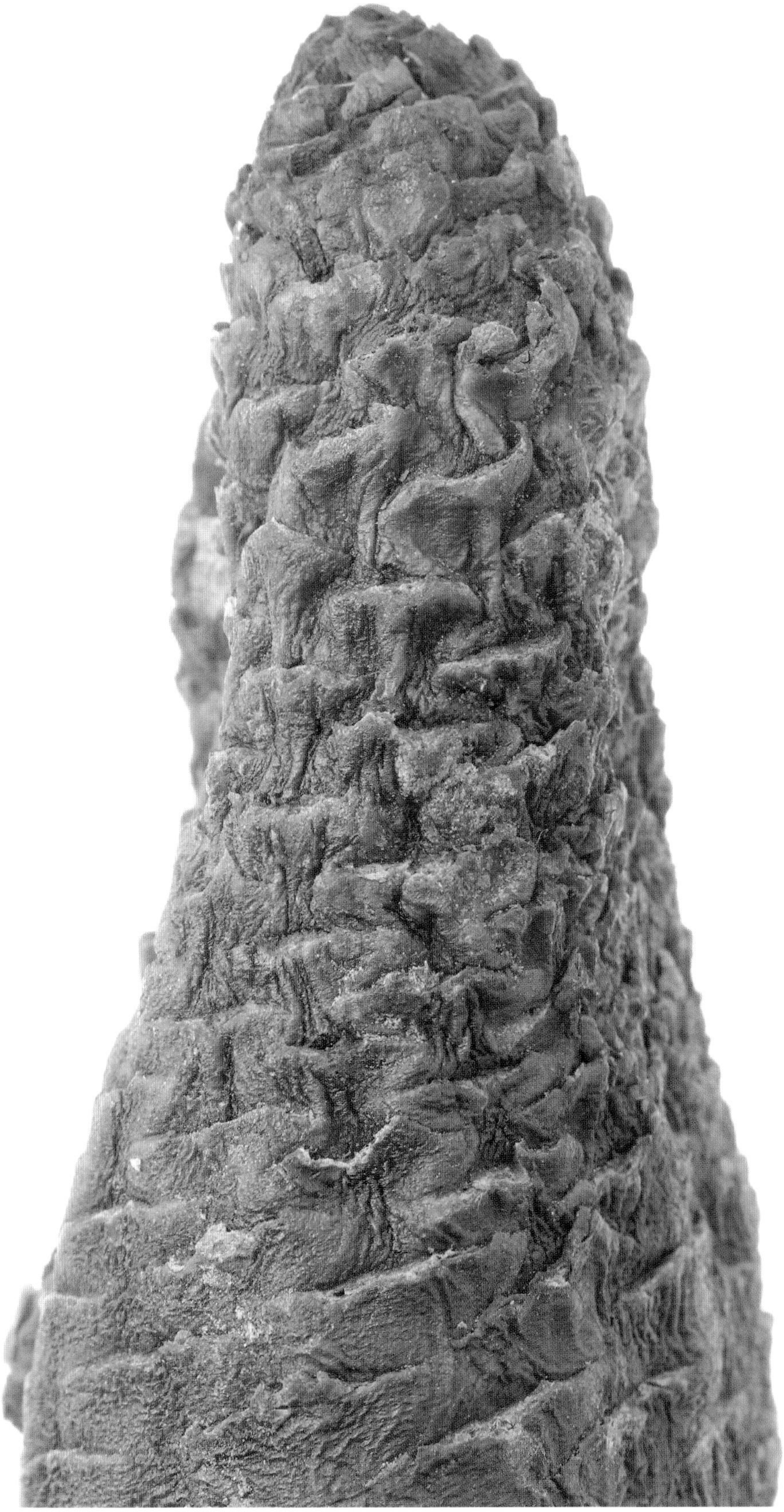

肉苁蓉药材

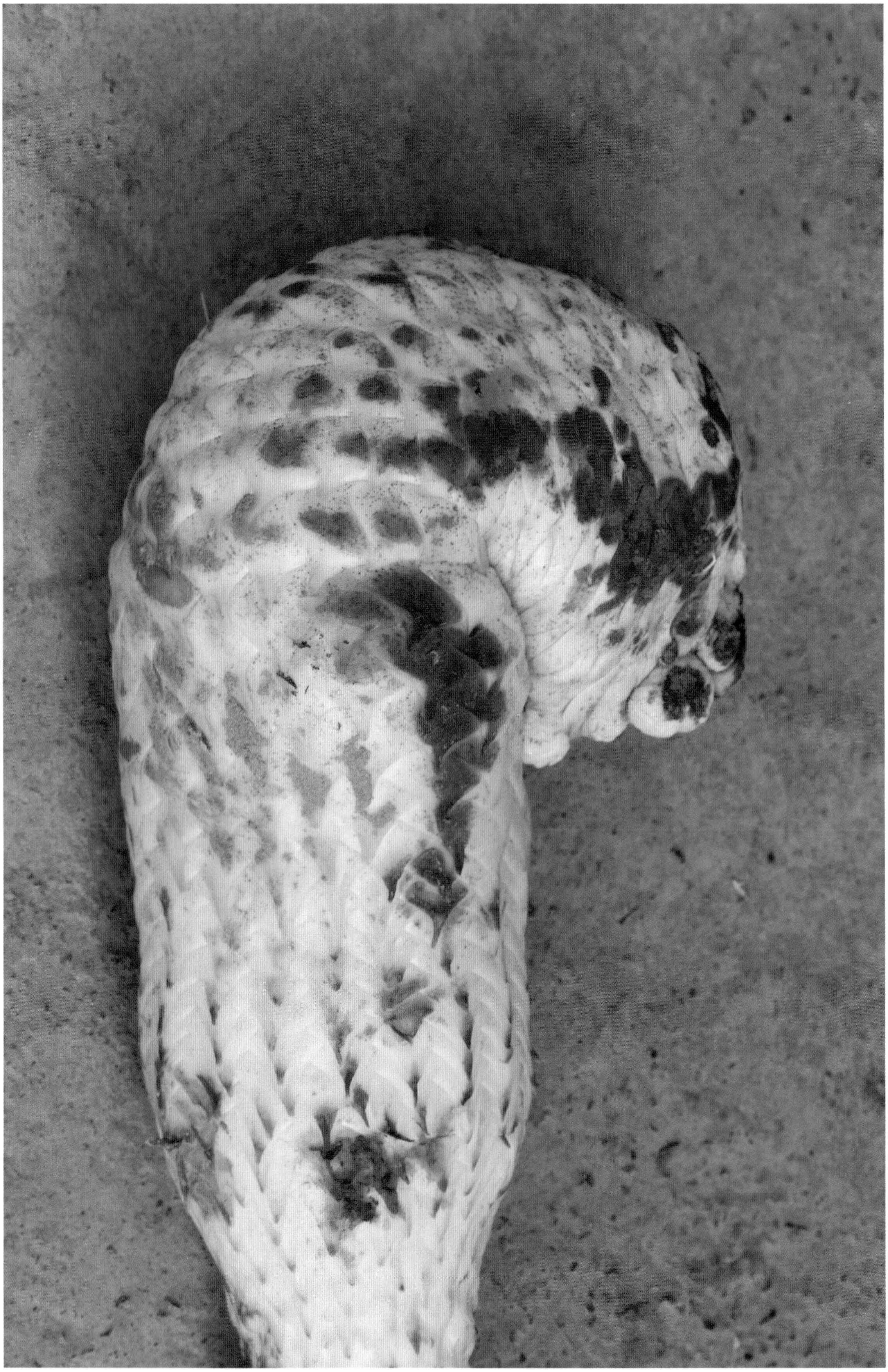

肉苁蓉药材

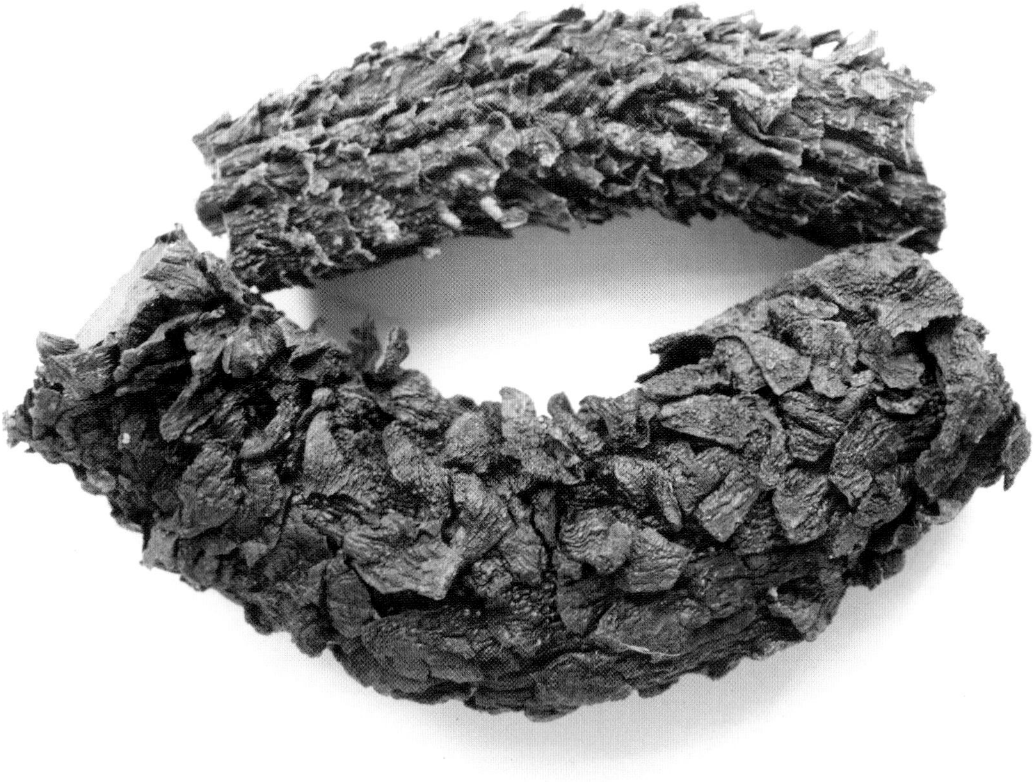

肉苁蓉药材

**7．男性不育、精子过少、肾阳虚亏** 肉苁蓉、制黄精、菟丝子各 180 g，枸杞子 360 g，黑狗肾 1 具，盐 15 g。焙干，共研细末，早、晚空腹各服 1 次，分 12 日服完。

**8．颈椎、腰椎、足跟等部位的骨质增生** 肉苁蓉、威灵仙、熟地黄、清风藤、丹参各 15 g。加水煎 2 次，混合所煎得药汁，每日 1 剂，每日分 2 次服。

**9．细菌性阴道炎** 肉苁蓉 20 g。水煎取药汁，代茶饮，每日早、晚各服 1 次。

## 使用注意

药力和缓，用量宜大。助阳滑肠，故阳事易举，精滑不固者、腹泻便溏者忌服。实热便秘者不宜。

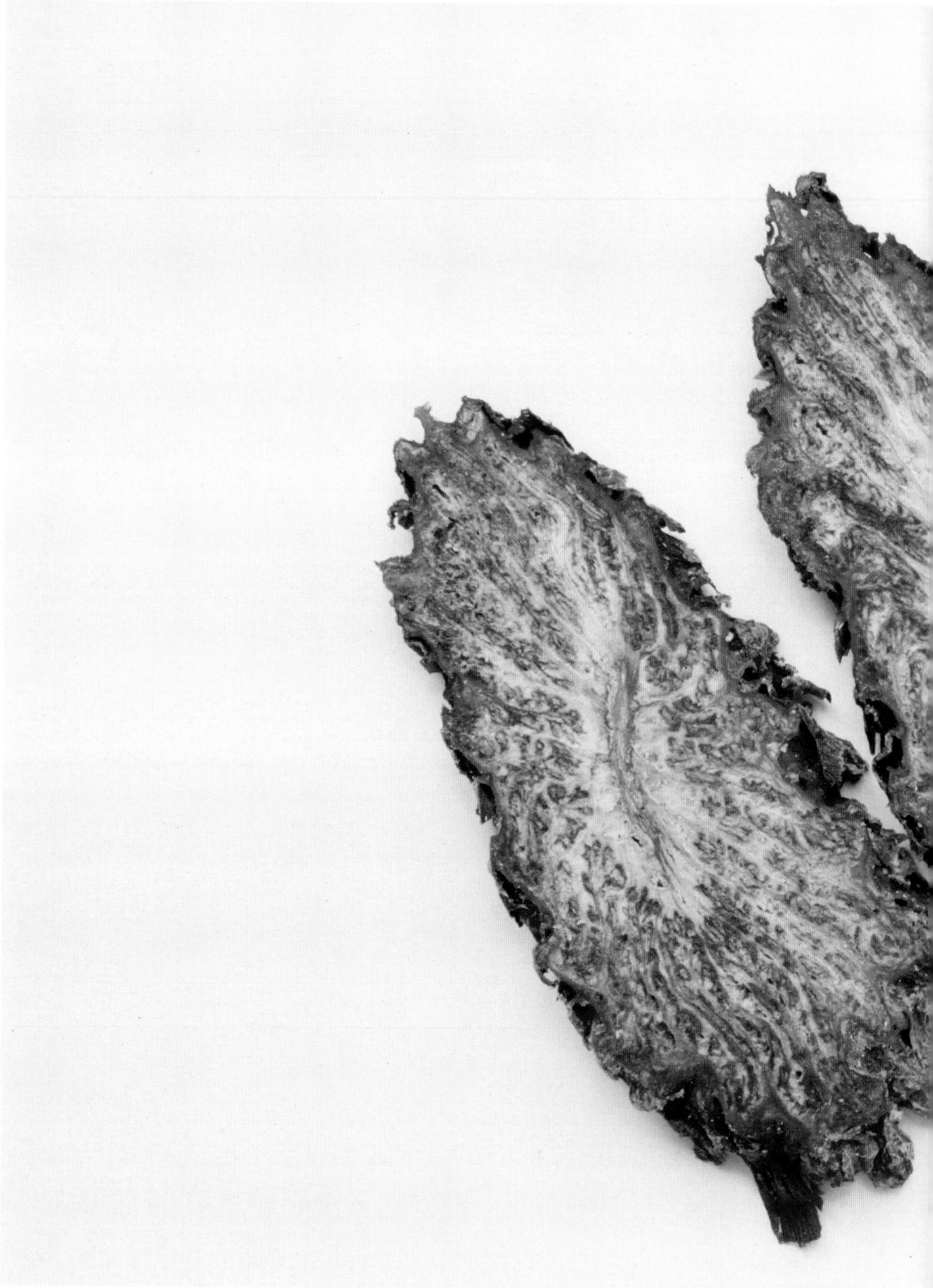

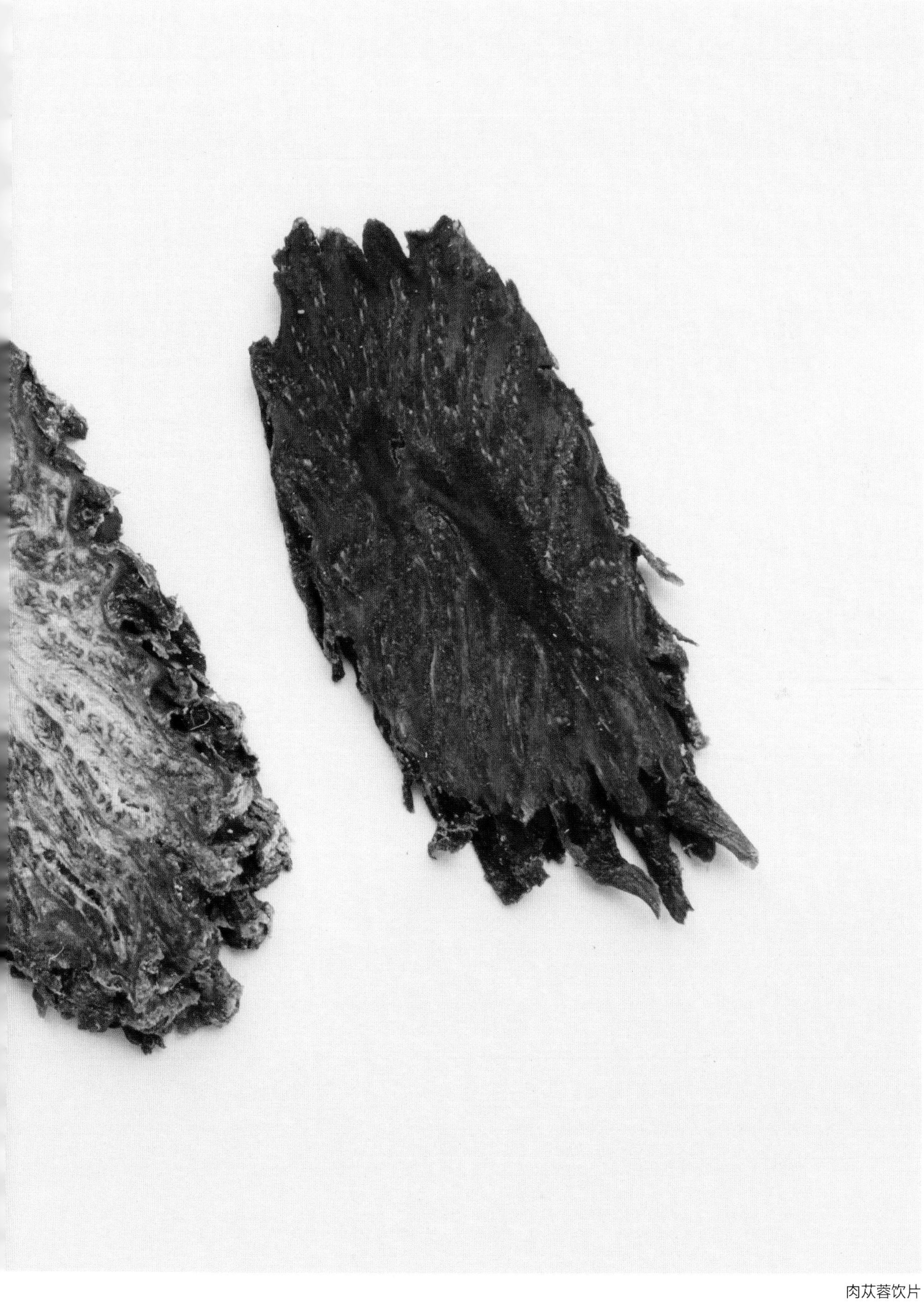

肉苁蓉饮片

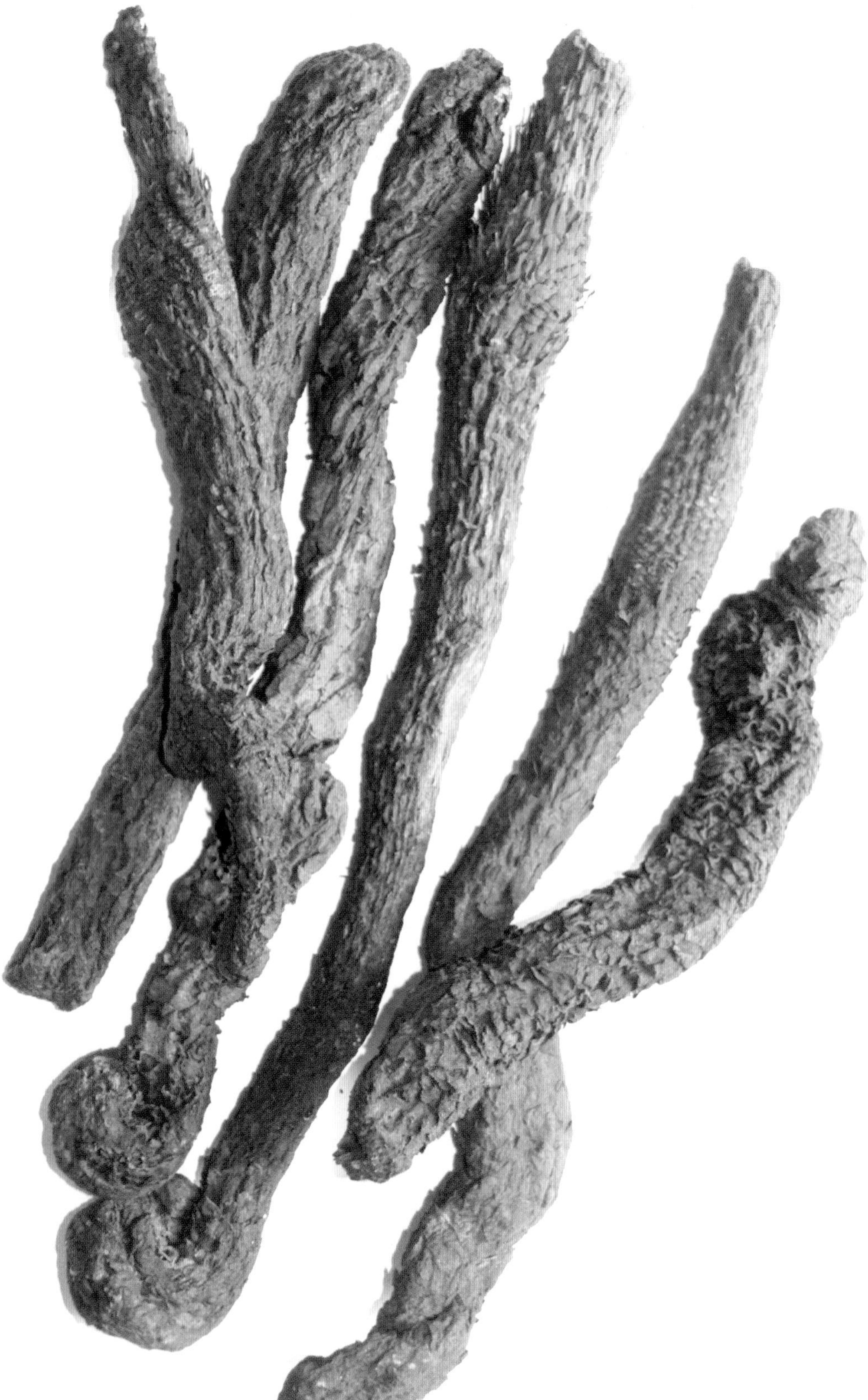

肉苁蓉药材

图书在版编目（CIP）数据

中国民族药用植物图典. 维吾尔族卷 / 肖培根, 诸国本总主编. — 长沙 : 湖南科学技术出版社, 2023.7
ISBN 978-7-5710-2304-1

Ⅰ. ①中… Ⅱ. ①肖… ②诸… Ⅲ. ①民族地区－药用植物－中国－图集②维吾尔族－中草药－图集 Ⅳ. ①R282.71-64

中国国家版本馆 CIP 数据核字(2023)第 123976 号

“十四五”时期国家重点出版物出版专项规划项目
ZHONGGUO MINZU YAOYONG ZHIWU TUDIAN WEIWU'ERZUJUAN DI-SAN CE
中国民族药用植物图典 维吾尔族卷 第三册
总 主 编：肖培根 诸国本
主 编：玛依拉·买买提明 谢 宇 李海霞
出 版 人：潘晓山
责任编辑：李 忠 杨 颖
出版发行：湖南科学技术出版社
社 址：长沙市芙蓉中路一段 416 号泊富国际金融中心
网 址：http://www.hnstp.com
湖南科学技术出版社天猫旗舰店网址：
http://hnkjcbs.tmall.com
邮购联系：0731-84375808
印 刷：湖南凌宇纸品有限公司
（印装质量问题请直接与本厂联系）
厂 址：长沙县黄花镇黄垅新村工业园财富大道 16 号
邮 编：410137
版 次：2023 年 7 月第 1 版
印 次：2023 年 7 月第 1 次印刷
开 本：889mm×1194mm 1/16
印 张：23.25
字 数：356 千字
书 号：ISBN 978-7-5710-2304-1
定 价：1280.00 元(共四册)